LA LITHOTRITIE

ET LA TAILLE

(1)

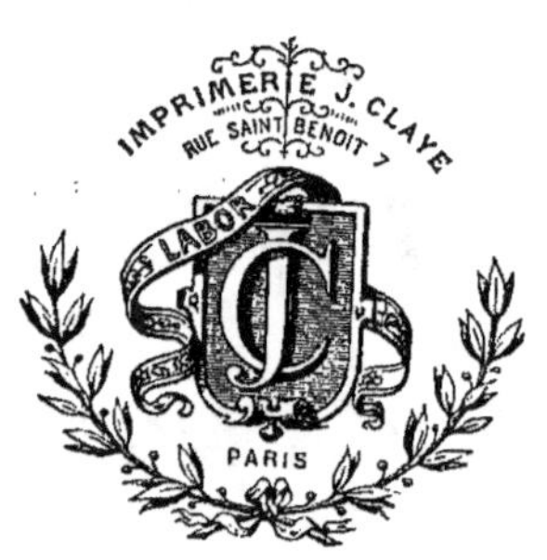

LA

LITHOTRITIE

ET LA TAILLE

GUIDE PRATIQUE

POUR

LE TRAITEMENT DE LA PIERRE

PAR

LE Dr J. CIVIALE

Membre de l'Institut et de l'Académie de Médecine

OUVRAGE HONORÉ D'UNE SOUSCRIPTION

PAR LE MINISTÈRE DE L'INSTRUCTION PUBLIQUE

Deuxième Édition ornée de 34 Gravures

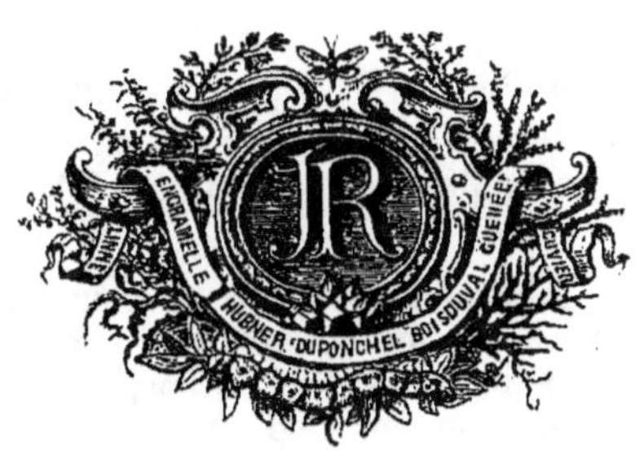

PARIS

J. ROTHSCHILD, ÉDITEUR

LIBRAIRE DE LA SOCIÉTÉ BOTANIQUE DE FRANCE

13, RUE DES SAINTS-PÈRES, 13

1872

INTRODUCTION

L'étendue de cette introduction se justifie par l'importance des matières qui y sont traitées.. En voici le sommaire :

1° Création, dans les hôpitaux de Paris, d'un service spécial pour les maladies des organes urinaires ; .

2° Parallèle entre la lithotritie, telle qu'elle est enseignée et appliquée dans le service spécial de l'hôpital Necker, et la même opération, telle qu'on l'enseigne et la pratique dans les cliniques officielles de la Faculté ;

3° Résultats pratiques de la lithotritie dans les cliniques officielles et dans le service spécial ;

4° Exposé succinct des conditions requises pour les opérations qui intéressent les organes génito-urinaires ;

5° Observations sur la spécialité dans l'art de guérir (1).

(1) Les idées fondamentales de cette introduction se trouvent en partie dans le discours par lequel j'ai inauguré mon enseignement clinique à l'hôpital Necker, en prenant possession des nouvelles salles destinées aux calculeux. Paris, 1864. Cet opuscule était précédé de la lettre suivante :

A M. Husson, membre de l'Institut et de l'Académie de médecine, directeur général de l'Assistance publique.

« Monsieur le Directeur,

« En prenant possession des nouvelles salles de l'hôpital Necker, destinées aux maladies des organes urinaires, j'ai examiné, dans une première conférence, les procédés généralement suivis dans les hôpitaux pour le traitement des calculeux par la lithotritie.

« Dans cette appréciation sommaire, quelques chirurgiens ont cru

I

CRÉATION D'UN SERVICE SPÉCIAL POUR LES MALADIES DES ORGANES URINAIRES DANS LES HÔPITAUX DE PARIS.

Personne n'ignore que c'est dans ma pratique particulière que l'art de broyer la pierre dans la vessie fut appliqué pour la pre-

apercevoir des allusions désobligeantes. Un professeur de clinique chirurgicale a même protesté dans une leçon publique.

« De très-courtes explications de ma part ont suffi pour calmer des susceptibilités trop irritables, et j'ai profité de l'occasion qui m'était offerte pour reprendre avec de nouveaux développements des questions importantes sur les divers modes d'application de l'art de broyer la pierre.

« Il en est résulté ce travail que je vous présente, monsieur le directeur, avec la conviction d'avoir fidèlement observé les règles de la discussion scientifique. Vous en jugerez par vous-même et vous apprécierez la portée de mes observations, d'autant plus sûrement que les faits pratiques de la lithotritie, par leur évidence, sont de ceux que l'on peut constater sans avoir des connaissances spéciales.

« Un calculeux est soumis à l'opération de la lithotritie, la pierre est broyée, les débris sont expulsés, les souffrances cessent, la santé revient : autant d'effets que chacun peut voir et apprécier.

« Les suites du traitement diffèrent-elles dans une grande proportion, il est à peu près certain que la pratique n'a pas été de tout point conforme aux préceptes dérivés de l'expérience. Or, ce sont les faits d'expérience qui jugent en définitive les questions de thérapeutique. Vous êtes mieux que tout autre, monsieur le directeur, en position de connaître exactement les résultats de la lithotritie dans les hôpitaux de Paris depuis 1826, époque des premiers essais de la nouvelle méthode dans ces établissements.

« Ces faits, recueillis, analysés, classés, soumis à la loi des grands nombres, pourraient servir utilement à l'appréciation exacte des instruments et des procédés divers qui ont successivement été en usage. En publiant ces faits, monsieur le directeur, vous combleriez une lacune regrettable dans l'histoire de la lithotritie, en même temps que vous fourniriez des éléments de comparaison à la critique impartiale.

« Mais si vous croyez prudent de ne pas les livrer à la publicité, ils suffiront du moins pour éclairer votre conscience. Vous apprécierez alors en toute connaissance la justesse de mes remarques et les raisons qui m'ont fait solliciter l'appui de votre administration, afin d'assurer l'existence du service spécial des calculeux au profit de l'enseignement clinique et de la propagation de la saine méthode. »

mière fois au traitement des calculeux. C'est de la même source que proviennent les principaux faits qui ont assuré à cet art nouveau la place qu'il occupe en chirurgie.

L'administration de l'Assistance publique, toujours préoccupée du soulagement des pauvres et pénétrée de plus en plus de l'utilité de ma méthode, décida, en 1829, que douze lits d'un hôpital seraient mis à ma disposition, dans le but de faire participer les malades indigents aux bienfaits de la lithotritie et de propager la connaissance pratique de cette méthode.

. En créant ce nouveau service, l'administration n'a pas eu, ainsi qu'on l'a prétendu depuis, la pensée de faire expérimenter la lithotritie. Cette méthode n'était plus pour moi à la période des essais ; mes instruments et mes procédés avaient atteint toute la sûreté et la précision désirables (1) ; j'avais déjà opéré et guéri 115 malades, parmi lesquels se trouvait le célèbre professeur A. Dubois, une des grandes illustrations de la chirurgie contemporaine.

M. Baffos, chirurgien de l'hôpital Necker, voulut bien céder les douze lits dont l'administration avait besoin pour installer le nouveau service, et j'entrai immédiatement en fonctions.

Depuis 1829, j'ai fait tous mes efforts pour atteindre le but de cette institution tout à la fois chirurgicale et philanthropique ; mais j'ai eu souvent à lutter contre plusieurs chirurgiens qui se se sont succédé à l'hôpital Necker et qui, se disant encyclopédistes, ont toujours été, à ce titre, les ennemis nés des spécialités.

Il en est même qui auraient voulu réduire mon service à une application manuelle de la lithotritie. Tout ce qui dans le traitement des calculeux se trouvait en dehors de cette limite semblait devoir leur appartenir. Aller au delà de l'acte mécanique,

(1) Voyez le rapport de Percy et Chaussier en 1824 ; *Note sur le procédé mis en usage par le docteur Civiale pour extraire la pierre de la vessie sans recourir à l'opération de la taille*, par M. Heurteloup (*Archives générales de médecine*, t. V, p. 150), et le compte rendu de mon ouvrage *De la lithotritie, ou broiement de la pierre dans la vessie*, par M. Velpeau (*Archives générales de médecine*, t. XV, p. 156-160).

c'était enfreindre les règlements; les plaintes à ce sujet se multiplièrent à l'infini (1).

On comprend que je n'aie pas tenu compte de ces exorbitantes prétentions qui auraient mis les malades, l'opération et l'opérateur à la merci de chirurgiens très-persuadés que l'art et l'humanité sont leur bien propre et n'existent que pour eux exclusivement.

Ces prétentions rappelaient celles des médecins du siècle dernier contre les chirurgiens. J'ai dû maintenir intacte mon indépendance d'action, sans me préoccuper du bruit qui se faisait autour de moi. J'ai fait à l'hôpital comme dans la pratique civile ; c'est-à-dire que j'ai assumé sur moi toute la responsabilité du traitement, en employant, suivant que je le jugeais opportun, tous les procédés en usage contre les maladies des organes génito-urinaires et tous les moyens propres à en assurer le succès.

Cette ligne de conduite, la seule, à mon sens, compatible avec la dignité d'un chef de service, fut bien jugée par l'administration, qui me continua son bienveillant appui et écarta, toutes les fois qu'elles se produisirent, les plaintes formulées par le mauvais vouloir et la rivalité professionnelle.

C'est donc à travers mille entraves et des tracasseries de tout genre que le service des calculeux a persisté depuis 1830. Plusieurs fois même on a demandé, mais toujours vainement, qu'il fût supprimé (2).

Lors de la catastrophe de février, le premier soin de ceux qui se trouvaient à la tête de l'administration fut d'abolir tous les services spéciaux qui existaient alors dans les hôpitaux de Paris. La plupart tombèrent; mais le premier magistrat de la cité voulût qu'on respectât celui des calculeux.

Après le retour de l'ordre dans le pays, je m'adressai à l'ad-

----

(1) Voyez mon *Traité pratique et historique de la lithotritie*, Paris, 1847, p. 561 et suiv.

Ce n'est pas seulement à l'administration hospitalière et aux journaux de médecine qu'on s'adressa pour attaquer les services spéciaux; plusieurs chirurgiens des hôpitaux se réunirent pour signer en commun une protestation dans le journal politique *le Siècle* du 6 août 1843. J'ai conservé cette pièce qui est fort curieuse.

(2) Voy. *Traité pratique et historique de la lithotritie*, Paris, 1847, p. 561.

ministration hospitalière afin d'obtenir une nouvelle organisation du service. Ma lettre à M. le directeur général se terminait de la manière suivante :

« Si ces vues, si cette combinaison, ou toute autre que vous jugerez propre à atteindre le but, parviennent, monsieur le directeur, à fixer sérieusement votre attention; si vous attachez, comme personne n'a le droit d'en douter, une grande importance à conserver, à perfectionner une institution créée par vos devanciers, et qui a produit d'heureux résultats, même dans les conditions les plus défavorables; d'un autre côté, si vous tenez compte du mouvement qui se produit, à l'avantage de tous et malgré toutes les résistances, vers le fractionnement et la spécialisation de la pratique chirurgicale, vous n'aurez certainement pas égard à des prétentions et à des réclamations fondées uniquement sur des intérêts individuels; et le service des maladies calculeuses recevra, sous votre bienveillant et philanthropique patronage, le complément d'organisation qui lui manque.

« En résumé, disais-je, il s'agit, monsieur le directeur, de décider si une méthode chirurgicale dont les résultats ont fixé l'attention et obtenu les suffrages de toute l'Europe, sera exposée, faute des moyens de l'enseigner et de l'appliquer, à périr, au grand préjudice de l'art et de l'humanité, dans le pays qui la vit naître; ou si elle recevra de l'administration compétente les moyens qui lui sont indispensables pour se continuer et se perfectionner. C'est à vous, monsieur le directeur, à prendre cette décision.

« De mon côté, vous me trouverez entièrement disposé à consacrer, pendant les quelques années qui peuvent me rester, tous mes soins à remplir vos intentions, à vous aider des lumières de mon expérience, et à transmettre au chirurgien appelé à me succéder tout ce que m'a appris une longue pratique.

« Vous savez, monsieur le directeur, que c'est à titre gratuit que je fais mon service. Mais, d'un côté, ceux qui viendront après moi pourront fort bien ne pas pouvoir suivre mon exemple; d'un autre côté, ne voulant pas léguer à l'administration des hôpitaux une charge, quelque minime qu'elle soit, je vous offre d'établir, avec mes deniers, une rente perpétuelle pour les honoraires du chirurgien chargé du nouveau service; ce sera le complément de mes efforts pour mener à bonne fin la mission qui m'a été confiée.

« Telles sont, monsieur le directeur, les observations qu'il m'a paru utile de placer sous vos yeux ; puissent-elles vous convaincre de l'importance que j'attache au succès d'une institution d'utilité publique, destinée à propager dans les temps à venir une découverte que l'Institut de France a déclarée glorieuse pour la chirurgie française et consolante pour l'humanité.

« Agréez, etc. (1). »

Mon projet, favorablement accueilli par la direction de l'Assistance publique, fut présenté d'abord à la commission de surveillance des hôpitaux, puis au conseil municipal de Paris et adopté par ces deux assemblées. Soumis ensuite au ministère de l'intérieur et au conseil d'État, il a reçu leur approbation. Enfin il a obtenu la sanction suprême de l'Empereur. Ces formalités étaient nécessaires par suite de la donation que j'avais faite (2).

(1) Je reproduis ici les conclusions du rapport dont quelques personnes me paraissent avoir oublié les termes :

« De ce qui précède, disait la commission académique, le 22 mars 1824, et voulant tenir un juste milieu entre l'enthousiasme qui exagère tout, et la prévention contraire qui cherche à tout rabaisser, nous estimons que la méthode nouvelle proposée par M. le docteur Civiale, pour détruire la pierre dans la vessie, sans le secours de l'opération de la taille, est également glorieuse pour la chirurgie française, honorable pour son auteur, et consolante pour l'humanité ; que nonobstant l'insuffisance dont elle peut être dans quelques cas, et la difficulté de l'appliquer dans quelques autres, elle ne peut manquer de faire époque dans l'art de guérir, qui la regardera comme une de ses ressources les plus ingénieuses et les plus salutaires ; enfin, que M. Civiale, qui a bien mérité de sa noble profession et de ses semblables, a aussi acquis des droits à l'estime et à la bienveillance de l'Académie, dans le sein de laquelle la philanthropie a son culte, comme les sciences y ont leur autel. »

(2) Dans la commission de surveillance se trouvaient quatre médecins et chirurgiens, dont trois, hostiles à la proposition, s'élevèrent contre elle, mais sans succès ; elle fut votée à une grande majorité.

Au conseil municipal de la ville de Paris, siégeaient alors deux médecins. C'est à l'examen préalable de ces deux conseillers que fut soumis mon projet. On ne pouvait pas choisir deux commissaires plus compétents ; ils étaient médecins tous les deux et tous les deux spécialistes, l'un par succession et l'autre par choix.

Mais, au lieu de soutenir la spécialité et en particulier le service des

Ainsi, grâce au zèle éclairé et aux vues philanthropiques de l'administration des hôpitaux, au concours unanime des hommes éminents qui composent la commission de surveillance et le conseil municipal, grâce à l'intervention de M. le baron Haussmann, préfet de la Seine, qui a donné son puissant appui à l'administration hospitalière contre une opposition systématique, une lacune considérable de l'enseignement et de la pratique de l'art chirurgical se trouve définitivement comblée.

Quelques remarques sur le nouvel établissement et sur la lithotritie pour l'application de laquelle il a été fondé doivent trouver ici leur place.

C'est le 13 janvier 1824 que je fis ma première opération de lithotritie, en présence d'une commission de l'Académie des sciences et de plusieurs chirurgiens de Paris. J'avais déjà consacré six années à l'établissement et au perfectionnement de l'appareil instrumental, à la création du procédé opératoire suivant cette méthode et à un grand nombre d'expériences propres à la rendre applicable à l'homme. Ce qui a surtout prolongé la

calculeux, nos judicieux confrères l'attaquèrent sans ménagement (*), et ils eurent le déplaisir d'être seuls de leur opinion. Ma proposition fut acceptée, et la réorganisation du service des calculeux fut votée.

On a vu se reproduire, au sujet de cette organisation, ce qu'on avait observé à l'Académie des sciences à l'égard de la lithotritie et de son auteur.

Le rapport de 1824, dont je viens de reproduire les conclusions, constate que l'Académie avait favorablement accueilli mes travaux.

Par un revirement d'opinion, Magendie et Dupuytren se séparèrent de leurs collègues et devinrent les adversaires de la lithotritie et de son auteur.

Mais l'art de broyer la pierre, abandonné de ses défenseurs naturels, fut bientôt placé sous le patronage de l'élite de nos savants : Arago, Biot, Cuvier, Dulong, Fourrier, Gay-Lussac, Poisson, Prony, Thenard, etc., émus par le sentiment d'une injuste aggression, prirent notre défense, ils firent ressortir les bienfaits de la nouvelle méthode, et l'Académie entière, s'associant à leurs vœux, nous rendit pleine justice, malgré les efforts de nos adversaires (**).

(*) *Voyez* le rapport de M. Thierry (*Moniteur des hôpitaux*, 30 mars 1858).

(**) *Voyez* sur ce point très-instructif mes *Lettres sur la lithotritie*, de 1827 à 1848, et mon *Traité pratique et historique de la lithotritie*, Paris, 1847, in-8°, avec planches, p. 480 et suiv.

durée de cette période d'essais, ç'a été l'obligation de procéder toujours dans l'inconnu ; car tout était à faire. A ce sujet, j'ai publié des détails intéressants pour ceux qui font des découvertes (1).

Ensuite, durant une période pratique de quarante années, le nouvel art a parcouru les phases diverses d'application, d'opposition, de perfectionnement et de succès final que toute découverte doit subir.

Grâce à l'appui qu'il a trouvé, notamment à l'Académie des sciences, et à l'immense amélioration qu'il apportait au traitement de l'affection calculeuse, cet art s'est développé avec une rapidité d'autant plus extraordinaire, qu'en chirurgie les opinions nouvelles s'établissent avec beaucoup de difficulté ; chaque résultat tendant à modifier, à agrandir les idées admises étant pour ainsi dire étouffé par les discussions que soulèvent la rivalité, la prévention et la jalousie professionnelle.

Les débats que la lithotritie a fait naître ont eu tout particulièrement ce caractère (2).

(1) *Traité pratique de la lithotritie*, **Paris**, 1847.

(2) Toute découverte dans les sciences a généralement à souffrir (sans compter les prétentions rivales) de la part de ceux qui ne croient point, parce que leur esprit n'est pas préparé par l'observation du passé, au progrès qui s'effectue, et surtout de ceux qui ne refusent pas de croire parce que l'évidence les y contraint, mais qui ont intérêt à repousser tout projet qui se réalise. Les premiers qui ne savent pas, qui prennent souvent l'inconnu pour l'absurde, ne font en général qu'une opposition passive et silencieuse, et plus ou moins dissimulée ; mais les derniers se font remarquer surtout par leur activité dévorante, et, pénétrés de ce principe que l'union fait la force, ils réunissent leurs efforts lorsque chacun en particulier se méfie de ses propres ressources.

La lithotritie, par son apparition soudaine, et surtout à raison de son importance, devait plus que toute autre invention subir de fortes épreuves ; elles ne lui ont pas fait défaut.

L'opposition qu'on lui a faite en France s'est produite sous toutes les formes, même sous celle de l'éloge : on y remarque trois périodes, dans chacune desquelles on a procédé d'une manière différente.

Période des insinuations. — Dans la première période (1826), l'opposition s'en prit à la lithotritie et à son auteur ; il se forma une coalition active, passionnée, cherchant à ruiner les travaux qui avaient constitué l'art de broyer la pierre, afin de leur en substituer d'autres. On ne s'arrêta pas là.

Croirait-on que des chirurgiens français, oubliant ce sentiment patrio-

Cependant l'innovation est sortie victorieuse des luttes les plus acharnées dont les annales de la science aient conservé le souvenir.

On n'a plus à s'occuper aujourd'hui des préventions rivales ; chacun de ceux qui les élevaient a trouvé sa place.

D'autre part, les discussions bruyantes de l'opposition, de 1835 à 1847, ne paraissent pas devoir se reproduire. Reste la période de mutisme, qui est venue ensuite et dans laquelle l'action remplace la parole. Elle doit seule nous occuper, avec d'autant plus de raison qu'il s'agit de l'application même de la méthode.

tique désigné par Corneille sous le nom de *libéralité envers le pays natal*, ont cherché, dans un intérêt privé, à *dénationaliser* la lithotritie et à faire les honneurs de cette découverte à un pays voisin? Hâtons-nous de dire, toutefois, que plusieurs voix parmi nous se sont élevées avec force contre cette audace incroyable. Et l'une des gloires scientifiques les mieux établies reste acquise à la France. (Voyez mon *Traité pratique de la lithotritie* et mes *Lettres* sur le même sujet, Paris, 1827-1848.)

Je ferai remarquer qu'à l'égard de la méthode elle-même, l'opposition fut d'abord assez modérée. Dupuytren la dirigea avec un art infini ; il ne contestait pas nos succès, mais il cherchait à les amoindrir ; il insistait principalement sur l'impossibilité probable d'extraire de la vessie tous les débris pierreux, argument qu'on a reproduit sous toutes les formes et auquel on a fini par renoncer.

Période d'agitation. — Aux manœuvres habiles de Dupuytren succédèrent les attaques brutales, les manifestations bruyantes qu'il nous suffit d'indiquer ici, les ayant fait connaître dans la *Sixième Lettre sur la lithotritie.* (Voyez aussi les *Comptes rendus de l'Académie de médecine* pour 1847, et le *Journal des progrès*, t. III, p. 60 et suiv. 1835.)

Dans ces débats qui ont affligé tous les hommes sérieux, et que sir Philippe Crampton a justement qualifiés, on ne voulait rien moins que démolir les travaux qui ont édifié l'art de broyer la pierre, et, à défaut de bonnes raisons, on eut recours à la menace contre ceux qui avaient la hardiesse de s'y opposer. La campagne ne fut pas heureuse pour les adversaires de la lithotritie. (Voyez notre *Sixième lettre.*)

Troisième période. — Le but de la troisième période, qu'on peut appeler la période du *mutisme*, n'est pas clairement défini : on ne parle plus depuis 1847, mais on agit. On peut la résumer en disant que c'est une entente cordiale entre quelques chirurgiens encyclopédistes, qui appliquent la nouvelle méthode d'une manière de plus en plus vicieuse, et qui ne paraissent pas s'apercevoir qu'ils finiront par la rendre de plus en plus inacceptable. Il est évident, en effet, que toute opération chirurgicale qu'on fait mal et avec des instruments défec-

On sait qu'en 1824 plusieurs chirurgiens alors en exercice dans les hôpitaux se montrèrent hostiles à a lithotritie ; ils voulurent, dit M. Thierry, lui fermer les portes de la science.

Contre des adversaires tout-puissants on ne pouvait rien attendre des protestations de la lithotritie naissante. Il fallait employer des moyens plus propres à mettre la vérité en lumière ; je les trouvai dans les résultats pratiques qui ont ici d'autant plus de portée que chacun peut les apprécier. Ainsi les instruments lithotriteurs sont devenus dans mes mains ce qu'est la parole pour d'autres hommes, un moyen de défense.

tueux, ne peut produire que des résultats désastreux, propres à la discréditer.

Nous avons eu notre large part dans les attaques dont on a été si prodigue à l'égard de la nouvelle méthode. C'est ainsi, du reste, que la jalousie et la rivalité professionnelles récompensent les travaux sérieux. Ce procédé, très-sévèrement qualifié par des hommes graves, paraît avoir sa raison d'être dans les dispositions de l'esprit humain.

On a observé, en effet, que, lorsqu'un jeune chirurgien arrive subitement à une réputation solide, qui s'étend et se soutient, ses maîtres de la veille et ses collègues du jour éprouvent un sentiment de déplaisir qui dégénère souvent en passion. La réputation naissante de Vacca empêchait, dit-on, Scarpa de dormir. Or, sous l'influence de ce sentiment, on découvre partout des torts ; on n'accepte pas franchement le succès, on exclut le talent et l'on ne voit que le hasard et le bonheur dans les résultats obtenus. Remarque-t-on de la sûreté, de la facilité, de la précision dans les mouvements, on dit que l'homme est ainsi fait, et que c'est son organisation, et l'on ne se doute même pas de tout ce qu'il a fallu de temps, d'exercices et d'expériences pour atteindre le but.

Quant à la lithotritie, elle a moins souffert de ces luttes violentes qu'on n'aurait pu le penser. Ainsi, en 1826, les combinaisons hostiles les plus habiles n'ont pas détourné l'Académie des sciences de lui décerner la récompense réservée aux grandes découvertes. (Voy. *De la lithotritie, ou broiement de la pierre dans la vessie*, 1827, mes *Lettres* sur le même sujet, et le *Parallèle*, 1836.)

En 1832 et 1835 il s'était formé une coalition formidable dans le but de transformer notre pratique et de dénaturer nos faits cliniques. L'opposition dépassa la mesure, et l'art de broyer la pierre n'en fut pas ébranlé. C'est principalement contre les opérations pratiquées à l'hôpital que les adversaires de la lithotritie se soulevèrent avec une extrême violence. (Voyez plus loin l'article *Faits cliniques*.) Ils disaient la méthode et le service entièrement ruinés. Eh bien ! le service reçoit aujourd'hui la sanction publique et le complément d'organisation qui lui manquait ; les succès de la méthode croissent de jour en jour.

Cependant, témoins des succès toujours croissants que j'obtenais par la nouvelle méthode, les chirurgiens des hôpitaux se décidèrent à l'appliquer dans leur service, mais sans prendre la peine de l'étudier. Habitués à réussir en tout et vite, ils furent très-surpris d'être arrêtés dans cette circonstance ; la plupart renoncèrent au projet d'opérer eux-mêmes, et ils prirent le parti de faire appliquer la méthode sous leurs yeux par de jeunes chirurgiens du dehors.

Ces tentatives d'opération, souvent répétées, dans lesquelles on employa toujours des instruments et des procédés autres que les miens, ne furent pas heureuses, et l'on y renonça trop tard pour les malades et pour la méthode (1).

Les premiers essais de ce genre furent faits à l'Hôtel-Dieu en 1826. Dupuytren, voulant expérimenter quelques instruments nouveaux et les perfectionnements qu'on disait avoir faits à mes appareils, appela à sa clinique les auteurs de ces modifications.

Dans ce concours, on s'occupa de *mécanique* plutôt que de *chirurgie*. Les nouveaux instruments furent examinés et adoptés avec un empressement et une confiance dont on ne se rend pas compte. Dupuytren les fit valoir dans les commissions Montyon, il fit accorder des récompenses aux auteurs, et, ce qui est plus extraordinaire, il s'en servit lui-même.

Est-il nécessaire de rappeler que ces nouveaux appareils qui devaient, suivant leurs auteurs, nous faire connaître toute la puissance de l'art pour la destruction des calculs vésicaux, n'ont pas été appliqués utilement et qu'ils sont abandonnés ?

Dans ces *exhibitions* d'apparat, avec le caractère imposant que le grand chirurgien de l'Hôtel-Dieu savait donner à ses actes publics, je vis un danger pour la lithotritie et je le signalai à l'Académie des sciences à la suite du rapport des commissions Montyon pour 1828, 1831, et plus tard dans ma *Quatrième Lettre sur la lithotritie*.

Je regrette d'avoir à dire que Dupuytren ne quitta pas la voie aventureuse dans laquelle il s'était engagé, sans s'apercevoir qu'en encourageant des travaux inutiles et qu'en présentant aux élèves et aux jeunes chirurgiens des moyens autres que ceux dont

(1) Voyez mon premier ouvrage (1827), et mon *Traité pratique et historique de la lithotritie*. Paris, 1847.]

la pratique avait prouvé l'utilité, il contribuait à égarer l'opinion publique sur le broiement de la pierre, et qu'en même temps il plaçait dans les mains des jeunes praticiens des instruments par l'emploi desquels il n'ont réussi ni à éviter les désordres, ni à terminer une opération.

Ainsi le célèbre chirurgien de l'Hôtel-Dieu, véritable type du professeur de clinique et plein de génie dans l'exercice de son art, s'est manifestement mépris au sujet de la lithotritie, et ses leçons ont introduit dans l'enseignement et dans la pratique de cette partie de la chirurgie les opinions les plus erronées.

Lorsque les professeurs de clinique chirurgicale actuellement en exercice entrèrent en fonctions, ils suivirent naturellement les traditions de l'école et l'exemple de leur maître. Ils ont continué, depuis, d'exposer aux élèves et d'appliquer aux malades les premiers instruments dont je viens de parler, ou d'autres encore non moins défectueux, auxquels manque surtout l'élément chirurgical, qui sont même imparfaits au point de vue de la construction, et partant impropres à l'opération. Faut-il ajouter que ces mêmes chirurgiens ont adopté l'opinion erronée de ceux qui prétendent que la question capitale de la lithotritie est dans l'élément mécanique, et qu'ils ont mis entièrement de côté les caractères tout particuliers et distinctifs de l'opération elle-même ?

Ces faits sont fâcheux ; mais je devais les rappeler parce qu'ils sont les points de départ et les principales sources tant des fausses doctrines qu'on a répandues sur l'art de broyer la pierre, que d'une suite de méprises de pratique, acceptées sans méfiance, et qui, fidèlement transmises par la tradition, ont conduit un trop grand nombre de chirurgiens distingués, et même des plus haut placés dans l'enseignement et l'exercice de l'art, à confondre les instruments et les procédés utiles avec ceux qui ne le sont pas, et à se persuader que les applications de la nouvelle méthode sont effectuées partout de la même manière. Erreur grave dont les malades et la méthode subissent encore les fâcheuses conséquences.

Il y a plusieurs manières de traiter les calculeux par la lithotritie. Je dois, dans le double intérêt de l'enseignement et de la pratique de cette opération, mettre en lumière les principaux traits qui les différencient.

II

DE LA LITHOTRITIE TELLE QU'ON LA PRATIQUE DANS LE SERVICE DES CALCULEUX, COMPARÉE A CELLE QU'ON ENSEIGNE A LA FACULTÉ ET QU'ON APPLIQUE DANS LES HÔPITAUX DE PARIS.

Un professeur de la Faculté de médecine ayant déclaré à l'Académie « *que la chirurgie est une république où chacun est libre de penser et d'agir comme il l'entend* », quelques personnes ont paru croire qu'on n'avait pas le droit d'examiner l'exercice de son voisin. Il y a toutefois une distinction à établir.

Lorsqu'un chirurgien, pressé par l'intérêt qu'excite toujours une découverte chirurgicale, s'en occupe pour lui-même et pour les besoins de sa clientèle particulière, c'est un acte de la vie privée ; il n'y a pas lieu d'intervenir.

Telle n'est pas la position que mes confrères ont prise vis-à-vis de la lithotritie. Ils ont des services publics ; ils instruisent des élèves oralement et par écrit ; ils parlent de leur pratique ; ils se posent en juges souverains dans les questions relatives à l'art de broyer la pierre ; quelques-uns vont même jusqu'à dénier aux chirurgiens spécialistes le droit de régler leurs propres affaires. Eh bien, dans ces circonstances, l'examen est un droit et même un devoir.

J'ai, comme chacun sait, acquis une certaine expérience dans le traitement des calculeux. Sans aller au delà de ce qu'ont fait dans tous les temps les hommes les plus réfléchis dans les sciences appliquées, je puis me servir des données de cette expérience pour apprécier tel ou tel point de théorie ou de pratique chirurgicale, et en particulier pour examiner si les instruments dont on se sert dans les cliniques officielles, si les règles qu'on y enseigne, si les applications qu'on y fait de la méthode au traitement des malades, sont toujours conformes à ce que nous savons sur l'art de broyer la pierre. C'est la même que j'ai faite à l'Académie de médecine, en 1847 (1), et ce que je me propose de continuer dans mes conférences cliniques, avec d'autant plus de raison qu'il s'agit spécialement aujourd'hui des applications de la méthode. Toute-

____

(1) Voy. *Sixième Lettre sur la lithotritie.*

fois, je me bornerai pour le moment à présenter quelques remarques sommaires (1).

Moyens d'action.

Tous les chirurgiens savent qu'on a proposé de nombreux instruments pour briser les calculs dans la vessie, et qu'il en reste encore dans la pratique plusieurs dont l'utilité est contestable. Cette question d'instrument est pleine d'intérêt, et comme elle est devenue la source de tant d'erreurs et de commentaires inexacts, il me paraît nécessaire de la remettre à l'étude (2).

(1) En combattant les fausses doctrines, je n'ai garde de mal penser de ceux dont je discute les opinions, et moins encore de leur garder rancune. Tout compte fait, ils ont droit à ma reconnaissance. En réalité, ils ont contribué au succès de ma cause. En contestant mes travaux, ils ont contribué à les faire miens; en contestant mes succès, ils m'ont obligé de les défendre, et finalement mes succès ont reçu de la consistance et de l'éclat; mes contradicteurs ont fait ma force en me fournissant l'occasion d'assurer mes droits.

Si j'ai repoussé quelques attaques personnelles, c'est uniquement parce qu'elles pouvaient atteindre la lithotritie. (Voyez l'Introduction à mon *Traité pratique sur les maladies des organes génito-urinaires,* 3ᵉ édition.)

(2) Je m'empresse de faire remarquer qu'au début de la lithotritie il n'était pas aussi facile qu'on pourrait le croire d'être fixé sur la valeur réelle des instruments lithotriteurs. Rappelons que nos chirurgiens les plus éminents, Boyer, Dupuytren, Larrey, Roux, etc., furent chargés successivement d'apprécier les principaux moyens présentés à l'Académie des sciences pour le prix Montyon. Eh bien, ces grands praticiens, avec une mission spéciale de l'Académie, ayant tout vu par eux-mêmes, expérimenté ou fait expérimenter sous leur habile direction les instruments qu'on proposait et qu'ils avaient sous les yeux, se sont trompés au point de prendre sous leur patronage et de recommander aux praticiens, sous le couvert de l'Académie, des appareils et des procédés tellement imparfaits, en réalité, qu'aucun n'est resté dans la pratique. Plusieurs circonstances ont concouru à produire l'erreur. D'abord les instruments et les procédés étaient présentés comme des perfectionnements de ceux qui existaient déjà, et l'on eut recours à toute sorte d'expédients afin de dissimuler les difficultés de la manœuvre et l'imperfection des moyens.

D'autre part, les juges n'avaient pour eux que des notions théoriques insuffisantes, et ils purent croire que l'art tout entier était constitué par les instruments qu'ils avaient sous les yeux.

Après ces regrettables méprises, qui ont eu la plus funeste influence sur le développement de la lithotritie, on comprend que les premiers

Grâce aux nombreuses opérations que j'ai faites et aux améliorations successives que l'expérience m'a suggérées, je me suis
trouvé en position de donner aux instruments dont je me sers
toute la précision et la sûreté désirables. J'a même été assez
heureux, dans un grand nombre de cas graves et exceptionnels,
pour donner à ces instruments des dispositions particulières qui
ont permis de les appliquer plus utilement.

Mes principaux instruments sont : le trilabe et ses accessoires ;
le lithoclaste à mors plats et à écrou brisé ; le lithoclaste explora-

chirurgiens qui sont venus après ces grands maîtres aient pu se méprendre à leur tour, et il fallait que la méprise fût inévitable, puisqu'elle
a été commise par les praticiens les plus éclairés, ce que constatent les
dernières décisions des commissions Montyon. (Voyez la *Gazette médicale*,
1859.) Il suffit d'ailleurs de jeter les yeux sur les traités élémentaires
de chirurgie et de médecine opératoire les plus répandus dans l'enseignement professionnel. On y trouve une exposition confuse des instruments et des procédés de la lithotritie, sans critique, sans distinction
de ce qui est utile et de ce qui ne l'est pas. Pour paraître complets, les
auteurs ont ramassé tout ce qui a passé par l'esprit de quelques théoriciens aventureux ; ils ont arrangé, coordonné, classé tout cela en méthodes, procédés, appareils, auxquels ils ont accolé des noms propres.
Avec ces éléments hétérogènes, les plus habiles sont parvenus à faire un
tout plus ou moins régulier, quant à la forme ; mais au fond, ce n'est
qu'un amas confus, incohérent, dans lequel les auteurs se sont placés
en dehors des usages établis pour l'étude et l'exposition des procédés
chirurgicaux. Ce sont ces exposés qu'on place sous les yeux des élèves.

On a suivi la même voie à l'égard des documents historiques. Les actes
officiels eux-mêmes sont reproduits dans les ouvrages, non tels qu'ils
sont en réalité, mais tels que la rivalité professionnelle les a arrangés
pour le besoin de sa cause. On ne trouverait certainement pas un semblable pêle-mêle dans les anciens traités de chirurgie. (Voy. ma *Cinquième lettre*.)

Ce sont ces erreurs, très-involontaires, assurément, que je me suis
attaché à combattre, sans me dissimuler qu'il est toujours difficile de
détruire des habitudes de longue date et des préjugés enracinés.

J'ai longtemps espéré qu'on tiendrait à la fin compte de mes observations pratiques exposées à plusieurs reprises dans le *Parallèle des
divers moyens de traiter les calculeux*, Paris, 1836 ; le *Traité pratique
et historique de la lithotritie*, Paris, 1847 ; et pendant la discussion de
l'Académie, en 1847, sur l'imperfection des moyens et des procédés
adoptés dans la pratique générale. (*Bulletin de l'Académie de médecine*,
1846-1847, t. XII ; 1847-1848, t. XIII.) Je pensais, d'ailleurs, que les
auteurs principaux, chefs de service dans les hôpitaux, n'étant plus
disposés à apprendre, ainsi que le disait l'un d'eux à l'Académie de mé-

teur et, accidentellement, le forceps fenêtré. Je les ai fait connaître, je les démontre chaque année aux chirurgiens et aux élèves
qui assistent à mes conférences, et je m'en sers tous les jours
dans mes opérations.

Je viens de dire que ces moyens ne sont pas ceux qu'on emploie
communément dans les hôpitaux de Paris. J'ai suivi avec soin,
depuis 1824, ce qui s'est passé dans les services publics au sujet
du broiement de la pierre, et je n'ai pas appris qu'une seule opération de lithotritie y ait été pratiquée, sans qu'au préalable on

decine, inspireraient à leurs successeurs le soin d'étudier avec plus d'u-
tilité, d'appliquer avec plus de régularité et, partant, plus de succès,
une méthode dont, à leur insu, ils ont failli compromettre les destinées.

Dès lors on se serait borné à substituer, dans les traités élémentaires
de chirurgie, les résultats de ces études sérieuses aux théories erronées
qui s'y trouvent, et à adopter dans la pratique générale les instruments
et les procédés dont l'expérience a prouvé l'utilité. Or, qu'on le remarque bien, je demandais cette substitution dans l'intérêt de l'enseignement et de la pratique de l'art, des malades comme des chirurgiens, et
dans le but tout particulier de vulgariser la lithotritie.

Je ne saurais trop le répéter, il s'agit ici de questions qui intéressent
les opérateurs eux-mêmes. Le plus grand malheur qui puisse atteindre
un chirurgien dont les opinions font autorité, c'est de répandre par la
voie de l'enseignement des doctrines et des préceptes erronés, dont les
malades doivent payer de leur vie, après avoir payé de leur bourse, les
fausses applications qu'on en fait à la thérapeutique.

A mon grand regret, cet espoir ne s'est pas réalisé; au lieu de tenir
note de mes observations, de reconnaître franchement qu'ils s'étaient
trompés, ces savants professeurs se sont contentés de reproduire quelques phrases explicatives, sans portée, et dont l'urbanité et le bon goût
n'ont pas toujours dicté les termes.

En de telles circonstances, et par suite de la persistance avec laquelle
on reproduit des erreurs cent fois signalées, je ne puis me dispenser de
rappeler le triste spectacle que donne à tous les yeux l'élite des chirurgiens d'un grand pays dans la pratique d'une opération chirurgicale
aussi importante. Ils repoussent systématiquement les instruments et
les procédés dont je me sers, par l'emploi desquels cette opération a été
établie et se soutient; tandis qu'ils continuent, depuis bientôt quarante
années, d'exposer aux élèves et d'appliquer aux malades d'autres moyens
et d'autres procédés qui n'ont pas l'expérience pour eux, dont l'emploi
n'a réussi que par exception, et qui produisent d'ordinaire des désordres
tellement graves que les opérés et les opérateurs en sont effrayés. Il y
a là quelque chose d'inouï. Il faut que la lumière se fasse.

D'autre part, ces mêmes chirurgiens tiennent essentiellement à passer

ait changé quelque chose soit aux instruments, soit à la manière de les appliquer.

Ces changements ont pu paraître utiles parce qu'on a isolé la mécanique de la chirurgie et la théorie de la pratique ; mais ils n'ont pu supporter l'épreuve de l'expérience, et ils sont devenus les principaux éléments de la manière irrégulière d'opérer adoptée par nos confrères (1).

Préliminaires de l'opération.

Chacun comprend qu'un chirurgien qui se propose de broyer la pierre doit, avant d'agir sur l'homme, se livrer à des études spéciales, à des expériences répétées sur le cadavre et les animaux vivants, afin de se préparer, d'exercer ses sens, de se familiariser avec les divers temps de la manœuvre. Je reviendrai sur ce sujet. Relativement au volume, au nombre, à la dureté des pierres, aux dispositions de la vessie et de ses annexes, à la manière dont elle supportera le contact des instruments et à l'état général du malade, on arrive, par des observations suivies et des exercices préliminaires, à apprendre tout ce qu'il faut savoir

pour bien faire la lithotritie. Ils déclarent eux-mêmes (voy. *Sixième Lettre*) qu'ils se sont instruits par la théorie et par l'expérience, qu'ils protégent cette méthode et qu'ils ont concouru à *la défendre*.

Lorsque mon projet de réorganiser le service des calculeux fut connu à la Faculté, on s'imagina que cette mesure ferait supposer au public que la lithotritie n'était pas familière aux chirurgiens chargés de l'enseignement. On se révolta contre cette idée, au point qu'il y eut une petite émeute dans l'enceinte de l'école. Plus tard, l'un des professeurs de la Faculté déclarait à l'Académie que la nouvelle méthode de traiter les calculeux était *connue et appliquée dans tous les hôpitaux, à l'instar des autres opérations de la chirurgie.* Ce sont ses expressions.

Dans cette position exceptionnelle, ces chirurgiens auraient mieux fait assurément de s'abstenir, comme praticiens et comme professeurs, et d'imiter, en tout ce qui concerne l'art de broyer la pierre, la prudente réserve de Boyer, de Dubois, de Lisfranc et de beaucoup d'autres, qui ont apprécié la lithotritie, mais sans l'enseigner et sans l'appliquer. Les malades, les élèves, la méthode et les opérateurs eux-mêmes, tout le monde y aurait gagné, et je ne serais pas aujourd'hui dans la pénible nécessité de rappeler des faits regrettables pour l'humanité et pour la profession.

(1) Voy. *Traité pratique et historique de la lithotritie*, Paris, 1847, et *Parallèle des divers moyens de traiter les calculeux*, Paris, 1836.

pour pratiquer la lithotritie avec régularité, et sans faire subir aux premiers calculeux qu'on traite d'atroces douleurs qui sont inévitables lorsque le chirurgien fait l'opération sans s'y être préparé.

D'autre part, je ne saurais aller trop loin en disant que, grâce au traitement préparatoire qui est institué et qui rend la manœuvre très-supportable, grâce aux explorations préalables qui assurent le diagnostic, et à la distinction des cas, le chirurgien procède avec aisance et sûreté, et conformément aux exigences de la pratique, à l'introduction des instruments, à la préhension et au morcellement de la pierre, à l'extraction des débris. Faut-il répéter que sur tous ces points l'art est en possession de moyens éprouvés et de règles nettement tracées ? Il suffit d'opérer avec lenteur et ménagement, d'abréger et d'éloigner les séances, et de bannir de la pratique tout mouvement empreint de violence, pour écarter les accidents et assurer le succès de l'opération. Ce sont là des faits acquis.

Pourquoi faut-il que cette manière de procéder, qui a pour elle la théorie, l'assentiment des grands praticiens et une longue expérience, ne se soit pas généralisée ?

Pourquoi tant de chirurgiens habiles, chefs de service dans nos hôpitaux, se croient-ils dispensés, au sujet de la lithotritie, de ces soins préliminaires qui sont de la plus grande importance, et des précautions dont ils font eux-mêmes un précepte pour les autres opérations chirurgicales ? Ne dirait-on pas qu'ils ont voulu se créer une pratique tout exceptionnelle pour le broiement des pierres dans la vessie !

Ainsi toutes les fois qu'ils traitent un calculeux, ils ne se font pas scrupule de prendre le premier instrument qui leur tombe sous la main, et ils mettent ostensiblement de côté tout ce qui peut faciliter l'opération et en assurer le résultat (1).

Tous les praticiens savent qu'il est prescrit en chirurgie de préparer le malade, d'étudier les indications et les contre-indications de l'opération, d'établir un diagnostic complet, de distinguer les cas et d'être fixé d'avance sur les points principaux de la manœuvre opératoire. Or, ces règles sont méconnues par beaucoup de ceux qui appliquent la lithotritie dans les hôpitaux.

(1) Voy. ma *Sixième Lettre*.

On en voit qui opèrent d'emblée, aussitôt qu'ils ont reconnu le calcul, et avec les seuls indices, toujours insuffisants, que fournit le cathétérisme ordinaire ; par conséquent, sans connaître le volume, la dureté de la pierre, les dispositions accidentelles de la surface vésicale, sans savoir comment cette surface supportera le contact des instruments. Je n'exagère point, j'expose ce que chacun a vu et peut voir dans les hôpitaux (1).

Les mêmes remarques s'appliquent aux divers temps de la manœuvre.

Introduction des instruments.

Pour introduire un instrument courbe dans la vessie, c'est une loi de tenir la partie courbe ou coudée de cet instrument dans la direction de l'urèthre et de le pousser lentement et sans secousses. Avec ces précautions, un chirurgien prudent et exercé réussit toujours à pénétrer dans la vessie sans produire de froissement, de tiraillements douloureux à la surface du canal ; aussi n'observe-t-on pas de réaction à la suite de ces introductions régulières, qui sont généralement faciles.

Presque tous les chirurgiens de l'école encyclopédique qui s'occupent de lithotritie procèdent d'une manière différente : ils prennent un forceps comme on prend une sonde, et l'introduisent dans la vessie d'*après les règles du cathétérisme ordinaire.*

La façon de procéder et le précepte peuvent paraître incroyables, eu égard aux prétentions qu'on affiche de savoir parfaitement et d'enseigner méthodiquement l'art de broyer la pierre. Cette règle est pourtant extraite littéralement des traités élémentaires et classiques de pathologie, de chirurgie, de médecine opératoire. Or, on ne doit point perdre de vue qu'en opérant conformément aux enseignements de nos confrères, on violente l'urèthre, on le meurtrit, on le lacère même, pour peu qu'on ait recours à la force, ce qui n'est pas rare. N'est-ce pas là la cause

(1) Ce n'est pas seulement dans les hôpitaux qu'on procède de cette manière à l'application de la lithotritie. Les doctrines erronées sorties de l'école de Paris se sont propagées en province et à l'étranger, et l'on connaît un grand nombre de chirurgiens qui emploient des instruments défectueux et opèrent sans traitement préalable et sans s'être préparés eux-mêmes à la manœuvre. Ils comptent sur le *flambeau de l'anatomie* et sur l'*action des anesthésiques.*

de la sensation de déchirure très-pénible qu'éprouvent les calculeux soumis à ces opérations ? N'est-ce pas là la principale cause des désordres constatés par les nécropsies?

En restant dans les limites que la prudence prescrit, un chirurgien, même très-habile, peut ne pas réussir, ainsi qu'on l'a vu dernièrement à l'Hôtel-Dieu, à pénétrer dans la vessie, lorsque le canal de l'urèthre et le col de la vessie ont été violentés par de fausses manœuvres.

Toutes choses égales d'ailleurs, les instruments coudés sont ceux qui pénètrent avec le plus de difficulté et qui provoquent le plus d'accidents, chose facile à comprendre. Il n'en est pas moins avéré que des chirurgiens distingués donnent la préférence à ces instruments.

Préhension de la pierre.

Tous les chirurgiens qui ont pratiqué la lithotritie savent que la manœuvre pour saisir la pierre dans la vessie est la partie la plus difficile et la plus douloureuse de l'opération, celle qui provoque le plus d'accidents et expose aux plus graves méprises. Aussi, c'est sur cette partie de la manœuvre que s'est surtout portée l'attention de ceux qui s'occupent sérieusement de la nouvelle méthode au double point de vue de la pratique et de l'enseignement.

Eh bien, les chirurgiens dont je combats les doctrines l'ont à peine indiquée dans les traités élémentaires. Je citerai, notamment, celui de MM. Nélaton et Jamain, qui n'a paru qu'en 1858, par conséquent à une époque où la lithotritie était constituée depuis longtemps. Il n'était plus permis alors d'ignorer un point fondamental de son application ; cependant ces chirurgiens distingués se sont bornés à un petit nombre d'indications très-générales, qui ne sont pas toujours exactes, et d'ailleurs toutes impropres à diriger le jeune praticien.

Durée des séances.

Depuis quarante ans je recommande d'abréger les séances de lithotritie et de les séparer par des intervalles convenables.

Il est rare que je tienne le malade plus de cinq minutes sur le lit de douleur. Dans les cas graves, je retire le lithoclaste au bout de deux ou trois minutes : c'est à cette limite que j'ai été conduit définitivement par ma longue pratique. Ce procédé des courtes séances, dont on a fait honneur à l'un de nos confrères, a été blâmé par les uns et adopté par le plus grand nombre de ceux qui pratiquent la lithotritie. S. B. Brodie déclare que les longues séances ne sont applicables que sur le cadavre. Et, de fait, c'est en abrégeant les séances qu'on prévient cette suite de réactions et de désordres qu'on observe dans la pratique générale.

Cependant quelques praticiens n'ont tenu compte ni de mes nombreuses observations, ni des résultats de l'expérience, et l'on revient de nos jours aux longues séances de lithotritie. M. le professeur Velpeau présentait récemmeut à l'Académie, en termes très-élogieux, un ouvrage dans lequel on considère comme un perfectionnement de l'art la possibilité de terminer l'opération en une fois. M. le professeur Jobert prescrit de prolonger les séances.

Le cas suivant, récemment observé, est digne d'attention.

Un calculeux adulte s'adresse à un chirurgien habile qui a adopté mes principes. Il fait choix de la lithotritie. La première séance est courte, satisfaisante quant au résultat, et bien supportée. A la deuxième séance, les choses se passent toujours bien, et si bien que l'opérateur croit pouvoir s'écarter de la règle et faire une chose utile en prolongeant la manœuvre dans la troisième séance. Mais il se manifeste quelques heures après une réaction qu'on ne parvient point à maîtriser. Pendant quelques jours les souffrances et les angoisses sont telles, qu'on juge la taille nécessaire : mais on ne réussit pas à sauver le malade. Et voilà à quoi tient la vie d'un homme !

Ce qu'on a observé ici se produit d'ordinaire avec quelques variantes toutes les fois qu'on procède de même ; on espère abréger la durée du traitement, et l'on en compromet le résultat ; on croit perfectionner l'art, et l'on augmente les chances de danger.

Les praticiens qui suivent cette mauvaise méthode sont uniquement responsables des résultats qu'ils obtiennent.

Injection à la fin de la séance.

Presque toujours, à la fin de la séance, je fais une ou plusieurs injections au moyen d'une sonde volumineuse et à grands yeux ;

c'est un procédé que j'emploie utilement depuis le début de ma pratique, et qui a été adopté par un grand nombre d'autres chirurgiens. En général, ces injections produisent peu de douleur; on y a utilement recours dans les cas de contractilité exagérée de la vessie, surtout lorsqu'on a pulvérisé une portion considérable du calcul. Les débris sont expulsés en partie avec l'injection, et l'on a moins à craindre leur accumulation dans le canal.

Lorsque la vessie est paralysée, ou simplement inerte, c'est par les injections réitérées qu'on entraîne la poudre et les gros détritus de la pierre. Dans ce cas, le malade se tient debout pour les injections.

On ne croirait pas à la possibilité de commettre des méprises en procédant à ces injections, et cependant des erreurs graves ont été souvent commises.

Pour empêcher que le rebord des yeux de la sonde ne fatigue le canal, il est prescrit de placer dans cette sonde une grosse bougie molle ou un gros stylet de baleine, qu'on retire ensuite. Après l'injection, de grandes précautions doivent être prises : d'abord replacer la bougie ou le stylet, et, au moment où la sonde franchit le col vésical, tirer dessus avec lenteur, s'arrêter à la moindre résistance, et consulter les sensations du malade. Si la sonde est retenue, et surtout s'il y a de la douleur, on doit craindre qu'un fragment ne fasse saillie hors des yeux ; sans aller plus loin, on retire alors la bougie ou le stylet, on pousse avec force une petite injection d'eau dans la vessie, et en introduisant le stylet on s'assure, par une marque placée sur la tige, qu'il arrive jusqu'au bout de la sonde ; on retire ensuite celle-ci, et l'opération est terminée.

Ces règles de la pratique usuelle n'ont pas été observées par la plupart de ceux qui enseignent l'art de broyer la pierre ; ils en parlent à peine. Il en est même qui, ne tenant compte ni de la résistance, ni de la douleur du malade, tirent hardiment sur la sonde évacuative. S'ils rencontrent des obstacles, ils proportionnent la force de traction au degré de la résistance, et finalement la sonde est retirée. Des fragments de pierre faisant saillie au dehors ont labouré, déchiré l'urèthre, et la réaction est si grande, que la mort du malade en est souvent la suite.

Il y a là une grossière faute.

Exploration finale.

Les explorations par lesquelles on constate la guérison, différentes de celles qui précèdent l'opération, constituent une partie essentielle du traitement ; et je puis dire, relativement à ces explorations, que les moyens dont l'art dispose et la manière de les appliquer ont atteint une grande perfection. Il suffit de rappeler les succès obtenus dans la recherche et l'extraction des corps étrangers accidentellement introduits dans la vessie. Elle est tombée enfin cette accusation banale contre la lithotritie, de laisser des fragments pierreux dans la cavité vésicale.

Ce n'est pas sans un sentiment pénible qu'on voit cette partie essentielle de la lithotritie entièrement négligée dans les cliniques officielles. Quelques-uns, il est vrai, explorent avec la sonde, comme le faisait Dupuytren ; d'autres ont recours au forceps fermé. Mais tous ont laissé des fragments dans la vessie. En procédant comme on le fait, et par les moyens généralement adoptés, cela doit être.

Tous les ans je reçois dans mon service des malades dans la vessie desquels on avait laissé des portions de pierre.

Dans un voyage que j'ai fait à Londres, j'ai terminé dans la pratique d'un confrère trois opérations qu'il n'avait pu parachever avec son *lithotrity-forceps*. Eh bien, à Londres comme à Paris, au moyen du trilabe, ou du lithoclaste explorateur, je procède à ces explorations avec autant de facilité que de promptitude.

Citons maintenant quelques faits empruntés aux cliniques officielles.

I. — LA LITHOTRITIE A L'HÔTEL-DIEU.

Le cas suivant, dont un professeur de clinique chirurgicale a fait publier les détails dans la *Gazette des hôpitaux*, donnera une idée du procédé généralement suivi dans son service.

Un homme de cinquante-trois ans, admis à l'Hôtel-Dieu le 9 décembre 1857, fut sondé le lendemain et lithotritié le jour suivant. Il s'agissait d'un calcul peu volumineux dans une vessie peu irritable, bien qu'il y eût un peu de catarrhe. La pierre était friable, le cas était simple : la manœuvre devait être facile. La pierre fut morcelée avec un instrument fenêtré et à pignon.

Le lendemain, le catarrhe vésical avait empiré : les urines, légèrement foncées, étaient plus chargées de mucus, de muco-pus. Le malade rendit quelques fragments dont l'expulsion occasionna de vives douleurs.

Le 19, on pense que le malade est en état d'être opéré de nouveau. On procède à la deuxième séance ; mais le forceps ne peut pénétrer jusque dans l'intérieur de la vessie. On ne découvre cependant rien d'anomal dans la vessie ni dans la partie profonde de l'urèthre ; le malade est dans une agitation très-manifeste ; les muscles de l'urèthre sont visiblement contractés.

L'opérateur reconnaît alors qu'il est en présence d'un spasme de l'urèthre ; il s'arrête, et, au bout de quelques minutes, il fait une injection narcotico-émolliente, et bientôt après le malade peut supporter l'opération.

La cuvette du lithotriteur fut retirée complétement chargée de débris pierreux ; il survint de vives douleurs aux lombes et à l'hypogastre ; on les calma au moyen des opiacés.

Le 24, nouvelle séance, mêmes difficultés pour introduire le lithotriteur, qui ne put pénétrer complétement. Cette fois, le doigt introduit dans le rectum fait reconnaître la présence d'un fragment à l'entrée du col de la vessie. A cet endroit, l'instrument produit un bruit qui résulte évidemment du choc d'un objet solide sur un autre objet de la même espèce.

La pression qu'on exerce en cet endroit avec l'instrument est très-douloureuse, et le malade éprouve une sensation de déchirement très-pénible.

Après des tentavives diverses, on finit par repousser le calcul dans le bas-fond de la vessie, et l'opération fut heureusement terminée.

Remarques sur cette observation.

Le cas est simple, l'opérateur le reconnaît, et ce qui le prouve, d'ailleurs, c'est que tout s'est passé dans la première séance, comme à l'ordinaire chez les malades favorablement placés ; par conséquent l'opération devait être facile et sans accidents.

Cependant il survint tout aussitôt, et par le fait même de la première manœuvre, la série de désordres énumérés ci-dessus, et dont il importe de rechercher la cause, d'autant plus qu'ils ne se présentent que dans les cas graves et compliqués.

1° Rappelons que le malade, entré le 9 décembre dans le service, fut sondé le 10 et opéré le 11 ; il n'y eut donc pas, contre la règle, de préparation locale. Le chirurgien s'étant décidé à opérer sur les seuls indices que lui fournissait la sonde, indices toujours insuffisants, s'est trouvé dans l'impossibilité d'établir un diagnostic complet, de sorte qu'il a manœuvré pour ainsi dire à l'aventure.

2° L'urèthre et la vessie n'étant pas préparés au contact des instruments, ce contact, bien qu'effectué régulièrement, a été péniblement supporté, comme il arrive lorsqu'on procède d'emblée à l'opération. De là ces phénomènes de réaction et d'agitation violente, l'augmentation de la phlegmasie vésicale et l'expulsion douloureuse des fragments.

De là aussi la série de désordres observés qui paraissent avoir inquiété le célèbre chirurgien de l'Hôtel-Dieu, et qui ont exigé l'emploi des opiacés et fait ajourner la deuxième séance.

3° Dans ce cas et dans quelques autres dont on a publié les détails, on voit que le professeur de clinique emploie de préférence le forceps fenêtré et à pignon ; mais il est reconnu que l'emploi de cet instrument à longues branches rend la manœuvre toujours difficile. L'espace manquant dans la cavité vésicale, il y a inévitablement des frottements douloureux ; en brisant la pierre, on n'obtient que des éclats aplatis, anguleux, dont la sortie par l'urèthre est très-difficile ; enfin, il est souvent impossible de saisir les derniers débris du calcul, et par suite d'achever la guérison.

4° Il est dit dans l'observation citée que la pression exercée avec l'instrument dans la partie profonde de l'urèthre était très-douloureuse, que le malade éprouvait une *sensation de déchirement très-pénible*, et qu'il ressentait, en outre, de vives douleurs aux lombes et à l'hypogastre.

Il me sera permis de demander pourquoi l'instrument a été poussé avec force, ce qui est contre tous les principes? La règle est, au contraire, de le faire cheminer lentement, sans efforts, et de laisser au canal le temps d'*avaler l'instrument*.

5° L'application de la lithotritie présente une particularité très-remarquable que j'ai indiquée cent fois, et dont, néanmoins, il n'est pas tenu compte.

Presque toujours la première séance de broiement est la plus pénible et la plus douloureuse, alors même qu'on procède régulièrement. Les séances suivantes sont de mieux en mieux supportées : les surfaces sur lesquelles on agit s'accoutument graduellement au contact des instruments, et lorsque le traitement se prolonge, le malade souffre à peine pendant l'opération. Cet inappréciable résultat est acquis à la pratique de la lithotritie, et, toutes choses égales d'ailleurs, il est d'autant plus complet et plus assuré que le cas est simple, qu'on opère avec plus de précautions et qu'on limite la durée des séances de trois à cinq minutes.

On sait, d'autre part, qu'en négligeant le traitement préparatoire, en faisant de longues séances, et pour peu que la manœuvre soit brusque, saccadée, les surfaces des organes sur lesquels on agit, au lieu de supporter de mieux en mieux le contact des instruments, s'irritent, s'enflamment, au point que la mort peut s'ensuivre.

Si le malade résiste au premier choc, les organes urinaires restent, après la première séance, dans cet état d'agacement, de surexcitation, de contraction qui étonne notre confrère et ses collègues, rend la suite du traitement pénible, de plus en plus douloureuse, et oblige même de renoncer à la lithotritie. Je reviendrai sur ce sujet.

Faut-il répéter que les phénomènes observés dans ce temps de l'opération, et qui varient suivant le procédé opératoire, constituent l'une des principales différences entre notre méthode et celle qu'on enseigne dans les cliniques officielles ?

L'opérateur de l'Hôtel-Dieu, qui se sert aussi du lithotriteur à cuvette, indique, mais en passant, que cette *cuvette fut retirée complétement chargée de débris pierreux.* Fait notable qui, bien considéré, explique l'origine des désordres observés chez le malade. Cent fois j'ai signalé le dangereux emploi de l'instrument dit *lithotriteur à cuvette,* instrument qu'il ne faut pas confondre avec mon lithoclaste à mors plats et à écrou brisé, ainsi que le fait un habile professeur. D'autres chirurgiens, qui ne dissimulent rien de ce qu'ils observent dans leur pratique, notamment

S. B. Brodie, ont fait connaître les graves désordres que cet instrument avait déterminés entre leurs mains; et cependant il est
encore employé par quelques praticiens en retard, et l'on s'en
sert habituellement dans les cliniques. Tout récemment encore,
dans un grand service chirurgical, l'application de cet instrument a provoqué des accidents qui ont amené la mort.

Afin de mettre les élèves et les jeunes chirurgiens qui fréquen-
tent les hôpitaux en garde contre les procédés qu'on leur enseigne et qu'on applique sous leurs yeux, il m'a paru nécessaire
d'insister sur les remarques qui précèdent.

Autre observation.

M. le professeur Jobert s'est occupé spécialement de la lithotritie appliquée aux enfants.

Je reproduirai par extrait l'observation d'un enfant opéré par
lui, qu'il a communiquée à l'Académie des sciences, et à l'occasion de laquelle il a traité de quelques règles touchant l'application de la lithotritie aux malades de cette classe (1). D'abord il
emploie le chloroforme, afin, dit-il, d'éviter à l'enfant « les *crises
nerveuses* » et les spasmes génitaux, très-fréquents, paraît-il,
dans sa pratique; on a compté près de quatre cents crises chez
le petit malade qui fait le sujet de son observation, dont voici le
résumé :

Le 27 octobre, un enfant de six ans fut opéré par M. Jobert
au moyen d'un lithotriteur fenêtré et à pignon. Le calcul fut
saisi et broyé à plusieurs reprises; mais bientôt de vives douleurs se développent, et pendant quatre jours l'enfant a des crises
nombreuses provoquées par des fragments engagés dans l'urèthre.

1er novembre, deuxième séance. — Extraction de plusieurs
fragments contenus dans la vessie. Ce jour et le lendemain il y a
vingt-neuf crises de douleurs; l'enfant pousse des cris chaque
fois qu'il se sent uriner.

Les trois jours suivants il y eut trente-six crises.

6 novembre. — Un fragment de pierre est extrait du canal.

____

(1) *Comptes rendus des séances de l'Académie des sciences*, 28 juillet
1862.

Les deux jours suivants soixante et dix crises, dont quelques-unes très-fortes.

10 novembre, troisième séance. — On emploie un lithotriteur à cuvette; soixante-douze crises durant les six jours qui suivirent.

16 novembre, quatrième séance. — Vingt-sept crises très-fortes en deux jours.

18 novembre, cinquième séance. — Vingt-six crises.

19 novembre, sixième séance. — Seize crises; le lendemain vingt-trois.

21 novembre, septième séance. — Quarante-neuf crises en trois jours.

24 novembre, huitième séance. — Trente-quatre crises en deux jours.

26 novembre, neuvième séance avec le chloroforme. — Douze crises.

28 novembre, dixième séance. — On ne trouve plus de petits fragments entre les branches.

La fin des crises, qui ne sont en réalité que des contractions vésicales, est attribuée au chloroforme. Il est évident que les crises ont cessé parce qu'il n'y avait plus de pierre dans la vessie.

Remarques de M. Jobert au sujet des anesthésiques.

« C'est en ayant recours à l'anesthésie qu'on évite les crises et qu'on *opère sûrement...*

« C'est à l'action des anesthésiques qu'il faut en appeler lorsque des fragments parvenus dans l'urèthre occasionnent de violentes douleurs... Si ces douleurs ne sont pas trop vives, si des spasmes se manifestent, j'administre le chloroforme, et je fais usage du lithotriteur.

« Vainement on chercherait un moyen plus sûr, plus efficace, pour *rendre l'opération rapide et exempte de douleurs,* car il procure l'insensibilité sans nuire à l'organisme.

« Lorsqu'on commence l'opération sans employer cet agent, il est rare que l'irritabilité ne se développe pas à un haut degré; mais à peine soumis à l'influence du chloroforme, le malade re-

devient calme, *les tissus se relâchent, et tout aspect de souffrance disparaît de la physionomie* (1). »

Je cite textuellement.

M. Alph. Robert, autre chirurgien de l'Hôtel-Dieu, s'exprime
à peu près de même à l'égard des anesthésiques, dans l'emploi
desquels il voit surtout l'avantage de prolonger la séance de lithotritie, ce qui est une faute.

Les jeunes chirurgiens qui suivront ces exemples n'entendront
pas, à la vérité, les cris du patient ; ils exécuteront avec confiance des mouvements plus ou moins réguliers dans la vessie ;
leur inexpérience pourra même y trouver son compte aux yeux
du public; mais le malade n'y trouvera pas le sien, ainsi que le
prouvent les faits déjà cités.

Quant à la plus grande facilité de manœuvrer dans l'urèthre
d'un malade soumis aux vapeurs du chloroforme, ces chirurgiens
paraissent avoir oublié un fait de la pratique journalière qui rend
parfaitement compte de cette particularité.

Chez un malade non soumis au chloroforme, introduisez dans
la vessie un instrument lithotriteur dont le volume remplisse l'u-
rèthre sans le distendre; il y aura un peu de résistance et un peu
de douleur.

Retirez cet instrument, réintroduisez-le encore plusieurs fois
de suite, et vous trouverez constamment le canal plus souple
que la première fois; le malade n'éprouvera pas les douleurs
qu'il avait ressenties à la première introduction. Le même effet
se produit aussi par l'emploi des bougies, des sondes ou de tout
autre instrument.

Je fais rarement usage du chloroforme chez mes malades.
Dans l'uréthrotomie aussi bien que dans la lithotritie, les douleurs ne sont pas assez vives pour en justifier l'emploi. Ce n'est
donc que très-exceptionnellement que j'y ai recours.

Mais j'ai vu un grand nombre de malades qui avaient été soumis à l'action des anesthésiques, et dont quelques-uns ont présenté des particularités de nature à rendre circonspect sur l'usage
de ce moyen. Je citerai, entre autres, le cas suivant :

M. H..., de Hambourg, avait une grosse pierre qu'on essaya,

____

(1) *Loc. cit.*, p. 158 et suiv.

mais inutilement, de briser. On avait fait trois tentatives, les
deux premières très-douloureuses; pour la troisième, on eut recours au chloroforme, sans plus de succès. Le malade n'eut pas
conscience de ce qu'on lui faisait, mais à la suite de l'opération,
il resta dans une sorte de stupeur, avec délire; il semblait entendre ce qu'on lui disait, mais il ne répondait pas; cet état in-
quiétant se prolongea pendant trente-six heures.

M. H... vint à Paris. A la première exploration je reconnus qu'il fallait recourir à la taille; elle fut pratiquée le 4 février 1862.

On se borna à faire respirer quelques vapeurs de chloroforme,
sans en prolonger l'action. L'opération fut des plus difficiles. Le
malade éprouva de vives douleurs, mais il les supporta avec un
courage extraordinaire, et malgré sa longue fatigue, l'état général ne fut pas troublé; le rétablissement s'effectua avec régularité.

Plusieurs chirurgiens croient pouvoir remplacer par le chloroforme et d'autres moyens sédatifs le traitement préparatoire
que j'ai institué pour la lithotritie.

Il me suffira, pour démontrer qu'on se trompe, de reproduire
par extrait des remarques que je présentais à l'Académie des
sciences le 23 octobre 1858 (1).

Pour comprendre toute l'importance de ce traitement, il faut
avoir assisté à une série d'opérations pratiquées sur des malades
préparés et non préparés.

Les premiers, déjà familiarisés avec l'introduction des bougies, se soumettent tout d'abord et sans difficultés à ce qu'on
leur propose; et qu'il s'agisse d'exploration ou d'opération dans
la vessie ou dans l'urèthre, la manœuvre, prudemment conduite,
est toujours facilement supportée.

La sensibilité des surfaces muqueuses étant diminuée, la
contractilité des tissus sous-jacents n'est pas activement mise en
jeu; les instruments glissent mieux, les frottements sont plus
légers, les mouvements toujours faciles n'exigent aucun effort,
et les sensations arrivent au chirurgien avec toute la netteté désirable.

(1) Voy. *Comptes rendus,* etc.

Les seconds, au contraire, préoccupés et inquiets, ne se décident qu'à la dernière extrémité, vaincus en quelque sorte par la force des exhortations; mais à peine l'instrument a-t-il pénétré quelque peu, que les douleurs commencent, s'accroissent et deviennent d'autant plus fortes que la sensibilité excitée provoque la contraction des tissus sous-jacents. L'instrument, serré dans l'urèthre et au col vésical, ne peut être mû sans effort et sans occasionner des frottements pénibles que le chirurgien le plus habile ne parvient pas à éviter, et qui s'opposent à la perception des sensations tactiles, dont il a tant besoin, ou les rendent confuses en les compliquant.

Mais c'est par leurs suites surtout que se manifestent les principales différences entre des opérations pratiquées dans des conditions si dissemblables. Qu'il s'agisse d'une coarctation uréthrale, de calculs ou de fongus dans la vessie, chez le malade convenablement préparé et opéré suivant les préceptes de l'art, il ne se manifeste aucun des accidents qui provoquent les réactions violentes; et s'il en survient, l'art est rarement obligé d'intervenir, l'équilibre des fonctions se rétablissant presque toujours de lui-même.

Dans la grande majorité des cas, au contraire, lorsqu'on a opéré sans préparation, et alors même que la manœuvre a été la plus régulière, il survient une réaction plus ou moins vive, déterminant des troubles fonctionnels intenses, des mouvements fébriles ou nerveux parfois très-graves. Ces accidents sont si communs que j'ai vu plusieurs praticiens éclairés les considérer comme inévitables, et rester inactifs, dans des cas accessibles aux procédés de l'art, par la crainte de les voir survenir.

Autres sont les effets du traitement préparatoire que je viens d'indiquer, autres les résultats recherchés et obtenus par les opiacés et les anesthésiques. Dans les deux cas, les indications, les procédés, les actions organiques diffèrent essentiellement. Dans le premier, on se propose directement une diminution lente et progressive de la sensibilité d'un organe déterminé, afin de le disposer à supporter l'opération; l'action est exclusivement locale, et ne change en rien les conditions générales de l'organisme.

En usant des opiacés et des anesthésiques, le praticien laisse de côté l'organe sur lequel il veut agir; c'est au système nerveux, au centre de la vie et de la perception, et par suite à l'ensemble de l'économie, qu'il s'attaque.

Par mon traitement préparatoire, on diminue effectivement l'irritabilité de l'organe; par les autres, on la déguise, on la suspend : le premier laisse au malade le plein exercice de ses facultés, l'appréciation de l'action exercée sur lui, la possibilité de commander à ce qui l'entoure; les autres le plongent dans un anéantissement intellectuel et moral absolu, et le soustraient momentanément à la vie de relation.

Les inconvénients des opiacés sont bien connus, et je n'ai pas à discuter ici l'utilité des anesthésiques dans la pratique générale de la chirurgie. Mais je ne saurais trop m'élever contre l'abus qu'on en fait dans le traitement des maladies des organes urinaires. A l'exception de la cystotomie, de l'uréthrotomie externe, et de quelques autres opérations assez rares, l'emploi du chloroforme est non-seulement inutile, mais dangereux, parce qu'il peut entraîner de graves méprises et causer de grands malheurs.

Pour opérer, par exemple, la destruction d'un calcul vésical dans certains cas compliqués, lier ou extirper une tumeur de la vessie, etc., le chirurgien le plus éclairé et le plus habile a* besoin, non-seulement de l'action exercée de ses sens, mais encore de toutes les circonstances qui peuvent lui venir en aide, le guider dans sa marche et ses recherches, l'avertir, s'il s'égare, et même l'arrêter, au besoin, dans ses mouvements. Or, tout est inerte et silencieux chez le malade chloroformisé, et l'opérateur se trouve absolument réduit à sa main et à son expérience. Supposez un chirurgien non encore mûri par la pratique, mais hardi et entreprenant, ce qui n'est pas rare, en face d'un malheureux patient, privé de sensibilité et de mouvement : quelles seront les conséquences possibles des manœuvres qu'il exécutera à tâtons, pour ainsi dire, dans ce corps devenu presque cadavre? Les faits de ce genre ne sont pas de ceux dont on entretient le public; mais le peu qu'on en sait suffit pour intimider les plus intrépides.

Encore un mot sur la doctrine du chirurgien de l'Hôtel-Dieu.

M. Jobert veut qu'on applique aux enfants le procédé par lequel on retire de la vessie, après la séance, la partie du calcul qui a été broyée ; mais il ne faut pas perdre de vue que l'urèthre de ces petits malades n'admet qu'un très-petit instrument, et que la moindre distension forcée de la partie pénienne du canal peut entraîner des désordres. Les jeunes chirurgiens s'abstiendront sagement de cette pratique.

Lorsqu'on a morcelé une grosse pierre friable chez un adulte, il en résulte une masse de débris pierreux qui ne sont pas toujours expulsés avec l'urine ; il y a des précautions qu'on ne saurait négliger.

Ainsi, immédiatement après la séance, on fait des injections qui entraînent la partie la plus fine ; puis on recommande au malade de n'uriner que dans la position horizontale, et sur le dos, et de ne pas pousser en finissant d'uriner. Au besoin, nous plaçons une grosse sonde flexible dans le canal, et tout cela dans le but de modérer, de ralentir, de régler en quelque sorte l'expulsion des débris pierreux.

Par ce moyen, on réussit presque toujours à empêcher l'accumulation de ces débris dans le canal, l'un des accidents les plus graves qui puissent se présenter à la suite de la lithotritie. Mais ce moyen ne réussit pas également chez les enfants.

M. Jobert conseille aussi de prolonger la séance dans le but de réduire le calcul en poudre.

Outre les inconvénients de cette pratique dans la généralité des cas, il faut songer aux dangers que présente une masse de débris pierreux dans la vessie d'un enfant, qu'on ne peut gouverner comme un adulte, et qui ne se prête pas facilement aux manœuvres et aux efforts que nécessite l'expulsion de ces débris.

II. — LA LITHOTRITIE A L'HOPITAL DES CLINIQUES.

Des circonstances particulières m'obligent d'entrer à l'égard du service chirurgical de l'hôpital des Cliniques dans des détails plus étendus.

Un chirurgien que l'opinion publique place au premier rang, a dit, à l'Académie des sciences, qu'il était inutile de créer un service spécial pour l'application de la lithotritie, prétendant que cette méthode est régulièrement appliquée dans tous les hôpitaux de Paris.

Après une déclaration aussi formelle, je devais renoncer au projet de réorganiser mon service, ou essayer de démontrer que la pratique de la lithotritie dans les cliniques officielles laisse quelque chose à désirer. C'est ce dernier parti que j'ai dû prendre dans ma position, malgré les difficultés de la tâche.

Pour établir ma démonstration, j'ai fait usage de quelques faits connus et d'un petit nombre de cas dont on a publié les détails ; mais, en tirant de ces faits les conclusions qui en découlent, je me suis tenu dans les limites qu'on ne saurait dépasser sans manquer aux convenances.

Le lecteur jugera, par ce qui précède, si j'ai su garder la réserve que je m'étais imposée. M. Nélaton prétend que j'y ai manqué.

Le chirurgien des Cliniques a, comme tout autre, le droit de réfuter mes opinions, de discuter mes doctrines, sans que je m'en offense. Chacun doit être reçu à dire honnêtement sa pensée, à proclamer librement ce qu'il croit vrai, à rejeter de même ce qu'il croit faux.

La discussion scientifique, soutenue dans la seule intention d'épurer et de fortifier les vérités acquises, attire l'intérêt de tous et fait concourir au progrès de la science et de l'art les connaissances spéciales de chacun. Ainsi se propagent les vérités pratiques après avoir subi l'épreuve de la discussion.

En discutant à mon tour les opinions de mon célèbre confrère sur l'art de broyer la pierre, je rétablirai les faits dans toute leur réalité, ainsi que la vérité historique, que le savant professeur n'a pas toujours respectée à mon endroit (1).

---

(1) Dans le tome V des *Eléments de pathologie*, publié en 1858, on trouve sur la lithotritie un article vraiment curieux.

C'est d'abord l'histoire de la lithotritie que les auteurs abordent d'une manière que je ne veux pas qualifier ; j'aime mieux citer le passage suivant du compte rendu de cet ouvrage par M. le docteur Béraud (*Gazette des hôpitaux*, 18 septembre 1858) :

« On sait, dit l'auteur de cet article, combien les spécialistes se sont
« disputés et se disputent encore sur la priorité de l'invention de la
« lithotritie. Nous sommes encore tout assourdis, et vraiment nous en-
« tendions crier si fort autour de nous, qu'au milieu de ce vacarme de

Par suite de la réserve qui m'était imposée à l'égard de la pratique de mes confrères dans les hôpitaux, je n'avais peut-être pas fait ressortir suffisamment les différences entre les procédés appliqués dans le service de l'hôpital Necker et ceux qui sont en usage dans les autres hôpitaux de Paris. Le chirurgien de l'hôpital des Cliniques en a du moins fait la remarque, et je m'en félicite, car c'est me fournir l'occasion de compléter mon travail par un parallèle complet.

Dans le parallèle que je vais faire entre l'enseignement de la pratique de l'hôpital Necker et la pratique et l'enseignement de la clinique de la Faculté, *j'aborderai de front*, suivant le désir de mon éminent confrère, *toutes les difficultés du sujet, je les soumettrai à une discussion sérieuse;* trop heureux s'il trouve dans ce débat, que je n'ai point soulevé, sujet de *réformer sa pratique et son enseignement*, comme il paraît disposé à le faire.

Quelques mots sur les instruments lithotriteurs.

Il y a, pour la lithotritie, deux instruments principaux au moyen desquels on a opéré jusqu'à ce jour le plus grand nombre des calculeux : le trilabe et le lithoclaste. Je me suis servi du premier, exclusivement, de 1824 à 1835. Depuis cette dernière époque, j'emploie le second dans un grand nombre de cas que j'ai déterminés, en faisant connaître les motifs de ce changement dans ma pratique.

Instruments droits (hôpital Necker).

Depuis 1829, nous n'avons pas cessé d'exposer ces instruments, que nous employons dans le service spécial de l'hôpital

« réclamations et de récriminations, nous ne pouvions plus reconnaître
« où était la vérité. Mais **MM.** Nélaton et Jamain ont porté la lumière
« dans ce *chaos;* ils ont prononcé le fameux *quos ego,* et pour long-
« temps, sans doute, nous serons débarrassés des cris un peu trop tu-
« multueux des prétentions rivales. »

On nous dit que **MM.** Nélaton et Jamain ont porté la lumière dans le *chaos;* mais nous verrons dans la suite de cette exposition que, bien loin d'avoir répandu de vives clartés sur l'histoire de la lithotritie, nos auteurs y ont introduit de nouveaux éléments de confusion.

Necker, en nous attachant surtout à faire connaître leur mode d'action et leur efficacité :

1° Pour diminuer la force de cohésion des calculs durs et volumineux, par des perforations préalables, en vue de faciliter le broiement ;

2° Pour découvrir, briser et extraire les petits calculs et certains fragments qu'il n'est pas facile de saisir avec le lithoclaste ;

3° Pour compléter les explorations finales avec un petit trilabe qui est l'explorateur le plus parfait de la vessie, et extraire soit les fragments de calcul, soit les corps étrangers ;

4° Enfin, pour le traitement chirurgical des fongus de la vessie.

Instruments droits (hôpital des Cliniques).

Dans l'enseignement de l'hôpital des Cliniques, on présente mon trilabe aux élèves sous une forme grotesque et dérisoire ; on prétend qu'il est inusité, incommode, plus propre à pincer, à déchirer la vessie, qu'à détruire la pierre, et qu'il ne se trouve plus que dans les musées historiques.

Évidemment, le savant professeur se persuade que toutes les pinces à trois branches se ressemblent : il les confond toutes en un seul instrument, et, par suite de cette confusion, il prend *mon trilabe*, — moyen essentiel dans l'opération de la lithotritie, — pour une pince à trois branches, dont il attribue l'invention à M. Leroy (1). Il y avait pourtant bien peu à faire pour savoir que mon trilabe, avec ses accessoires, est l'instrument avec lequel j'ai fait ma première opération de lithotritie, en 1824. J'ai traité ensuite plus de trois cents malades, presque toujours heureusement, en continuant de m'en servir ; et le même instrument a également été employé avec succès par divers chirurgiens, en Angleterre, en Amérique, en Italie, en Allemagne et en Russie.

(1) Les pinces à trois branches sont fort anciennes (voy. ma *Première Lettre sur la lithotritie*, in-8, 1827, planches). Celle dont il s'agit et qu'on nomme *lithotribe*, n'a servi qu'à pincer la vessie d'une femme. Comment a-t-on pu supposer que j'aie fait mes premières opérations au moyen de cette pince qui n'a jamais été appliquée utilement ?

Ce sont là des faits dont un homme sérieux ne contestera ni l'authenticité ni l'exactitude, et qu'un professeur de clinique surtout doit connaître en vue de son enseignement.

Si l'habile chirurgien avait suivi l'histoire réelle de cet instrument, il aurait vu que l'Académie des sciences de l'Institut de France, que l'Académie des sciences de Goettingue, que S. Astley Cooper, Scarpa, Ch. de Graefe, Randolph, Pacini, et tous les chirurgiens en général, ont reconnu l'utilité de cet instrument et des travaux dont il a été l'objet, et il ne se trouverait pas aujourd'hui aussi loin de la vérité.

Sans prendre la peine de faire des recherches, il pouvait consulter là-dessus les traités de Bégin (1) et de Vidal de Cassis (2), et surtout M. Velpeau, lequel s'exprimait ainsi en 1827 : « Il est « certain que tous les temps de l'opération (de M. Civiale) sont « plus simples et plus faciles qu'on ne le pense généralement... « L'appareil est tellement disposé que, quand on le voudrait, il « est presque impossible de pincer la vessie ; et la pierre est si « facile à saisir, que *j'ai vu* M. Civiale la lâcher et la reprendre, « en tourner et retourner les différents morceaux avec autant de « facilité que s'il eût opéré dans un vase à découvert.

« Voilà, ajoutait M. Velpeau, ce que je puis affirmer, parce que « je l'ai vu, parce que je l'ai essayé sur le cadavre, parce que je « le ferais sur le vivant si j'en trouvais l'occasion. Ce sont des « faits qu'aucun argument, qu'aucun raisonnement, qu'aucune « objection ne peuvent détruire.

« Il est évident que la lithotritie bien faite n'entraîne ni plus « de danger, ni plus de souffrances que le simple cathétérisme. « J'ai vu M. Civiale la pratiquer chez un jeune enfant, à l'hôpi- « tal de la Faculté, et sur trois sujets adultes, en ville, et tou- « jours avec la plus grande facilité ; je suis convaincu, ajoutait-il, « qu'avec les *instruments qu'il emploie*, l'intelligence la plus « commune parviendra aisément à terminer cette opération sans « danger. »

Du reste, le professeur de l'hôpital des Cliniques ne paraît pas

(1) *Nouveaux Eléments de chirurgie*, 2ᵉ édition, Paris, 1838.
(2) *Traité de pathologie externe.*

mieux fixé sur la manœuvre opératoire que sur l'instrument lui-même (1).

Quelques chirurgiens avaient pensé que je détruisais les calculs vésicaux exclusivement au moyen des perforations répétées. C'est une erreur que j'ai signalée cent fois, et que la plupart des chirurgiens ont fini par reconnaître (2). Mais quelques-uns persistent dans cette erreur, et ils font de la perforation de la pierre une méthode particulière, qu'ils décrivent de la manière suivante :

« Elle consiste à perforer le calcul dans plusieurs sens, de ma-
« nière à le réduire en fragments, qui sont saisis et perforés à
« leur tour, jusqu'à ce que leur volume puisse être réduit assez
« pour traverser l'urèthre avec le jet d'urine, ou permettre
« l'extraction à l'aide d'un instrument approprié (3). »

La méthode ainsi décrite est complétement inusitée, sinon inapplicable, et je n'ai pas appris qu'on ait entièrement détruit une seule pierre dans la vessie par ce procédé.

Tout le monde sait d'ailleurs que les perforations faites à la pierre ne sont destinées qu'à diminuer sa force de cohésion et à rendre l'écrasement possible; et que c'est par le procédé de l'écrasement, de la trituration du calcul entier ou préalablement perforé, que j'ai opéré tous mes malades, ce dont mes écrits font foi, et ce qui a été constaté d'ailleurs par tous les chirurgiens. Sur ce point aussi le savant professeur se trompe, en imprimant (4) que l'écrasement des calculs ne s'effectue qu'avec les instruments courbes, par conséquent depuis 1833.

---

(1) Mon célèbre confrère me saura gré de lui rappeler, à cette occasion, que je ne connais pas d'explorateur de la vessie plus précis ni plus sûr que le trilabe. Cet instrument est aussi d'un grand secours pour extraire certains corps étrangers de la vessie. Il y a quelque temps je retirais un de ces corps en présence de plusieurs chirurgiens, dont un anglais, qui fut si enthousiasmé du résultat, qu'il courut immédiatement chez M. Charrière pour lui commander un trilabe.

(2) Voy. les traités de Begin et de Vidal (de Cassis).

(3) *Nouveaux Eléments de pathologie externe*, par MM. Nélaton et Jamain, t. V, p. 208.

(4) *Loc. cit.*, p. 209.

Instruments lithotriteurs courbes (hôpital Necker).

Il y a trente ans que nous avons faít l'essai du percuteur et de ses anologues, en observant, commé on le pense bien, la réserve qui est de rigueur, lorsque le contrôle de l'expérience fait défaut.

N'ayant pas obtenu de ces premiers essais les résultats que nous en attendions, nous eûmes recours à d'autres combinaisons plus en rapport avec les besoins de la pratique, et nous fîmes fabriquer par M. Charrière, en 1836, l'instrument connu sous le nom de *lithoclaste*, à faible courbure, à mors plats et larges, dont les bords sont lisses, arrondis, et ne se touchent pas lorsqu'on ferme l'instrument, ayant pour moteur un écrou brisé. Au double point de vue de la combinaison et de l'exécution, le succès fut complet. C'est ce même instrument, modifié suivant les cas divers, qui nous sert dans la plupart de nos opérations. Ce n'est que par exception que nous employons le forceps fenêtré ; et c'est plus rarement encore que nous usons du percuteur. Mais, dans tous les cas de notre pratique, nous attachons un soin particulier à bien déterminer les indications qui se présentent, et à faire connaître les dispositions particulières de l'appareil que chaque cas exige.

Faut-il ajouter que nous avons surveillé avec un soin minutieux la fabrication de cet instrument, et que cent fois nous avons convoqué les fabricants à nos conférences cliniques, afin d'appeler leur attention sur des vices que la routine avait introduits dans nos appareils ? C'est au moyen de ces précautions que nous avons conservé à notre lithoclaste son utilité bien reconnue dans la pratique de chaque jour.

Instruments lithotriteurs courbes (hôpital des Cliniques).

Après avoir relégué le trilabe dans les musées historiques, et sans s'arrêter à mes travaux, le chirurgien des Cliniques trouve sous sa main un instrument courbe qu'il appelle *brise-pierre à cuiller*, et il le recommande aux élèves comme l'instrument le plus parfait.

Cet instrument, devant lequel notre confrère s'extasie, est imité de celui qui fut construit pour moi, et d'après mes indications, en 1836, par notre habile fabricant M. Charrière.

Dans son traité classique aussi bien que dans ses leçons, le professeur de la Faculté a mis le chirurgien de côté ; il a fait du lithoclaste une invention du mécanicien (1).

On se rend difficilement compte des opinions professées à l'hôpital des Cliniques, au sujet des instruments lithotriteurs courbes. On parle d'abord du percuteur qui aurait *révolutionné*

(1) On sait que pour fabriquer un instrument de chirurgie en vue d'une opération importante, il faut le concours d'un chirurgien et d'un mécanicien.

L'un imagine le moyen, en combine les éléments, l'étudie au point de vue de son art et en calcule les applications.

L'autre examine mécaniquement le projet qu'on lui soumet; il l'ébauche, l'exécute de manière que l'instrument puisse servir pour faire quelques expériences qui dévoilent parfois des difficultés imprévues et conduisent le chirurgien aux combinaisons de l'ordre le plus pratique.

C'est alors que le mécanicien reprend son œuvre et l'exécute en tenant compte de ce que les expériences ont appris. C'est par ce travail concerté, et recommencé plusieurs fois, qu'on arrive à construire un instrument qui réunit, dans la mesure de l'utile, le double élément de la mécanique et de la chirurgie.

C'est ainsi qu'ont fait nos maîtres et que nous faisons nous-même toutes les fois qu'il s'agit d'introduire un appareil nouveau dans la pratique chirurgicale.

La position de chacun est nettement définie : l'un invente, modifie, perfectionne son invention, et l'autre exécute. Le chirurgien serait aussi éloigné du vrai en s'attribuant le mérite de la fabrication, que le mécanicien en réclamant pour lui le mérite de l'invention et du perfectionnement.

Tel est le principe que le célèbre Lawrence a fait prévaloir, lors de la première exposition de Londres, au sujet des instruments de chirurgie. Et je n'ai pas appris qu'on s'en soit écarté à la seconde exposition, quoique M. Nélaton s'y trouvât. Pourquoi faut-il que ce professeur ait adopté une voie différente, qui conduit fatalement à priver la chirurgie de l'un de ses attributs et à livrer à la pratique de l'art des instruments défectueux?

Par une de ces anomalies qui ne sont pas rares dans l'histoire de la lithotritie, le professeur Nélaton, en refusant d'attribuer à qui de droit l'invention des instruments lithotriteurs, en a fait les honneurs au mécanicien en son traité (voy. p. 212 et suiv.).

Nous bornons ici nos remarques sur la fabrication des instruments lithotriteurs.

la pratique de la lithotritie; puis vient le *brise-pierre à cuiller*, l'instrument le plus usité dans cet hôpital; enfin le professeur indique le *brise-pierre à mors pleins*, le *brise-pierre à mors plats*, sans s'expliquer autrement au sujet de ces appareils.

Or il faut savoir qu'aujourd'hui le percuteur est à peu près abandonné;

Que le brise-pierre à cuiller est d'un emploi dangereux. Nul autre instrument lithotriteur n'a occasionné autant de désordres ni de plus graves.

Par les expressions de *brise-pierre à mors pleins* et de *brise-pierre à mors plat*, le professeur paraît avoir voulu désigner mon lithoclaste, non tel que je l'ai décrit et qu'il est réellement, mais tel qu'il l'imagine. Il disait en 1858 (1) : « Le brise-pierre de M. Civiale a le mors de la branche mâle plat; celui de la branche femelle *est concave* et reçoit le mors de la branche mâle. » Ailleurs (2) il dit : « Si la pierre était brisée, on prendrait un *brise-pierre à cuiller*, celui de M. Civiale, par exemple, afin de pulvériser les débris. »

Ce sont là des erreurs. Dans mon lithoclaste le mors de la branche femelle est plat, comme celui de la branche mâle ; c'est même ce qui le différencie du brise-pierre à cuiller ; point essentiel, car les débris pierreux glissent sur la surface plane, et se tassent dans l'excavation en forme de cuiller. Il y a entre ces instruments une autre différence dont le professeur ne parle pas, et qui n'est pas moins importante.

Les bords des branches de mon lithoclaste ne se correspondent pas, ils ne se touchent pas lorsqu'on ferme l'instrument, comme on le voit dans le brise-pierre à cuiller, et, par suite de cette autre différence, les débris pierreux peuvent être expulsés dans le premier, au lieu qu'ils sont retenus dans le second.

C'est sans doute pour avoir négligé ces différences et autres semblables, toujours importantes lorsqu'il s'agit d'un instrument de précision, que le célèbre professeur de l'hôpital de la Faculté a pu croire que tous les brise-pierres courbes se ressemblent et ne font qu'un seul et même instrument. Cette conviction est chez lui tellement forte, qu'il a consacré une partie de ses leçons à per-

(1) *Loc. cit.*, t. V, p. 214.
(2) *Ibid.*, p. 213.

suader aux élèves que M. Civiale emploie dans ses opérations des instruments en **tout** semblables à ceux dont on se sert dans les autres hôpitaux.

Encore une fois, c'est là une erreur que les professeurs de l'école encyclopédique ne cessent de reproduire, et que je ne dois pas cesser de réfuter. Il suffit de voir, et de bien voir, pour la reconnaître. Ce qui paraît avoir augmenté la confusion à l'hôpital des Cliniques, c'est que l'honorable professeur, en parlant de mes instruments aux élèves, ne les désigne jamais sous leur véritable nom; pour lui il n'y a que des brise-pierres.

Sur tous ces points, d'ailleurs, M. Nélaton ne paraît pas avoir une opinion arrêtée.

En 1864, il fait un *erratum* pour faire savoir qu'il ne se sert jamais du *forceps fenêtré,* et en 1858 il disait « que si la pierre est dure, le bec du brise-pierre sera dentelé sur la branche mâle, et le bec de la branche femelle largement fenêtré. »

L'écrou brisé et le pignon sont deux moteurs très-différents, ainsi que je le dirai plus loin. L'auteur des *Éléments* (t. V, p. 215) dit qu'il se sert indistinctement de l'un et de l'autre, et que cette disposition est indifférente.

Encore un mot sur les instruments. Ce n'est pas, d'après M. Nélaton, sans une grande résistance que M. Civiale aurait accepté les instruments courbes dont il se sert aujourd'hui « avec tant de bonheur. »

L'instrument courbe auquel il est fait allusion est le percuteur.

Je me suis élevé, en effet, avec Dupuytren et d'autres chirurgiens, contre l'emploi généralisé de cet instrument, parce qu'il me paraît inutile. Quant à l'instrument courbe, qu'on a nommé *brise-pierre,* et dont je me sers aujourd'hui *avec tant de bonheur,* cet instrument est le même lithoclaste, légèrement courbe, à mors plats, à bords lisses, à écrou brisé, que M. Charrière fabriqua pour moi et d'après mes indications, en 1836, et que je n'ai cessé de perfectionner depuis, de façon à le rendre d'une application plus facile et plus sûre dans la pratique.

Que cet instrument soit appelé *lithoclaste* ou *brise-pierre,* on ne saurait, sans enfreindre les principes élémentaires de l'équité, attribuer à un autre qu'à moi l'introduction de cet instrument dans la pratique.

APPLICATION DE LA LITHOTRITIE A L'HOPITAL NECKER ET A L'HOPITAL DES CLINIQUES.

Si de l'appareil instrumental de la lithotritie nous passons à la manière de l'appliquer au traitement des calculeux, nous retrouvons encore dans la clinique de la Faculté le même parti pris de présenter sous un faux jour et mes procédés et ma méthode opératoire, tels que je les ai exposés cent fois, au point de les rendre vulgaires, et au moyen desquels j'ai obtenu les résultats pratiques indiqués dans mon discours et consignés dans mes écrits.

J'avoue d'abord qu'en écrivant mes remarques sur la manière dont on applique la lithotritie dans les cliniques officielles, je m'étais trompé. Il ne m'était pas venu à la pensée que le mal dont je m'étais préoccupé et que je cherchais à atteindre pût être aussi grave et aussi étendu que l'ont révélé les deux premières leçons du professeur de clinique.

Assurément si mes remarques, qu'on trouve sévères, pouvaient avoir besoin d'être motivées, justifiées, ce qui se passe à l'hôpital des Cliniques serait plus que suffisant pour en faire comprendre l'opportunité et la nécessité urgente.

Le moment est donc venu de prouver derechef, par un consciencieux examen des doctrines et de l'observation clinique en vigueur dans cet hôpital, que les applications qu'on y fait de la lithotritie méritent toutes les sévérités de la critique.

Opération de lithotritie à l'hôpital des Cliniques.

Le 5 janvier 1864, à l'hôpital des Cliniques, autrefois de perfectionnement, en présence d'un grand nombre d'élèves, et pour leur instruction, une opération de lithotritie a été pratiquée avec les moyens, d'après les préceptes et les règles que je viens d'indiquer, et suivant la méthode que le professeur de clinique chirurgicale veut substituer à la nôtre (1).

(1) Partant de là, le célèbre professeur se propose de faire connaître aux élèves l'art de broyer la pierre à son point de vue; d'exposer les conditions d'application de cet art, ses difficultés, ses dangers et tout ce qu'il faut savoir pour tirer, dit-il, de cette invention précieuse tous les

Je reproduirai les particularités principales de cette observation.

Le sujet est un homme de soixante-quatre ans, nommé Vallon, calculeux depuis deux ans, soumis pour la première fois à la lithotritie par le docteur Delcroix, vers le commencement de novembre 1862. Depuis cette époque jusqu'à la fin de janvier 1863, on a fait cinq séances de lithotritie, au moyen d'instruments divers ; le malade a rendu ou l'on a retiré de sa vessie par les procédés de l'art beaucoup de détritus pierreux. Des accidents étant survenus, le traitement fut suspendu pendant cinq mois. Le 15 juin 1863, le malade fut admis à l'hôpital des Cliniques ; cinq jours après, le chef de service commença le traitement. « A cinq jours d'intervalle, dit ce chirurgien, j'ai fait quatre applications du brise-pierre ; je l'introduisais deux fois dans chaque séance, et je ramenais toujours une grande quantité de graviers écrasés ; la dernière fois j'ai extrait des fragments ; l'instrument avait été introduit à trois reprises.

« Deux fois le malade a été pris de frissons légers, mais qui n'ont en rien compromis la santé générale. Les douleurs consécutives aux introductions du brise-pierre n'ont été un peu vives qu'après la dernière séance de lithotritie où j'avais trois fois passé le brise-pierre à cuiller. »

Pendant les vacances, le chef de service s'étant absenté, son remplaçant M. Houel, et M. Gauljac, interne, ont répété successivement l'opération ; les urines commençaient à contenir des mucosités filantes.

Le malade se croyant guéri de la pierre, sortit de l'hôpital et ne tarda pas à y rentrer.

Au commencement de novembre, on reconnut que la vessie contenait plusieurs fragments de calcul, et *qu'ils s'étaient compliqués de leur lésion consécutive habituelle : la cystite chronique.*

« Je songeai de nouveau, dit le chirurgien, après huit jours de

fruits qu'on est en droit d'en attendre ; et il promet de circonscrire nettement les limites que cette opération peut atteindre et qu'elle ne peut dépasser. Telles sont les *graves et difficiles questions* que le professeur se propose de traiter à l'occasion d'un malade qui se trouve dans son service et qu'il signale à l'attention des élèves, comme un sujet d'études des plus importants.

repos, à briser .et à extraire les dernières portions de pierre qui avaient échappé et n'avaient pu être rejetées. La première opération qui a été faite a permis de ramener un petit fragment qui fut engagé dans l'œil de la sonde que j'avais introduite préalablement pour m'assurer de la position du calcul ; je suis allé ensuite à la recherche du fragment qui restait.

« Une pierre saisie avec le brise-pierre à *mors pleins* a été écrasée et ramenée dans les mors de l'instrument, et, comme à la suite des séances précédentes de lithotritie, des graviers ont été rendus dans la journée de l'opération et le lendemain.

« Huit jours après, poursuit le professeur, j'ai renouvelé les introductions du brise-pierre en redoublant de précaution, et en suivant les mêmes indications que précédemment, nous n'avons eu aucune complication (le professeur ne dit pas s'il a extrait des débris) et tout nous engage à achever de débarrasser le malade. »

M. le professeur ajoute : « Aujourd'hui (5 janvier 1864), il reste encore des graviers, et je me propose de les extraire devant vous ; mais il est bon que vous sachiez dans quel état se trouve actuellement le malade. Sa santé générale est bonne ; mais il a, en achevant d'uriner, des douleurs dont l'intensité va croissant, et atteint son maximum après que.les dernières gouttes d'urine ont été rendues ; il y a du ténesme vésical, et vous reconnaissez là un des principaux caractères de la cystite chronique. L'urine qui a séjourné dans le vase dépose des mucosités filantes, glaireuses et mêlées de pus. »

Remarques à propos de cette observation.

A l'hôpital Necker, nous attachons la plus grande importance à déterminer, avant l'opération, les conditions que présente chaque malade ; en d'autres termes, nous établissons avec soin la distinction des cas divers, distinction qui est le point de départ et la base du traitement ; car c'est par elle que le chirurgien acquiert les notions indispensables pour le choix des moyens et du procédé opératoire.

Dans notre traité, comme dans nos conférences, cette question est étudiée avec un soin particulier, parce que nous sommes convaincus que, sans la distinction préalable des cas, la lithotritie, dans ses applications, ne reconnaît d'autre règle que le hasard.

On procède autrement à l'hôpital des Cliniques.

Je ferai observer qu'en reproduisant à sa clinique, au sujet de la préparation du malade et des premiers temps du traitement, un extrait de ce que j'ai exposé (1), le professeur l'a tellement écourté, et présenté d'ailleurs d'une manière si peu exacte, qu'en définitive sa leçon est tout à fait impropre à apprendre ce qu'il convient de faire.

Quant à l'opération proprement dite, je me bornerai à examiner quelques-uns des procédés employés par notre confrère.

1° En adoptant mon lithoclaste pour ses opérations, l'habile opérateur dit : « Nous nous servons du brise-pierre courbe dont l'armature est à pignon ou à écrou brisé. Cette disposition est indifférente. »

C'est là une erreur. J'ai démontré qu'en se servant du pignon il y a des temps de perdus : la pierre peut s'échapper, et l'on réussit plus difficilement à se débarrasser des débris calculeux. J'appelle l'attention de mon confrère sur ce point. Ce qu'il présente comme indifférent ne l'est point du tout.

2° M. Nélaton, avant de commencer la séance de lithotritie, introduit une sonde dans la vessie, afin de s'assurer de la position du calcul dans ce viscère.

Pourquoi cette introduction de la sonde? N'est-ce pas là une manœuvre inutile? Elle augmente les souffrances du malade. On a vu aussi des accidents se produire à la suite de ces introductions.

3° Tous les praticiens savent qu'en retirant une sonde d'une vessie qui contient des fragments calculeux, il est prescrit de s'assurer d'abord si quelques fragments ne seraient pas engagés dans les yeux de la sonde.

M. le professeur ne prend pas cette précaution, et il retire la sonde sans se douter même qu'il ramène quelques débris pierreux. Cette pratique peut donner lieu à des accidents graves, qui sont malheureusement trop communs. Un des collègues de M. le professeur en a observé récemment un des plus formidables, et l'on en connaît beaucoup d'autres; presque toujours la mort s'en est suivie.

(1) *Traité pratique et historique de la lithotritie*, Paris, 1847, — et *Gazette des hôpitaux*, avril et mai 1863.

4° Ici s   résente une question importante de pratique. Elle doit fixer sérieusement l'attention de l'éminent chirurgien.

En général, le malade soumis à la lithotritie expulse naturellement avec l'urine, et très-rarement avec douleur, les débris de la pierre suffisamment broyée, et cela sans l'intervention du chirurgien.

Il y a un certain nombre de cas dans lesquels il faut extraire, par les procédés de l'art, les débris pierreux même les plus ténus. C'est ce procédé qu'on adopte généralement à l'hôpital des Cliniques, et qu'on applique, alors même qu'il est constaté qu'à la suite des séances, et le lendemain, des débris pierreux sont expulsés naturellement.

Est-ce que le professeur ne se serait pas aperçu que le procédé qu'il emploie est d'une application incertaine et quelquefois dangereuse ? Il connaît sans doute les faits malheureux de Dupuytren, de Brodie et autres, et les remarques pleines de justesse que le chirurgien anglais a faites à ce sujet, qui est l'un des plus intéressants du traitement des calculeux par la lithotritie.

Pourquoi conseiller aux jeunes chirurgiens des procédés difficiles et dangereux, puisqu'une longue expérience a confirmé l'utilité d'une autre pratique ?

5° Tous ceux qui pratiquent régulièrement la lithotritie savent que la première séance de broiement est toujours la plus douloureuse ; les suivantes le sont de moins en moins, et lorsque le traitement se prolonge, le malade souffre à peine du contact des instruments, si l'on procède selon les règles à l'opération. Ce résultat, depuis longtemps acquis à la pratique de la nouvelle méthode, est d'autant plus certain que les séances sont moins longues et qu'on observe plus exactement les règles prescrites. En faisant connaître l'importance de ce fait, depuis longtemps et à diverses reprises, j'ai signalé une particularité qui paraît avoir échappé à la sagacité de l'habile opérateur.

Ce fait de l'insensibilité progressive des surfaces sur lesquelles on agit ne se produit que lorsqu'on procède à l'opération suivant les règles. Si l'opérateur violente les organes, ou s'il les fatigue par des introductions répétées ou des contacts prolongés, ou des manœuvres irrégulières, etc., au lieu de diminuer, la sensibilité des surfaces touchées augmente, et, sous cette influence, la contractilité des tissus sous-jacents s'accroît, les troubles fonctionnels de la vessie deviennent de plus en plus graves, la miction est douloureuse et la cystite se manifeste avec ses conséquences.

Eh bien, on remarque quelque chose de tout cela chez le malade opéré à l'hôpital des Cliniques. On reconnaît que les premières séances furent bien supportées. En a-t-il été de même des suivantes ? Le chirurgien nous dit que vers le milieu du traitement, ayant retiré après chaque séance et à deux ou trois reprises une grande quantité de débris pierreux, le malade éprouva des douleurs ; il eut deux accès de fièvre. Plus tard les désordres locaux furent plus graves encore. Cet effet n'ayant pas lieu en général, on est autorisé à dire que la manœuvre opératoire n'a pas été régulière (1).

M. le professeur a fait remarquer aux élèves que l'urèthre de son malade n'a pas saigné pendant l'opération et qu'il a compté,

---

(1) M. Nélaton a déjà observé cette réaction des organes sur lesquels il avait agi sans les précautions nécessaires, chez un malade dont il parle dans sa deuxième leçon comme *d'un cas insolite* et dont le traitement dut être interrompu. C'est à ce moment que je fus appelé.

Le malade, me disait-on, avait très-bien supporté cinq séances de lithotritie ; il ne restait plus dans la vessie qu'*un seul fragment* qu'on se proposait d'extraire, lorsque survinrent les obstacles qui m'étaient signalés.

Je crus reconnaître là les suites ordinaires des violences exercées sur le col vésical. Ce qui confirme cette opinion, c'est que l'opération est redevenue possible lorsque les effets de la violence ont cessé. C'est, du reste, ce que j'ai observé chez un grand nombre de calculeux qui se sont présentés dans mon service à l'hôpital Necker, après avoir été soumis à des tentatives d'opération par d'autres chirurgiens. Sous l'influence du repos et d'un traitement médical approprié, l'irritabilité et la contractilité exagérées du col vésical ont cessé et l'opération a été reprise avec succès. Ces cas ne sont pas insolites, comme on semble le croire à l'hôpital des Cliniques.

Si l'habile chirurgien de l'hôpital des Cliniques rapproche ce cas de ceux qu'a publiés son collègue de l'Hôtel-Dieu et qui ont été indiqués plus haut, il remarquera une grande analogie dans les effets produits, et en particulier la difficulté d'introduire les instruments lithotriteurs à la suite de violences exercées sur le col vésical, surtout pendant l'extraction des débris pierreux. En général, les chirurgiens ne parlent pas des efforts qu'ils ont faits pour retirer l'instrument, mais ils reconnaissent que la cuiller était remplie de débris pierreux : il y a eu donc distension des parois du canal, et la réaction qui est survenue en était la conséquence.

pour obtenir ce résultat, sur la lenteur et les ménagements dans l'introduction des instruments lithotriteurs.

Mais cette manière de procéder ne vient pas de l'hôpital des Cliniques. Il y a près de quarante ans que je l'ai établie, et je n'ai cessé de la propager, toujours pour lutter contre les habitudes de la pratique générale, où c'est un précepte d'aller vite et brusquement. Faut-il rappeler au célèbre professeur que l'urèthre de certains calculeux ne saigne pas, même dans les cas compliqués? En général, d'ailleurs, l'urine n'est teinte de sang qu'aux premières séances. Or, le malade dont il est question était fait aux manœuvres opératoires lorsqu'il entra dans le service de l'hôpital des Cliniques.

Je ne puis me dispenser d'ajouter quelques mots au sujet de ce malade, d'autant moins que c'est de ce cas tout particulièrement que M. le professeur prend occasion d'exposer dogmatiquement ses idées sur la lithotritie, que cette observation résume les procédés de sa pratique, et que lui-même nous donne ce malade comme un sujet d'études des plus importants, sans toutefois paraître fixé sur le genre d'intérêt qu'il présente.

C'est un de ces hommes qui semblent faits pour les expériences à exécuter dans la vessie. On pourrait le comparer à ceux dont parle M. Tanchou, qui lui louaient leur vessie à 3 francs la séance, pour des exercices de lithotritie. C'est un de ces hommes qu'on ne parvient pas à tuer, aurait dit sir Astley Cooper.

On peut encore le comparer au malade Jacob Balthazar qui fit un certain bruit en 1839 (1). Cet homme, âgé de trente-quatre ans, avait la pierre. M. Laugier essaya de la briser au moyen du percuteur. Après les accidents survenus à la suite de la première séance, ce chirurgien renonça à l'opération, et l'on songea à expérimenter l'action des eaux de Vichy.

L'administration accueillit le projet, mais l'état du malade dut être constaté préalablement par une commission médicale, avant son départ pour Vichy et après son retour.

Membre de cette commission, je fus chargé par mes confrères Blandin et Bérard de l'exploration. Au moyen d'un instrument lithotriteur porté dans la vessie, la pierre fut saisie et mesurée

(1) Voy. mon ouvrage : *Du traitement médical et préservatif de la pierre et de la gravelle.* Paris, 1840, p. 398.

onze fois dans la même séance. La vessie, d'une capacité ordinaire et d'une contractilité modérée, supporta très-bien cette manœuvre facile d'ailleurs, et le malade, après l'exploration, put se rendre à pied, du parvis Notre-Dame à son hôpital (Beaujon).

La même série d'expériences recommença au retour du malade, et l'année suivante au départ et au retour. En tout quarante-quatre manœuvres pour saisir et mesurer la pierre, sans qu'il soit survenu le moindre accident (1).

Depuis plus d'un an, le malade de l'hôpital des Cliniques est en traitement pour la pierre.

Depuis plus de huit mois on travaille dans sa vessie, toujours pour le débarrasser de la pierre.

A cette fin, on a introduit par l'urèthre un grand nombre d'instruments coup sur coup ou à des intervalles éloignés. On a manœuvré dans sa vessie de toutes les manières pour saisir et morceler la pierre, pour chercher à extraire ses débris, etc. Le patient a tout supporté sans que la santé générale se soit dérangée, et l'on n'a observé que de petits accès de fièvre, et, à la fin, une cystite.

Il ne viendra assurément à l'esprit d'aucun praticien de considérer un tel sujet comme un modèle à proposer dans les applications de la lithotritie, et les élèves de la Faculté doivent être bien persuadés qu'ils n'auront probablement pas de malades analogues dans leur pratique. Ils ne sauraient donc trop se tenir

(1) On ne saurait adopter la doctrine dn professeur des Cliniques qui indique le volume du calcul contenu dans la vessie, comme s'il s'agissait d'une sphère qu'on aurait sous les yeux.

Le célèbre professeur ne peut pas avoir perdu de vue que les calculs vésicaux ont des formes très-variées, et qu'on peut les saisir de différentes manières. Or, selon que le calcul est long, ovoïde, aplati, et suivant qu'il a été saisi par le centre, par ses extrémités, suivant le grand ou le petit diamètre, on obtient pour le même calcul des mesures très-différentes. Faut-il ajouter qu'à l'exception des cas que j'ai fait connaître, le chirurgien qui pratique la lithotritie ne mesure en réalité que le diamètre de la portion saisie de la pierre?

Indiquer aux élèves le nombre de centimètres qu'on attribue à un calcul dans la vessie, c'est avancer ce qu'on ne peut pas savoir, et par suite s'exposer à être induit en erreur dans les applications de la nouvelle méthode.

en garde contre les inductions pratiques qu'on paraît vouloir tirer de ce fait.

En effet, l'habile professeur dit à ses auditeurs : « Voyons « maintenant quelles indications nous avons à remplir, et com- « ment doit être pratiquée la lithotritie. Vous allez retrouver les « préceptes que je vous ai enseignés, à l'occasion de ce même « malade, et que je ne saurais trop vous répéter, pour vous en « graver dans la mémoire toute l'importance. »

Ce serait fait de l'art de broyer la pierre, si les préceptes dont le professeur veut graver toute l'importance dans la mémoire de ses auditeurs venaient à être adoptés.

Encore une fois, le calculeux de l'hôpital des Cliniques paraît être fait pour servir de sujet d'expérimentation dans les exercices de lithotritie, tant il se montre insensible et réfractaire à toutes les manœuvres, régulières ou irrégulières. Mais, à cause précisément des conditions qu'il présente, on doit se garder de le proposer comme un exemple à ceux qui veulent s'instruire dans l'art de broyer la pierre. Avant d'entrer à l'hôpital des Cliniques, ce malade avait pendant six mois été traité par un autre chirurgien. Depuis plus de huit mois, il subit un nouveau traitement, et l'on ne peut encore prévoir quelle sera l'issue de ces opérations. Quant à la première époque du traitement, on n'en sait que ce que le malade a bien voulu dire. Ce n'est par conséquent que sur la période intermédiaire que le professeur de la Faculté peut raisonner pour justifier ses préceptes. Ajoutons, pour achever de démontrer combien ce malade est mal choisi pour servir de texte à l'enseignement clinique de la lithotritie, que la réaction consécutive à l'introduction des instruments n'a guère lieu qu'aux premières séances ; de sorte que cette réaction n'était plus à craindre lorsque, après son entrée à l'hôpital, le malade a subi la première opération, qui était en réalité la cinquième ou la sixième depuis le commencement du traitement. Ce n'est point un cas de ce genre qui permet d'apprécier pratiquement la valeur de la méthode, à l'égard de laquelle notre savant confrère ne paraît pas encore fixé.

Il dit en 1864 que la lithotritie est une conquête des plus précieuses.

Il disait en 1858 « qu'il ne saurait répondre d'une manière

« exacte à la question de savoir si la guérison est plus fréquente
« à la suite de la lithotritie que de la taille (1). »

Sans doute le savant professeur apportera en faveur de l'opinion qu'il exprime aujourd'hui des preuves autres que celles que
peut fournir le malade de son hôpital.

Heureusement cette méthode a des bases solides ; et comme
elle a résisté aux attaques antérieures, elle ne s'est point émue
du bruit qu'on a fait à l'hôpital des Cliniques.

Pendant qu'on s'efforce dans cet hôpital de répandre de fausses
doctrines, de propager, par la voie de la presse et de l'enseignement, des procédés défectueux, des manières vicieuses
d'opérer (toutes choses qu'on ferait si l'on avait l'intention de
renverser la lithotritie), à l'hôpital Necker on applique cette méthode toujours avec le même succès.

Encore un trait distinctif entre l'enseignement de l'hôpital
Necker et celui des Cliniques.

Dans les conférences que je fais habituellement, depuis 1829,
j'ai exposé avec les développements nécessaires tout ce qui se
rattache aux maladies des voies urinaires. Maintes fois j'ai ré-
futé des doctrines qui ne s'accordaient pas avec les données de
l'expérience ; mais jamais un seul mot n'a été prononcé qui pût
blesser un autre praticien. Dans mon enseignement clinique,
aussi bien que dans mes rapports particuliers avec les premiers
chirurgiens de notre époque, dont j'ai quelquefois combattu les
opinions, j'ai toujours concilié les devoirs professionnels et les
intérêts scientifiques avec les égards qu'on se doit entre confrères (2).

(1) *Éléments de pathologie*, t. V, p. 246.

(2) En 1842, S. B. Brodie, qui s'était occupé de la lithotritie avec
beaucoup de zèle, voyant échouer ses tentatives d'opération, déclarait
le succès problématique et allait renoncer aux applications de la nouvelle méthode. A la suite d'une discussion, dans laquelle j'osai combattre, non sans vivacité, des opinions préconçues, le célèbre baronnet
renouvela ses essais, entra dans une meilleure voie, et ne fit pas moins
de cent quinze opérations. Devenu depuis lors un des plus fermes sou-
tiens de la lithotritie, il me conserva jusqu'à la fin son amitié.

Scarpa avait conçu de tels préjugés contre l'art de broyer la pierre,
qu'il se refusait à admettre la possibilité de l'opération. N'ayant que
peu de temps à passer à Pavie, où j'avais été pour le voir, quelques

Il en est tout autrement à l'hôpital des Cliniques (1).

Après avoir fait bon marché de nos réflexions sur la pratique générale de la lithotritie, le professeur avait promis d'examiner en détail les questions graves et difficiles qui se rattachent à l'art de broyer la pierre.

courtes explications et la vue de mes instruments suffirent pour le ramener : peu de jours après notre entrevue, il m'adressait ses remercîments dans le journal d'Omodei.

Vincent de Kern, premier chirurgien de l'empereur d'Autriche, avait attaqué publiquement ma méthode, et j'avais répondu à son attaque par les organes de la publicité. Peu de temps après ma réplique, Vincent de Kern m'écrivit pour me remercier d'avoir éclairé sa conscience, et me témoigna son estime en m'adressant une médaille d'honneur de la part de son auguste souverain.

Gibson, en opposition avec son compatriote Randolph, partisan déclaré de la nouvelle méthode, était ouvertement hostile à la lithotritie. Étant venu en France, il hésitait à se présenter chez moi. Il y vint cependant, et m'ayant vu opérer, il changea complétement d'opinion. Dans la relation de son voyage en Europe, il a témoigné nonseulement de ses convictions profondes à l'endroit de l'utilité de la lithotritie, mais encore de sa reconnaissance pour les observations que j'avais cru devoir lui présenter.

Voilà donc, sans compter tous les autres, quatre grands chirurgiens que j'ai réussi à convaincre et dont j'ai mérité l'estime ou l'amitié. Je dois ajouter que jusqu'ici je ne m'étais attiré aucune espèce de récrimination de la part de mes adversaires et contradicteurs.

(1) Depuis vingt ans je n'ai eu avec M. Nélaton que des rapports agréables : je l'ai aidé de mes conseils lorsqu'il lui a plu de les réclamier, et, dans mon discours à l'hôpital Necker, je n'ai fait allusion à ce professeur que pour constater qu'il m'avait fait l'honneur d'adopter mes instruments de lithotritie.

Tout à coup, M. Nélaton prend dans une fraction de mon discours quelques phrases détachées, les encadre avec art et il insinue que l'auteur de ce discours a manqué aux égards qu'il doit à ses confrères, et porté atteinte à leur considération. (Voyez *Gazette des hôpitaux*, 5 janvier 1864.)

Cette imputation n'est même pas vraisemblable. Comment M. Nélaton a-t-il pu supposer que j'aie eu la pensée d'attaquer mes confrères, qui tous (moins un, peut-être) me rendent pleine justice?

De quoi s'agissait-il, en effet, dans mon travail? Uniquement de l'application de la lithotritie et des moyens de la perfectionner.

J'ai fait appel à mes confrères, et dans une question d'humanité et de pratique, j'ai cru pouvoir compter sur leur bienveillant concours. J'ai indiqué en passant les points à élucider.

Mais on ne trouve dans le compte rendu de ses leçons que des considérations très-générales, telles qu'on pourrait les présenter dans un cours élémentaire. Quant aux questions pratiques et aux *règles qui doivent servir de guide* dans ces opérations délicates, les principales ont été mises de côté, et le petit nombre de celles qu'on a touchées l'ont été avec un esprit et dans des vues que caractérisent suffisamment les remarques précédentes.

En procédant ainsi, M. le professeur m'a mis dans l'obligation, non de me défendre, mais de rectifier certaines assertions douteuses.

M. Nélaton paraît se féliciter de n'avoir pas vu le service des calculeux à l'hôpital Necker, et il ajoute que M. Civiale de son côté n'a pas vu sans doute les autres chirurgiens dans leurs services respectifs. Est-ce que M. le professeur considérerait cet échange de visites entre chefs de service comme une des grandes questions pratiques qu'il s'est proposé de traiter? Quoi qu'il en soit, comme ce qu'il avance ne peut manquer d'avoir un sens, je m'empresse de dire que :

J'ai été appelé à pratiquer la lithotritie au Val-de-Grâce, à l'hôpital de la rue des Postes, à celui de la rue Blanche, à l'hôpital Cochin, à Saint-Antoine, à la Pitié, et même à l'hôpital des Cliniques.

M. Nélaton, aujourd'hui chirurgien de ce dernier hôpital, ne sait peut-être pas que les doctrines qu'il y professe, et les appréciations qu'il présente avec tant de confiance en 1864, sont en opposition formelle avec l'enseignement qu'on donnait à ce même hôpital, lorsqu'il conservait son véritable caractère de *clinique de perfectionnement,* sous la direction du célèbre Antoine Dubois.

En 1829, A. Dubois me confiait la mission délicate de le délivrer de la pierre. J'opérai heureusement ce grand chirurgien par les mêmes procédés, avec les mêmes instruments dont le chef actuel de l'hôpital des Cliniques fait aujourd'hui le tableau le plus grotesque.

III

RÉSULTATS PRATIQUES DE LA LITHOTRITIE DANS LES CLINIQUES OFFICIELLES ET DANS LE SERVICE SPÉCIAL.

Tant de différences essentielles dans la manière de pratiquer la lithotritie par les chirurgiens des cliniques officielles et à l'hôpital Necker doivent nécessairement apporter des différences notables dans les résultats de l'opération. Ce sont ces résultats que je me propose d'examiner.

Plusieurs professeurs de clinique chirurgicale, notamment celui de la Faculté, se tiennent, en ce qui concerne les faits pratiques de la lithotritie, en dehors de la voie suivie par les chirurgiens les plus éminents de tous les pays et de tous les temps. Ils gardent pour eux les faits cliniques.

En cherchant à prendre place dans la pratique de la nouvelle méthode à côté des Swalin, des Randolph, des Crampton, des Brodie, nos habiles professeurs auraient-ils oublié que ces grands maîtres se sont imposé le devoir de faire connaître leurs observations, et qu'ils ont insisté tout particulièrement sur les cas graves et compliqués au sujet desquels la pratique est moins avancée et où les conseils de l'expérience sont plus nécessaires?

Sans doute M. Nélaton ne fait qu'imiter ses maîtres et ses collègues de la clinique chirurgicale. Mais, en faisant comme eux, il les a dépassés, et il pousse la prudence jusqu'à l'excès. Ainsi, M. Jobert publie de temps en temps quelques rares observations, et M. Velpeau nous donne au moins une excuse : il dit qu'il ne parle pas de sa pratique parce qu'on pourrait trouver à y reprendre. Ce silence obstiné, de la part de professeurs chargés de services considérables et préposés à l'enseignement clinique, est contraire aux traditions de la grande chirurgie, et d'autant plus regrettable, dans cette circonstance, qu'il s'agit d'une opération nouvelle, au perfectionnement et à la propagation de laquelle chacun doit concourir en publiant sans réserve les observations qu'il a recueillies (1).

(1) Dans un relevé fait par mes soins de 111 cas, on a trouvé la lithotritie applicable à 38 d'entre eux, et les 38 opérations ont donné 22 guérisons, 11 morts; dans deux cas le résultat n'est pas indiqué, et

En procédant comme ils font, nos confrères laissent penser qu'ils n'ont pas songé aux progrès de l'art; aussi n'a-t-il reçu aucune amélioration de leur part depuis plus de trente ans qu'ils s'en occupent. Toujours, au contraire, ils ont fait obstacle à son développement, ainsi que le constatent les remarques qui précèdent, et comme je le démontrerai encore. Faut-il ajouter que ces habiles chirurgiens, n'ayant pas réussi dans leurs tentatives de broiement, ont eu la regrettable pensée de mettre leurs revers sur le compte de la méthode? Elle est devenue si périlleuse entre leurs mains, tellement effrayante pour le public et pour eux-mêmes, que MM. Velpeau et Nélaton se sont demandé *s'il y a moins de danger à se faire lithotritier qu'à se faire tailler, et quels services la lithotritie a rendus à la science et à l'humanité?*

Où en serait maintenant l'art de broyer la pierre, si nous avions nous-même agi comme on le fait dans les cliniques officielles?

Qu'aurait-on pensé de notre probité scientifique, si nous avions vanté les succès d'une méthode sans produire des preuves à l'appui? Le dogmatisme peut-il quelque chose pour étendre les res-

---

dans trois autres on a dû recourir à la taille. Des 73 opérés par la taille, 43 ont été guéris, 23 sont morts, et dans les autres cas le résultat n'est pas indiqué.

Ainsi, à l'exception de quelques cas isolés dont on a publié les détails, voilà ce qu'on sait approximativement de la pratique de la lithotritie dans les hôpitaux autres que celui des Enfants, au moyen d'une méthode qu'on dit *perfectionnée* et qu'on assure avoir été mise à la portée de tous les chirurgiens.

Les chefs de service dans les hôpitaux publient ordinairement des relevés annuels des principales opérations qu'ils pratiquent. La lithotritie est mentionnée pour la première fois dans celui de la clinique de M. le professeur Velpeau pour 1863-1864. On y lit : « Calculs vésicaux, 4, traités par la lithotritie. » 3 ont guéri; 2 ont présenté des accidents fébriles; 1 est mort. Le malade qui a été guéri sans accidents avait été soumis à quatre séances de lithotritie. (*Gazette des hôpitaux*, 30 septembre 1864.)

Quant à l'hôpital des Enfants, on y a reçu 140 calculeux dans l'espace de vingt années. 100 ont été opérés par la taille; il en est mort 14. 35 garçons et 5 filles ont été opérés par la lithotritie; il en est mort 7. Je me borne à ces courtes indications publiées dans le *Bulletin général de thérapeutique* du 30 mai 1864. Les remarques et les appréciations de l'auteur, chef de service de cet hôpital, jointes aux chiffres, me paraissent manquer de justesse sur les points principaux.

sources de l'art, si les acquisitions nouvelles, les améliorations et les perfectionnements introduits ne reçoivent une .pleine et évidente confirmation de la démonstration pratique?

Plusieurs autres chirurgiens qui s'occupent du broiement de la pierre remplissent leurs .devoirs professionnels au double point de vue de l'enseignement et de la pratique de cette opération. Ne craignant pas qu'on trouve à reprendre dans leur pratique, ils n'hésitent pas à faire connaître loyalement les résultats qu'ils obtiennent, suivant en cela la voie tracée par de grands maîtres, celle qui fait progresser l'art, et la seule qui conduise à la solution des questions de thérapeutique.

Les faits de lithotritie tirés de ma pratique et que j'avais classés par catégories en 1846, étaient au nombre de 600. Ils atteignent aujourd'hui le chiffre d'environ 1400 (1).

(1) Ces faits ont été présentés à des périodes diverses (*Traité pratique et historique de la lithotritie*, Paris, 1847, p. 371-575) :

    Première période, de 1824 à 1835 . . . 307 cas de lithotritie.
    Deuxième période, de 1836 à 1843 . . . 332   —
    Troisième période, de 1846 à 1859 . . . 560   —
    Quatrième période, de 1860 à 1864 . . . 163   —

Les faits des deux premières périodes ont été classés et publiés en tableaux, avec tous les développements nécessaires. (Voy. aussi le *Traité de l'affection calculeuse*, chapitre *Statistique*, Paris, 1838 ; le *Parallèle des divers moyens de traiter les calculeux*, Paris, 1836 ; et mes *Lettres sur la lithotritie*, Paris, 1827-1848.)

Pendant la troisième période, de 1845 à 1859, les devoirs toujours croissants de la profession ne m'ont pas permis de continuer ce que j'avais fait les années précédentes. Les faits de cette période ne sont pas classés ; je me suis borné à faire le relevé d'un registre sur lequel sont inscrits les noms des opérés et les circonstances principales du traitement.

En 1855, à l'époque et à l'occasion de la réorganisation du service des calculeux, je m'aperçus que la propagation de la lithotritie subissait un temps d'arrêt ; quelques recherches sur ce sujet convertirent mes soupçons en certitude.

Cette idée me préoccupait. Je la communiquai à mon vieil ami, J.-B. Biot, qui connaissait si bien le mouvement qu'il faut imprimer aux sciences pour les faire progresser.

Sur son indication, je commençai une nouvelle série de relevés de ma clinique. (Voy. les *Comptes rendus de l'Acad. des sciences*, 1860, 1861, 1862.)

Chaque jour fait connaître l'utilité de ces comptes rendus qui sont encore trop rares.

Si l'on ajoute à ces faits ceux en plus grand nombre recueillis dans les diverses parties du monde par les chirurgiens qui ont étudié l'art de broyer la pierre à l'hôpital Necker, et qui suivent la méthode vraiment rationnelle, on aura une masse imposante de preuves qui mettent en toute évidence la haute utilité de la lithotritie régulièrement appliquée et les illusions regrettables de quelques chirurgiens qui paraissent ne pas savoir ce qui se passe autour d'eux et sous leurs yeux, et qui veulent cependant apprécier le service des calculeux et la lithotritie elle-même d'après ce qu'ils observent dans leurs salles, en suivant une manière défectueuse d'opérer. Des milliers de calculeux, traités utilement par la nouvelle méthode, dans toutes les parties du monde depuis quarante ans, disent assez ce que cette méthode vaut.

Si les adversaires de cette méthode préféraient à la masse de preuves qu'on leur oppose des faits isolés, il leur suffirait de prendre dans nos relevés quelques noms d'hommes connus qui se sont confiés à nos soins depuis 1824, auxquels la lithotritie a prolongé l'existence, et dont quelques-uns vivent encore.

La lithotritie a rendu de même des services aux malades de notre profession ; j'ai opéré 133 médecins ou chirurgiens.

Il m'est permis de dire aujourd'hui que, grâce à l'art de broyer la pierre, la Belgique conserve son souverain et le sénat français son illustre président.

Quoique la pierre ne soit pas une de ces maladies que l'on cache, j'avais pris mes mesures pour que les misères de ces grands personnages ne fussent pas mises sous les yeux du public. Chacun appréciera ce sentiment de haute convenance. Par une circonstance regrettable, à mon insu, et peut-être aussi au profit d'un tiers, le nom du très-honorable président, nom cher à la France, a été livré très-indiscrètement à la publicité des grands journaux (1).

(1) Dans la *Presse* du 13 octobre 1863, on lit sous la rubrique : *Nouvelles du jour*, le passage suivant :

« On annonce que M. Troplong, qui souffrait depuis quelque temps de la pierre, a dû être opéré. C'est M. Nélaton qui a fait cette opération, laquelle a parfaitement réussi. »

Il est très-vrai que l'opération a réussi. Je l'ai pratiquée en juillet 1863, et M. Nélaton n'y était pas. Une rectification de cette annonce fut promise par mon très-honorable confrère : elle n'a pas été faite.

A un autre point de vue la lithotritie rend aux calculeux un immense service.

Lorsqu'on les traite par la taille, les dangers qui sont inséparables de cette opération ont inspiré à de grands praticiens la sage pensée de la différer aussi longtemps que la vie est supportable; mais cette temporisation commandée par la prudence a aussi ses dangers.

En laissant la pierre dans la vessie, le malade est condamné à une vie de souffrances : la pierre grossit et produit dans l'organe qui la recèle des désordres par suite desquels l'opérateur doit recourir à des manœuvres difficiles, laborieuses, qui font mourir un très-grand nombre d'opérés. Un cas nouveau de cette espèce a été communiqué depuis peu à la Société de chirurgie de Paris.

Toutes les fois qu'on applique la lithotritie, au contraire, c'est un devoir pour le chirurgien d'opérer au début de la maladie. Alors l'opération est toujours facile et peu douloureuse, la guérison est prompte et certaine, et l'on atteint ainsi le but cherché, qui est d'assurer l'existence et d'éloigner la douleur. Lorsque la prévention contre la nouvelle méthode aura cessé, on trouvera rarement de grosses pierres, on n'observera plus les lésions qu'elles produisent et contre lesquelles les ressources de la chirurgie et toute la prudence humaine sont impuissantes.

Ainsi, pour le présent, la haute utilité de la lithotritie ne saurait être contestée; à l'avenir, cette utilité sera plus évidente encore, les malades seront guéris comme ils le sont aujourd'hui, et étant détournés de garder la pierre, ils seront soustraits aux désordres qu'elle cause.

Ces remarques, que l'importance du sujet ne m'a pas permis d'abréger, suffiront, je l'espère, pour mettre en toute évidence deux points importants que j'ai énoncés, savoir :

1° Que l'art de broyer la pierre, régulièrement appliqué, a réalisé toutes les espérances qu'on avait conçues; mais que trop souvent, dans les hôpitaux et la pratique générale, on n'apporte pas dans ses applications la prudence et l'opportunité désirables;

2° Que l'instruction donnée à Paris aux jeunes chirurgiens sur cette partie de la médecine opératoire est insuffisante sinon illusoire. Un professeur de l'école encyclopédique n'est pas autorisé à affirmer devant l'Académie des sciences, *qu'un service spécial pour le traitement de l'affection calculeuse est inutile*, *que la lithotritie est régulièrement appliquée dans les hôpitaux de Paris au moyen d'instruments perfectionnés qui ont concouru à populariser cette opération.*

Je regrette d'avoir à dire que l'éminent chirurgien dont je cite les paroles se trompe sur tous les points qu'il touche. N'est-il pas démontré qu'en France, et particulièrement dans les hôpitaux de Paris, on pratique rarement la lithotritie, et que les procédés auxquels on a recours ne sont pas irréprochables? (Voy. plus haut la *Lithotritie à l'Hôtel-Dieu et à l'hôpital des Cliniques.*)

Chose étrange! on commença par faire croire que mon service était sans importance, et qu'on n'y traitait que quelques malades égarés!

Plus tard, on a prétendu que ce service était pernicieux aux opérés. Aujourd'hui, on vient dire qu'il est inutile, et la raison qu'on allègue, c'est que dans les hôpitaux ordinaires, la lithotritie serait depuis longtemps dans le domaine de la chirurgie générale. Et cependant nous avons prouvé jusqu'à l'évidence que les applications de la lithotritie n'y sont pas faites régulièrement ; ce qui démontre la nécessité du nouveau service.

3° En ce qui concerne les instruments et les procédés perfectionnés que l'honorable professeur mentionne dans sa note à l'Académie, il y a de l'ambiguïté.

Assurément la lithotritie s'est perfectionnée depuis 1824, et j'ai exposé les principales améliorations dont elle a été l'objet, surtout dans ses applications aux cas compliqués.

Mais si l'idée d'un perfectionnement se présente naturellement à l'esprit, surtout lorsqu'il s'agit d'une méthode nouvelle, il faut bien distinguer les perfectionnements réels qui satisfont aux lois de la théorie et aux besoins de la pratique, et ceux qui ne sont que des illusions de l'amour-propre, que j'ai appelés *perfectionnements illusoires*, et dont le nombre, en ce qui touche au broiement de la pierre, est de beaucoup supérieur à ceux de l'autre catégorie.

Eh bien! les instruments et les procédés dits perfectionnés, auxquels M. Velpeau fait allusion, qui auraient, dit-il, vulgarisé la lithotritie, l'auraient mise à la portée de tous les chirugiens, et qui réuniraient toutes les conditions de succès, sont en réalité, je le répète, tellement défectueux, que les chirurgiens les plus habiles ne réussissent pas à les appliquer utilement, comme le prouvent les résultats qu'on obtient par leur emploi dans les cliniques officielles.

Et M. Velpeau lui-même ne trouverait pas dans les instruments qu'il vante si haut en 1856, la sûreté et toutes les conditions de succès qu'il avait reconnues, en 1827, dans mes premiers instruments. (Voy. plus haut, p. 36.)

Ainsi les chirurgiens qui crurent d'abord à un perfectionnement de l'art, par les changements apportés à mes premiers procédés, et ceux qui l'ont proclamé depuis comme un fait accompli, se sont mépris.

Sans doute, les modifications du percuteur ont mis plus tard un plus grand nombre de chirurgiens dans le cas de tenter l'opération de la lithotritie; mais la plupart de ces tentatives ont été malheureuses, et au lieu d'un progrès, c'est la décadence de la méthode qu'il a fallu constater. Par suite, ses applications sont devenues de plus en plus rares, et l'on n'y a guère recours dans les hôpitaux que lorsque les malades refusent de se laisser tailler (1).

(1) Quelques malades refusent de se soumettre à la taille, et leur obstination devient quelquefois embarrassante pour les chirurgiens qui n'aiment pas la lithotritie, ou qui ne sont pas habitués à la pratiquer. Les chefs de service tiennent cependant à retenir ces malades dans leurs salles, afin qu'ils ne passent pas dans les mains des *infidèles*. S'ils ne réussissent pas à leur persuader qu'ils ont plus d'intérêt à être taillés qu'à être lithotritiés, ils prennent le parti d'essayer de la lithotritie. Par le fait de ces tentatives les malades souffrent, les douleurs persistent et augmentent, bientôt apparaissent des désordres généraux. Le malade s'effraye et il finit par demander lui-même l'opération qu'il avait d'abord refusée. C'est ce qu'on appelle la nouvelle manière de faire accepter la taille par les calculeux. On m'assure qu'elle a réussi plusieurs fois.

Un cas très-curieux a été observé il y a peu de temps :

Un calculeux se présente dans un hôpital pour être opéré par la lithotritie; mais le chirurgien est partisan déclaré de la taille. Toutefois, pour satisfaire le malade qui demandait sa sortie, il se résigna à faire quelques tentatives de broiement; elles furent bien supportées. Comme la pierre était grosse et difficile à saisir, l'opérateur se décou-

Si des praticiens exercés aux manœuvres des grandes opérations, avec toutes les ressources dont ils disposent, sont arrêtés dans leur pratique, s'ils observent des accidents formidables qui effrayent les malades et les opérateurs les plus intrépides, quelle sera la position des jeunes chirurgiens fidèles aux doctrines de l'école et à la parole du maître, appelés à pratiquer la lithotritie et se trouvant réduits, dans une province isolée, à l'emploi de ces mêmes procédés défectueux qu'on leur a recommandés avec tant de confiance ?

Le jeune docteur s'aperçoit bientôt que l'introduction du forceps est difficile et très-douloureuse, parce que le canal n'est pas préparé à le recevoir, parce que sa courbure trop forte n'est pas en rapport avec celle de l'urèthre, et surtout parce qu'on lui a conseillé une manœuvre irrégulière en prescrivant d'introduire le forceps dans la vessie *d'après les règles du cathétérisme ordinaire.*

J'admets qu'il parvienne dans la vessie ; il ne réussira à saisir la pierre que par des mouvements étendus, prolongés, douloureux ; le plus souvent même la pierre ne viendra pas se placer dans l'instrument, comme on le lui a dit.

Ce n'est pas tout ; à la fin de la séance il réussira plus difficilement encore à fermer l'instrument à cuiller ou à cuvette, parce

ragea et finit par déclarer au malade qu'il fallait recourir à l'ancienne méthode, parce que la nouvelle était impossible. Le malade, qui était malin, avait recueilli après chaque tentative d'opération une certaine quantité de débris pierreux dont il avait rempli une petite boîte. A la vue de ce produit, le chirurgien reconnut qu'il avait fait de la lithotritie sans le savoir ; il continua le traitement de la même manière, et le malade guérit.

On parle d'un calculeux, dans un autre hôpital, qui ne voulait pas davantage être taillé ; il fut d'abord soumis aux inhalations de chloroforme et l'on pratiqua ensuite l'opération qu'il redoutait tant.

Ce cas me rappelle celui du malade Azyle, dont j'ai publié les détails (*Traité pratique et historique de la lithotritie.* Paris, 1847, p. 426). Cet homme, l'un des concierges des Tuileries, demandait à être opéré par la nouvelle méthode ; le chirurgien consulté promit de l'opérer par la nouvelle méthode, mais ces mots ne signifiaient pas la même chose pour le chirurgien et pour le malade. Celui-ci ne se laissa pas opérer lorsqu'il apprit qu'il allait subir la taille par un nouveau procédé. Heureusement pour lui on n'avait pas encore découvert le chloroforme.

que celle-ci est trop profonde et remplie de débris pierreux ou que l'écrou fonctionne mal.

Cette partie de l'opération, dont on ne s'occupe pas assez, est devenue très-souvent, et tout récemment encore, une source d'accidents plus graves les uns que les autres. Je ne connais pas de position aussi critique pour le malade et pour l'opérateur qui reconnaît alors, mais trop tard, qu'on ne lui a pas enseigné la bonne méthode.

M. Velpeau dit, en terminant sa communication à l'Académie, que les instruments perfectionnés dont il parle sont à peu près les seuls employés actuellement, et que M. Civiale les a adoptés dans sa pratique (1).

Cette assertion est contraire à la vérité. J'ai démontré que ces instruments sont très-imparfaits; par leur emploi, on termine rarement une opération.

Je n'ai jamais adopté, je n'emploie jamais dans mes opérations

----

(1) M. Leroy présenta, en 1825, des instruments pour le broiement de la pierre, et n'ayant pas réussi à s'en servir utilement (*Exposé des procédés pour guérir de la pierre*. Paris, 1825, in-8°), chercha à faire croire, afin de donner de l'importance à ce qu'il appelait *son invention*, que je me servais de ces mêmes instruments. Pour comprendre combien cette assertion est erronée, il faut se rappeler que ces instruments ne sont pas applicables, et que l'auteur lui-même a renoncé à s'en servir.

Une idée, quelque absurde qu'elle soit, trouve toujours quelqu'un pour l'accueillir et la défendre.

Celle-ci fut patronnée d'abord par Magendie et par Dupuytren qui s'en servirent pour contester mes droits. (Voy. mon *Traité de la lithotritie*, p. 404 et suiv., et mes *Lettres* sur le même sujet).

M. le professeur Velpeau, sans calculer peut-être la portée de son assertion, et sans se rappeler ce qu'il a écrit sur mes propres instruments, s'est fait à son tour le propagateur de cette même idée. En outre, son assertion sans fondement a eu pour résultat d'accréditer dans le public un grand nombre d'instruments et de procédés plus défectueux et plus dangereux les uns que les autres. Les chirurgiens les plus méritants s'y laissent prendre; à ceux qui hésitent à les adopter on répond : « M. Civiale s'en sert, » ce qui n'est pas.

Tout récemment encore, un honorable professeur de la Faculté, pratiquant une opération de lithotritie, déclare de bonne foi qu'il s'est servi de l'instrument de M. Civiale. Eh bien ! ce professeur a été trompé, aucun de mes lithoclastes n'est *à pignon*. Si l'opérateur n'a pas réussi à dégorger l'instrument, ce n'est pas à mes procédés qu'il doit s'en prendre.

les instruments que MM. Velpeau et Nélaton veulent absolument placer dans mes mains (1).

Mais supposons, pour un moment, que je me serve de ces mêmes instruments, de ces mêmes procédés par l'emploi desquels Dupuytren d'abord, et ensuite MM. Velpeau, Nélaton et leurs collègues ont fait leurs tentatives d'opération sans succès. Comment ces habiles chirurgiens prétendent-ils expliquer leurs mécomptes et leurs revers? Veulent-ils laisser croire que des opérateurs se servant des mêmes moyens, procédant de la même manière à la même opération et marchant côte à côte dans la même voie pendant quarante années, puissent arriver l'un à opérer avec sûreté, aisance et succès, tandis que les autres sont encore à la recherche des moyens de réussir?

Tant d'humilité n'entre pas dans les mœurs chirurgicales. Quant à moi, j'aime mieux attribuer les insuccès à l'imperfection des instruments qu'à la maladresse des opérateurs.

Faut-il encore répéter qu'il y a pour l'application de la lithotritie ce que j'appelle la bonne et la mauvaise méthode, expressions qui résument l'ensemble des moyens et des procédés dont on se sert et qui doivent être groupés suivant qu'ils sont réguliers et conformes aux principes de l'art ou qu'ils ne présentent pas ces caractères.

Par un concours de circonstances regrettables, presque tous les chefs de service dans les hôpitaux civils ayant adopté des moyens et des procédés dont l'expérience n'a pas prouvé l'utilité, ne peuvent réussir que très-rarement, quelque habiles qu'ils soient d'ailleurs. Aussi n'ont-ils recours à la nouvelle méthode

---

(1) Les jeunes chirurgiens à l'esprit desquels ne viendrait pas la pensée que leurs savants maîtres se soient trompés, ne manqueront pas d'adopter en toute confiance ces mêmes instruments et ces mêmes procédés, et par suite, ils auront des mécomptes dont je ne veux pas accepter la responsabilité. Je répète donc qu'on ne trouvera rien dans mes écrits ni dans ma pratique qui puisse donner lieu à la supposition que je combats. Le lithoclaste et le trilabe dont je me sers, suivant les besoins, sont semblables en tous points à ceux que j'ai décrits dans le *Parallèle des divers moyens de traiter les calculeux*, Paris, 1836, et dans mon *Traité pratique et historique de la lithotritie*, et qui sont reproduits dans cet ouvrage. Ils diffèrent par conséquent de ceux dont on m'attribue l'usage.

que lorsqu'ils y sont forcés par les malades. Le résultat de leurs tentatives est presque toujours défavorable, ce dont on se rend facilement compte.

Mais ce qu'on ne comprend pas aussi bien, c'est que ces mêmes opérateurs aient la prétention d'introduire de force dans la science et dans la pratique de la chirurgie la nouvelle méthode telle qu'ils la présentent dans leurs ouvrages élémentaires, telle qu'ils l'enseignent oralement et qu'ils l'appliquent dans leurs cliniques, c'est-à-dire qu'ils veuillent accréditer et imposer une méthode qui manque de base et ne peut se soutenir.

Cette prétention et les moyens inusités auxquels on a eu recours pour la soutenir, m'obligent de retenir encore un moment l'attention du lecteur. Rappelons quelques faits curieux qui sont établis et discutés dans les articles précédents.

Il y a quarante ans que les professeurs de clinique chirurgicale de la Faculté de médecine de Paris s'occupent de la lithotritie; et depuis quarante ans ils n'ont rien fait pour la théorie, rien pour la pratique de cette méthode. En revanche, leur enseignement a répandu des idées et des procédés contraires aux préceptes tirés de l'expérience.

Par une fatalité peut-être sans exemple dans l'histoire de la chirurgie, ces savants professeurs ont constamment repoussé mes instruments et mes procédés, les seuls au moyen desquels on réussit le plus sûrement; et ils ont décrit de préférence, dans leurs leçons et dans leurs traités élémentaires, d'autres instruments et d'autres procédés dont l'utilité n'a pas été démontrée.

Après avoir vulgarisé l'usage de ces mauvais instruments, mes savants collègues les ont encouragés de toutes les manières à l'Académie des sciences; leur prévention contre ma méthode était si grande que l'Académie dut, en 1827, modifier la commission qui me décerna le grand prix de la fondation Montyon.

Et cependant, par une inconséquence flagrante, ces mêmes professeurs ont un faible pour ma méthode. Rappelons à ce propos qu'après avoir proscrit la lithotritie à sa naissance (1), le célèbre Dupuytren se ravisa. En 1825, il m'exprimait, dans les termes les plus flatteurs, devant un nombreux auditoire, la vive

____

(1) *Médecine opératoire* de Sabatier, 1824, t. IV, p. 206.

satisfaction que lui faisait éprouver le résultat auquel j'étais parvenu : il voulait, disait-il, prendre sous sa protection la nouvelle méthode et son auteur (1). Il me parut prudent de ne pas accepter immédiatement un tel patronage.

Un des successeurs de Dupuytren n'a pas montré moins de sollicitude pour la lithotritie. Après avoir applaudi à ses débuts, M. le professeur Velpeau a passé de l'éloge le plus chaleureux aux attaques les plus vives; et c'est au moment où ses attaques redoublaient contre ma méthode, en 1835 et 1847, que le célèbre chirurgien de la Charité entreprit de faire rentrer l'art de broyer la pierre dans le domaine de la chirurgie générale, en la retirant des mains des infidèles (2). Quoi qu'il en soit, la lithotritie a poursuivi sa carrière sans subir, encore cette fois, le protectorat de la Faculté.

Mais celle-ci, fidèle à ses vieilles traditions, et toujours animée de cet esprit d'envahissement qui possédait les anciennes corporations, se croit toujours le droit de confisquer à son profit les innovations et les améliorations qui s'introduisent dans l'art médical sans sa participation.

En 1864, M. le professeur Nélaton renouvelle ces tentatives d'adoption forcée, et à son tour il travaille, sans s'oublier, pour le plus grand lustre du corps dont il est membre. Le célèbre chirurgien des Cliniques a des procédés à lui lorsqu'il veut adopter les améliorations dont l'art s'enrichit.

En 1858, dans un ouvrage élémentaire de chirurgie, M. Nélaton exposait l'histoire de la lithotritie, ses moyens, ses applications, ses procédés, d'une manière si inexacte, qu'on a pu croire raisonnablement que cet exposé si infidèle avait pour but de servir d'autres intérêts que ceux de la science.

L'auteur met d'abord de côté le nom du chirurgien qui a fondé l'art de broyer la pierre, et à ce nom il en substitue un autre qui lui donne toutes les facilités possibles.

Quant aux instruments et aux procédés qui ont fait de la lithotritie une méthode thérapeutique, M. Nélaton les présente comme inapplicables, et en proscrivant les procédés, il relègue les instruments dans les musées. (Voy. plus haut.)

(1) *Traité de la lithotritie*, p. 426.
(2) *Sixième Lettre sur la lithotritie.*

Ce n'est pas tout. La lithotritie appliquée au traitement des calculeux date de 1824. Cette date dérange apparemment les combinaisons de l'honorable professeur, et de sa propre autorité il la place en 1832. C'est une différence de huit années.

En 1858, M. Nélaton ne savait pas au juste s'il y avait plus de danger à se faire tailler qu'à se faire lithotritier.

Depuis cette époque, l'habile chirurgien a considérablement modifié sa manière de voir. En 1864, il présente l'art de broyer la pierre comme une des conquêtes les plus précieuses qu'ait faites la thérapeutique chirurgicale depuis le commencement de ce siècle; et tout aussitôt il fait observer que pour *qu'elle produise tous les fruits qu'on est en droit d'en attendre, il faut en bien connaître les difficulés et les écueils.* Le professeur se propose en conséquence d'examiner, pour l'instruction des élèves, toutes les graves et difficiles questions que soulève l'étude sérieuse de la lithotritie.

On vient de voir de quelle façon ces graves questions ont été traitées à l'hôpital des Cliniques. J'ai prouvé jusqu'à l'évidence que l'habile chirurgien de cet hôpital, si savant d'ailleurs, en est encore aux éléments, en ce qui concerne la théorie et la pratique de la lithotritie. Du reste, il a reconnu lui-même que son enseignement était illusoire, puisqu'il y a renoncé.

Les remarques qui précèdent et que l'importance du sujet ne m'a point permis d'abréger, nous conduisent à l'examen de quelques travaux plus récents qui paraissent devoir inaugurer une nouvelle période pour l'enseignement et la pratique de la lithotritie.

Dans les traités généraux de chirurgie, l'art de broyer la pierre ne figure jusqu'à ce jour que pour remplir un chapitre obligé. Les auteurs de ces traités, suivant l'usage des compilateurs, entassent pêle-mêle des noms propres, des allégations, des faits, des préceptes et des théories, et composent ainsi des chapitres dont le moindre défaut est de manquer de clarté et d'unité.

Quant aux ouvrages plus ou moins spéciaux, la plupart méritent la critique qu'a faite Deschamps des publications relatives à l'opération de la taille :

« Il y a peu d'opérations chirurgicales, dit cet habile et judicieux chirurgien (préface, p. 6), sur lesquelles on ait tant écrit séparément que sur l'opération de la taille; mais ces traités séparés ne se ressemblent nullement, parce que chaque auteur s'est plus attaché à préconiser les procédés qu'il avait inventés ou qu'il favorisait, à faire valoir les avantages de l'instrument qu'il avait imaginés ou qu'il adoptait de préférence dans sa pratique, qu'à poser les vrais documents de la science, qu'à établir un corps de doctrine instructive ; en sorte qu'on peut regarder ces traités plutôt comme des prôneurs de telle ou telle méthode, de tel ou tel procédé, que comme des guides à suivre pour établir un choix et exécuter les véritables procédés opératoires. »

On ne saurait trouver ces remarques trop sérieuses ; dans un art qui intéresse la vie des hommes, il me semble qu'un chirurgien ne doit jamais s'écarter de la ligne droite, par des considérations d'un ordre secondaire.

Etranger à toute sorte d'intrigues, satisfait de ma position, j'arrive au terme d'une vie dont plus de quarante ans ont été consacrés au traitement des malades, au progrès et à la vulgarisation d'un art reconnu utile. Je crois avoir acquis le droit de dire sans réserve ce qui me paraît utile à cet art et ce qui pourrait lui nuire, en jugeant d'après ma conscience et les lumières que j'ai acquises pendant ma longue pratique.

J'ai évité avec le même soin, et ce qui pouvait induire les autres en erreur, et ce qui pouvait porter atteinte à leur considération. Lorsqu'il m'a été imposé de dévoiler des erreurs et des fautes graves, si je ne me suis pas toujours abstenu de nommer les auteurs, j'ai cherché à les excuser.

Quant aux doctrines erronées que j'ai dû combattre, et qu'on ne cesse de reproduire, je les ai repoussées sans ménagement comme des partis pris, parce que l'erreur avait cessé d'être involontaire.

A l'exemple de Deschamps, je n'ai pas oublié que s'il faut combattre, détruire même s'il se peut les opinions erronées d'un auteur, on doit respecter sa personne.

Si l'on n'a pas toujours suivi cette marche envers moi, tant pis pour ceux qui se servent de la science pour envelopper leur humeur fâcheuse ou au moins jalouse.

Autant en dirons-nous des divers écrits publiés depuis 1825 sur l'art de broyer la pierre ; ils ont été plus nuisibles qu'utiles au progrès de cet art. Quelques exceptions néanmoins méritent d'être signalées, surtout à l'étranger, où la lithotritie, il faut en convenir, a été plus favorisée qu'en France.

Les chirurgiens les plus distingués, en Allemagne, en Angleterre, en Suède, en Italie, en Amérique, ont pris au sérieux l'art de broyer la pierre, et par leur zèle à le défendre, à le propager, à le pratiquer avec intelligence, ils ont contribué à son avancement. On trouvera l'appréciation des meilleurs travaux publiés à l'étranger dans mon *Traité de la lithotritie*, publié en 1847.

C'est ici le lieu d'apprécier rapidement quelques ouvrages spéciaux, de date plus récente, et dont la signification n'est pas équivoque; quelques-uns font pressentir la fin de cette période de dénigrement, durant laquelle chaque nouvelle publication sur la matière n'était que la reproduction stéréotypée, pour ainsi dire, de toutes les fausses doctrines ayant cours en France. Dans les plus récents ouvrages sur la lithotritie, les principes erronés, les pratiques vicieuses que j'ai signalés cent fois font place aux études solides; les instruments de pacotille et les procédés de fantaisie, tant de fois reproduits dans les traités élémentaires et classiques, sont remplacés par les moyens dont la pratique a démontré l'utilité (1).

On remarque, par ordre de date, les intéressantes notes sur la

(1) Il convient de noter ici que, parmi les jeunes chirurgiens, il en est qui adoptent mes principes sur l'art de broyer la pierre. Mais, outre que cette adoption n'est pas complète, ces jeunes praticiens combinent ou amalgament avec mes principes en lithotritie des théories surannées et des opinions incompatibles avec mes doctrines. De cet éclectisme résulte une confusion déplorable. Je n'insisterai pas sur ce point, car mes remarques ou mes critiques, qui se produiraient en foule, si je voulais citer des faits et des exemples à l'appui, ne manqueraient point de réveiller des susceptibilités exagérées.

Si ma mission est de lutter ouvertement et sans faiblesse contre l'obstination des chefs d'école qui persistent dans des erreurs cent fois signalées, je dois d'un autre côté attirer les jeunes chirurgiens qui ne recherchent que le vrai, aux doctrines que je défends, sans les irriter, sans froisser leur amour-propre. Aussi ne m'arrêterai-je pas à relever des fautes et des inadvertances échappées à des débutants, qui n'ont pas encore assez d'expérience pour savoir qu'on ne peut instruire et guider les autres et les initier aux secrets de la pratique, avant d'être soi-même très-sûr de ses principes et de sa main.

lithotritie que Sr. B. Brodie a communiquées à la Société médico-chirurgicale de Londres, en 1855 (1).

Un travail non moins important a été publié à Stockholm, en 1850, par Auguste Swalin (2).

Ces deux ouvrages essentiellement pratiques renferment des observations cliniques d'un grand intérêt. Je reviendrai sur ce sujet.

En 1859, parut un ouvrage dans lequel l'auteur, M. Phillips, s'efforce de paraître indépendant, mais il ne réussit pas. Je dois dire cependant que ce qu'on y lit sur la lithotritie est présenté d'une façon couforme aux habitudes scientifiques (3).

Deux écrits plus spéciaux que le précédent ont paru presque en même temps : le *Traité pratique de la pierre* dans la vessie, par M. le docteur Dolbeau (4), et *The practical Lithotomy and Lithotrity*, de M. Thompson (5). Ces deux publications diffèrent notablement par l'esprit, la valeur et les tendances.

Le docteur Thompson, chirurgien anglais, est venu souvent à Paris. Il s'est pénétré de mes principes, les a comparés avec les résultats de sa propre observation, et après avoir beaucoup vu et médité, il a exposé ses vues dans un ouvrage qui résume ses leçons (cours Lettsomian), à la Société médicale de Londres. L'auteur du traité pratique de la taille et de la lithotritie se distingue par son impartialité et sa rare bonne foi. Comme la plupart des livres sur l'art de broyer la pierre, publiés à l'étranger, celui de M. Thompson est à notre égard d'une bienveillance toute particulière. Evidemment, le chirurgien de Londres exagère en ce qu'il croit me devoir. J'ai agi avec lui comme je fais ordinairement avec les jeunes chirurgiens qui viennent à moi : je les accueille avec empressement. MM. Thompson et Dolbeau se sont

(1) Voy. *Medico-chirurgical transactions*, t. XXXVIII, 2e série, p. 169. — *Notes on Lithotrity with an account of the results of the operation in autor's practice.*

(2) *Contribution à la statistique de la lithotritie*, in-8°. Cet ouvrage de M. Swalin contient des faits très-intéressants, avec des remarques pratiques très-judicieuses, qui prouvent en toute évidence que ce chirurgien suivait la bonne méthode.

(3) *Traité des maladies des voies urinaires*, in-8°, avec planches.

(4) Paris, 1864, in-8°.

(5) Londres, 1863, in-8°.

présentés en même temps , et j'ai fait de mon mieux pour leur être de quelque utilité dans leurs études spéciales. M. Thompson s'en est souvenu (1).

M. Dolbeau paraît l'avoir oublié (2), et, loin de m'en plaindre, je me félicite de pouvoir dire ici quelle a été ma conduite à son égard. Ce sera ma réponse à ceux qui me reprochent d'être plus utile aux chirurgiens étrangers qu'à ceux de mon pays.

Pendant quatre ans, M. Dolbeau a été un de mes assistants les plus assidus, les plus zélés. Frappé de son ardeur, je l'ai désigné plusieurs fois à l'administration des hôpitaux pour me suppléer dans mon service, où il a été à même de faire des observations très-instructives. Dans ma pratique particulière, je lui ai souvent fourni l'occasion de pratiquer des opérations importantes. Je lui ai ouvert toutes les sources d'instruction et procuré toutes les facilités désirables.

M. Dolbeau n'ayant exprimé le désir d'être mon successeur dans le service spécial de l'hôpital Necker, j'ai considéré comme un devoir de lui frayer la voie, en le familiarisant avec les diffi- cultés de la pratique, en le préparant à remplir des fonctions qui exigent une grande expérience. Mon jeune confrère a voulu abré- ger le chemin, et il s'est tout d'un coup posé en maître, sans ou- blier, toutefois, mes écrits, mes conférenees cliniques, nos entre- tiens particuliers, et même les travaux inédits dont il avait reçu communication. On retrouve beaucoup de tout cela dans le livre qu'il a publié.

(1) « In lithotrity, the unrivalled experience of Civiale, its renowned inventor and perfector, has been unreservedly communicated to me on all occasions; and he has been especially desirous to afford me all the aid in his power in connection with my present task. I gladly seize the present opportunity of acknowledging to him my great and numerous obligations. » (*Préface*, p. IX.)

(2) Le *Traité pratique de la pierre* a fourni à l'un des rédacteurs de la *Gazette des hôpitaux* l'occasion d'adresser à la spécialité de la litho- tritie une critique indirecte qui pèche peut-être par le justesse. « Il est, heureux, dit le rédacteur de la *Gazette,* qu'on puisse démontrer par un exemple ce que peut être un livre spécial qui n'est pas fait par un spé- cialiste. » Ce qu'on oublie de dire, c'est que l'auteur en question a cul- tivé avec un soin tout particulier la spécialité de la lithotritie. Cet ou- vrage, nous l'avons démontré, n'est pas précisément le produit de l'ens- seignement encyclopédique.

Je regrette seulement que l'auteur n'ait pas présenté mes opinions avec exactitude ; je me bornerai à citer un seul exemple.

M. Dolbeau ne s'est pas contenté de multiplier les emprunts pour arrondir son livre ; je suis autorisé à penser qu'il a voulu aussi grossir, à mes dépens, le bagage scientifique de son premier maître, et voilà de quelle manière.

Une partie essentielle de mes derniers travaux inédits se rapporte au morcellement des grosses pierres dans la cystotomie. (Voir le dernier chapitre de la première partie de cet ouvrage.) **M.** Dolbeau connaissait parfaitement ces travaux, il avait suivi pas à pas les perfectionnements que j'y ai apportés, il avait assisté aux diverses applications que je faisais de cette nouvelle méthode ; il discutait avec moi en présence du général Piobert, certains points de la théorie et de l'appareil instrumental ; ainsi, il voulait qu'on appelât *chariot* la pièce que je nomme *griffe conductrice*.

Pendant que j'étais absent pour le traitement du roi des Belges, **M.** Dolbeau suivait mes malades. Ce chirurgien était donc parfaitement au courant de mes travaux les plus récents.

Cependant il en parle dans son livre comme s'il ne les connaissait pas. L'auteur paraît avoir eu une raison pour cela.

Ce chirurgien m'assistait dans mes opérations depuis plus de deux ans, lorsque M. Nélaton, son premier maître, fit présenter à l'Académie, par son fabricant, une sorte de brise-pierre, qui a, dit **M.** Dolbeau, *une remarquable analogie avec l'appareil de M. Civiale;* or, comme cette analogie n'existe pas (voyez les figures), **M.** Dolbeau n'a pu la supposer qu'en feignant de ne pas connaître mes instruments. Il y a là de l'ambiguïté. Dans la position que l'auteur a prise, on pourrait supposer, ou qu'il a voulu abuser son premier maître en lui communiquant un appareil autre que celui qu'il avait vu chez moi, ou qu'il n'a pas compris le génie de cet appareil.

Dans tous les cas, l'instrument présenté au nom de M. Nélaton n'a satisfait personne, pas même l'auteur, qui en a fait paraître un autre de la même manière en 1867, et qui ne me paraît pas utile.

Je ne parle pas de quelques autres publications dans lesquelles les auteurs paraissent avoir pour but un intérêt personnel, plutôt que les intérêts de la lithotritie ; je ne m'occupe que de ces derniers.

IV

CONDITIONS REQUISES POUR LES OPÉRATIONS QUI INTÉRESSENT LES ORGANES GÉNITO-URINAIRES.

C'est pour arrêter la propagation de ces fausses doctrines, que j'ai tenu à assurer la stabilité d'un service dont la destination spéciale est tout à la fois de propager les vrais principes de l'art et de maintenir intacte la méthode du broiement de la pierre, aussi bien que l'uréthrotomie interne et toute autre opération nouvelle applicable au traitement des affections des organes génito-urinaires.

Le service des calculeux fonctionnera-t-il sous mes successeurs dans le sens de son institution ? Des doutes ont été exprimés à cet égard, mais ils ne paraissent pas fondés.

Le nombre des lits, qu'on croyait trop restreint, suffit à tous les besoins de la spécialité.

A l'égard de l'enseignement clinique, le service des calculeux est une source féconde d'instruction pratique fort recherchée, surtout par les chirurgiens étrangers venus en France pour y compléter leur éducation professionnelle.

Je présenterai ici de courtes remarques sur les opérations que réclament les maladies des voies urinaires.

Les opérations qu'on pratique dans l'urèthre et dans la vessie sont considérées avec raison comme les plus difficiles et les plus importantes de la médecine opératoire. Celui qui les entreprend doit avoir des sens exercés, des connaissances approfondies, notamment en pathologie, et une certaine aptitude à employer des instruments de précision. Il ne doit point perdre de vue surtout, que ces manœuvres exigent une régularité et une mesure qui ne sont pas également nécessaires dans d'autres parties de la chirurgie.

Nous avons vu des praticiens, très-habiles dans les opérations ordinaires, exécuter celles dont nous nous occupons d'une manière très-vicieuse ; et l'on est parti de là pour soutenir que la lithotritie n'entrerait jamais dans la chirurgie ordinaire. Mais qu'on le remarque bien, parmi les pratriciens qui n'ont pas réussi, les uns emploient des instruments défectueux qu'ils appliquent sans règle ni méthode, sans s'être préparés à l'opération, sans y avoir préparé les malades, et sans connaître les dispositions accidentelles des organes, ni la manière dont ils supporteront le contact des instruments.

Suivant les autres, c'est par des combinaisons instrumentales qu'il faut chercher à régulariser ces opérations, et en particulier l'uréthrotomie et la lithotritie, qui sont les plus importantes ; c'est par ce moyen aussi qu'ils espèrent vaincre les difficultés qui les arrêtent.

Mais ne sait-on pas que procéder ainsi, c'est réduire à un acte mécanique les opérations les plus difficiles, et mettre sur le second plan l'élément chirurgical qui fait la base fondamentale de toute pratique rationnelle ?

Les chirurgiens propagateurs de cette doctrine erronée, qui remonte à 1828, semblent ignorer que les instruments de la lithotritie sont aux mains de l'opérateur comme le ciseau ou le pinceau dans celles de l'artiste, des moyens dont chacun se sert à sa manière, et que c'est cette manière qui constitue l'artiste et le chirurgien.

Il en est qui ne conçoivent pas que lorsqu'il s'agit d'opérer sur la face interne de l'urèthre, sur le col ou dans l'intérieur de la vessie, on doive compter à peine sur celui des sens principaux qui est généralement le guide le plus sûr dans les opérations chirurgicales. Dans celles qui nous occupent et qui sont du domaine de cette chirurgie interne, trop peu étudiée, l'opérateur est pour ainsi dire réduit à l'unique ressource du toucher. C'est par le toucher médiat exercé au moyen d'un long instrument, tenu du bout des doigts, qu'il doit s'éclairer et se conduire pour exécuter, dans un organe profondément situé, une suite de mouvements précis, mesurés, et d'une extrême délicatesse.

On peut se représenter à peu près la position de l'opérateur en se rappelant que son but est de découvrir et de saisir dans la cavité vésicale, souvent déformée, et parmi les productions morbides, non-seulement des débris de calculs, mais encore les nombreux corps étrangers accidentellement introduits dans la vessie. Souvent aussi il est appelé à reconnaître les excroissances, les tumeurs nées du col et de la face interne de la vessie ; il doit en distinguer les espèces, en déterminer les principaux caractères, extirper ou détruire celles qui sont susceptibles d'être extirpées ou détruites, sans léser les tissus sains, etc. Ce sont là autant d'opérations nouvelles auxquelles nous avons été conduit par les applications de la lithotritie. Nos prédécesseurs ne s'en occupaient pas. Beaucoup de chirurgiens contemporains n'y croient pas encore, et néanmoins elles sont souvent exécutées avec précision, aisance et sûreté, soit dans mon service, soit dans ma pratique particulière.

Pourquoi donc tant de scepticisme, lorsqu'il suffit de voir ? N'est-ce pas là, d'ailleurs, un effet ordinaire de la perfectibilité ? Les sens de l'homme se perfectionnent prodigieusement par l'exercice. N'obtient-on pas tous les jours dans les arts et même dans les professions manuelles des effets qui étonnent ?

Pourquoi un chirurgien intelligent, s'écartant de la routine, si commune et tout à la fois si nuisible dans la pratique de la chirurgie en général, et suivant la voie expérimentale, n'arriverait-il pas, par des exercices répétés, par des efforts persévérants et de patientes études, aux plus grands effets de son art ? Pourquoi ne réussirait-il pas à effectuer aisément des manœuvres opératoires dont nombre de chirurgiens ordinaires ne conçoivent même pas la possibilité ?

Si ces opérations délicates n'ont pas été répétées par les chirurgiens vieillis dans la pratique, il n'y a pas lieu de s'en étonner, puisqu'en suivant la vieille méthode ils se privent d'une grande ressource, le perfectionnement de la main par les exercices préliminaires, et qu'ils emploient des instruments imparfaits. Mais ces opérations seront exécutées par d'autres chirurgiens, notamment par ceux qui seront appelés à me succéder ; et s'ils ne s'engagent pas dans une fausse voie, si, comme je me plais à le penser, ils ont cette vocation qui commande un dévouement absolu à la science et à la profession, ils pratiqueront aisément ces mêmes opérations délicates. Ils réussiront d'autant plus sûrement que l'art est constitué, qu'il ne s'agit que d'appliquer ses ressources ; ils réussiront surtout parce qu'ils savent que le chirurgien n'opère pas comme l'oiseau chante, qu'il n'y a pas de science infuse, qu'il faut la conquérir et préparer ses sens par l'exercice. Aucun d'eux, j'en ai la certitude, ne reculera devant les travaux préliminaires et les expériences propres à lui donner la finesse et la délicatesse du toucher qu'exigent ces opérations.

Il est inutile de recommencer ici l'étude des questions de détail, que j'ai traitées précédemment de façon à faire connaître, non-seulement les véritables principes de la lithotritie et de l'uréthrotomie, la perfection des moyens, la régularité des procédés et les précautions à prendre pour assurer le bon résultat de l'opération, mais encore une suite d'observations fines et délicates et d'impressions fugitives qui sont le fruit de la pratique.

Heureusement que ces finesses de la pratique peuvent être transmises des vieux aux jeunes, suivant la méthode clinique, c'est-à-dire par l'observation directe de cas divers et des opérations pratiquées sur le malade. Au lit du patient, c'est l'expérience du maître qui éclaire l'élève. Là se fait un enseignement qui établit une sorte de tradition à laquelle les anciens attachaient beaucoup d'importance et que l'école moderne dédaigne à tort ; car cette tradition est le principe vital de l'art.

Ce mode de transmettre les acquisitions de l'expérience par la parole interprétant les faits et les procédés, est non-seulement utile, mais encore indispensable. Supposons un chirurgien intelligent, sous les yeux duquel on fait une opération difficile dont les détails échappent à la vue ; l'opération à laquelle il assiste ne sera pas pleinement comprise, si les explications de l'opérateur lui font défaut, et il se trouvera arrêté lorsqu'il voudra opérer lui-même.

Prenons un exemple à l'appui de cette assertion :

Il y a deux ans, je sondais dans mon amphithéâtre un malade qu'on m'avait adressé de l'hôpital de la Charité, et je reconnus un fongus à la face inférieure de la vessie. Un jeune confrère placé à côté de moi paraissait douter de la réalité du fait, et par conséquent de la vérité de mon diagnostic, parce que dans la pratique générale, on ne reconnaît pas, on ne diagnostique pas ces sortes de tumeurs au moyen de la sonde.

Sur mon invitation, le jeune confrère saisit les anneaux de la sonde ; j'eus soin de lui indiquer, au moment d'agir, la série de mouvements qu'il fallait exécuter pour reconnaître la tumeur, en déterminer le volume, la situation ; et à son tour, il réussit à vérifier par ses propres sensations la réalité du fait qui lui semblait douteux. Dans la chirurgie interne, — et l'on n'en fait guère d'autre dans mon service, — l'opérateur ne peut se guider que par le toucher, de sorte que les instructions les plus précises et les plus minutieuses deviennent indispensables. Je m'applique surtout dans mon enseignement, à ne rien négliger, à n'oublier aucune de ces minuties qui concourent à la perfection dans la pratique.

Si nous avons réussi dans un grand nombre de ces opérations délicates, ce n'est point par l'effet d'un don du ciel ni d'une aptitude extraordinaire, ainsi que l'insinuent quelques personnes, qui ont à tort confondu l'art du peintre et du statuaire, où l'inspiration domine, et celui du chirurgien, qui repose à la fois sur la théorie, les préceptes et les expérimentations. Eh bien! tout cela s'acquiert par les exercices préparatoires, et tout cela doit être acquis avant d'entreprendre l'opération.

N'est-ce pas ainsi que procèdent les grands maîtres? Pour ne citer qu'un exemple récent, n'a-t-on pas vu Dupuytren se livrer à des essais réitérés avant de pratiquer sur le vivant sa taille bilatérale? Il ne s'agissait cependant que d'une modification de la cystotomie.

Ces exercices, ces expériences, ces travaux préliminaires sont bien plus importants, lorsqu'il s'agit de s'ouvrir une route dans l'inconnu, de créer un appareil instrumental et un procédé opératoire, d'instituer une méthode entièrement nouvelle et d'en régler les applications. A ces conditions le but peut être atteint; la lithotritie en fournit la preuve la plus manifeste. Avant d'appliquer cette méthode à l'homme, je m'étais tellement familiarisé avec les divers temps de la manœuvre, que rien d'imprévu ne vint me troubler pendant l'opération, — il s'agit de la première, — et que le malade lui-même a peu souffert, parce que les mouvements étaient réglés et exécutés avec aisance et sûreté. Les chirurgiens qui voulurent bien assister aux premières applications de cette méthode en furent tous surpris. On peut en juger d'après le rapport dans lequel Percy et Chaussier rendirent compte à l'Académie de la mission qu'elle leur avait confiée (1).

M. le professeur Velpeau, dans une appréciation de mon premier ouvrage sur la lithotritie, s'exprimait comme on l'a vu dans le passage cité plus haut et qui est encore plus décisif (2).

(1) Voyez le rapport déjà cité.
(2) *Archives gén. de médecine*, t. XV, p. 150. (*Voy.* plus haut, p. 36; ma *Sixième Lettre*, p. 159 et suiv.)

Sans doute le savant professeur fit alors une part trop belle au chirurgien et à la méthode ; néanmoins j'ai tenu à reproduire ses propres paroles au sujet de mes instruments et de mes procédés, parce qu'elles constatent une fois de plus la perfection de nos procédés opératoires, et le degré de précision et de sûreté que l'art de broyer la pierre avait atteint dans nos mains, lorsque nous l'avons introduit dans la pratique chirurgicale, en 1824, et avant même de l'appliquer au traitement des calculeux ; elles rendent compte des succès que nous avons obtenus dès les premières applications de cette méthode ; elles mettent en pleine lumière l'utilité inappréciable que le chirurgien retire dans sa pratique, des études et des exercices préparatoires que je recommande avec instance aux chirurgiens qui veulent pratiquer la lithotritie ; enfin elles ont une grande importance comme documents historiques ; elles donnent la mesure des contrastes en fait de doctrines chirurgicales. On peut dire que, sous ce rapport, M. le professeur Velpeau a atteint la dernière limite (V. le passage du quatrième volume des *Éléments de médecine opératoire ;* la discussion de l'Académie, en 1835 et 1847 ; ma *Sixième Lettre* sur la lithotritie).

Les avantages de notre méthode seront-ils compris par quelques chirurgiens trop entreprenants qui, rejetant toute préparation, professent qu'on peut apprendre la lithotritie sur le malade lui-même après l'avoir réduit au moyen des anesthésiques à un état d'insensibilité plus ou moins complète ?

En attendant le moment d'examiner cette manière de voir, je ne saurais m'élever avec trop de force contre une doctrine contraire à tous les principes, contre une pratique inhumaine et pleine de périls (1).

---

(1) Si tout ce qui m'a été dit à ce sujet est fondé, s'il est vrai que des chirurgiens ont le courage de faire leur apprentissage en lithotritie sur de malheureux malades, je considérerais comme un devoir de stigmatiser cette conduite contraire à tous les principes. Opérer ainsi, sans avoir acquis l'habileté nécessaire par des exercices préparatoires, c'est s'exposer à tuer l'opéré en déconsidérant la méthode.

V

RÉFLEXIONS SUR LA SPÉCIALITÉ DANS L'ART DE GUÉRIR.

On s'est beaucoup occupé dans ces derniers temps de savoir si un chirurgien peut, par des études limitées à un point de la science, contribuer aux progrès de l'art et de la pratique, tout aussi bien que celui qui promène son intelligence sur tous les points des connaissances médicales.

En répondant négativement, les chirurgiens de l'école encyclopédique me paraissent avoir oublié des faits notoires et d'une grande importance.

Il est constaté que le génie le plus vaste ne saurait, dans l'état actuel des choses, embrasser et mener de front toutes les parties de l'art de guérir, sans risquer d'en méconnaître les ressources et les exigences. Le seul moyen d'acquérir ce savoir solide, qui permet d'appliquer avec sûreté les règles d'une méthode, de profiter des fruits de l'expérience, c'est de réduire le cadre de ses études.

D'un autre côté, s'il est nécessaire, pour édifier l'art de guérir dans son ensemble, d'en rapprocher, d'en unir toutes les parties diverses, n'est-il pas évident que, pour appliquer cet art avec avantage, il faut, conformément au principe de la division du travail, séparer ces parties, les isoler en groupes distincts sur lesquels se concentrera l'attention du praticien ?

Mais on ne s'entend même pas sur le véritable sens du mot *spécialité*. Voici ce que nous dit un des chefs de l'école encyclopédique : *C'est une tendance fâcheuse que celle qui pousse aveuglément une foule de médecins et de savants vers les études restreintes.* Pour cette école, le chirurgien spécialiste n'est qu'un homme qui s'est cantonné dans un petit coin des études médicales et qui se tient désormais dans une sorte d'isolement, voué tout entier à l'espèce d'industrie qu'il exerce.

Ce n'est pas de ce point de vue qu'il faut envisager la spécialité scientifique.

Pour nous, le chirurgien qui se destine sérieusement à une spécialité de l'art de guérir embrassera dans ses études prépararatoires toutes les parties qui constituent cet art. Reconnaissant ensuite l'impossibilité de les cultiver toutes avec un soin égal, il se restreint en conséquence et concentre sur un seul point les connaissances qu'il a acquises dans les diverses branches de son art, compare les principes généraux de la science avec les faits particuliers qu'il observe, et arrive ainsi à pouvoir approfondir la spécialité dont il fait choix.

Tels sont les principes qui m'ont dirigé dans mes travaux et que je me borne à rappeler ici, les ayant exposés et développés ailleurs (1).

Au double point de vue du progrès et des applications de l'art, la spécialité présente des avantages qui n'ont pas encore été bien appréciés. C'est ainsi qu'une faculté de médecine, consultée par l'autorité et réunie en assemblée délibérante, a déclaré, dit-on, qu'on ne peut rien attendre du concours des spécialités dans l'enseignement théorique et pratique de l'art médical.

J'ai le regret de dire que les savants qui ont assumé la responsabilité de cette opinion négative se trompent, et que de plus ils sont injustes envers les spécialistes.

Qu'ils ouvrent seulement les yeux sur les progrès que la chirurgie a faits depuis cinquante ans dans le traitement des maladies de l'oreille, du larynx, des yeux, des voies urinaires, etc., et ils seront forcés de reconnaître que ces améliorations incontestables ne sont pas du fait des chirurgiens encyclopédistes. Si plusieurs d'entre eux ont attaché leur nom à ces améliorations, c'est en y résistant obstinément.

Ces éminents professeurs, que la spécialité irrite et exaspère, n'ont pas voulu reconnaître que, par la répétition des opérations spéciales, l'observation s'étend de plus en plus, le jugement se rectifie, les sens acquièrent de la finesse et de la force, et les ressources de l'opérateur se multiplient. C'est en effet par l'exercice fréquent, par la culture assidue des facultés natives, que le

____

(1) Ces courtes observations se trouvent déjà dans mon *Exposé des titres pour l'Académie des sciences* (brochure in-4°, janvier 1843), et dans l'introduction à mon *Traité pratique sur les maladies des organes génito-urinaires* (3ᵉ édition, Paris, 1858, t. I, p. VIII). Je ne fais ici qu'effleurer une grande question qui a vivement préoccupé de très-bons esprits, M. L. Peisse, en 1857 (*La médecine et les Médecins*, t. I, p. 305), et M. Diday, en 1859 (*Gazette méd. de Lyon*).

talent se développe et que l'habileté s'acquiert. Toutes choses égales d'ailleurs, le spécialiste fait mieux certaines opérations par cela même qu'il les pratique plus souvent.

On a pu remarquer que les travaux sur l'art de broyer la pierre ont un attrait, j'ose dire, irrésistible. Les investigations qui ont pour objet la lithotritie séduisent, entraînent ceux qui s'y livrent ; et une fois qu'on a commencé des recherches dans cette partie de l'art, on y renonce difficilement. Nous avons vu Sr. Ph. Crampton à Dublin, Sr. B. Brodie à Londres, déjà octogénaires, continuer d'opérer et de publier leurs observations, afin de répandre l'usage de la nouvelle méthode opératoire et de combattre les fausses doctrines qui avaient pris consistance dans le Royaume-Uni (1).

Auguste Swalin (de Stockholm), prématurément enlevé à la chirurgie, exprimait sur la fin de sa vie la crainte de ne pouvoir publier un travail qu'il destinait à la défense de la lithotritie. Il avait, dit son traducteur, hâte de voir ce travail terminé ; on eût dit qu'une voix prophétique l'excitait à se presser, car la somme de ses jours allait bientôt être remplie. A peine eut-il revu et corrigé le dernier feuillet de son manuscrit, qu'il s'éteignit doucement, le 9 octobre 1857.

Pour moi, je consacrerai le reste de mon activité à défendre, à propager cet art salutaire, en le dégageant des accessoires dont on l'a surchargé ; heureux d'être encore utile aux malades et de transmettre aux élèves les résultats d'une longue expérience.

Pour moi la lithotritie a un double attrait : elle a été l'objet constant de mes études, et elle m'impose des obligations auxquelles je ne faillirai pas plus que par le passé.

Comme le présent ouvrage est un résumé de mes travaux et de ma pratique, il me paraît utile de rappeler ici les principaux écrits que j'ai publiés depuis le commencement de ma carrière chirurgi-

---

(1) Le célèbre Brodie était sur le point de renoncer à la pratique de la chirurgie, lorsqu'il communiqua son dernier travail à la Société médico-chirurgicale de Londres. Ce grand praticien ne comptait les années de sa vie laborieuse que par les services qu'il avait rendus à l'art.

cale. La liste raisonnée de ces écrits dogmatiques ou polémiques offrira, dans une sorte de tableau chronologique, l'histoire abrégée des vicissitudes de l'art de broyer la pierre, depuis l'origine jusqu'à ce jour. Le lecteur trouvera, d'ailleurs, dans ces indications sommaires, des facilités pour ses recherches.

1818. — Mon premier projet de destruction de la pierre dans la vessie fut présenté à la Faculté de médecine de Paris. MM. Chaussier et Percy furent désignés pour examiner ce travail. Il n'y eut point de rapport.

1824. — Six ans après, je présentai le même projet à l'Académie des sciences, dans un travail étendu, développé, complet. Dès lors, la lithotritie était régulièrement constituée ; ses moyens d'action étaient le trilabe et ses accessoires ; ils avaient été successivement perfectionnés et soumis à toutes les épreuves de l'expérience ; ils avaient même reçu un commencement d'application à l'homme. L'Académie désigna pour l'examen de ce mémoire les professeurs Chaussier et Percy. Ce dernier communiqua à l'Académie, le 22 mars 1824, le résultat de cet examen, sous ce titre : « Rapport fait à l'Académie des sciences par le chevalier Chaussier et le baron Percy, sur le nouveau moyen du docteur Civiale pour détruire la pierre dans la vessie sans l'opération de la taille. » Paris, 1824, brochure in-8°. Ce rapport se trouve dans mon ouvrage intitulé *De la Lithotritie* (1827, in-8°, planches), et dans le *Parallèle des moyens de traiter les calculeux* (1836, in-8°, planches).

1827. — Trois ans après ma communication à l'Académie des sciences, parut mon ouvrage pratique *de la Lithotritie*, dédié à S. M. le Roi Louis XVIII. C'est une exposition de la nouvelle méthode de traiter les calculeux, des principes sur lesquels elle est fondée, des moyens qu'elle emploie, des règles qu'elle observe, avec un tableau de quarante-trois observations détaillées et classées de manière à mettre en relief la gradation des difficultés qui entravent les applications de la lithotritie. Ce fut après la publication de cet ouvrage que l'Académie des sciences me décerna le grand prix Montyon.

Quelques mois après, je publiai ma *Première Lettre sur la lithotritie*, adressée à Vincent de Kern, premier chirurgien de l'empereur d'Autriche, qui avait émis, touchant l'art de broyer la pierre, des opinions erronées et qui pouvaient nuire aux progrès de cet art. Tout en réfutant ce chirurgien, je présentai un exposé, avec figures, des moyens et des procédés que nous avait transmis l'ancienne chirurgie pour la destruction de la pierre, afin de réduire à leur juste valeur des commentaires inexacts sur ce sujet.

1828. — Préoccupé avant tout de la question pratique, je publiai ma *Deuxième Lettre sur la lithotritie*, contenant les détails de quarante-cinq faits nouveaux par moi recueiflis et classés, comme dans mon premier traité, de manière à montrer la gradation des difficultés dans l'application. J'abordai dans cette même lettre deux questions connexes : la récidive de la pierre et l'influence du catarrhe vésical sur cette récidive.

1831. — Dans ma *Troisième Lettre sur la lithotritie*, je produisis treize observations qui ont servi de base aux applications de la nouvelle méthode aux calculs arrêtés ou développés dans l'urèthre. Outre la lithotritie uréthrale, cette lettre traite de quelques modifications introduites dans ma méthode, modifications dont on avait exagéré la portée.

1833. — Dupuytren était le chef d'une opposition qui se proposait de rabaisser mes travaux, en faisant valoir ceux de mes adversaires ou compétiteurs. Ce fut à Dupuytren lui-même, dont il importait de repousser les attaques, que j'adressai la *Quatrième Lettre sur la lithotritie*. Je réfutai dans cette lettre des opinions qui avaient échappé à ce grand chirurgien.

1836. — Trois ans après, je publiai le *Parallèle des moyens de traiter les calculeux* (1 vol. in-8°, avec planches). C'était une réfutation des doctrines erronées qui s'étaient produites l'année précédente à l'Académie de médecine, et que je ne devais pas laisser sans réponse. Ramenant le débat sur le terrain de la pratique, je m'attachai à mettre en parallèle la taille et la lithotritie appliquées aux cas simples et aux cas compliqués, aux femmes, aux enfants. Cet ouvrage est un traité des deux méthodes comparées. Toutes les questions pratiques y sont étudiées : accidents, résultats, causes de la mort, erreurs, fautes possibles dans les deux opérations, la durée du traitement, les récidives et les divers procédés en usage dans l'une et l'autre méthode.

1837. — Ma *Cinquième Lettre sur la lithotritie* contient des faits pratiques d'un haut intérêt et des remarques sur les commentaires auxquels avaient donné lieu les actes de l'Académie des sciences, et qui avaient pour but de mettre en crédit des moyens et des procédés différents de ceux dont l'expérience avait prononcé l'utilité. J'avais en vue surtout les chirurgiens étrangers, qui pouvaient être induits en erreur par des informations inexactes.

1838. — Dans le *Traité de l'affection calculeuse* (1 fort vol. in-8°), je résumai mes recherches sur les principaux caractères des calculs urinaires, dans les reins, les uretères, la vessie et l'urèthre, au point de vue de la thérapeutique chirurgicale. On trouvera dans cet ouvrage un extrait considérable de mes relevés de statistique, que j'avais présentés à l'Académie des sciences. (*Voir* un Rapport très-favorable à ce sujet dans les comptes rendus de l'Académie, 1835.)

1840. — Le *Traitement médical et préservatif de la pierre et de la gravelle* expose les principaux moyens prophylactiques et thérapeutiques dont l'art dispose contre ces affections. A la fin de cet ouvrage se trouve un mémoire sur les calculs de cystine.

En 1847 parut mon ouvrage intitulé *Traité pratique et historique de la lithotritie*. C'est un exposé détaillé des théories et des applications de la nouvelle méthode, ainsi que des résultats obtenus dans la pratique.

La *Sixième Lettre sur la lithotritie*, publiée la même année, résume une longue discussion sur la taille et la lithotritie, soutenue à l'Académie de médecine de Paris. C'est une réfutation de toutes les attaques dirigées contre la lithotritie, et une réfutation qui n'a pas été sans résultat, car tous les adversaires de ma méthode ont fini par renoncer à la discussion. Le silence s'est fait pendant quinze ans. Les adversaires ne restaient pas néanmoins inactifs : grâce à l'enseignement des Facultés et aux cliniques officielles, de fausses doctrines se propageaient, et ma méthode était dénaturée par des applications irrégulières. Pour conjurer le danger, je commençai, en 1860, la publication des comptes rendus de mon exercice. Accueillis avec une faveur marquée, ces comptes rendus produisirent l'effet que je m'en étais promis. En offrant au public compétent des éléments de comparaison entre ma pratique et les procédés que je repousse, je devais faire ressortir les différences. C'était une façon de parallèle, dont les professeurs de clinique chirurgicale, on a pu le voir dans cette introduction, n'ont pas été très-satisfaits (1).

Extrait de la *Gazette des hôpitaux civils et militaires* (37e année), n° 13, mardi 2 février 1864.

Nous recevons de M. Civiale, avec prière d'insertion, la lettre suivante :

« Monsieur le Rédacteur,

« Les leçons de M. Nélaton sur la lithotritie à l'hôpital des Cliniques, reproduites dans la *Gazette des Hôpitaux*, exigent de ma part quelques observations que je recommande à votre impartialité.

« Je dirai d'abord que depuis vingt années je n'ai eu avec M. Nélaton que des rapports agréables; je l'ai aidé de mes conseils lorsqu'il lui a plu de les réclamer, et dans mon discours à l'hôpital Necker je n'ai fait allusion à ce professeur que pour constater qu'il m'avait fait l'honneur d'adopter mes instruments de lithotritie.

« M. Nélaton m'attaque, le 5 janvier, sans y avoir été provoqué. Il prend dans une fraction de mon discours quelques phrases détachées, il les encadre avec art, et il insinue que l'auteur de ce discours a manqué aux égards qu'il doit à ses confrères et porté atteinte à leur considération.

« Cette imputation n'est même pas vraisemblable. Comment M. Nélaton a-t-il pu supposer que, parvenu presque au terme

---

(1) Nous reproduisons ici, d'après la volonté formelle de l'auteur, la lettre écrite par lui à M. Nélaton; lettre qu'il considérait comme une pièce utile à consulter pour les futurs historiens de la chirurgie contemporaine. Quoique cette pièce se trouve refondue en partie dans l'Introduction, nous avons cru n'en devoir rien retrancher. (J. M. G.)

d'une vie consacrée à l'étude, au progrès de l'art et à l'exercice de la profession, et dans une position indépendante, j'aie eu la pensée d'attaquer mes confrères, qui tous (moins un peut-être) me rendent pleine justice?

« De quoi s'agissait-il, en effet, dans mon travail? Uniquement de l'application de la lithotritie et des moyens de la perfectionner.

« J'ai fait appel à mes confrères; dans une question d'humanité et de pratique générale, j'ai cru pouvoir compter sur leur bienveillant concours. J'ai indiqué en passant les points à élucider.

« Assurément M. Nélaton a, comme tout autre, le droit de réfuter mes opinions, de discuter mes doctrines, sans que je m'en offense : chacun doit être reçu à dire honnêtement sa pensée, à proclamer librement ce qu'il croit vrai, à rejeter de même ce qu'il croit faux. La discussion scientifique soutenue dans la seule intention d'accroître et de fortifier les vérités acquises, attire l'intérêt de tous, et fait concourir au progrès de la science et de l'art les connaissances spéciales de chacun. Ainsi se propagent les vérités pratiques, après avoir subi le contrôle de la discussion.

« Dans le débat soulevé par M. Nélaton, les personnalités tiennent peut-être une trop grande place. Sans nous arrêter, nous suivrons notre contradicteur sur le terrain des faits, et nous ferons en sorte de rester toujours fidèle à la vérité historique.

« Quelques mots d'abord sur les instruments lithotriteurs.

« 1. Il y a pour la lithotritie deux instruments principaux, au moyen desquels on a opéré à peu près jusqu'à ce jour le broiement de la pierre dans la vessie : le trilabe et le lithoclaste. Je me suis servi du premier exclusivement de 1824 à 1835 ; depuis cette dernière époque j'emploie le second dans un grand nombre de cas que j'ai déterminés, en faisant connaître les motifs de ce changement dans ma pratique.

« M. Nélaton vient de présenter le trilabe aux élèves, en disant qu'il n'a été employé que par moi, qu'il est inusité, incommode, plus propre à pincer, à déchirer la vessie, qu'à détruire la pierre, et qu'on le trouve seulememt dans les musées historiques.

« Cependant ce trilabe, à l'occasion duquel M. Nélaton donne à entendre que j'abuse les chirurgiens en leur présentant des moyens dont je ne me sers pas, ce trilabe est l'instrument avec lequel j'ai fait ma première opération de lithotritie en 1824 ; j'ai traité ensuite plus de trois cents malades, presque toujours heureusement, en continuant de m'en servir, et le même instrument a également été employé avec succès par divers chirurgiens, en Angleterre, en Amérique, en Italie et en Allemagne.

« Si l'habile chirurgien avait suivi l'histoire réelle de cet instrument, il aurait reconnu que l'Académie des sciences de l'Institut de France, que l'Académie des sciences de Gœttingue, que Ast. Cooper, Scarpa, Ch. de Graeff, Randolph, Pacini, et tous les chirurgiens en général, ont reconnu l'utilité de cet instrument et les travaux dont il a été l'objet, et il ne se trouverait pas aujourd'hui si loin de la vérité.

« Sans prendre la peine de faire des recherches, il pouvait consulter là-dessus son collègue M. Velpeau, qui s'exprimait ainsi en 1827 : « Je suis convaincu qu'avec les instruments qu'il « emploie (le trilabe), l'intelligence la plus commune parvien-« dra aisément à terminer l'opération..... Il est presque im-« possible de pincer la vessie..... et la pierre est si facile à « saisir que j'ai vu M. Civiale la lâcher, la reprendre, la tourner « et retourner avec autant de facilité que s'il eût opéré dans un « vase à découvert. » (*Arch. gén. de méd.*, t. XV, p. 159.)

« Après avoir relégué le trilabe dans les musées historiques, et sans s'arrêter à mes travaux, M. Nélaton trouve sous sa main le lithoclaste à mors plats et larges et à écrou brisé, dont il change le nom et qu'il appelle brise-pierre à cuiller, et il le recommande aux élèves comme l'instrument le plus parfait.

« Eh bien ! cet instrument fut construit pour moi et d'après mes indications par notre habile fabricant M. Charrière.

« On sait que pour fabriquer un instrument nouveau de chirurgie, en vue d'opération importante, il faut le concours d'un chirurgien et d'un mécanicien représentant les deux éléments dont l'instrument se compose.

« Mon confrère, dans son *Traité classique*, aussi bien que dans sa leçon, a mis le chirurgien de côté ; il a fait du lithoclaste une invention du mécanicien exclusivement.

« Encore un mot sur les instruments : ce n'est pas, d'après M. Nélaton, sans une grande résistance que M. Civiale aurait accepté les instruments courbes dont il se sert aujourd'hui avec tant de bonheur. L'instrument courbe auquel il fait allusion est e *percuteur.*

« Je me suis élevé contre l'emploi généralisé de cet instrument, parce qu'il me paraît inutile; tandis que *l'instrument courbe dont je me sers avec tant de bonheur*, c'est ce même lithoclaste que j'ai fait construire en 1836, que j'emploie très-souvent depuis cette époque, et auquel M. Nélaton veut bien donner son approbation. Ainsi, pas d'équivoque. Que cet instrument soit appelé lithoclaste ou brise-pierre, on ne saurait, sans enfreindre les principes élémentaires de l'équité, attribuer à un autre qu'à moi l'introduction de cet instrument dans la pratique. Or M. Nélaton ne s'en est pas tenu à une substitution de noms, il a eu recours à une substitution de personnes, et cela dans une leçon publique !

« II. Si de l'appareil instrumental de la lithotritie nous passons à la manière de l'appliquer au traitement des calculeux, nous retrouvons dans l'exposé de M. Nélaton le même parti pris de présenter sous un faux jour et mes procédés et ma méthode opératoire, tels que je les ai exposés cent fois, au point de les rendre vulgaires, et au moyen desquels j'ai obtenu les résultats pratiques indiqués dans mon discours et consignés dans mes écrits.

« Tant d'efforts ne tendent qu'à persuader aux élèves que les spécialistes ne pratiquent pas la lithotritie suivant les règles, et le but qu'on poursuit visiblement est de confisquer cette méthode au profit de l'école encyclopédique et de l'absorber dans la pratique générale. On est conduit par ce système à une conclusion implicite que je formule ainsi : *M. Civiale ne sait pas appliquer l'art de broyer la pierre.*

« En attendant que l'habile chirurgien fasse sa démonstration, je ferai remarquer qu'en reproduisant à sa clinique, au sujet de la préparation du malade et des premiers temps de l'opération, un extrait de ce que j'ai exposé (V. *Traité de la lithotritie* et *Gazette des Hôpitaux*, avril et mai 1863), il l'a tellement écourté, et le présente d'ailleurs d'une manière si peu exacte, qu'en définitive sa leçon est tout à fait impropre à faire connaître ce qu'il convient de faire dans cette partie du traitement.

« M. le professeur parlant seul dans sa chaire se donne facilement raison ; mais, en réalité, il est si à côté du vrai que ses assertions pourraient induire les jeunes chirurgiens en erreur ; c'est ce qui me détermine à les examiner.

« Comme les précédentes, ces nouvelles remarques pourront ne pas avoir l'assentiment du célèbre professeur ; je ne les regretterai pas, toutefois, si elles ont la bonne fortune de servir la nouvelle méthode, de rendre quelques chirurgiens plus circonspects dans ses applications, de leur dévoiler des obstacles méconnus.

« Disons tout d'abord que M. le professeur Nélaton, par son enseignement autant que par sa pratique, a mis en pleine évidence l'utilité des remarques que j'ai présentées sur la manière dont on procède généralement à la lithotritie, et il a prouvé en même temps que les méprises qui ont été commises à cet égard sont plus profondes et plus générales que je ne l'ai dit.

« Ainsi, le 5 janvier 1864, à l'hôpital des Cliniques, en présence d'un grand nombre d'élèves et pour leur instruction, une opération de lithotritie est pratiquée avec les moyens et d'après les préceptes et les règles qu'on enseigne à la Faculté, et suivant la méthode que le professeur de clinique veut substituer à la nôtre (1).

« Comme je ne veux pas imiter mon confrère et lui renvoyer ce qu'il pourrait appeler des récriminations, je me bornerai à examiner quelques points de la manœuvre à laquelle est soumis le malade qu'il traite en ce moment.

(1) Je ne saurais dire l'impression qu'a faite sur moi le récit du professeur, ou du moins le compte rendu approuvé par lui de tout ce qui s'est passé chez un malade attaqué de la pierre, qu'on traite depuis six mois, et de la vessie duquel on a retiré, par des procédés irréguliers, quelques débris de calcul dont on n'indique pas même la quantité, et qui se trouve réduit, après un grand nombre de manœuvres, à l'état indiqué par le professeur lui-même : « Le malade, dit-il, conserve encore « des graviers que je me propose d'extraire devant vous...; mais il a, « en achevant d'uriner, des douleurs dont l'intensité va croissant et « atteint son maximum après que les dernières gouttes ont été répan- « dues ; il y a du ténesme vésical, et vous reconnaissez là un des prin- « cipaux caractères de la cystite chronique. »
Voilà l'opération sur laquelle le célèbre professeur appelle l'attention de ses élèves.

« 1° En adoptant mon lithoclaste pour ses opérations, l'habile chirurgien dit : « *Nous nous servons du brise-pierre courbe,* « *dont l'armature est à pignon ou à écrou brisé : cette dispo-* « *sition est indifférente.* » C'est là une erreur. J'ai démontré qu'en se servant du pignon il y a des temps de perdus, la pierre peut s'échapper, et l'on réussit plus difficilement à se débarrasser des débris calculeux. J'appelle l'attention de mon confrère sur ce point ; ce qu'il présente comme indifférent ne l'est pas du tout.

« 2° M. Nélaton a enseigné à sa clinique qu'avant de commencer la séance de lithotritie, il faut introduire une sonde dans la vessie, afin de s'assurer quelle est la position du calcul dans ce viscère.

« Pourquoi cette introduction de la sonde ? N'est-ce pas là une manœuvre inutile ? Elle ne peut qu'augmenter les souffrances du malade ; on a vu aussi des accidents se produire à la suite de ces introductions.

« 3° Tous les praticiens savent qu'en retirant une sonde d'une vessie qui contient des fragments calculeux, il est prescrit de s'assurer d'abord si quelques fragments ne seraient pas engagés dans les yeux de la sonde.

« M. le professeur ne prend pas cette précaution, et il retire la sonde sans se douter même qu'il ramène quelques débris pierreux. Cela peut ne pas avoir de conséquences pour M. Nélaton. Mais ceux qui le voient à l'œuvre et qui recueillent ses préceptes n'auront peut-être pas le même privilége, et ils seront exposés, en l'imitant, à rencontrer des accidents graves qui sont malheureusement trop communs. Un des collègues de M. le professeur en a observé un des plus formidables, il y a peu de temps, et l'on en connaît beaucoup d'autres ; presque toujours la mort s'en est suivie.

« Ici se présente une question importante de pratique, elle doit fixer sérieusement l'attention de l'éminent chirurgien.

« 4° A l'exception de quelques cas déterminés, le malade soumis à la lithotritie expulse naturellement avec l'urine et très-rarement avec douleur les débris de la pierre suffisamment broyée, et cela sans l'intervention du chirurgien.

« Cependant, on a proposé de généraliser l'emploi du procédé de l'extraction immédiate. C'est ce procédé que M. le professeur a adopté, sans s'apercevoir que ces applications sont pleines d'incertitude et de danger. Il connaît, sans doute, les faits malheureux de Dupuytren, de Brodie et d'autres, et les remarques pleines de justesse que le chirurgien anglais a faites à ce sujet, qui est l'un des plus intéressants du traitement des calculeux par la lithotritie.

« Pourquoi conseiller aux jeunes chirurgiens des procédés difficiles et dangereux, lorsque l'art en possède d'autres qui sont préférables sous tous les rapports?

« 5° Tous ceux qui pratiquent régulièrement la lithotritie savent que la première séance de broiement est toujours la plus douloureuse ; les suivantes le sont de moins en moins, et, lorsque le traitement se prolonge, le malade souffre à peine du contact des instruments. Ce résultat, depuis longtemps acquis à la pratique de la nouvelle méthode, est d'autant plus certain que les séances sont moins longues et qu'on observe plus exactement les règles prescrites. En faisant connaître l'importance de ce fait, depuis longtemps et à diverses reprises, j'ai signalé une particularité qui paraît avoir échappé à la sagacité de M. Nélaton.

« Ce fait de l'insensibilité progressive des surfaces sur lesquelles on agit ne se produit que lorsqu'on procède régulièrement à l'opération. Si l'opérateur violente les organes, s'il les fatigue par des introductions répétées, ou des contacts prolongés, ou des manœuvres irrégulières, etc., au lieu de diminuer, la sensibilité des surfaces touchées augmente, et sous cette influence la contraction des tissus sous-jacents s'accroît, les troubles fonctionnels de la vessie deviennent de plus en plus graves, la miction est douloureuse, et la cystite se manifeste avec ses conséquences.

« Eh bien ! on remarque quelque chose de tout cela chez le malade opéré à l'hôpital des Cliniques. Les premières séances furent, nous dit-on, bien supportées ; il n'en a pas été de même des suivantes. La manœuvre opératoire n'a donc pas été régulière, et ce qui le prouve dans ce cas particulier, c'est une remarque de M. Nélaton lui-même ; il dit: « Les douleurs consécutives aux introductions du *brise-pierre* n'ont été un peu vives qu'après les dernières séances de lithotritie, où j'avais trois fois passé le brise-pierre à cuiller (1). »

« Si l'habile professeur daignait recevoir encore le conseil d'un spécialiste, je lui dirais : Manœuvrez dans la vessie avec plus de précaution ; laissez à ce viscère le soin d'expulser les débris pierreux ; abstenez-vous de ces introductions répétées d'instruments par l'urèthre, toujours pénibles, et qui doivent être exclusivement réservées aux cas qui les réclament. En procédant comme je l'ai fait en votre présence chez le malade de la rue Bellechasse, vous n'aurez pas d'accidents ; vos malades guériront, et vos élèves, éclairés par une pratique moins imprudente, sauront éviter la fausse voie dans laquelle vous êtes engagé.

« Que M. le professeur veuille reconnaître les désordres nombreux et variés observés pendant et après l'extraction immédiate des fragments calculeux, même par les hommes les plus éminents de la profession, et il accordera sans peine qu'un grand nombre d'opérés succombent à la suite de ces extractions immédiates.

« Mes procédés, que l'habile professeur accueillait naguère

----

(1) M. Nélaton a déjà observé cette réaction des organes, sur lesquels il avait agi sans les précautions nécessaires ; chez un malade dont il parle dans sa deuxième leçon, et pour lequel il avait réclamé mon expérience, le traitement dut être interrompu, et je fus appelé.

M. Nélaton paraît se plaindre de ce qu'à la consultation j'ai laissé paraître de l'incrédulité au sujet du récit qu'il me fit de ce qui s'était passé.

Le malade, me disait-on, avait très-bien supporté cinq séances de lithotritie ; il ne restait plus dans sa vessie qu'un seul fragment qu'on se proposait d'extraire, lorsque survinrent les obstacles qui m'étaient signalés.

Cela me parut extraordinaire ; je crus reconnaître là les suites ordinaires des violences exercées sur le col vésical. Ce qui confirme cette opinion, c'est que l'opération est redevenue possible lorsque les effets de la violence ont cessé. Il y avait donc là une inconnue qui commandait une grande réserve de ma part.

Sur la demande de mon confrère, j'introduisis une sonde, et en cherchant à la remplacer par mon lithoclaste, qui fut arrêté au col, je ne le poussai pas plus loin.

avec faveur, il les répudie aujourd'hui avec une sorte de dédain, sans toutefois cesser d'y recourir.

« Il a fait remarquer aux élèves que l'urèthre de son malade n'a pas saigné pendant l'opération, qu'il *a compté pour obtenir ce résultat sur la lenteur et les ménagements dans l'introduction des instruments lithotriteurs.*

« Mais cette manière de procéder ne vient pas de l'hôpital des Cliniques ; il y a près de quarante ans que je l'ai établie, et je l'ai souvent reproduite, toujours pour lutter contre les habitudes de la pratique générale, où c'est un précepte d'aller vite et brusquement. Faut-il rappeler au célèbre professeur que l'urèthre de certains calculeux ne saigne pas, même dans les cas compliqués? En général, d'ailleurs, l'urine n'est teinte de sang qu'aux premières séances ; or, le malade de M. Nélaton était fait aux manœuvres opératoires.

« Quelque hâte que j'aie d'en finir avec ce que M. Nélaton appelle des *banalités*, je ne puis pas me dispenser d'ajouter encore quelques mots au sujet du malade qui est en ce moment entre les mains de notre habile confrère.

« Lui-même nous le présente *comme un sujet d'étude des plus importants*, sans toutefois qu'il paraisse fixé sur le genre d'intérêt qu'il présente.

« C'est un de ces hommes qui semblent faits pour les expériences à exécuter dans la vessie ; on pourrait le comparer à ceux dont parle M. Tanchou, qui lui louaient leur vessie à 3 fr. la séance pour des exercices de lithotritie. C'est un de ces hommes qu'on ne parvient pas à tuer, aurait dit S. Astley Cooper.

« Depuis plus d'un an ce malade est en traitement pour la pierre.

« Depuis plus de six mois qu'il est entré à l'hôpital des Cliniques, on travaille dans sa vessie, toujours pour le débarrasser de la pierre.

« A cette fin, on a introduit par l'urèthre un grand nombre d'instruments coup sur coup, ou à des intervalles éloignés ; on a manœuvré dans sa vessie de toutes les manières pour saisir et morceler la pierre, pour chercher à saisir et à extraire ses débris, etc.

« Il ne viendra assurément à l'esprit d'aucun praticien de considérer un tel sujet comme un modèle à proposer dans les applications de la lithotritie, et les élèves de M. le professeur Nélaton doivent être bien persuadés qu'ils n'auront probablement pas de malades analogues dans leur pratique. Ils ne sauraient donc trop se tenir en garde contre les inductions pratiques qu'on pourrait vouloir tirer de ce fait.

« En effet, l'habile professeur dit à ses auditeurs : « Voyons « maintenant quelles indications nous avons à remplir, et com- « ment doit être pratiquée la lithotritie ; vous allez retrouver des « préceptes que je vous ai enseignés à l'occasion de ce *même* « *malade*, et que je ne saurais trop vous répéter, pour vous en « graver dans la mémoire toute l'importance. »

« Evidemment M. Nélaton va trop vite.

« Je démontrerai dans un travail que j'imprime en ce moment, que notre savant confrère n'agirait pas trop mal en faisant quelques visites à l'hôpital Necker.

« Que M. Nélaton le sache bien : un cas de ce genre n'est pas plus propre à servir de base aux règles de la manœuvre opératoire qu'à faire apprécier la valeur de la méthode, point à l'égard duquel notre savant confrère ne paraît pas fixé.

« Il dit, en 1864, que la lithotritie est une conquête des plus précieuses.

« Il disait en 1858 (*Eléments de pathologie*, t. V, p. 246), « *qu'il ne saurait répondre d'une manière exacte à la question* « *de savoir si la guérison est plus fréquente à la suite de la* « *lithotritie que de la taille.*

« Sans doute le savant professeur apportera, en faveur de l'opinion qn'il exprime aujourd'hui, des preuves autres que celles que peut fournir le malade de son hôpital, malade qui sera toujours un triste sujet pour la lithotritie.

« Heureusement cette méthode a des bases plus solides ; comme elle a résisté aux attaques antérieures, elle ne s'effraye pas du bruit qu'on fait en ce moment à l'hôpital des Cliniques.

« Pendant qu'on s'efforce dans cet hôpital de faire accepter de fausses doctrines, de propager par la voie de la presse et de l'enseignement des procédés défectueux, des manières vicieuses d'opérer, toutes choses qu'on ferait si on avait l'intention de renverser la lithotritie ; à l'hôpital Necker on applique cette méthode toujours avec le même succès. Ainsi, depuis que M. Nélaton fait tomber toute sa colère sur le service des calculeux et sur son chirurgien, quatre calculeux, dont deux enfants, ont été opérés heureusement par la lithotritie. »

Paris, 22 janvier 1864.

CIVIALE.

PREMIÈRE PARTIE

DE LA LITHOTRITIE

L'art de broyer la pierre consiste à porter dans la vessie, par les voies naturelles, des instruments propres à briser les calculs et à les réduire en poudre ou en fragments assez ténus pour être extraits par le canal de l'urèthre ou expulsés avec l'urine.

Cette méthode opératoire a reçu diverses dénominations : lithoclastie, lithomylie, lithoprinie, lithotripsie. L'usage a consacré le mot de lithotritie, que j'ai adopté.

L'histoire de la lithotritie, considérée au point de vue pratique, se divise en trois périodes principales :

Dans la période expérimentale (1818-1824), la lithotritie expérimente, prépare ses moyens, les perfectionne, en détermine l'action, en règle l'emploi, et arrive lentement et sans bruit à ses fins ; l'opération au moyen du trilabe est pratiquée sur l'homme vivant.

Sous ce titre : *Développements de la lithotritie en France*, j'ai exposé ailleurs les principaux faits de cette période d'incubation. Il est aisé de se figurer combien il a fallu de longs essais et de tâtonnements pour rendre possible l'application de procédés opératoires entièrement nouveaux. C'était un problème très-complexe qu'il fallait résoudre ; et la solution consistait à porter sûrement des instruments d'une action certaine dans un organe invisible, pour réduire en parcelles une pierre contenue dans cet organe. Enfin, après cinq ans de travaux sans relâche, l'art de broyer la pierre cessa d'être une chimère et devint une réalité.

La deuxième période (1824-1835) est marquée par l'application exclusive du trilabe à la destruction des calculs vésicaux.

La troisième période, qui commence en 1835, comprend les applications de la lithotritie au traitement des calculeux, au moyen des instruments et d'après les procédés actuels (1).

(1) Voir *Traité pratique et historique de la lithotritie*; Paris, 1847, in-8, planches, pages 386 et 392.

CHAPITRE PREMIER

INSTRUMENTS LITHOTRITEURS

Instruments lithotriteurs. — Caractère spécial de ces instruments. — Comparaison du trilabe et du lithoclaste. — Utilité du trilabe. — Choix des instruments. — Remarques pratiques sur les dispositions les plus essentielles des instruments lithotriteurs. — Extrémité interne. — Extrémité externe. — Lithoclaste à demi fenêtré. — Forceps fenêtré. — Instrument percuteur. — Instrument pour la pression et la percussion combinées. — De quelques instruments lithotriteurs usités dans la pratique générale et dont je ne me sers pas. — Brise-pierre à cuiller ou à cuvette.— Instrument coudé. — Forceps courbe à pignon. — Forceps fenêtré. — Instrument courbe articulé.

OBSERVATIONS PRÉLIMINAIRES

Cet ouvrage étant destiné aux praticiens, je ne dois m'occuper que des instruments lithotriteurs qui sont usités dans la pratique. Ces instruments sont le trilabe et le lithoclaste.

Rappelons tout d'abord que les instruments de la lithotritie diffèrent de tous les autres instruments en usage dans la chirurgie, de même que l'opération de la lithotritie diffère des autres opérations chirurgicales. On n'a pas tenu compte de cette différence, et on a commis par suite de graves erreurs.

Pour broyer une pierre cachée dans un organe invisible, il a fallu imaginer des combinaisons mécaniques appropriées, et pratiquer des manœuvres inusitées. Comme les instruments lithotriteurs doivent être d'une grande précision et avoir une grande puissance sous un petit volume, il a fallu beaucoup de temps pour les porter à un point de perfection tel que l'opérateur pût exécuter avec eux, et sans léser les organes, les manœuvres les plus délicates.

J'ai exposé ailleurs les nombreuses tentatives et les expériences variées qui m'ont amené à donner au trilabe une forme et une puissance en rapport avec les indications qu'il faut remplir.

Il en a été de même pour le lithoclaste. Je n'ai recommandé cet instrument aux praticiens qu'après avoir acquis la certitude qu'il était facilement et sûrement applicable. Aussi le lithoclaste et le trilabe n'ont-ils reçu que des modifications insignifiantes depuis qu'ils ont été introduits dans la pratique. C'est que bien des épreuves préliminaires avaient précédé la grande épreuve de l'application. Il est regrettable qu'on n'ait pas procédé toujours de même en chirurgie, et en particulier dans la lithotritie.

Comparaison des deux instruments. — Des deux instruments qui servent de base à la lithotritie, le trilabe est le premier en date. C'est avec le trilabe que j'ai pratiqué la première opération de lithotritie, en 1824. C'est par le trilabe que cette nouvelle méthode a été définitivement introduite dans la pratique chirurgicale.

Le trilabe se compose d'une pince à trois branches terminées par des crochets, d'une gaîne mobile sur le tube porte-branches, d'un stylet lithotriteur glissant dans ce tube, et dont la tête se meut entre les branches recourbées, et enfin des accessoires (1).

Le lithoclaste est le deuxième appareil usité dans la pratique de la lithotritie. Il existait deux modèles de cet instrument, lorsque M. Heurteloup le présenta en 1833, sous la dénomination de percuteur courbe à marteau (2).

Je cherchai, ainsi que d'autres chirurgiens, à déterminer la valeur pratique de cette combinaison instrumentale, dont on vantait la puissance. Je fus bientôt convaincu que le percuteur laissait beaucoup à désirer comme moyen de préhension et de pulvérisation, et qu'il ne répondait qu'imparfaitement aux indications principales, car le morcellement

(1) Tel est l'appareil dont je me sers depuis 1824. On en trouvera la description dans le rapport de Percy et Chaussier à l'Académie des Sciences (1824), dans mon premier ouvrage sur la lithotritie (1827), dans le *Parallèle* (1836), et dans le *Traité pratique et historique de la lithotritie* (1847). Plusieurs variétés d'instruments de ce modèle se trouvent dans ma collection. (V. le *Catalogue*.)

(2) Voir *Traité de la lithotritie*.

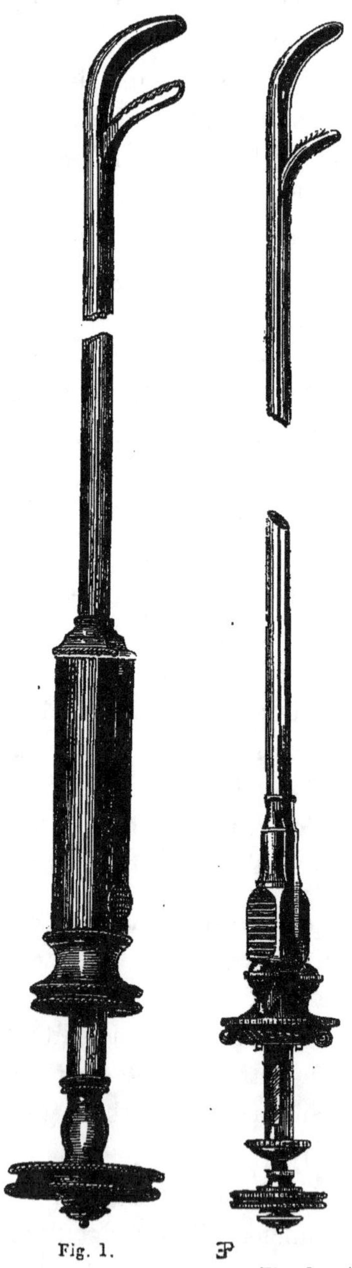

Fig. 1.

Fig. 2.

n'est possible qu'autant que la pierre a été saisie et fixée solidement.

Or, les mors de cet instrument ne s'appliquent que par un trait sur une pierre moyenne ou petite ; et, à moins qu'elle ne soit saisie par le milieu, ce qui peut arriver, elle s'échappe par côté ; de telle sorte que le temps le plus essentiel de l'opération manque de précision et de sûreté, lorsqu'on se sert du percuteur.

J'ai modifié la forme et la disposition de l'extrémité vésicale de cet instrument. J'en ai élargi, aplati les branches, d'avant en arrière, de manière à saisir la pierre par une plus large surface et à la fixer solidement (V. la figure). La forme plate des branches du lithoclaste n'est pas, ainsi qu'on l'avait prétendu, un obstacle à l'introduction de l'instrument dans la vessie.

Ainsi, le trilabe et le lithoclaste sont deux instruments distincts : ils diffèrent grandement par la forme, la construction, l'agencement des parties. On ne croirait pas, en les voyant l'un à côté de l'autre, qu'ils puissent se suppléer dans la lithotritie ; et cependant ils servent à atteindre le même but dans des circonstances analogues. Une longue expérience a prouvé que l'emploi combiné de ces deux instruments, si dissemblables en apparence, constitue la principale ressource de la lithotritie pour le traitement des calculeux. Cette observation pratique, d'une grande importance, a échappé à beaucoup de chirurgiens.

Je n'ai pas, comme on le prétend, renoncé au trilabe, cet instrument par lequel la lithotritie s'est affirmée et a été reçue dans la pratique chirurgicale.

Ne prenant conseil que de l'expérience, j'ai conservé les deux instruments, et je me suis efforcé de déterminer les cas où chacun d'eux peut être appliqué avec le plus d'avantage. Sans recourir à mes ouvrages antérieurs, on pourra se convaincre, en parcourant celui-ci, que je n'ai point dévié.

Choix des instruments. — Le choix de l'instrument, considéré par rapport aux catégories diverses de cas, forme une question capitale dans les applications de la lithotritie. Elle ne saurait être négligée sans dommage pour les malades, pour l'opérateur et pour l'art.

En principe, l'instrument à trois branches est plus propre que l'instrument à deux branches à saisir la pierre avec facilité et sûreté.

La supériorité du trilabe tient au mécanisme et à l'action de ses branches. En se rapprochant pour saisir la pierre, les branches du trilabe tendent toujours à la ramener vers le centre. Il n'en est pas ainsi de la pince bilabe ; la pierre, à moins qu'elle ne soit saisie par le milieu, se dérobe. De là des difficultés et des longueurs qui rendent l'opération plus douloureuse.

D'autre part, le lithoclaste agit avec plus de force et de précision comme écraseur, quand il s'agit de morceler une pierre moyenne et dure. C'est là un avantage qui lui assure souvent la préférence, malgré son infériorité comme instrument de préhension, pour les pierres de cette catégorie.

Quant aux petits calculs, ils sont saisis, et ils cèdent avec une égale facilité à l'action de l'un et de l'autre instrument. On emploie le plus communément le lithoclaste, sans oublier les cas spécifiés dans lesquels il est préférable de recourir au trilabe (1).

Quand la pierre est dure et volumineuse, la manœuvre pour la saisir est toujours difficile et confuse, surtout quand on se sert du lithoclaste. Aussi doit-on donner la **préférence** au trilabe pour commencer l'opération (2).

(1) *Voir* Application de la lithotritie aux cas de petites pierres.

(2) *Voir* plus loin Application de la lithotritie aux pierres volumineuses.

Le trilabe est un instrument plus sensible, et en quelque sorte plus intelligent, surtout quand il s'agit d'explorer la vessie, de découvrir certaines variétés de formes de la pierre. Cet instrument peut devenir une ressource utile.

Lorsqu'il s'agit d'aller à la recherche des débris pierreux et des corps étrangers accidentellement introduits dans la vessie, c'est au trilabe qu'il faut recourir de préférence. Combien de fois l'ai-je employé utilement, après avoir échoué avec le lithoclaste ! Disons aussi que, dans quelques cas rares, le lithoclaste a fait ce que n'avait pu faire le trilabe. Nous verrons plus loin que, dans certains cas compliqués, la courbure du lithoclaste est une précieuse ressource.

En résumé, dans la plupart des cas simples de petite pierre, l'utilité des deux instruments est à peu près égale. Le chirurgien prend celui qui est à sa convenance ou à sa portée. Toutes choses égales d'ailleurs, l'action du trilabe est plus sûre, mais la manœuvre est plus douloureuse.

Dans les cas de pierre moyenne, le lithoclaste est préférable; la pierre est morcelée avec plus de facilité et de promptitude.

Quand il s'agit d'une pierre dure et volumineuse dans une vessie racornie, la manœuvre est toujours difficile, incertaine. On peut alors essayer les deux instruments. Le trilabe, à cause de sa facilité de préhension, est préférable pour commencer l'opération, pour faire une séance d'exploration.

Dans la série des cas compliqués de productions morbides qui déforment la vessie, l'opérateur n'obéit point à des règles certaines ; il n'est guidé que par ses sensations tactiles. Le discernement et l'expérience doivent le guider aussi dans le choix de l'instrument.

Remarques pratiques sur les dispositions les plus essentielles des instruments lithotriteurs. — Nous n'avons pas à revenir sur les instruments droits. Ces instruments, dont les chirurgiens ont cessé de s'occuper, restent dans l'état de perfection où ils ont été portés par l'expérience. Ils répondent parfaitement aux besoins de la pratique (1).

Il n'en est pas de même des instruments courbes, qui, tout répandus qu'ils sont, continuent d'être loués ou critiqués sans mesure (2). Les uns les acceptent avec une confiance absolue, comme si ces instruments étaient irréprochables ; les autres les regardent comme des moyens encore imparfaits et impropres à remplir les indications capitales dans la lithotritie.

Il est aisé de se rendre compte de ces dissentiments, si l'on songe que les praticiens ne sont pas même fixés sur les conditions les plus simples de ces appareils, à savoir, le degré de courbure de l'extrémité qui pénètre dans la vessie, la longueur et la forme des branches, le diamètre des rondelles servant de poignée, etc. Ce sont les enseignements de la pratique journalière qui doivent donner la solution de ces problèmes.

Or, c'est précisément le point essentiel qui a été négligé, et l'on peut affirmer que ces instruments, sur lesquels on a tant écrit, ne sont pas encore connus. Et la preuve, c'est qu'on les confond les uns avec les autres. C'est ainsi que, dans la pratique, on prend tous les jours le lithoclaste pour le brise-pierre à cuvette, et le

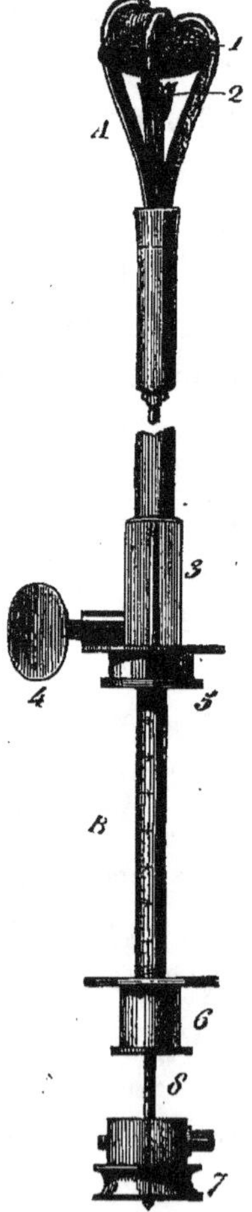

Fig. 3.

(1) *Voir* la figure 3 qui représente un beau modèle.
(2) *Voir* l'Introduction, p. 13 et suiv.

forceps fenêtré pour le percuteur. Il me paraît donc nécessaire d'insister sur les conditions que doivent remplir les instruments lithotriteurs. La question est capitale, car le succès de l'opération dépend en grande partie du choix des instruments.

Mon but serait de combler une des lacunes les plus regrettables dans l'enseignement officiel de la lithotritie. Je ne pense pas pouvoir mieux l'atteindre, qu'en reproduisant les figures qui représentent les instruments lithotriteurs. Pour que la démonstration ne laissât rien à désirer, j'ai voulu parler aux yeux en même temps qu'à l'esprit. J'ai déposé en conséquence, à côté de ma collection de calculs urinaires, un certain nombre d'instruments disposés de telle sorte, qu'on puisse se rendre aisément compte de leur mécanisme, de leur action et des caractères qui les distinguent (1).

L'examen direct des différents modèles, en dehors de toute influence doctrinale, éclairera beaucoup mieux les esprits que les démonstrations orales et les descriptions qu'on trouve dans les livres.

J'espère que la comparaison *de visu* des instruments dont je me sers avec ceux qu'on recommande dans les leçons publiques de chirurgie et dans les ouvrages élémentaires, conduira les praticiens à faire un choix judicieux de ces moyens opératoires.

Les instruments lithotriteurs droits et courbes se composent de trois parties distinctes :

1° *Le corps ou portion centrale, lisse, arrondie*, formée de pièces qui mettent en rapport les deux extrémités.

2° *L'extrémité inférieure, interne ou vésicale*, où se trouve l'appareil propre à saisir et fixer la pierre et à en extraire les fragments, doit attirer toute l'attention de l'opérateur. Saisir et fixer la pierre dans la vessie, c'est en effet remplir la prin-

____

(1) *Voir* le Catalogue de ma collection ; partie instrumentale.

cipale indication. Cette partie de l'appareil doit fonctionner dans une cavité où l'œil ne pénètre point.

J'appelle aussi l'attention des fabricants sur la portion coudée de l'instrument. Le point de jonction où la tige se divise et se recourbe pour former les branches est en général trop volumineux. Pour peu que les débris pierreux se tassent, les branches ne se rapprochent plus suffisamment, et l'instrument augmente de calibre. Cette augmentation de volume rend la sortie de l'appareil pénible et douloureuse. Cet inconvénient est remarquable surtout dans les lithoclastes que fabrique M. Weiss (de Londres).

On verra, en examinant la partie instrumentale de ma collection, que les instruments dont je me sers habituellement réunissent toutes les conditions de solidité avec un volume moindre. On remarquera que les branches des pinces bilabes et trilabes, en se rapprochant, présentent les dispositions les plus propres à faciliter la préhension de la pierre.

Le lithoclaste à mors plats et larges, qui saisit facilement la pierre et la fixe sûrement, a en outre l'avantage de la réduire en poudre grossière. Ce mode de trituration a une valeur qui a été méconnue par quelques chirurgiens.

Je me sers souvent d'un lithoclaste à demi-fenêtré, représenté fig. 4, et sur lequel je reviendrai.

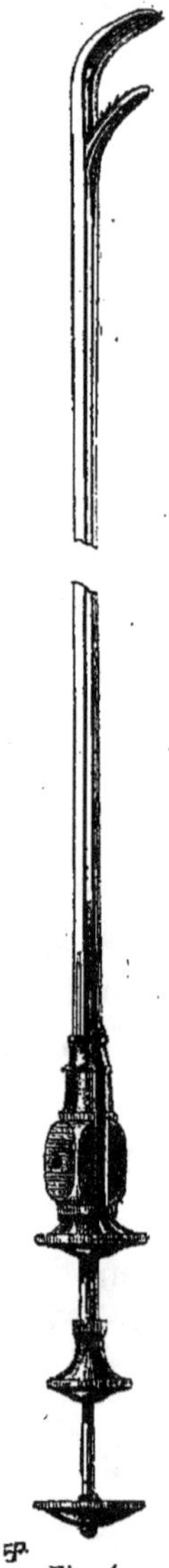

Les forceps fenêtrés ou autres, construits sur le modèle du percuteur, ne présentent pas les mêmes garanties. La pierre est difficilement saisie avec ces instruments, et les éclats qu'on en détache sont plats, anguleux ; ils

Fig. 4.

ne peuvent passer par le canal, ou ils s'y engagent sans pouvoir le franchir, d'où résultent les accidents les plus graves.

Rappelons encore une disposition essentielle de l'extrémité vésicale de mes lithoclastes. Les branches sont aplaties d'avant en arrière ; l'antérieure est plus étroite et plus courte que la postérieure ; de telle sorte que les bords de ces deux branches ne se touchent pas quand on les rapproche. On évite par là de pincer la vessie ; ensuite, l'instrument ne s'engorge pas. Il est très-facile, en effet, de chasser les débris pierreux qui s'accumulent entre les mors pendant la manœuvre. Ajoutons que la courbure du lithoclaste dont je me sers est régulière. Ces dispositions, d'une utilité pratique incontestable, ne se trouvent pas dans le brise-pierre à cuiller ou à cuvette, si répandu dans la pratique ordinaire.

3° *Extrémité externe. Instrument compresseur.* — Les moteurs à l'aide desquels l'opérateur broie ou écrase la pierre qu'il a saisie dans la vessie se placent à l'extrémité extérieure de l'instrument. Ces moteurs diffèrent notablement, d'après les indications qu'on veut remplir ou suivant les procédés qu'on applique au broiement de la pierre (1).

J'emploie, selon les cas, l'écrou brisé, le pignon, le compresseur indépendant. C'est à l'écrou brisé qu'il faut donner la préférence. Ce sont les deux moitiés d'un écrou, maintenues, au moyen d'un ressort, dans une boîte qu'on écarte et qu'on rapproche à volonté. L'emploi de ce moteur se généralise de plus en plus : on le trouve sur des forceps de fabrique anglaise. Les chirurgiens de ce pays paraissent avoir renoncé à un système défectueux de vis de rappel (2).

Le compresseur indépendant, qui est un moteur puissant,

(1) Voir *Traité de la lithotritie*, p. 67 et suiv., 525 et suiv.; l'article *Morcellement* et le Catalogue de ma collection.

(2) *Voir* les figures de mon *Traité de lithotritie*, p. 20 et 25.

dont quelques chirurgiens ont fait usage, doit être tenu en réserve pour les cas spéciaux (1).

Pour opérer soit dans l'urèthre, soit dans la vessie, on se sert assez souvent d'un petit lithoclaste simple, c'est-à-dire dont l'extrémité externe n'est pas munie d'un appareil de pression ou de percussion. C'est dans ces cas que le compresseur indépendant est précieux, lorsque la pression de la main n'est pas suffisante pour écraser le calcul.

De quelques instruments lithotriteurs usités dans la pratique générale et dont je ne me sers pas. — Des instruments construits sur ce modèle ne réunissent pas toutes les conditions nécessaires pour pratiquer la lithotritie selon les règles. Beaucoup de praticiens ont adopté de confiance ces instruments défectueux.

1° *Brise-pierre à cuiller ou à cuvette.* — On le confond souvent avec mon lithoclaste, dont il diffère surtout par la disposition des branches. L'extrémité du brise-pierre est construite de façon que les bords de ses branches se correspondent et se touchent lorsqu'on ferme l'instrument, et que la branche postérieure est creusée en forme de cuiller, de telle sorte qu'il est facile de pincer la vessie pendant la manœuvre, et que les débris pierreux sont retenus dans la cuvette. (V. l'Introduction : *La Lithotritie à l'Hôpital des cliniques.*)

On peut opérer avec le brise-pierre ; mais l'opérateur inexpérimenté rencontre des obstacles sérieux sur lesquels je reviendrai.

2° *Instrument coudé.* — J'ai fait connaître le degré de courbure qu'il faut donner au forceps lithotriteur. La courbure a été augmentée. De là les instruments coudés ; ainsi

(1) Voir *Traité de la lithotritie*, p. 32.

désignés à cause de leur courbure brusque. Ils sont difficiles à dégorger, et l'on réussit rarement à les introduire dans la vessie sans froisser ou labourer la face supérieure de l'urèthre et du col vésical. Il est fâcheux qu'on cherche à étendre l'emploi de ces appareils dangereux.

3° *Forceps courbe à pignon*. — Ce moteur remplace quelquefois l'écrou brisé. Quelques chirurgiens se servent aussi de clavettes, et d'autres moyens dont ils vantent les bons effets. J'ai longtemps employé les instruments à pignon simple ou double et à crémaillère. J'y ai renoncé parce que la manœuvre est moins simple et moins sûre. La pierre s'échappe quelquefois au moment où l'on place le pignon dans la douille. Dans tous les cas, l'opération se trouve interrompue.

4° *Forceps fenêtré* (1). — On l'appelle aussi l'instrument d'attaque. Il est à longues branches aplaties sur les côtés. On s'en sert utilement dans les cas de grosses pierres pour commencer l'opération. Quelques chirurgiens l'emploient d'une manière exclusive. La longueur des branches suffit pour rendre l'opération douloureuse. Il est difficile de saisir les petits calculs avec cet instrument, et plus difficile encore d'extraire les débris pierreux.

5° *Instrument courbe articulé*. — Cet instrument, d'un mécanisme ingénieux, diffère en tout des autres instruments lithotriteurs. Il a été adopté par quelques chirurgiens américains. Je ne sache pas qu'on s'en serve beaucoup en Europe. Son action a peu d'étendue. Du reste, il est facile à manœuvrer et ne fatigue pas beaucoup la vessie. Quoique le lithoclaste me semble préférable, je n'hésiterais pas au besoin à me servir de l'instrument articulé.

Ce n'est pas d'aujourd'hui que je signale l'imperfection des

____

(1) Ne pas confondre avec le percuteur.

instruments lithotriteurs qu'on a introduits dans la pratique générale et qu'on cherche encore à faire prévaloir ; on les recommande dans les cliniques officielles. Quelques chirurgiens très-distingués ont porté la prévention contre ma méthode jusqu'à substituer aux appareils dont je me sers d'autres instruments qui ne sont pas même applicables, et qui ont été abandonnés aussitôt après avoir été proposés.

Essai préalable des instruments. — Tous les instruments lithotriteurs présentent la combinaison des deux éléments, mécanique et chirurgical. C'est de ce dernier que je me suis particulièrement préoccupé. L'élément mécanique n'a pas toutefois été négligé. Pour être vraiment utiles, je le répète, ces instruments doivent être fabriqués avec toute la perfection voulue. Aussi le chirurgien doit-il s'assurer, avant d'opérer, que l'appareil dont il veut se servir réunit toutes les conditions requises. Le choix fait, une épreuve préliminaire doit précéder l'application.

C'est pour avoir négligé cette précaution importante, que des opérateurs, très-habiles d'ailleurs, ont dû laisser des opérations inachevées (1).

Tout instrument neuf est d'abord essayé par le fabricant ; il doit l'être ensuite par l'opérateur lui-même.

Par ces essais variés et répétés autant de fois qu'il le faut, on prévient les accidents de déformation ou de fracture de l'appareil. On commence par des essais d'ensemble, pour s'assurer de la solidité des branches de la pince et de la régularité du mécanisme : l'emboîtement des deux branches, le glissement des deux tiges, le fonctionnement de l'écrou brisé. On procède ensuite aux épreuves de détail pour chaque partie.

(1) Voir *Traité de la lithotritie*, p. 307, et le chapitre de ce livre consacré aux accidents.

Avant tout, il importe de savoir si les débris accumulés entre les branches seront chassés facilement, si les efforts produits par les premiers essais n'ont pas rendu difficile le glissement des tiges ; enfin, si l'écrou engrène bien et fonctionne comme il faut, alors même qu'on serre avec force, et s'il ne lâche pas le taraud quand il s'agit de faire éclater une pierre dure et volumineuse.

L'opérateur expérimenté peut abréger ces épreuves ; mais le chirurgien qui débute dans la pratique doit les varier et les multiplier, et pour sa propre sûreté et pour son profit : ces essais réitérés sont, en effet, des exercices très-utiles qui préparent à la manœuvre opératoire.

CHAPITRE II

DIAGNOSTIC

Pour traiter les calculeux selon les règles de l'art, il faut n'ignorer rien de ce qui concerne l'affection calculeuse. Le succès est à ce prix.

On conçoit l'étendue et la variété des études auxquelles doit se livrer le chirurgien qui se prépare à exécuter les manœuvres délicates de la lithotritie.

J'ai consacré ma vie à ces études spéciales, dont les résultats sont consignés dans mes précédents ouvrages.

On ne trouvera ici que des observations qui se rapportent plus directement au diagnostic de la pierre, avec de nouvelles remarques tirées de ma collection de calculs. J'appellerai en particulier l'attention du praticien sur les explorations locales qu'on pratique au moyen des instruments lithotriteurs. Ces explorations sont d'autant plus utiles pour éclairer le diagnostic, que les inductions qui se tirent des signes dits rationnels sont toujours vagues et insuffisantes.

ARTICLE PREMIER

Signes rationnels de la pierre. — On attache généralement trop d'importance aux effets produits par le contact de la pierre avec les organes. Non-seulement ces effets sont très-incertains; mais la manière dont on les envisage d'ordinaire ajoute encore à l'incertitude.

On peut réduire à trois groupes les principaux symptômes qu'on observe au début de la maladie :

1° *Urines sanguinolentes.* — Lorsqu'un homme bien portant d'ailleurs rend des urines teintes de sang, à la suite de quelque fatigue ou d'un simple exercice, si le même phénomène se reproduit sous l'influence des mêmes causes, le chirurgien doit en tenir compte et ne pas se borner, selon l'usage, à prescrire des palliatifs. Les explorations de la vessie sont nettement indiquées. C'est un devoir pour lui de les pratiquer. Ajoutons que la présence du sang dans les urines n'a de valeur réelle, comme signe diagnostique de l'affection, qu'au début de la maladie, chez les adultes, et dans les cas simples.

Il est rare que les enfants calculeux rendent du sang avec l'urine. Les hommes âgés, au contraire, en rendent souvent, et en quantité, alors même qu'ils n'ont point de pierre dans la vessie ; par conséquent, ce signe perd beaucoup de sa valeur dans la vieillesse, d'autant plus que la présence du sang dans les urines peut tenir à un très-grand nombre de maladies des organes urinaires.

2° *Miction troublée*. — La présence d'un petit calcul dans une vessie saine, que la gravelle l'ait précédée ou non, a pour effet ordinaire de stimuler l'organe, de provoquer des contractions vésicales, et par suite, de rendre plus fréquents les besoins d'uriner. La miction devient difficile et douloureuse. Tous ces effets varient d'ailleurs d'après la sensibilité et la contractilité de la vessie et les caractères physiques de la pierre.

On sait que la contractilité de la vessie chez les calculeux est tantôt exagérée, tantôt amoindrie. L'augmentation et la diminution de la contractilité vésicale établissent entre les calculeux des distinctions capitales.

§ 1. — Contractilité exagérée de la vessie. — En général, lorsque l'urine contenue dans la vessie est vivement expulsée, les parois vésicales sont hypertrophiées, ou bien l'organe est surexcité. S'il y a un calcul, la vessie, après avoir expulsé l'urine, s'appliquera sur lui avec une force proportionnée à sa contractilité. La vessie embrasse la pierre et la pousse vers l'orifice interne de l'urèthre. Les contractions de l'organe chasseraient le corps étranger s'il y avait une issue. En se contractant sur la pierre, la vessie produit des sensations douloureuses, à peu près comme la matrice dans l'accouchement.

Les douleurs commencent, cessent, se reproduisent avec les contractions musculaires. Dans les intervalles, on éprouve parfois un sentiment de lassitude et de malaise.

Ces effets concordent parfaitement avec la théorie, et il est aisé de les explipuer. Signalons les principales variétés qu'ils présentent :

1° *Suspension temporaire des douleurs de la pierre*. — Au début de la maladie, ce n'est que de loin en loin que les calculeux de la première classe éprouvent ce qu'ils appellent des *crises*. Les douleurs sont quelquefois spontanées ; mais elles ne se produisent en général qu'à la suite d'exercices plus ou moins violents, courses à pied, à cheval, en voiture, etc. Le malade éprouve le besoin pressant d'uriner, et la petite quantité d'urine rendue est quelquefois teinte de sang; il ressent en même temps un malaise général. Ces symptômes disparaissent peu à peu, moyennant le repos et quelques sédatifs. Il se passe ensuite des semaines et des mois sans que le malade ressente absolument rien; la santé est parfaite. Les crises recommencent sous l'influence des causes énumérées plus haut, et même sans cause appréciable, et elles cessent de la même manière. Puis elles se rapprochent et deviennent de plus en plus fortes et longues. Enfin, elles sont continues et ne laissent pas un moment de relâche au malade. Les douleurs se font sentir sans interruption, et bientôt se produisent des troubles fonctionnels généraux.

Des nombreuses théories qu'on a imaginées pour rendre raison de l'interruption des douleurs chez les calculeux, il n'y en a aucune de satisfaisante.

2° Cessation des douleurs chez les calculeux, à une période avancée de la maladie. — Il y a des calculeux qui, après des années d'atroces souffrances, voient tout à coup leur état s'améliorer; la vie leur devient supportable, quelques-uns même se croient guéris, comme le célèbre Walpole.

On ne se rend pas toujours compte de ces effets, qui sont attribués généralement à une médication quelconque. Des observateurs superficiels, venant en aide à la crédulité publique, ont accrédité l'efficacité des prétendus fondants.

L'histoire de ces calculeux est pleine d'incidents et d'obscurité. J'ai remarqué que chez quelques-uns, la diminution progressive de la douleur coïncidait avec le racornissement graduel de la vessie. Il vient un moment où la pierre occupant toute la capacité de la vessie, celle-ci, sans avoir rien perdu de son épaisseur musculaire, cesse de se contracter; l'urine s'écoule à mesure qu'elle descend des reins, ou bien elle s'accumule en petite quantité jusqu'à ce qu'elle soit expulsée sans effort.

En général, la diminution de la contractilité vésicale coïncide avec l'atrophie de la vessie, et, dans ce cas, l'urine s'accumule en si grande quantité, qu'il faut recourir à la sonde. Je reviendrai sur ces cas. Pour le moment, je ferai observer que l'inertie de la vessie succédant à des contractions énergiques et prolongées, est toujours de mauvais augure.

3° *Variétés de la sécrétion rénale chez les calculeux.* — Il est important de connaître les variations que peut présenter la sécrétion rénale chez les calculeux.

On trouvera dans mon *Traité pratique de la Lithotritie*, des remarques utiles sur les rapports qui existent entre les reins et l'orifice interne du canal de l'urèthre. Rappelons ici que toutes les fois qu'il existe une irritation légère du col vésical, quelle qu'en soit la cause, la sécrétion rénale augmente; l'urine devient aqueuse ou reste à l'état normal.

La sécrétion urinaire diminue au contraire lorsque la vessie est le siége de désordres graves et persistants. Le liquide est alors concentré et fortement coloré. C'est dans ces circonstances qu'on observe les suppressions d'urine prolongées et généralement graves. Nous traiterons des dépôts morbides de l'urine au chapitre des cas compliqués.

En résumé, les signes rationnels d'une petite pierre dans la vessie se réduisent à l'émission d'urines sanguinolentes, aux troubles de la miction, et aux douleurs ressenties au bout de la verge, à la suite d'exercices plus ou moins violents.

Ces signes peuvent manquer, ils n'ont une valeur réelle que dans les cas simples où la pierre constitue toute la maladie, en particulier chez l'adulte.

Des principales variétés des symptômes de la pierre. — Les signes rationnels de la pierre varient suivant les âges, surtout dans les cas compliqués.

1° Les enfants calculeux s'agitent le plus souvent, avec des cris et des pleurs; ils se tirent la verge, d'où un développement prématuré de cet organe et souvent des habitudes funestes. Quelquefois la croissance de l'enfant se trouve arrêtée.

Beaucoup d'enfants calculeux ne présentent aucun de ces signes. Il en est d'autres qui sont d'une maigreur et d'une pâleur effrayantes; on dirait des phthisiques au dernier degré.

2° On remarque des variétés encore plus notables chez les vieillards. Le plus souvent les signes propres de la pierre se mêlent et se confondent avec les symptômes des lésions organiques des voies urinaires. Ces lésions peuvent être antérieures à la pierre et contribuer puissamment à sa formation. Dans ce cas, les symptômes offrent, dès le début de la maladie, un caractère indécis et insidieux.

Quand c'est la pierre qui constitue l'affection primitive, les symptômes ne prennent un caractère irrégulier qu'après le développement des lésions organiques.

3° Chez certains sujets, la pierre paraît n'exercer qu'une faible action sur la vessie. Il n'est pas ici question des premiers temps de la maladie, où c'est chose ordinaire. Cette absence de symptômes peut se prolonger pendant des années. J'ai cité, d'après les auteurs, et observé moi-même nombre de cas où des pierres énormes ont été trouvées après la mort, sans que les calculeux en eussent soupçonné la présence.

Nous ne parlons pas de ces stoïciens qui supportent les plus vives douleurs sans se plaindre, ni de ceux qui, tout en ayant conscience de leur état, cherchent à s'abuser. Les médecins eux-mêmes ne sont pas exempts de cette faiblesse, que l'on peut payer cher (1).

Qu'on n'oublie pas ce que nous avons dit, à savoir que les phénomènes morbides qu'on observe chez un grand nombre de calculeux diffèrent essentiellement des symptômes ordinaires de la pierre. Aussi n'est-il pas étonnant qu'on ne songe pas toujours à cette dernière.

§ II. — **Inertie de la vessie**. — Les signes rationnels de la pierre manquent quelquefois, ou bien ils diffèrent de ceux que nous avons énumérés. Les troubles fonctionnels qui, dans les cas précédents, constituent les signes rationnels de la pierre, sont produits par l'accroissement progressif de la vitalité et de la contractilité de la vessie, sous l'influence du corps étranger. Mais, de même que la vitalité et la contractilité de la vessie stimulée par la présence de la pierre sont souvent en excès, elles peuvent être aussi en défaut; de là une catégorie particulière de cas.

Avant l'invention de la lithotritie, on s'était peu occupé de cette classe de calculeux, qui n'offrent pas les symptômes ordinaires de la pierre. Leur vessie se contracte si faiblement que l'urine n'est pas expulsée en totalité à chaque miction. Au lieu de réagir contre l'agacement produit par le corps étranger, la vessie se relâche, perd sa puissance de contraction, et le calcul ne touche le viscère que par le côté sur lequel il repose. Ce contact est rarement douloureux, surtout lorsque le malade se tient en repos. Le poids seul de la pierre ne produit point la sensation qu'on lui attribue généralement.

(1) Voir *Traité de l'affect. calcul.*, p. 417.

On observe chez les calculeux de cette classe une série de phénomènes morbides graves, insidieux, que j'ai exposés dans mon *Traité pratique* (1), et sur lesquels j'aurai l'occasion de revenir.

En résumé, chez les malades dont la vessie est inerte, la douleur inhérente à l'affection calculeuse n'existe point, ou n'affecte pas, du moins, les caractères qui la distinguent. On voit tous les jours, je le répète, des calculeux qui ne soupçonnent même pas la présence de la pierre, et qui laissent l'affection se développer jusqu'au moment où les ressources de l'art sont insuffisantes.

Ces cas sont très-insidieux. Il en sera de nouveau question dans un chapitre spécial sur les applications de la lithotritie aux cas d'inertie de la vessie.

La question du diagnostic a été traitée, dans tous ses développements, dans mes précédents ouvrages. Je ne reproduirai ici que ce qui touche plus directement à la pratique.

Parlons d'abord des parties qui se trouvent plus immédiatement en contact avec les instruments, à savoir l'urèthre, la prostate et la vessie. Au commencement de mon *Traité pratique* (2), j'ai considéré ces parties à l'état normal, en m'attachant particulièrement à décrire la structure de la vessie, sa forme extérieure et intérieure, sa capacité ordinaire, ses rapports avec les autres organes, et à donner les notions indispensables sur la sensibilité, la contractilité et les fonctions de ce viscère.

J'aurai soin de rappeler ces considérations anatomiques et physiologiques, toutes les fois qu'elles me paraîtront utiles pour l'intelligence de mon exposition.

Je me suis étendu sur les particularités de conformation et

(1) Tome III, chap. VII et XI.
(2) Tome I, p. 1 et suiv. (3e édition).

de structure que présente l'urèthre, en vue des opérations qui sont pratiquées dans les diverses régions de ce canal. Quant à la prostate, je n'avais rien à ajouter à ce qu'on en sait.

Dans les nombreuses figures qui accompagnent le texte, j'ai reproduit les principaux états pathologiques que présentent les organes du système urinaire.

Pour ce qui est des concrétions urinaires, comme j'en ai fait une étude spéciale dans le catalogue explicatif de ma collection, je me bornerai à reproduire seulement ce qu'il y a de plus essentiel dans cette étude.

ARTICLE II

Exploration de la vessie chez les calculeux. — Dans toute exploration de la vessie, en vue de la pierre, on paraît supposer que la cavité vésicale est à l'état normal, telle que chacun la connaît, et tous les chirurgiens procèdent à la recherche du corps étranger avec une confiance dont on ne se rend pas compte, et qui n'est justifiée que dans la série des cas simples où la vessie conserve sa forme et ses dispositions naturelles. Mais, dans la série des cas compliqués, l'opérateur le plus habile reste dans un vague et une incertitude d'autant plus grands, qu'en pénétrant dans la vessie, il ne sait absolument rien des changements qui se sont effectués dans l'intérieur de ce viscère et les dispositions de ses parois, changements qu'il doit constater en procédant à tâtons, et dont il doit apprécier l'importance, et comme lésions organiques de la vessie, et comme complications de la pierre.

Cette position du chirurgien, qui doit exécuter dans la cavité vésicale des manœuvres exploratrices et opératoires, est si difficile et si embarrassante, qu'il m'a paru utile d'offrir, dans l'appendice, un long extrait de mon *Traité de l'affection calculeuse*, dans lequel j'ai indiqué ces lésions. *(État morbide de la vessie chez les calculeux.)*

Explorer, ai-je dit ailleurs, est la base de l'art (1). Sans les explorations, le diagnostic des maladies des voies urinaires ne serait pas possible. J'entends les explorations complètes, telles que nous les pratiquons aujourd'hui, et non suivant les anciens procédés. Il n'y a d'explorations complètes, que celles qu'on pratique avec les instruments lithotriteurs et d'après les procédés de la lithotritie. Les mots *exploration méthodique*, qu'on a introduits, n'ont point de sens pratique.

Il ne s'agit pas ici des calculs rénaux, urétéraux et autres, qui échappent à l'exploration directe ; mais des calculs vésicaux qu'il est possible d'atteindre à l'aide d'un instrument porté dans la vessie.

Les explorations de la vessie sont médiates ou immédiates.

Les premières se pratiquent au moyen du toucher par l'hypogastre, le rectum et le vagin ; les secondes, avec un instrument introduit par l'urèthre.

1° *Explorations par le toucher.* — A l'exemple des anciens, quelques chirurgiens ont souvent recours aux explorations par le rectum, le plus souvent pour reconnaître les lésions de la prostate, et quelquefois pour se guider dans l'introduction des instruments ou pour compléter les indications fournies par la sonde.

A. — Sans doute le toucher rectal est utile à l'opérateur inexpérimenté qui a besoin de connaître la situation du bec de

(1) *Parallèle*, p. 371. *Traité de l'affect. calc.*, p. 466, 474. *Traité pratique*, Introduction, etc. *Traité de la lithotritie*, p. 82. 6e Lettre sur la lithotritie.

la sonde. Il est parfois aussi le principal moyen de diagnostic dans les cas de grosse pierre se prolongeant dans l'urèthre, de calculs multiples dans la portion prostatique et membraneuse de ce canal, ou de calculs irréguliers engagés dans le col de la vessie (1). Il peut rendre encore le diagnostic plus certain dans quelques cas rares de taille difficile, et chez les enfants calculeux.

Mais, dans la pratique ordinaire, notamment chez l'adulte et le vieillard, ce mode d'exploration n'a point la valeur qu'on prétend lui attribuer. Il en est de même du palper hypogastrique et du toucher vaginal. On n'y a recours que dans des cas exceptionnels.

B. — C'est par l'urèthre qu'on procède aux explorations immédiates et directes, au moyen d'une sonde ordinaire et des instruments fournis par la lithotritie.

2° Explorations au moyen de la sonde. — Elles sont fort anciennes, et ont été décrites dans les principaux ouvrages de chirurgie (2). Ces explorations sont insuffisantes. On s'exposerait à commettre les plus graves méprises, si on les employait exclusivement, même dans l'affection calculeuse de la vessie, où elles sont d'un emploi si fréquent.

Des chirurgiens expérimentés n'ont pas reconnu avec la sonde la présence de pierres très-volumineuses. On en a vu d'autres, trompés par les fausses indications du cathétérisme ordinaire, diagnostiquer une pierre qui n'existait point, et pratiquer la taille sans nécessité (3). Ce malheur est arrivé une fois à Levret, une autre fois à Kern, deux fois à Dupuy

(1) *Voir* ma 3ᵉ Lettre sur la lithotritie.

(2) *Voir* notamment mon *Traité pratique*, 3ᵉ édit., t. I, p. 151, où j'ai fait connaître des changements utiles dans la manière de procéder avec cet instrument.

(3) *Traité de la lithotritie*, p. 84 et 97.

tren, trois fois à Chéselden, quatre fois à Roux. Je ne parle que des chirurgiens morts (1).

Maintes méprises ont eu lieu sur le volume et la configuration de la pierre, et les malades ont dû subir deux opérations coup sur coup. Hunter et la plupart des auteurs rapportent de pareils faits. Il s'en est produit aussi de nos jours (2).

Je disais à ce propos en 1847, dans une séance de l'Académie de médecine :

« Quels ne doivent pas être les regrets d'un chirurgien, quand l'autopsie vient lui démontrer qu'il n'a pas reconnu la cause du mal qui a entraîné la mort, et auquel, avec des données moins vagues que celles qui sont fournies par la sonde, il aurait pu remédier ? — Quoi de plus horrible, et pour lui-même, et surtout pour le malade, qu'une opération de taille pratiquée sans nécessité, sans qu'il y ait une pierre dans la vessie ! — Quoi de plus pénible et de plus embarrassant que la position d'un opérateur qui, faute de connaître le volume du calcul, a employé un procédé de cystotomie qui ne permet pas de l'extraire, ou qui du moins présente des difficultés énormes, et capables de compromettre la vie de l'opéré, le repos du chirurgien et l'honneur de l'art ? — Si

____

(1) Voir *Traité de l'affect. calcul.*, p. 480 ; — *De la Lithot.*, p. 97 ; — 6e lettre, p. 67.

(2) Dans toute exploration de la vessie, on suppose que la cavité vésicale est à l'état normal ; de sorte que la plupart des chirurgiens procèdent à la recherche de la pierre avec une confiance qui n'est justifiée que dans la série des cas simples, où la vessie conserve sa forme et sa capacité habituelles. Dans la série des cas compliqués, le plus habile opérateur reste dans le vague et l'incertitude. En effet, en pénétrant dans la vessie, il ne sait absolument rien des changements qui se sont opérés à l'intérieur de cet organe. Pour guider le praticien dans ces cas difficiles, j'ai donné un long extrait de mon *Traité de l'affection calculeuse*, où se trouvent indiquées les principales lésions morbides de la vessie qui compliquent la pierre.

l'on avait oublié les exemples rapportés par Covillard, Colot, Deschamps et tant d'autres, du moins se souviendra-t-on qu'hier encore un malheureux vieillard a été tenu plus d'une heure sur le lit de douleur, et qu'après d'impuissantes tentatives pour arracher la pierre par le périnée, on eut recours à la taille hypogastrique, qui permit d'en faire l'extraction ; et que, la veille, un malade succombait dans un autre hôpital à une affection calculeuse méconnue, et qu'il eût été probablement sauvé si le diagnostic eût été rigoureusement établi en temps utile (1)? »

Quant aux lésions organiques du col et du corps de la vessie, la sonde, alors même qu'on ne se borne pas à l'introduire et à la retirer aussitôt, suivant le précepte d'un professeur de la Faculté de Paris (2), ne fournit aucune indication. Si l'on est arrivé, à l'aide de quelques explorations superficielles, à constater sur le vivant des productions morbides dans ces régions, on ne sait rien avec certitude de leur développement, de leur forme, de leur étendue, de leur mode d'insertion, et particulièrement de l'espèce de déformation qu'elles produisent dans la vessie (3).

Il est d'usage, dans la pratique ordinaire, de soumettre immédiatement le malade au cathétérisme, sans préparation d'aucune sorte. C'est là une faute. Le malade qu'on explore à la première visite souffre beaucoup plus, et il est rare qu'on n'observe pas des réactions graves.

Pour prévenir les accidents et épargner les douleurs aux malades, quelques chirurgiens abrégent les recherches, et

(1) Voir 6e *Lettre sur la lithotritie*, p. 70 ; *Gazette des hôp.*, 4 septembre 1847.

(2) *Voir* 6e Lettre, p. 69.

(3) *Voir* l'Avant-propos du *Traité pratique* (3e édit.), Manière de pratiquer les explorations.

font des explorations incomplètes; de sorte qu'il faut bientôt recommencer.

Dans les consultations pour des cas de ce genre, chaque chirurgien prend à son tour la sonde; de sorte que le malade est soumis à une série de manœuvres toujours inutiles et souvent dangereuses. Ces cathétérismes réitérés peuvent causer la mort; dans tous les cas, ils peuvent occasionner de graves désordres.

Ce sont là des faits acquis à la pratique et que je me borne à noter. Le cathétérisme ordinaire immédiat n'en est pas moins recommandé dans l'enseignement officiel, et appliqué dans la pratique générale. Ainsi se maintient un procédé plein d'incertitude et de périls; et c'est ainsi qu'une branche importante de la chirurgie reste dans l'état d'infériorité où elle se trouvait avant la lithotritie (1).

3° Explorations pratiquées avec les instruments lithotriteurs. — Aux procédés insuffisants de la routine, nous avons substitué des moyens éprouvés pour établir un diagnostic satisfaisant. Les nouveaux instruments d'exploration, maniés d'après les règles par des mains exercées, ont donné des résultats dont la valeur ne saurait être contestée ni même amoindrie. Faut-il ajouter, en outre, que le traitement préparatoire a rendu les explorations très-supportables et exemptes de danger?

Après avoir essayé les nouveaux moyens, comme le traitement préparatoire et les explorations préalables ont donné lieu à de graves erreurs qui se propagent par l'enseignement officiel, je dois résumer brièvement ce que j'ai exposé à ce

---

(1) On a prétendu tirer de grands avantages du cathétérisme ordinaire au moyen de sondes fortement coudées. Ces sondes, qui ne sont pas nouvelles, quoi qu'on ait dit, ne sont utiles que dans certains cas.—*Voir* pour la courbure des sondes, la 3° édit. de mon *Traité pratique,* t. II.

sujet dans mes traités *De la Lithotritie* et *de l'Affection calculeuse.*

Il ne faut pas perdre de vue que dans les explorations
préliminaires, aussi bien que dans l'opération de la lithotritie,
l'opérateur, réduit à faire de la chirurgie interne, ne peut
s'aider de la vue. Il n'est guidé que par le toucher médiat. C'est à l'aide d'un instrument dont l'extrémité libre
plonge dans une cavité invisible, qu'il doit s'enquérir de
l'état de la vessie et des corps étrangers qu'elle peut renfer-
mer. Les indications ne lui sont fournies que par ses sensations tactiles.

D'autre part, la manœuvre est très-délicate; elle exige ce
tact parfait qui ne s'acquiert que par une longue habitude.
Le chirurgien qui opère d'emblée et sans s'être familiarisé
avec ces exercices préliminaires, doit éprouver de graves
mécomptes, s'il n'est arrêté, comme il arrive souvent, par
les premières difficultés qui se présentent. C'est ainsi que
d'habiles chirurgiens ont reculé devant les moindres obstacles, dans quelques rares tentatives d'exploration et d'opération.

Ces obstacles n'arrêtent point ceux qui se conforment aux
règles de l'expérience clinique, et qui connaissent les détails
de la manœuvre.

Comme l'utilité de nos moyens d'exploration est bien constatée, il faut espérer qu'ils deviendront d'une application générale, non-seulement dans les cas d'affection calculeuse,
mais dans la plupart des maladies des organes urinaires.

Instruments explorateurs. — Les nouveaux moyens
d'exploration sont un petit trilabe et un petit lithoclaste.
Sauf les appareils qui servent au broiement de la pierre,
ces instruments sont les mêmes que ceux qu'on emploie dans
la lithotritie.

Les nouvelles explorations sont indiquées dans des cas très-divers, avant et après l'opération : elles ne se pratiquent pas toujours de la même manière. On y a recours aussi dans les cas de lésions organiques de la vessie.

Explorations préliminaires chez les calculeux.—
Il s'agit ici de reconnaitre la présence d'un calcul dans la vessie, de déterminer le volume, la dureté et jusqu'à un certain point la configuration de ce calcul, et de constater l'état de la vessie; car il importe de savoir si le cas est simple ou compliqué, et si la lithotritie est praticable.

Le malade étant placé comme pour l'opération de la lithotritie, on introduit une algalie ordinaire pour faire l'injection; elle rencontre quelquefois la pierre au col de la vessie ou un peu plus loin. Le plus souvent, on ne touche la pierre qu'au moment où l'urine s'écoule, en inclinant le bec de la sonde à droite ou à gauche. Comme ce mode d'exploration ne suffit pas en général, il faut être sobre de mouvements, afin d'épargner au malade des douleurs inutiles. Après l'injection, la sonde est remplacée par un lithoclaste explorateur, qu'on introduit dans la vessie, suivant le procédé ordinaire. (Voir *Introduction des instruments.)*

Dans l'état normal, le lithoclaste pénètre aisément et sans douleur, si le malade a été convenablement préparé. Rappelons ici que la partie profonde de l'urèthre, le trigone et le bas-fond de la vessie sont sur le même plan, surtout chez l'enfant et chez l'adulte. Une fois dans la cavité vésicale, la tige du lithoclaste explorateur, tenue horizontalement, appuie sur cette surface plane qu'elle déprime légèrement vers le rectum. Les branches de l'instrument, faiblement écartées, sont en rapport, l'une en avant, avec l'orifice interne de l'urèthre, et l'autre en arrière, avec la face postérieure de la vessie. Leurs mouvements ne sont pas gênés; la vessie, dont les parois sont écartées par l'injection, forme une cavité arrondie à surface lisse et polie.

Dans cette position de l'instrument, une pierre petite ou moyenne se trouve à côté des branches, vers l'orifice de l'un des uretères. Il suffit, pour la trouver et la saisir, d'incliner leur extrémité libre à droite ou à gauche. On rapproche les branches avec la main, et l'on fixe la pierre au moyen de l'écrou; avec l'instrument ainsi chargé le chirurgien s'assure s'il n'y a pas d'autres pierres, et il acquiert aussi les informations dont il a besoin sur les pierres contenues dans la vessie, sur le volume, la consistance et la forme de celle qu'il tient entre les branches de l'instrument. Le procédé est simple, facile, peu douloureux. Si le lithoclaste ne suffisait pas pour découvrir un petit calcul, on emploierait un petit trilabe.

Difficultés accidentelles de l'exploration. — A. Lorsque le col vésical est rigide,, dévié en haut, ou de côté, l'instrument explorateur pénètre moins aisément et produit un peu plus de douleur. En pénétrant dans la vessie, son extrémité s'éloigne plus ou moins du bas-fond, c'est-à-dire de l'endroit où la pierre se trouve ordinairement. Il devient alors nécessaire d'incliner le bec de l'instrument un peu plus de côté et même vers le rectum, les branches étant légèrement écartées. Dans ces cas, la manœuvre s'exécute encore régulièrement, mais elle est plus douloureuse.

B. Dans la partie du catalogue qui traite de la configuration des calculs, j'ai noté des particularités essentielles, qui rendent raison des difficultés qu'on éprouve à saisir la pierre dans la vessie. Le praticien qui connaît les formes singulières que peuvent présenter les calculs n'est pas étonné des obstacles imprévus qu'il rencontre, surtout quand il s'agit de fixer la pierre dans l'instrument.

C. Quand la pierre est d'un certain volume, elle peut se présenter au-devant de l'instrument, lorsque celui-ci pénètre dans la vessie, ou un peu plus loin dans cette cavité. Pour éviter la confusion, il convient de procéder suivant les règles établies pour l'application de la lithotritie aux cas de grosses pierres, lorsque les organes sont sains.

D. Dans les cas compliqués, où l'opérateur a surtout besoin de renseignements, la manœuvre d'exploration demande des soins particuliers. La pierre est volumineuse, et ne peut être saisie qu'à l'aide d'un instrument à longues branches, dont les mouvements sont à la fois difficiles et douloureux, parce que l'espace manque.

Lorsque la cavité vésicale est déformée par des tumeurs et des productions morbides, les difficultés sont plus grandes encore; quelquefois même l'exploration est impossible. On se conduira pour les explorations dans ce cas, comme pour les opérations dans les mêmes circonstances. Il nous paraît superflu d'exposer deux fois le même procédé. Disons seulement que quelques-uns de ces cas sont très-embarrassants.

Exemple. — Le fait suivant, que je reproduis par extrait, me paraît instructif; on peut le rapprocher de quelques autres que j'ai fait connaître ailleurs. (*Traité de la Lithotritie,* p. 96.)

Un calculeux, dans des conditions favorables en apparence, est soumis à la lithotritie. L'opération le soulage, sans le guérir. Six semaines après, les douleurs reparaissent. On fait dans la vessie des recherches prolongées et infructueuses. On a recours aux irrigations vésicales; et en pénétrant dans la vessie, la sonde en gomme élastique rencontre le calcul. On revient ensuite au cathétérisme ordinaire. Trois chirurgiens le pratiquent et ne découvrent rien. On n'obtient pas un meilleur résultat avec les instruments lithotriteurs.

On se décide enfin à pratiquer la taille périnéale, et l'on retire trois pierres parfaitement libres et mobiles dans la
vessie (1).

Le malade ayant succombé le trente-quatrième jour après
l'opération, l'autopsie révéla une tuméfaction de la prostate
et une dépression notable du bas-fond de la vessie.

Le cas était à peu près simple : les pierres étaient petites;
la prostate, bien que tuméfiée, ne déviait pas assez le canal
pour empêcher l'introduction d'instruments et de sondes
flexibles. La vessie était assez tolérante pour supporter sans
réagir les nombreuses explorations successivement prati-
tiquées.

Cependant, dans des circonstances aussi favorables, les recherches les plus persévérantes ne font pas même découvrir la
présence des calculs. On se décida à pratiquer la taille sur la
simple indication fournie par la sonde flexible, ce qui n'est
pas précisément conforme aux règles de la chirurgie pratique.

Arrêtons-nous un instant sur ce fait.

Quand on explore la vessie pour la première fois, on est
porté à s'arrêter après quelques essais, de peur de fatiguer
le malade; et comme les symptômes sont aussi vagues que
l'exploration est superficielle, on se persuade aisément qu'il
n'y a point de pierre. L'exploration reste incomplète.

Dans le cas cité, au contraire, on prolonge les recherches,
sans résultat, et l'on est tellement persuadé que la pierre
existe, qu'on n'hésite pas à pratiquer la taille, bien que le
cathétérisme n'ait fourni aucune indication positive.

On aurait pu croire à l'existence d'un de ces cas morbides
qui déforment la cavité vésicale, et empêchent de pratiquer
une exploration complète; mais il n'y avait rien de pareil :

(1) *Voir* le journal *le Progrès*, 14 avril 1858.

la disposition anomale de la prostate et du bas-fond de la vessie n'était point de nature à empêcher l'exploration et l'opération par la lithotritie.

Le résultat négatif des explorations réitérées dans ce cas prouve seulement que les chirurgiens encyclopédistes ne sont pas encore familiarisés avec les instruments et les procédés de la lithotritie.

Autre exemple. — Citons encore un autre fait.

Mon confrère M. Lenoir se proposait d'opérer un calculeux dans son service de l'hôpital Necker. La santé générale était bonne ; la vessie, d'une grande tolérance, avait très-bien supporté les premières injections et explorations. La pierre, déjà ancienne, devait avoir, disait-on, 36 ou 38 millimètres de diamètre. Le son métallique produit par le contact de la sonde semblait indiquer sa dureté. Il s'agissait de déterminer si les conditions du malade étaient favorables à l'opération de la lithotritie. Sur l'invitation de M. Lenoir, je fis, devant une nombreuse assistance, une exploration de la vessie. L'urèthre étant accoutumé au contact des instruments, l'introduction du lithoclaste et la préhension de la pierre furent aussi faciles que peu douloureuses. Je m'assurai, avec l'instrument chargé, qu'il n'y avait point d'autre calcul dans la vessie ; et, par une légère pression au moyen de l'écrou brisé, la pierre fut écrasée. Des débris furent retirés avec l'instrument, et les autres entraînés par les urines.

Ainsi, par une seule exploration, dont la durée ne dépassa pas deux minutes, il fut constaté qu'il n'y avait dans la vessie qu'une seule pierre, moins volumineuse qu'on ne l'avait pensé, et friable, puisqu'elle fut saisie et broyée avec un lithoclaste à mors plats. Ce cas était en réalité des plus simples, des plus favorables pour l'opération de la lithotritie ;

et cependant les moyens d'exploration employés jusque-là n'avaient fourni aucune lumière sur le choix de la méthode opératoire. On s'était fait illusion sur la consistance de la pierre, à cause du tintement métallique que produisait le contact de la sonde.

On trouve dans ma collection une série de concrétions qui rendent un son métallique, sans être d'une dureté notable. Ce sont des pierres de nature phosphatique, friables et recouvertes d'une couche mince, lisse, résistante, qui leur donne l'apparence de pierres lamellées. C'est d'un calcul de cette espèce qu'il s'agissait dans le cas ci-dessus.

L'endoscope. — J'ai dit que le chirurgien, dans les maladies de la vessie, n'était guidé que par le toucher. C'est en vain qu'on a essayé jusqu'ici d'éclairer la cavité vésicale par des appareils plus ou moins ingénieux (1). M. Désormeaux a fait une récente tentative qui aura probablement le même sort que les précédentes. L'*endoscope*, qu'on a présenté comme une invention de la chirurgie contemporaine dont l'utilité aurait été confirmée par l'expérience, est une application du laryngoscope et de l'ophthalmoscope aux voies urinaires. L'*endoscope* a-t-il rendu ou est-il appelé à rendre les services qu'on a dit? C'est là un point à élucider. Rappelons que, à l'aide d'un verre grossissant, on peut voir tout ce qu'on veut. L'introduction de l'endoscope par l'urèthre n'est pas seulement fatigante pour le malade ; elle peut donner lieu à des accidents graves. D'ailleurs, l'endoscope ne vient pas éclairer le diagnostic des maladies de la vessie. Les moyens dont l'art dispose aujourd'hui répondent à tous les besoins de la pratique. Ce qui n'empêchera pas que le nouvel appareil ne soit accueilli avec faveur par bon nombre de chirurgiens. La cu-

(1) *Traité de la lithotritie*, p. 101.

riosité des malades est grande, et plus d'un voudra connaître la lanterne vésicale (1).

Autre procédé d'exploration dans les cas exceptionnels.— La pierre n'est pas toujours libre et flottante dans la vessie ; on ne peut en constater la présence qu'en ayant recours à des procédés particuliers. Citons un fait.

Le comte W... éprouvait des douleurs qu'on supposait produites par la pierre. Les explorations de la vessie ne firent rien découvrir. Avant d'arriver à Paris, le malade s'arrêta à Londres, et les plus célèbres chirurgiens anglais ne découvrirent pas la pierre. J'explorai à mon tour, et ne découvris rien à l'aide de la sonde. J'introduisis des bougies de cire pour diminuer l'irritabilité de l'urèthre, afin de pratiquer une exploration plus complète, et je m'aperçus que les plus grosses de ces bougies rapportaient une empreinte, près de leur extrémité conique. C'est ainsi que fut découvert un calcul dont aucune exploration antérieure n'avait indiqué la présence. Résultats de l'autopsie : Derrière l'orifice du conduit urinaire on voyait une tumeur grosse comme un œuf de pigeon et une bride en forme de valvule, qui obstruait le conduit. La vessie hypertrophiée présentait trois cellules, dont deux auraient pu contenir un marron chacune ; la troisième, située dans le trigone, pouvait contenir une cerise : elle contenait une concrétion de phosphate triple, laquelle laissait son empreinte sur la bougie.

J'ai cité ailleurs (2) plusieurs cas dans lesquels des injec-

(1) D'après quelques professeurs de clinique chirurgicale, les explorations, telles que je les pratique, seraient pleines de difficultés et de périls : elles aggraveraient beaucoup l'opération de la taille, qu'il est quelquefois urgent de pratiquer à la suite de ces explorations. La question a été traitée par moi devant l'Académie, en 1847. Je n'ai pas à y revenir. (*Voir la 6ᵉ Lettre sur la lithotritie.*)

(2) *Traité de la lithotritie*, p. 98.

tions répétées ayant provoqué des contractions énergiques de la vessie, on sentait, en retirant la sonde flexible, un frottement produit par la pierre.

Dans quelques cas de pierre enkystée, se prolongeant dans la vessie, il ne suffit pas de constater la présence du calcul pour établir de diagnostic. J'ai réussi quelquefois à saisir la pierre enkystée, au moyen du trilabe ou du lithoclaste, et j'ai pu déterminer ainsi le mode et le degré d'adhérence. J'ai pu même détruire la portion non enkystée, au grand soulagement des malades.

CHAPITRE III

PRÉPARATION DES MALADES

Préparation locale avant l'opération de la lithotritie. — Manière de procéder à la préparation locale. — Cas exceptionnels. — Objections contre le traitement préalable.

Il est essentiel de disposer le malade à l'opération qu'il doit subir. On y parvient par une préparation locale et générale. Cette préparation n'a pas été adoptée par tous les chirurgiens qui pratiquent la lithotritie. Il en est qui la jugent inutile et qui opèrent d'emblée, à la première visite.

Ce procédé est contraire aux règles de la bonne pratique. Les grands maîtres ont toujours attaché une grande importance à la préparation des malades qui doivent être opérés, surtout quand il s'agit de l'opération de la cystotomie.

La lithotritie n'exige pas, à beaucoup près, des précautions aussi sérieuses que la taille; mais elle réclame une préparation locale dont j'ai tracé les règles.

Préparation locale avant l'opération de la lithotritie. — A l'état normal, l'introduction d'un instrument dans l'urèthre occasionne toujours des douleurs que les malades appréhendent très-fort, et produit souvent de graves désordres. L'art est heureusement en possession des moyens propres à atténuer ces douleurs, à faciliter l'opération et à la rendre tolérable ; je les emploie depuis le commencement de ma pratique (1).

Cette préparation n'est que l'application d'une loi de l'organisme vivant. Tous les physiologistes savent que le contact graduel et temporaire, souvent répété, d'un corps avec les muqueuses, finit par émousser la sensibilité de ces surfaces, en modifiant leur vitalité.

Pour comprendre les avantages de l'application de cette loi au traitement des calculeux, il faut avoir assisté à une série d'opérations de lithotritie pratiquées sur des malades préparés ou non préparés. Les premiers, habitués à l'introduction des bougies, se montrent confiants, supportent sans peine la manœuvre opératoire ou explorative. Comme la sensibilité des surfaces muqueuses est émoussée, la contractilité des tissus sous-jacents est diminuée dans la même proportion ; les mouvements sont faciles, les instruments glissent sans frottement, et le chirurgien perçoit nettement les sensations qu'il recherche.

Il n'en est pas ainsi des malades non préparés. Préoccupés et inquiets, ils ne se décident et ne se résignent pas aisément à subir l'opération. A peine l'instrument a-t-il pénétré dans l'intérieur des organes, que des douleurs vives se font sentir. L'instrument, fortement serré dans le canal et au col de la vessie, n'avance qu'en produisant des frottements pénibles.

On comprend que des opérations pratiquées dans des conditions si dissemblables diffèrent surtout par leurs conséquences.

Quand la préparation a précédé l'opération, le malade souffre peu ; on observe rarement des phénomènes de réaction

(1) Voir *Parallèle*, p. 256 (1836) ; — *de la Lithotritie*, p. 68, in-8° (1827) ; — *Traité pratique de la lithotritie*, p. 67 (1847) ; — *Comptes rendus de l'Académie des sciences*, 26 octobre 1858 ; — *Bulletin de thérap.*, 15 octobre 1858.

fébrile ; si un accident vient à se produire, il cesse d'ordinaire sans l'intervention de l'art.

Quand l'opération a été pratiquée d'emblée, alors même que la manœuvre a été irréprochable, les douleurs sont plus vives, il se manifeste une violente réaction, suivie d'accès de fièvre et de troubles nerveux. Ces phénomènes sont si fréquents dans la pratique générale, qu'il y a des praticiens qui les considèrent comme étant inévitables.

Les effets de mon traitement préliminaire ne seront pas confondus avec ceux qu'on cherche à obtenir par l'emploi des opiacés et des anesthésiques.

La préparation qui est la base de ma pratique a un effet purement local. Il s'agit d'atténuer graduellement la sensibilité d'un organe déterminé, en vue de l'opération qu'il doit subir. L'action, encore une fois, est purement locale et bien circonscrite.

Les opiacés et les anesthésiques agissent directement sur le système nerveux, ils produisent un effet général sur ensemble de l'économie. Le traitement préliminaire diminue effectivement l'irritabilité de l'organe auquel il s'applique ; les anesthésiques et les opiacés ne font que suspendre ou endormir la sensibilité générale.

Le traitement local laisse le malade en pleine possession de ses facultés, tandis que les opiacés et les anesthésiques, attaquant les centres nerveux, lui ôtent à la fois la sensibilité et la connaissance. On connaît les effets des opiacés ; on connaît aussi ceux des anesthésiques, dont l'emploi inconsidéré peut faire passer le malade du sommeil à la mort.

Manière de procéder à la préparation locale. — La préparation au traitement effectif a pour but de préparer l'urèthre au passage des instruments explorateurs et lithotriteurs. Le chirurgien introduit doucement une bougie

molle (je me sers de préférence de bougies de cire), il la retire aussitôt qu'elle a pénétré dans la vessie, en évitant tout
mouvement brusque. Le malade éprouve une sensation quelquefois très-incommode, qui se reproduit plus atténuée les
deux premières fois qu'il urine.

Le lendemain, la même bougie passe plus aisément et ne
produit point de malaise général. La cuisson en urinant est
moins intense et moins prolongée.

La troisième fois, l'introduction s'opère à peu près sans
douleur. Plus de malaise général, plus de cuisson ; la miction est facile.

Le quatrième jour, on introduit avec les mêmes précautions
une bougie plus grosse et on la retire aussitôt. La nouvelle
bougie écartant davantage les parois du canal, à raison de
son volume (6 millimètres), produit une sensation douloureuse, mais nullement comparable à celle qui suit la première introduction. On n'observe pas, du reste, de malaise
général, ni de cuisson, lorsque la bougie a été retirée. On se
contente généralement de deux introductions pour la seconde
bougie. On n'a recours à l'emploi d'une autre bougie de six ou
sept millimètres, que lorsqu'on observe une certaine rigidité
du canal.

Cette préparation locale dure ordinairement huit jours,
pendant lesquels le chirurgien étudie son malade, se rend
compte de la sensibilité des organes par la manière dont les
bougies sont supportées, étudie les variations de la sécrétion
rénale, et prescrit au besoin une médication et un régime
particulier.

Cas exceptionnels. — Quelques calculeux supportent
difficilement le contact de la première bougie. A peine a-t-elle
pénétré de quelques centimètres dans le canal, qu'il faut la
retirer. Le malade se remet aisément.

Dans ces cas, le chirurgien doit redoubler de précautions, et procéder à l'introduction avec plus de lenteur. La bougie ne pénètre quelquefois dans la vessie qu'à la troisième ou à la quatrième tentative, celles-ci étant renouvelées tous les deux jours.

La préparation est beaucoup plus longue, mais elle a ses effets ordinaires. La sensibilité de l'urèthre finit par s'émousser chez ces mêmes malades qui tremblaient à la vue d'une bougie dont ils ne pouvaient pas supporter le contact. L'introduction des instruments lithotriteurs ne provoque point de réaction. Ce n'est que dans certains cas très-rares, que le résultat désiré ne se produit point.

Quelques phénomènes de réaction grave et persistante, observés après la première introduction de la bougie, ont été attribués à l'action de celle-ci; mais il n'y a point de corrélation entre la cause indiquée et les phénomènes. Le contact d'une bougie molle avec la face interne de l'urèthre pendant trois ou quatre secondes est incapable de produire les effets signalés. Des chirurgiens éclairés et honnêtes ont été induits en erreur à ce sujet, soit faute d'habitude dans le traitement spécial des maladies des organes urinaires, soit prévention contre la salutaire pratique du traitement préalable.

Dans les cas compliqués, la préparation locale n'a point d'effets aussi efficaces et durables. Il ne faut pas néanmoins la négliger dans ces cas difficiles.

C'est à la préparation des malades que j'attribue en grande partie les succès de ma pratique.

Nous ne saurions trop rappeler qu'il est essentiel de procéder lentement et avec douceur. On se servira de bougies très-flexibles. On les introduira avec de grandes précautions, et on ne les laissera point séjourner dans le canal, ainsi que le font quelques praticiens. Dans les cas exceptionnels, on redoublera de soins et de précautions ; on ne passera la bougie que tous les deux ou trois jours ; et au lieu de pénétrer du premier coup dans la vessie, on n'y arrivera que graduellement, du troisième au cinquième jour.

On s'arrête dès que le malade souffre. Pour faciliter l'introduction des bougies et la rendre moins pénible, on a recours aux moyens sédatifs en usage dans la médecine interne.

Il faut se garder d'imiter ces chirurgiens impatients qui commencent par introduire dans le canal une sonde rigide qu'ils laissent séjourner des heures entières, et qui répètent la même manœuvre le lendemain et les jours suivants. D'autres poussent avec force des injections dans la vessie. Ces chirurgiens méconnaissent la loi physiologique dont nous avons parlé ; et, au lieu de préparer les voies urinaires à recevoir les instruments lithotriteurs, ils irritent les surfaces, augmentent la contractilité des organes, provoquent des accidents inflammatoires.

Les effets d'insensibilité locale de l'urèthre qu'on observe dans la préparation des malades s'observent aussi, pour la surface vésicale, dans les applications journalières de la lithotritie. Lorsqu'on procède régulièrement à cette opération, la sensibilité et la contractilité de la vessie diminuent à mesure que les séances se multiplient. Plus le traitement avance, et moins il est pénible. La première séance est la plus douloureuse. Quand la manœuvre est empreinte de violence, et lorsqu'il n'y a pas eu de préparation, la contractilité et la sensibilité augmentent à mesure que les séances se répètent. Il arrive un moment où l'opération doit être suspendue ou devient impossible, à cause des souffrances excessives que produit la manœuvre.

Objections contre le traitement préalable. — On objecte que des calculeux, convenablement préparés et opérés suivant les règles, souffrent néanmoins pendant les séances et à la fin du traitement aussi bien qu'au début.

Le fait est vrai, je dirai même qu'il n'est pas rare ; mais les conclusions qu'on en voudrait tirer ne sont pas justes. On a confondu les cas simples et les cas compliqués. Ces malades souffrent, parce qu'ils sont affectés de lésions concomitantes, qui obligent l'opérateur à manœuvrer, de façon à écarter les obstacles qui gênent le passage et l'action des instruments, et qui empêchent de saisir la pierre : telles sont les barrières uréthro-vésicales du col de la vessie, qu'il faut déprimer avec force pour parvenir jusqu'à la pierre. Dans ce cas, le lithoclaste ne peut pénétrer dans la vessie qu'en refoulant les obstacles qui s'opposent à son passage ; il ne pénètre qu'a-vec effort, et les mouvements imprimés à sa tige produisent sur la face inférieure du col de la vessie une pression, un frottement douloureux. Ce résultat est inévitable ; il dépend de l'état des organes. On sait d'ailleurs que, dans les cas compliqués, l'insensibilité des surfaces, sous l'influence de la préparation locale, ne peut être atténuée au même degré que dans les cas simples. Ainsi, les objections tirées de cet ordre de faits portent à faux ; elles n'infirment nullement l'utilité du traitement préalable.

CHAPITRE IV

APPLICATIONS DE LA LITHOTRITIE

Article I. Application de la lithotritie aux cas de petite pierre, au-dessous de 2 centimètres, sans lésion organique. — 1° Préliminaires de l'opération. — 2° Position du malade. — 3° Position de l'opérateur.— 4° Injection préalable. — Principaux temps de l'opération. — Premier temps : Introduction des instruments. — Manœuvre.— Deuxième temps : Préhension de la pierre. — 1° Procédé pour saisir les petits calculs et les éclats de grosse pierre avec le trilabe. — Fausse manœuvre.— Manœuvre régulière. — 2° Procédé pour saisir une petite pierre avec le lithoclaste. — Article II. Soins à donner à l'opéré après la séance de lithotritie. — Fièvre consécutive à l'opération. — Article III. Expulsion régulière des débris pierreux avec l'urine. — Sortie irrégulière et incomplète des débris pierreux. — Article IV. Injections. — Précautions pour retirer la sonde après l'injection. — Article V. Extraction directe des débris pierreux. — Instruments explorateurs. — Procédés pour extraire les fragments pierreux et les corps étrangers introduits dans la vessie. — Cas simples. — Cas compliqués. — Considérations tirées du volume de la pierre, de sa position entre les branches de l'instrument, de la disposition des organes. — Article VI. Expulsion précipitée des débris pierreux par les contractions successives de la vessie.—Arrêt des fragments pierreux dans l'urèthre. — Moyen de prévenir l'arrêt des fragments dans le canal.

L'application des moyens que je viens d'indiquer pour le broiement et l'extraction des calculs vésicaux embrasse un grand nombre de questions importantes, qui ont été étudiées dans mes précédents ouvrages. Il me paraît utile de reprendre quelques-unes de ces questions. Je les examinerai

d'après l'ordre où elles se présentent au praticien, en me
conformant à la division établie des cas simples [et des cas
compliqués. Dans les cas de la première classe, j'ai pris pour
base le volume de la pierre, et j'ai établi trois séries distinctes, toujours d'après la supposition que les organes
étaient à peu près à l'état normal.

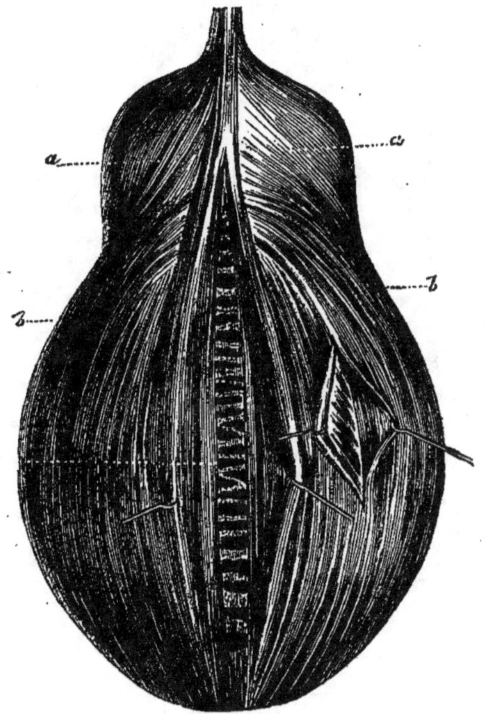

Fig. 5.

Pour que l'exposition ait plus de clarté, j'ai reproduit deux
figures représentant la vessie humaine, vue par sa face externe et par sa face interne. L'une et l'autre montrent aux
yeux quelle est la direction des plans musculeux des parois
de ce viscère. On y voit les dispositions de l'organe, ses
rapports avec la prostate. En examinant ces figures avec attention, il est facile de se faire une idée de la manière dont

sont expulsés les liquides ou les corps solides contenus dans la vessie.

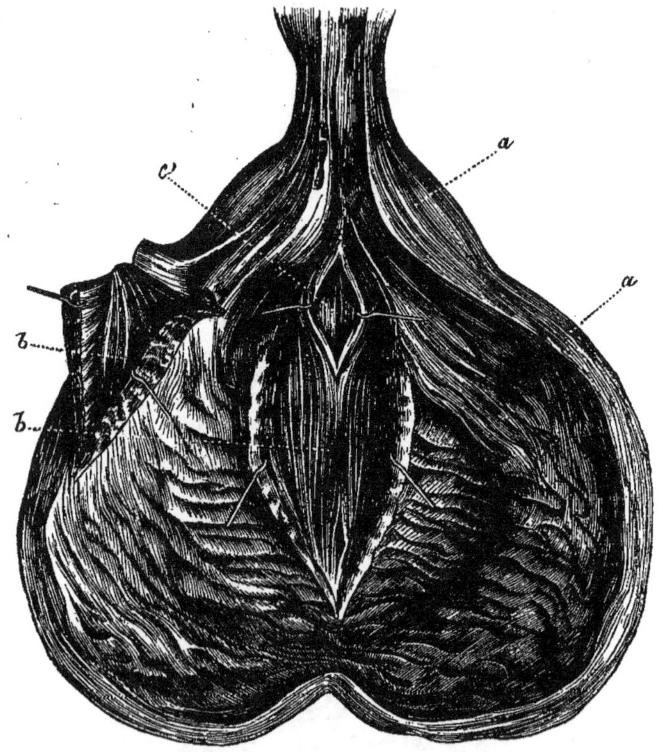

Fig. 6.

ARTICLE I.

Application de la lithotritie aux cas de pierre au-dessous de 2 centimètres, sans lésion des organes (1).

1° *Préliminaires de l'opération.* — Le malade étant convenablement préparé, c'est dans sa chambre, sur son

(1) *Parallèle*, p. 78. — *Traité de lithotritie*, p. 102.

lit, au besoin sur une table recouverte d'un matelas, que l'opération se fait dans la pratique particulière. La hauteur du lit sera à la convenance de l'opérateur. Les tables dont on se sert ordinairement à l'hôpital sont trop hautes, et l'opérateur est obligé de monter sur un marchepied.

A portée du chirurgien sont disposés une sonde ordinaire, une seringue remplie d'eau tiède, un lithoclaste moyen, de l'axonge ou de l'huile, des serviettes et une cuvette longue. Si le traitement préparatoire a fait reconnaître un resserrement de l'orifice externe de l'urèthre, l'opérateur se munira d'un uréthrotome à bascule, et d'un forceps fenêtré, s'il suppose que la pierre est volumineuse. Il faut se garder d'effrayer le malade et son entourage par un grand étalage d'instruments. La lithotritie est une opération simple. L'assistance sera réduite autant que possible; un aide suffit le plus souvent.

2° *Position du malade.* — Le malade est couché sur le lit, les genoux écartés, les talons rapprochés, les cuisses légèrement fléchies. On place sous le sacrum un coussin roulé dont l'épaisseur varie. Chez les jeunes malades et dans les cas simples, un très-petit rouleau suffit pour maintenir la position horizontale, et empêcher le malade de s'enfoncer dans le lit. Le coussin roulé sera plus gros, si l'on suppose qu'il y a déviation en haut de l'orifice interne de l'urèthre. On a proposé divers moyens, dont les uns sont inutiles et dont les autres compliquent l'opération (1); tels sont les lits spéciaux, les supports et autres appareils compliqués.

3° *Position de l'opérateur.* — Placé à la droite du malade, l'opérateur manœuvrera à son aise. L'opération sera d'autant plus facile que le traitement préparatoire lui aura

(1) Voir *Traité de la lithot.*, p. 42.

révélé l'état des organes et les caractères de la pierre.

4° *Injection préalable.* — Je fais généralement une injection d'eau tiède, afin de maintenir écartées les parois vésicales pendant la manœuvre. La quantité de liquide introduite avant l'opération provoque le besoin d'uriner et donne la mesure exacte de la cavité vésicale; c'est là une notion précieuse au début du traitement.

Si l'on opère sans avoir fait d'injection, on ne connaît pas exactement la capacité de la vessie; et si la quantité d'urine est trop grande, la manœuvre est confuse et la préhension de la pierre difficile. Si l'urine est, au contraire, en trop petite quantité, les parois de la vessie ne sont pas suffisamment écartées, et il y a des frottements inévitables.

Quand on ne peut injecter qu'une petite quantité d'eau, il faut procéder suivant les règles que l'on suit en opérant les malades dont la vessie est racornie.

Quelques praticiens n'accordent pas aux injections préalables toute l'importance qu'elles ont en réalité. De ce qu'on opère, dans certains cas, avec la petite quantité d'urine que la vessie contient, on a conclu qu'on pouvait presque toujours opérer de cette manière. Ce n'est pas là une pratique tout à fait régulière ni exempte d'accidents. A part la douleur plus grande que produit la manœuvre opératoire ou exploratrice, il n'est pas rare d'éprouver de grandes difficultés à saisir, et quelquefois à trouver une pierre moyenne dans une vessie à parois molles et dépressibles, se touchant pour ainsi dire; tandis que chez le même malade, les difficultés n'existent point, si les parois vésicales sont légèrement écartées par une petite injection.

En résumé, l'injection préalable est généralement utile. Cette injection devant uniquement servir à écarter les parois vésicales, il faut pousser le liquide lentement, sans secousses, et suspendre l'injection, dès que le malade éprouve le besoin d'uriner (1).

Ces préliminaires sont applicables à presque tous les cas. Je passe maintenant à l'examen des principaux temps de l'opération.

§ 1. — Premier temps : Introduction des instruments. — Dans les cas simples, ce premier temps ne présente point de difficultés sérieuses. Il n'y a qu'à procéder suivant les règles de la bonne pratique.

Rappelons que l'urèthre de l'homme présente, à l'état normal, deux parties distinctes : l'une s'étend du méat urinaire à l'arcade pubienne ; l'autre, de ce point au col de la vessie.

Le trilabe, ainsi que tout autre instrument droit, parcourt la première partie dans toute sa longueur, sans obstacle ; il suffit d'allonger la verge et de la maintenir dans une direction perpendiculaire au plan du corps. L'instrument suit la même direction. Aussitôt qu'il a franchi la fosse naviculaire, il avance sans qu'on le pousse, entraîné par son propre poids. Souvent il faut le retenir, de peur qu'il ne descende trop vite. Dès qu'il est parvenu à la courbure sous-pubienne, on abaisse lentement son extrémité externe, de manière que son extrémité interne contourne l'angle antérieur de la symphyse et s'engage dans la portion membraneuse et prostatique, c'est-à-dire dans la seconde partie du canal. A partir de là, le trilabe n'avance plus avec la même facilité, et, pour peu que la portion profonde de l'urèthre et le col vésical soient rigides ou déviés, il faut abaisser l'instrument, jusqu'à ce qu'il s'engage dans le col. Cette manœuvre est douloureuse; il n'y faut recourir qu'en cas de nécessité, et alors il est préférable d'employer un instrument courbe.

(1) Voir *Traité de la lithot.*, p. 44 et suiv.

L'instrument courbe glisse moins bien que le trilabe dans la première portion de l'urèthre; le moindre repli peut l'arrêter; mais, arrivé à l'arcade pubienne, sa courbure donne plus de facilité pour contourner la saillie de la symphyse. On exécute de petits mouvements qui contribuent à mettre le bec de l'instrument dans la direction de la partie profonde du canal.

Pour tout chirurgien exercé qui connaît bien la direction de l'urèthre et ses rapports avec la courbure des instruments, ce temps de l'opération ne présente pas de difficultés sérieuses. Seulement, il faut procéder avec beaucoup de précautions, même dans les cas simples.

Manœuvre. — De la main gauche l'opérateur saisit la verge derrière le gland, et tire doucement dessus. De la main droite, il saisit le lithoclaste, préalablement huilé, en introduit le bec dans le méat urinaire, et le pousse doucement dans le canal, en inclinant l'armature, de telle sorte que la partie courbe de l'instrument soit toujours dans la direction de la portion du canal à parcourir. A mesure que l'instrument pénètre, la main qui tient la verge se rapproche de celle qui tient l'instrument. Ce dernier est toujours incliné vers l'aîne d'abord, et ensuite vers les parois de l'abdomen.

Lorsque le bec du lithoclaste approche de la symphyse pubienne, son extrémité externe et la verge, sans cesser d'être inclinées, sont ramenées vers la ligne blanche, perpendiculairement au pubis. On abaisse ensuite vers les cuisses du malade l'armature de l'instrument, dont le bec, par une légère pression, s'engage sous l'arcade pubienne, dans la portion courbe de l'urèthre, parcourt les régions membraneuse et prostatique, et pénètre enfin dans la vessie.

Quelquefois, ainsi que dans le cathétérisme ordinaire, on

prend une fausse direction. Tantôt, le chirurgien relève trop tôt l'extrémité interne de l'instrument, de sorte que le bec butte contre la symphyse pubienne. Tantôt, au contraire, l'instrument est porté trop loin ; avant que son extrémité interne soit relevée, il va butter contre la face inférieure du canal, à la réunion de ses parties bulbeuse et membraneuse. Cette manœuvre exige beaucoup de dextérité. Si on la croyait moins facile, il ne se commettrait pas autant de fautes dans l'introduction des instruments.

Après avoir franchi la courbure sous-pubienne, l'instrument courbe parcourt aisément les portions membraneuse et prostatique. S'il se trouve arrêté, c'est la faute de l'opérateur. Cette faute, la plupart des chirurgiens la commettent. Lorsque la sonde ou l'instrument est parvenu à la symphyse pubienne, ils abaissent trop brusquement l'armature du forceps, dont la partie courbe ne se trouve plus dans la direction du canal, de telle sorte que l'extrémité de l'instrument laboure la face supérieure de l'urèthre et du col vésical. Cette fausse manœuvre donne les mêmes résultats que l'emploi du lithoclaste coudé. L'introduction de ce dernier instrument a pour effet ordinaire de meurtrir, de labourer, de déchirer la face supérieure du canal et du col de la vessie, sans parler des fausses routes.

L'opérateur se souviendra que, dans l'état normal, les portions membraneuse et prostatique de l'urèthre sont à peu près horizontales. Il est facile de les parcourir, en se conformant aux règles de la bonne pratique.

Pour savoir au juste jusqu'à quel degré doit être abaissée l'armature de l'instrument vers les cuisses du malade, le chirurgien placera préalablement sur une table l'instrument dont il va se servir. En simulant la manœuvre, il verra que l'inclinaison de l'armature est toujours moindre qu'on ne le suppose dans la pratique ordinaire. La même épreuve est tout aussi décisive lorsqu'il s'agit de constater la différence de la manœuvre, selon qu'on emploie un instrument coudé ou mon lithoclaste. Nous reviendrons sur les difficultés que peut présenter l'introduction des instruments, en traitant des cas compliqués.

Préhension de la pierre. — Les principaux instruments pour saisir la pierre dans la vessie sont le trilabe et le lithoclaste (1). Quoiqu'on se serve le plus souvent de celui-ci, on a besoin de celui-là pour les petits calculs, certains corps étrangers et les grosses pierres.

1° *Procédé pour saisir les petits calculs et les éclats de grosse pierre avec le trilabe.* — Il est facile de saisir, au moyen du trilabe, les petits calculs et les fragments d'une pierre morcelée.

Les erreurs grossières qui ont cours dans l'enseignement officiel et dans les traités élémentaires de chirurgie m'obligent à revenir sur cette manœuvre.

Le malade étant dans la position voulue, la partie la plus déclive de la vessie se trouve en face de l'orifice interne de l'urèthre ; et le calcul, libre par suite de l'injection qui tient écartées les parois vésicales, occupe naturellement cette partie.

On porte l'instrument jusqu'à la face postérieure de la vessie ; la vis de pression est desserrée ; on tire successivement sur la gaîne et sur le lithotriteur, et les branches sont écartées autant qu'il le faut. Le corps du trilabe appuie sur le col et le trigone de la vessie ; les branches, légèrement écartées, occupent le bas-fond, là même où la pierre se trouve portée par son propre poids. On la sent entre les branches, même sans les rapprocher. Il suffit de pousser légè-

(1) Voir *Choix des moyens* et le *Traité de la lithotritie.*

rement la tête du lithotriteur : en se rapprochant, les branches ramènent vers le centre et saisissent toujours la pierre.

La manœuvre est si simple, si facile, si sûre, que l'opérateur semble agir naturellement, sans s'astreindre à aucune règle. Il y a néanmoins des règles essentielles, et nombre de chirurgiens ont échoué pour ne les avoir pas suivies.

Fausse manœuvre. — En rapprochant les branches de l'instrument pour saisir la pierre, les chirurgiens dont je veux parler, au lieu de tenir la pince immobile et de faire avancer la gaîne sur la tige porte-branches, tirent sur la pince de façon à faire rentrer les branches dans la gaîne, qu'ils maintiennent immobile. Les branches se rapprochent, mais sans saisir la pierre, laquelle n'a pas suivi le mouvement de retrait de la pince. Les deux figures ci-contre font voir cette fausse manœuvre.

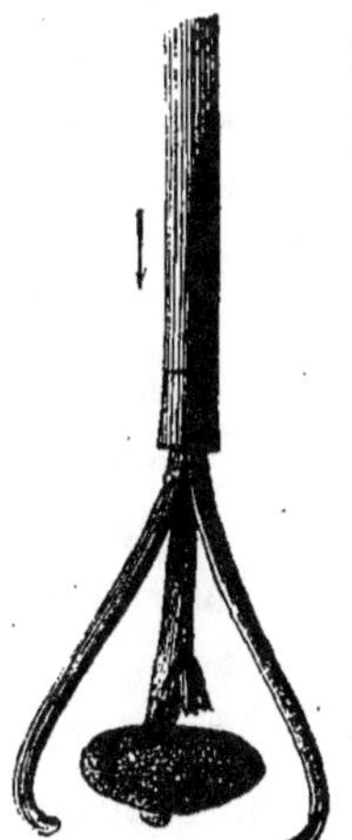

Fig. 7.

La figure 7 représente la pince ouverte et la pierre placée entre les branches. Il suffit de pousser la gaîne sur la pince, qui reste immobile, pour qu'en se rapprochant les branches s'appliquent sur la pierre et la fixent. Ce procédé est le bon, et je l'ai toujours suivi.

Dans la pratique ordinaire, c'est la gaîne qu'on tient immobile, et l'on tire sur la pince pour la faire rentrer dans la gaîne, comme on le voit dans la figure 8. Les branches se rapprochent au-dessus de la pierre; mais la pierre, qui n'a pas bougé, reste au fond de la vessie. Comment pourrait-elle être saisie? C'est pour avoir opéré de la sorte que les chirurgiens de l'école encyclopédique ont essuyé des revers. Ils ont fini par proscrire les instruments droits plutôt que de se conformer aux règles établies, pendant que d'autres chirurgiens, en France et à l'étranger, opéraient avec succès à l'aide de ces mêmes instruments (1).

Manœuvre régulière. — Au moyen du trilabe, les petits calculs, les fragments de pierre, bref, tous les corps étrangers de petite dimension sont saisis avec une facilité et une promptitude étonnantes, lorsque la pratique est conforme aux règles. On cesse de s'étonner, quand on se rappelle quels sont les rapports du trilabe avec le calcul et les parois vésicales. Dès les pre-

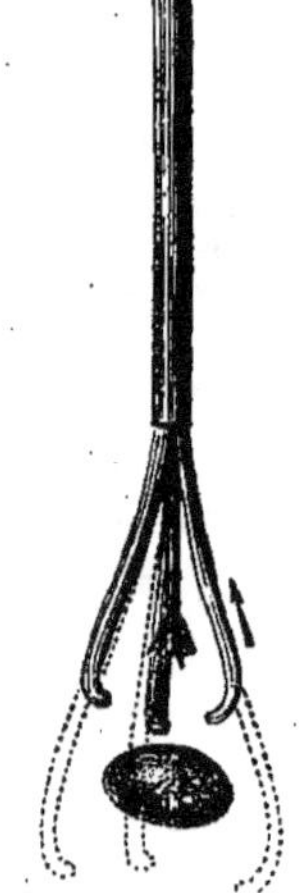

Fig. 8.

miers temps de ma pratique, on était frappé de ce fait : « La pierre est si facile à saisir, écrivait il y a longtemps M. Velpeau, que j'ai vu M. Civiale la lâcher, la reprendre, en tourner et retourner les divers morceaux, avec autant de facilité que s'il avait opéré dans un vase à découvert (2). »

Par ce procédé, que j'ai appliqué des milliers de fois, que j'ai exposé dans ses moindres détails dans mes ouvrages antérieurs, le calcul est saisi sans avoir été déplacé ni cherché. Il suffit d'ouvrir le trilabe et de le laisser tomber sur la face inférieure de la vessie, pour que le calcul se trouve entre ses branches.

Le mécanisme de l'instrument est des plus favorables pour saisir et fixer la pierre. Par le simple rapprochement des branches, le corps qu'on veut saisir est ramené vers le centre.

(1) *Voir* le *Traité de la lithot.* et l'Introduction.
(2) *Arch. génér. de médec.*, t. **XV**, p. **156**.

Les pinces à deux branches, au contraire, chassent la pierre. Il y a là un problème de mécanique dont ne tiennent pas compte les chirurgiens qui se sont occupés des instruments lithotriteurs droits.

Même promptitude et même sûreté, quand il s'agit de briser la pierre ou les fragments fixés entre les branches de la pince, soit par la simple pression, en poussant la tête du perforateur contre la pierre, retenue entre les crochets des branches, soit par l'égrugement, utile dans beaucoup de cas (I).

Procédé pour saisir une petite pierre avec le lithoclaste (2). — Le lithoclaste est introduit dans la vessie, et lorsqu'il a franchi le col, on porte doucement son extrémité en arrière, vers la paroi postérieure, sans la refouler; ensuite on écarte lentement les branches, en tirant sur l'antérieure, la postérieure restant immobile, sa convexité s'appliquant à la face correspondante de la vessie. L'écartement des branches est de deux centimètres, et davantage, suivant le volume de la pierre.

Dans cette position, répétons-le, le corps de l'instrument placé presque horizontalement, porte sur le col et le trigone, qui sont un peu refoulés en bas, vers le rectum, de telle façon que la partie profonde de l'urèthre, le col, le trigone et le bas-fond de la vessie se trouvent à peu près sur le même plan. C'est ce qui a lieu dans les cas simples, quel que soit l'instrument employé.

(1) Voir plus loin : *Morcellement de la pierre.*

(2) Il ne faut pas prendre cet instrument pour le percuteur, ainsi que l'ont fait, par inadvertance sans doute, quelques chirurgiens. Le percuteur et le forceps ne sont applicables que lorsqu'on veut saisir une grosse pierre; et ils ne la saisissent pas *comme avec la main*, et ne possèdent point *la merveilleuse facilité de prendre* qu'on leur attribue. Toutes ces exagérations ont pour effet de tromper les praticiens.

Ici, le dos de la branche femelle est en contact avec les parois vésicales correspondantes ; l'extrémité de la branche mâle fait dans l'intérieur de la vessie, au milieu du liquide injecté, une saillie en haut et en arrière, proportionnée à sa longueur.

Dans cette position, la pierre (n'oublions pas qu'il s'agit de petites pierres) se trouve au bas-fond de la vessie, sur les côtés de l'instrument, vers l'orifice de l'un des deux uretères. On la saisit aisément sans la déplacer, en inclinant l'extrémité libre des branches modérément écartées vers le point qu'elle occupe. On la fixe en poussant la branche antérieure. La branche postérieure doit rester appliquée à la face inférieure et postérieure de la vessie, de peur que le calcul ne glisse sur les côtés.

Lorsque le bas-fond de la vessie est brusquement déprimé derrière le rebord postérieur du trigone, une petite pierre ou de petits fragments peuvent se trouver placés au-dessous de l'instrument. Pour les saisir, il faut prolonger le mouvement d'inclinaison latérale de l'extrémité libre des branches, jusqu'à ce qu'elles soient tournées en bas vers le rectum (Voir les *Cas compliqués*).

Dans les cas dont il s'agit ici, la manœuvre pour saisir la pierre est exécutée dans un espace circonscrit, en avant par le rebord postérieur du trigone, en arrière par la paroi postérieure de la vessie, et latéralement par les orifices des uretères.

Lorsqu'on tourne la courbure de l'instrument vers le rectum, l'extrémité libre des branches est en contact avec le bas-fond de la vessie. C'est en cet endroit qu'on saisit les petits calculs et les débris pierreux par des mouvements qui portent l'instrument tantôt sur les côtés, tantôt d'avant en arrière ; afin de préserver la surface vésicale d'un frottement douloureux, on abaisse légèrement l'extrémité externe de l'instrument entre les cuisses du malade.

Dans tous ces cas, la recherche et la préhension de la pierre s'effectuent dans la cavité vésicale, au milieu du liquide, avec une précision et une sûreté dont on ne se fait pas une idée exacte, lorsqu'on n'en a pas été témoin, si l'on ne se rend pas compte des circonstances que nous venons d'indiquer.

Il est vrai que les choses ne se passent pas toujours ainsi. On sent quelquefois le calcul, et on ne peut pas le saisir. Cela tient le plus communément à ce que la pierre est plus grosse qu'on ne le présume; les branches de l'instrument glissent à sa surface, au lieu de s'appliquer sur ses extrémités.

Quelquefois la pierre d'un moindre volume reste à côté des branches. Dans quelques-uns de ces cas, j'exécute avec la main droite, appliquée sur l'armature de l'instrument, de petits mouvements tremblés, saccadés, qui impriment à l'extrémité interne, en contact avec la face inférieure de la vessie, une sorte de tremblement propre à favoriser le passage du corps étranger entre les mors du lithoclaste.

Au lieu de ces mouvements tremblés, Sir B. Brodie a proposé de frapper de petits coups sur la tige de l'instrument.

J'ai réussi quelquefois à saisir certains petits calculs roulants, à la face interne de la vessie, en abaissant brusquement l'extrémité droite du coussin placé sous le sacrum, de manière à incliner le malade du côté de l'opérateur (1).

(1) Quelques chirurgiens, qui n'ont pas adopté mes procédés pour saisir la pierre, s'imaginent que saisir les fragments de pierre n'est pas tout à fait la même chose que saisir des pierres entières. Lorsque la pierre est entière, « *on la mobilise, on la caresse, on la place comme on veut si l'on a du tact.* » Pour les fragments, c'est autre chose. *Le fragment ne se meut pas, il est gêné par les autres fragments; ils sont tous tenus immobiles les uns par les autres; ils se défendent par leur forme, inconnue à l'opérateur.* — Voilà ce qu'on dit pour établir des différences que je n'ai pas eu l'occasion de remarquer. J'ai toujours saisi avec une égale facilité et les petits calculs et les fragments de grosses pierres.

Lorsque la pierre est fixée entre les branches de la pince, l'écartement des rondelles et l'échelle de la tige intérieure en font connaître le volume. Avec l'instrument ainsi chargé, l'opérateur s'assure s'il n'existe pas d'autres pierres, et il se trouve en mesure de procéder immédiatement à la pulvérisation, par la pression exercée, soit avec la main seule, soit à l'aide d'une puissance mécanique (Voir plus loin : *Morcellement de la pierre*). S'il ne s'agit que d'un petit calcul ou d'un fragment, la main seule suffit pour l'écraser.

Je ne saurais trop recommander ce procédé. L'application en est très-simple. La main gauche saisit la partie carrée du lithoclaste. La main droite est appliquée contre la dernière rondelle. Les doigts indicateur et médius pressent la première rondelle. Pour briser le calcul, il suffit d'une forte contraction des muscles fléchisseurs de la main et de l'avant-bras qui rapproche les branches du lithoclaste. (*Voir* la figure ci-contre.)

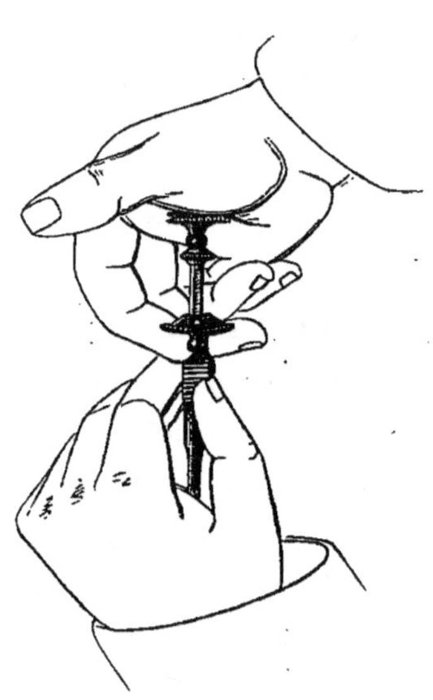

Fig. 9.

L'opération ne dure que quelques instants. On retire le lithoclaste avec les précautions qui seront indiquées plus loin. Le malade rend les débris pierreux avec l'urine, et le traitement est terminé.

Si l'on suppose, d'après le volume de la pierre, que les éclats provenant de la première attaque sont trop gros pour passer par l'urèthre, on les saisit l'un après l'autre, et on les pulvérise par le même procédé. La séance ne doit pas dé-

passer cinq minutes. Il vaut mieux ajourner la fin de l'opération.

Dans les cas de pierre grosse et friable, les éclats forment
quelquefois une masse considérable dans le bas-fond de la
vessie, où ils sont saisis et écrasés successivement avec la
plus grande facilité. Dans cette manœuvre, l'instrument
reste en place, appuyé contre la face intérieure de la vessie.
On tire sur la branche interne ; un fragment se place dans
l'intervalle ; on l'écrase en repoussant ladite branche. Cette
manœuvre peut se renouveler six ou huit fois dans la
même séance, de manière à pulvériser une portion considérable de la pierre, sans exécuter d'autres mouvements,
la branche postérieure restant immobile ; l'opéré souffre
peu.

Comme les débris pourraient s'accumuler dans le canal, il
convient de faire après la séance une ou plusieurs injections
pour les entraîner ; le reste est expulsé plus tard avec l'urine,
pourvu que la vessie possède une contractilité suffisante.
Dans le cas contraire, on procéderait à l'extraction des débris.

Dans les cas où la pierre est petite et où il n'y a point de
complication, la lithotritie est très-bien supportée ; aucune
conséquence grave n'est à craindre. Après la séance, on se
borne à prescrire un bain ou de larges cataplasmes émollients
sur le périnée. L'opéré sera tenu à la demi-diète. On s'assurera, au bout de quatre ou cinq jours, au moyen du petit
lithoclaste explorateur, s'il reste encore des débris pierreux.

ARTICLE II.

Soins à donner à l'opéré après la séance de lithotritie. — L'instrument étant retiré, la séance est terminée. On se hâte d'enlever le coussin et de couvrir l'opéré.

Si l'opération a été pratiquée sur un lit de camp, il est prudent, surtout par un temps froid, de faire bassiner le lit du malade.

Dans la pratique privée, on s'occupe en général un peu trop du produit immédiat de l'opération : chacun veut voir les débris retirés avec l'instrument ou expulsés avec les premières urines, ou entraînés par l'injection. L'opéré reste découvert; souvent il se lève lui-même, poussé par la curiosité, et il se refroidit. S'il est affaibli ou très-nerveux, on a beaucoup de peine à le réchauffer.

Aussitôt après la séance, l'opéré passera de son lit dans un bain tiède. Il y restera une demi-heure ou une heure, et se couchera immédiatement dans un lit bassiné.

Quelques opérés se trouvent mal à l'aise dans le bain, où les besoins d'uriner se reproduisent fréquemment. Dans ce cas, ou lorsqu'il est contre-indiqué, le bain sera avantageusement remplacé par de larges cataplasmes émollients, couvrant le périnée, les organes génitaux et l'hypogastre. On les renouvelle deux ou trois fois dans la journée. Un quart de lavement, avec six ou huit gouttes de laudanum, si le malade peut le garder, est un excellent sédatif. Si l'opéré est agité, on administre une potion calmante. Ces moyens sont particulièrement indiqués, lorsque l'urine produit en passant par l'urèthre une sensation de chaleur incommode et persistante, et que la vessie se contracte avec force. Dans la journée, on donnera quelques tasses d'une boisson agréable et chaude.

Sous l'influence de ces divers moyens, les besoins d'uriner deviennent plus rares, et la miction, plus facile, occasionne moins de douleurs. Les débris pierreux sont entraînés avec l'urine ; les éclats sortent plus tard.

Il faut aussi régler le régime. On prescrit d'abord des bouillons et des potages. Quelques opérés ne s'en tiennent pas là. En général, on n'accordera que peu d'aliments, surtout après la première séance. J'ai vu survenir, pendant la digestion, un frisson ou un tremblement qui est le début d'un accès de fièvre, ou qui annonce des vomissements.

Fièvre consécutive à l'opération. — Quelques opérés éprouvent dans le bain ou quand ils en sortent, ou après avoir mangé, un frisson suivi de chaleur et de sueur. C'est un accès de fièvre qui commence (*Voir* l'article *Accidents*). Ce frisson dure une ou deux heures. Si la sueur qui se produit ensuite est abondante, l'accès ne revient pas.

On se bornera à favoriser la transpiration par le repos absolu et les boissons chaudes. Le malade sera chaudement couvert, et mouillera, s'il est possible, trois ou quatre chemises. Il faut de grandes précautions pour changer de linge. Il importe que le malade se tienne tranquille, afin de ne pas arrêter la sueur. S'il s'agite, s'il rejette les couvertures, s'il se lève pour uriner, pendant la transpiration, il ne manquera pas de se refroidir.

Le linge mouillé doit être changé. Il ne suffit pas de placer des serviettes chaudes entre la peau et la chemise. Il vaut mieux substituer des linges chauds et secs à ceux qui sont trempés de sueur.

Ces détails paraîtront peut-être minutieux ; mais ils sont d'une grande importance. Le chirurgien doit les rappeler avec insistance au malade et aux personnes qui l'assistent. Il faut à tout prix prévenir des imprudences. Dans les cas simples, l'accès se termine presque toujours par une sueur abondante, et il disparaît sans retour.

Dès le lendemain de la séance, l'opéré rentre presque toujours dans son état ordinaire. Seulement, il urine plus souvent que d'habitude, et rend des débris de calcul, avec des douleurs qu'il attribue au passage des débris et qui proviennent des contractions exagérées de la vessie sur le restant de la pierre.

Si la vessie se contracte avec énergie, les besoins d'uriner reviennent fréquemment et fatiguent. Nous avons indiqué les moyens appropriés : bains, boissons abondantes, cataplasmes, lavements sédatifs, le décubitus sur le dos et l'immobilité. Il est rarement besoin d'une médication plus active.

Si la vessie se contracte faiblement, il faut surveiller la miction, l'aider au besoin, et favoriser la sortie des urines et l'expulsion des débris pierreux.

Je reviendrai plus loin sur les cas de vessie très-contractile ou racornie et sur ceux d'atonie vésicale, qui exigent des soins tout particuliers.

ARTICLE III

Expulsion régulière des débris pierreux avec l'urine. — Lorsque la vessie, le col vésical et l'urèthre ne présentent aucune lésion, les débris du calcul broyé sont expulsés avec les premières urines. Les éclats et les fragments plus volumineux sont rendus le lendemain et les jours suivants, aisément et avec peu de douleur.

Les souffrances que quelques opérés attribuent au passage des fragments dans le canal sont produites le plus souvent par les éclats accumulés au col où dans la cavité de la vessie, qui provoquent de violentes contractions de l'organe.

Les éclats qui sont rendus vers la fin du traitement n'occasionnent pas de douleur malgré leur volume.

C'est ainsi que les choses se passent dans les cas simples, lorsqu'il y a équilibre entre les contractions de la vessie et la résistance du col. Mais il y a des circonstances où l'art doit intervenir.

Pour se rendre compte des phénomènes qui se passent alors, il faut se rappeler que la force d'expulsion de la vessie peut être en excès ou en défaut; que l'orifice interne de l'urèthre peut se trouver dévié, et que l'urèthre et le col vésical, tiraillés, distendus pendant la manœuvre, peuvent perdre leur souplesse et leur dilatabilité.

Le chirurgien peut donc avoir à régler l'expulsion des débris, à la modérer, à la provoquer, à y suppléer, quand elle n'a pas lieu.

Sortie irrégulière et incomplète des débris pierreux. — Les débris pierreux que l'opéré rend après la séance ne sont pas toujours en rapport avec la quantité de pierre broyée; soit que la vessie se contracte faiblement, soit que le col vésical ou l'urèthre opposent des obstacles à l'issue des débris.

Dans tous les cas, l'art doit intervenir pour aider la vessie à se débarrasser des débris pierreux.

ARTICLE IV

Injections. — On a tort de contester l'utilité des injections vésicales. Il importe, du reste, de s'entendre sur la manière de pratiquer ces injections et sur les indications qu'on se propose de remplir en les pratiquant. Dans les cas qui nous occupent on se sert d'une grosse sonde en argent à grands yeux et à faible courbure (1).

A la suite de chaque séance, cette sonde évacuative est introduite dans la vessie. Le liquide s'écoule et entraîne les débris. On fait une petite injection, en s'arrêtant dès que le malade éprouve le besoin d'uriner. Pendant que le liquide s'écoule, un aide charge la seringue pour une seconde injection.

Il faut avoir la précaution de placer une bougie flexible dans la grosse sonde évacuative, avant de l'introduire dans la vessie, de peur que les yeux de la sonde ne lèsent la surface de l'urèthre et le col vésical.

Les injections remplissent d'utiles indications thérapeutiques, pouvu qu'on ne s'écarte pas, en les pratiquant, des règles prescrites et de la prudence que j'ai tant recommandée.

En général, l'opérateur n'injecte chaque fois qu'une faible quantité de liquide, alors même qu'il n'est pas averti par les sensations du malade. Il vaut mieux multiplier les injections que de les faire trop fortes. Le liquide doit être poussé lentement.

Comme la vessie se contracte faiblement, il vaut mieux que le malade, s'il le peut sans fatigue, se tienne debout pendant l'injection, pourvu que la sonde pénètre sans difficulté.

(1) Cette sonde, dont l'utilité m'a été démontrée dès les premiers temps de ma pratique, a reçu bien des noms, sous lesquels on a essayé de la faire passer pour une invention nouvelle ou pour un perfectionnement. C'est à l'aide de cette sonde, légèrement modifiée, qu'on a mis en avant, sous la dénomination de *lithocénose*, un procédé qui consiste à écraser dans l'intérieur de la sonde, au moyen d'un stylet brisé, les fragments qui s'y accumulent. Ce procédé est au nombre des moyens que M. Heurteloup présenta à l'Académie des sciences en 1828, comme des perfectionnements essentiels de l'art de broyer la pierre. Aucun de ces moyens n'est resté dans la pratique. Voir l'article *Morcellement* et le *Traité de la lithotritie*, p. 223.

Une fois que la sonde est dans la vessie, l'urine et l'eau de l'injection sortent facilement en un gros jet, qui peut être diminué et même suspendu tout d'un coup, sans cause apparente. On suppose alors avec vraisemblance que des éclats pierreux se sont engagés dans les yeux ou dans l'intérieur de la sonde. On fait aussitôt une nouvelle injection. En général le liquide pénètre aisément, mais il ne sort pas de même. Cela peut se répéter plusieurs fois. L'introduction d'une bougie flexible ou d'un stylet brisé ne fait rien découvrir dans la sonde. C'est qu'alors la sonde ayant été portée trop loin, son extrémité est embrassée, coiffée par la vessie. Dès qu'on la retire un peu, l'urine coule.

Précautions pour retirer la sonde après l'injection. — Il faut, après l'injection, retirer la sonde de la vessie avec de grandes précautions. On redoublera d'attention lorsque la partie où se trouvent les yeux s'engagera dans l'orifice uréthral. Il faut s'arrêter à la moindre sensation de douleur. Le malade ne doit pas souffrir en ce moment. Si la sonde ne joue pas librement, si les mouvements sont gênés, on doit craindre surtout la présence d'un éclat pierreux faisant saillie dans les yeux de la sonde. On doit s'abstenir de tout effort de traction. Au lieu de chercher à retirer la sonde, il faut la repousser dans la cavité vésicale. On exécute ensuite, au moyen d'une bougie flexible, des mouvements propres à dégager les yeux de la sonde. En introduisant un gros stylet de baleine qui remplisse la capacité de la sonde, on finira par repousser le fragment dans la vessie. Si le même obstacle se présentait au col de la vessie ou dans l'urèthre, il faudrait briser le calcul dans la sonde même, en introduisant dans celle-ci un stylet lithotriteur à tête dentée, comme ceux qu'on place dans les trilabes. Dès que la tête du stylet est en contact avec le fragment, on fixe sur sa tige un cuivrot, à deux centimètres de la sonde, pour servir de point d'appui à la main pendant la manœuvre. Si par ce procédé, qui est le plus sûr, on ne réussit pas à déplacer le fragment, il faut recourir à la taille. L'extraction violente de la sonde a presque toujours causé la mort.

ARTICLE V

Extraction directe des débris pierreux. — Les injections n'entraînent, en général, que les débris les plus ténus. Il faut extraire les éclats volumineux. L'extraction directe de ces fragments demande des sens exercés, de bons instruments et des soins tout particuliers.

Avant tout, il importe de trouver et de saisir les débris ou les corps étrangers introduits dans la vessie. C'est là un des temps les plus difficiles de l'opération de la lithotritie (1). Hâtons-nous de dire qu'on s'est exagéré les difficultés de cette manœuvre, soit qu'on ne l'ait pas bien entendue, soit qu'on ait méconnu les ressources de l'art. Quoi qu'il en soit, les plus habiles chirurgiens ont complétement négligé cette partie importante du traitement des calculeux par la lithotritie. Ce nous est une raison de plus pour présenter ici de nouvelles remarques pratiques.

La première objection ou le premier reproche qu'on fit à la lithotritie, ce fut qu'elle laissait des fragments pierreux dans la vessie. La chose était si évidente pour les adversaires de la nouvelle méthode, qu'ils ne prirent pas même la peine de la prouver (2).

J'ai dû à plusieurs reprises combattre cette erreur, fondée

(1) V. *Traité de la lithot.*, p. 227 et 233.

(2) V. *Première Lettre; Parallèle*, p. 371, et le *Traité de la lithotritie*, p. 229.

uniquement sur la pratique de quelques opérateurs mala-
droits ou se servant d'instruments imparfaits.

Plus tard, les moyens d'exploration étant mieux connus,
on a multiplié les recherches, les opérateurs ont procédé
avec plus de soin, et on a fini par renoncer à un système de
dénigrement qui n'avait point de base. On ne vient plus
nous dire aujourd'hui que la lithotritie ne guérit point les
calculeux.

Indiquons maintenant les moyens et les procédés dont il
faut se servir pour l'extraction des fragments de pierre ou
des corps étrangers contenus dans la vessie.

Instruments explorateurs. — J'ai dit, en traitant des
explorations préliminaires, que le trilabe et le lithoclaste ré-
unissaient les conditions requises pour les explorations. Ces
instruments, qu'on ne l'oublie pas, sont tout à la fois des
moyens d'exploration et de broiement, lorsque le corps saisi
pendant l'exploration n'offre pas une grande résistance. Ces
instruments étant à double fin, ils peuvent, on le conçoit,
rendre des services inappréciables.

Le plus usité est un petit lithoclaste du volume d'une algalie ordinaire. Les deux pièces qui le composent glissent
l'une dans l'autre avec une grande facilité. Les branches
sont minces, larges, aplaties, disposées de manière à faciliter
les recherches dans la vessie et à éviter les lésions de la surface explorée. Les rondelles de l'extrémité externe servent
de point d'appui à la main de l'opérateur pour l'écrasement
des calculs, des éclats de pierre ou des débris trop volumineux pour traverser l'urèthre ; elles servent en même temps
à écarter et à rapprocher les branches. Une échelle graduée
indique le degré d'écartement.

Ce lithoclaste explorateur, trop peu répandu, est très-
utile dans la pratique. Je m'en sers journellement pour ex-

plorer la vessie. Il a bien des avantages que ne procure pas la sonde ordinaire. C'est à l'aide de cet instrument que je constate la guérison.

Le second instrument explorateur, qu'on appelle *ramasseur de débris pierreux*, est plus gros et plus courbe que le premier. Les branches sont plus longues et moins larges. La branche postérieure présente une cuvette profonde où s'accumulent la poudre et les débris pierreux les plus fins. La tige antérieure est perforée, pour faciliter la sortie de l'urine pendant l'exploration et pour faire des injections en cas de besoin, sans retirer l'instrument. Cette disposition permet aussi d'introduire un stylet plein pour chasser les débris pierreux accumulés en trop grande quantité. Avec la branche postérieure, creusée en cuvette, on ramasse la poudre et les petits grains qui se trouvent à la face inférieure de la vessie. On pousse ensuite la branche antérieure, et l'on reconnaît si quelque chose a été saisi. Si la cuvette trop pleine empêchait le rapprochement des branches, au lieu de comprimer et de tasser la masse pierreuse, ce qu'il faut éviter surtout, on en chasse une partie à l'aide de la tige centrale ; manœuvre toujours facile, lorsque la masse n'a pas été comprimée par le rapprochement des branches.

L'explorateur de la vessie le plus parfait est un trilabe à branches courtes, à petits crochets. Cet instrument, dont je me sers depuis le commencement de ma pratique, m'a rendu de grands services dans les circonstances les plus difficiles. Il remplit deux conditions précieuses: il fait connaître les diamètres antéro-postérieur et latéral du fragment à extraire; et, en outre, ses trois branches recouvrent la surface de ce fragment de telle sorte qu'on n'a pas à craindre l'éraillement de l'urèthre.

Procédés pour extraire les fragments pier-

reux et les corps étrangers introduits dans la vessie. — Ils varient suivant que le cas est simple ou compliqué.

Cas simples. — Dans les cas simples, lorsque l'opérateur procède suivant les règles et avec de bons instruments, les explorations de la vessie sont faciles et satisfont à tous les besoins de la pratique. Aussi peut-on dire que les procédés d'extraction des fragments pierreux diffèrent peu de ceux qu'on applique à la préhension des petits calculs. N'oublions pas que la surface à explorer est connue d'avance, que la vessie non déformée constitue une cavité arrondie de capacité moyenne, lisse, unie. Les mouvements de l'instrument explorateur sont peu étendus et facilement exécutés au milieu d'un liquide qui maintient écartées les parois vésicales. La position donnée au malade détermine l'endroit où il faut chercher le corps étranger.

Quand c'est le trilabe qui sert à l'exploration, son extrémité doit être portée contre la paroi postérieure de l'organe où il est tenu immobile. On écarte les branches, en tirant sur la gaîne et sur le cuivrot en même temps. On relève l'extrémité externe, et l'extrémité interne se trouve abaissée vers le point qu'occupe ordinairement le corps étranger, derrière le rebord postérieur du trigone. On s'assure de la présence du gravier entre les branches de la pince, par un mouvement du lithotriteur d'avant en arrière ; on les rapproche ensuite en tirant sur la rondelle, et le corps étranger est saisi. L'écartement des branches indiqué par l'échelle graduée fait connaître précisément le volume du gravier. S'il est trop volumineux pour traverser l'urèthre, on l'écrase.

Avec un pareil instrument, le chirurgien expérimenté acquiert, par le simple toucher, des données presque aussi exactes que celles que pourrait lui fournir la vue, et suffisantes pour le diriger dans le traitement.

Le procédé est aussi facile et le résultat presque aussi certain, lorsqu'on emploie le petit explorateur courbe.

L'injection étant faite, l'instrument est porté sur la face postérieure de l'organe. On tire sur la rondelle de la tige intérieure, on écarte les branches, on les incline légèrement à droite et à gauche, jusqu'à ce que leur extrémité soit tournée en bas vers le rectum. On leur imprime alors de légers mouvements de va-et-vient, on pousse la branche antérieure et le fragment est saisi. Si le corps étranger ne se trouve pas entre les branches, on incline celles-ci vers les orifices des uretères, où il est saisi sûrement. On le fixe en rapprochant les branches.

C'est ici le lieu de répéter que le lithoclaste, par l'écartement des rondelles, ne fait connaître que le diamètre antéro-postérieur du fragment saisi. L'opérateur ne sait pas si le fragment ne fait point saillie hors des branches. Il doit se préoccuper de cette éventualité, avant de pratiquer l'extraction.

Cas compliqués.— Les mouvements de l'explorateur ne sont pas aussi libres, et par conséquent, l'exploration n'est pas aussi régulière, lorsque la cavité vésicale se trouve déformée. Il faut, dans ce cas, multiplier, varier les explorations, le malade étant placé dans des positions différentes, la vessie se trouvant à demi pleine et quelquefois vide. On aura recours successivement au trilabe et aux deux lithoclastes courbes. Celui qui est à tige perforée donne la possibilité de faire passer la vessie, pendant l'exploration, de l'état de plénitude à celui de vacuité, et réciproquement. On multiplie au besoin les injections pour la plus grande certitude des recherches.

Ces explorations finales sont en général très-bien supportées, et l'on peut les répéter sans inconvénient.

Quand ces explorations, pratiquées suivant les règles, ne

font découvrir aucun débris dans la vessie, le but principal est atteint, et, alors seulement, on peut affirmer que le malade est entièrement débarrassé de son calcul.

Les mêmes explorations qui servent à constater la guérison dans certains cas font découvrir, dans d'autres cas, des débris qu'il faut saisir et morceler ou extraire par des procédés que je résumerai brièvement.

Considérations tirées du volume de la pierre, de sa position entre les branches de l'instrument, de la disposition des organes. — Trois points sont à considérer : le volume du fragment à extraire, sa position entre les branches de l'instrument, la disposition des organes. S'il faut en juger par la pratique des plus habiles chirurgiens, cette opération ne se fait pas sans difficultés ni sans désordres. On peut sans doute surmonter les difficultés et éviter les désordres; j'y ai réussi moi-même, mais grâce aux précautions qui ont été indiquées et à la perfection de mes instruments.

On a vu par la description de ces instruments (*trilabe, lithoclaste, pinces à gaîne, à bouton,* etc.), qu'à part la facilité qu'ils offrent pour saisir et fixer solidement le corps étranger, ils sont disposés de telle sorte qu'on peut jusqu'à un certain point déterminer la configuration et le volume de ce corps. Dans ces conditions, l'opérateur prudent ne s'expose pas à faire des tentatives dangereuses, ni à pincer la vessie. Il brise le fragment s'il lui paraît trop volumineux, et si son volume ne s'oppose point à l'extraction, il retire l'instrument chargé avec tous les ménagements possibles (1).

(1) Dans le *Traité de la lithotritie,* p. 240, j'ai indiqué d'autres moyens qui ont été employés; et j'ai aussi appelé l'attention sur les vices de ceux dont la routine a perpétué l'usage, entre autres, la pince de Hunter, celle d'Astley Cooper, employées par quelques chirurgiens anglais et par quelques membres de notre Faculté.

La grande difficulté consiste à saisir le corps et à savoir quelle est sa position dans l'instrument.

Pour plus de certitude, j'ai fait construire des pinces à gaîne, à deux et à trois branches, avec une tige centrale terminée par un bouton, laquelle sert à reconnaître la position du calcul et à le chasser au besoin. (*Voir* la figure ci-contre.)

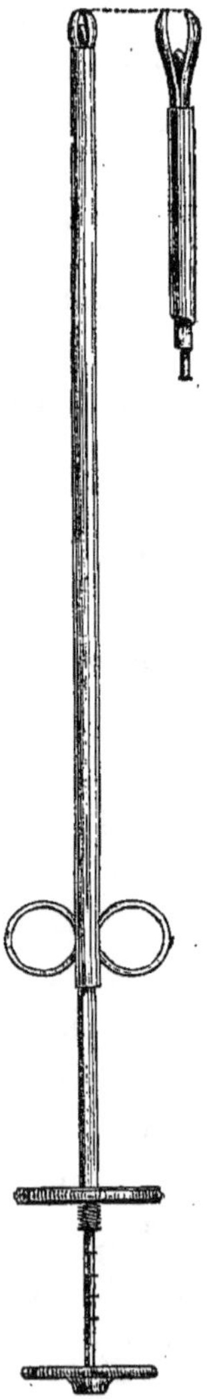

On ne saurait mettre trop de précautions à retirer l'instrument, au moment surtout où il franchit le col. On n'oubliera pas que, par sa position entre les branches de l'instrument, le fragment peut paraître moins volumineux qu'il n'est en réalité. S'il fait saillie hors des branches, il laboure le canal; et il arrive alors ce qu'on observe quand on retire sans précaution les grosses sondes à grands yeux dont on se sert pour les injections.

A la moindre douleur, à la moindre résistance, il faut s'arrêter, reporter l'instrument dans la vessie et écraser le fragment par la pression avec la main, et au besoin à l'aide de l'écrou brisé.

En général, l'éclat saisi franchit aisément le canal; on l'extrait et l'on introduit de nouveau l'instrument. On recommence ainsi quatre ou cinq fois.

Rappelons que ces manœuvres réitérées s'exécutent avec une facilité surprenante toutes les fois que la vessie conserve sa forme naturelle, l'urèthre et le col vésical étant sains d'ailleurs, et le fragment ne dépassant pas en volume le diamètre du canal.

Fig. 10.

La quantité des débris à extraire varie suivant le volume de la pierre, l'état de la vessie et la quantité de détritus expulsée par les injections.

Quand la vessie conserve une certaine contractilité, les petits éclats sont expulsés naturellement, et il ne reste que les gros, pour l'extraction desquels on emploie indistinctement le trilabe ou le lithoclaste.

Pour l'extraction des débris en poudre grossière, l'instrument à cuvette profonde est d'une grande utilité.

L'extraction est facile, rapide et, en général, peu douloureuse dans les cas dont je parle, parce que la vessie est grande, plus ou moins inerte, par conséquent peu excitable. On agit sans produire de frottements douloureux, notamment lorsque la vessie est inerte.

Les cas d'inertie de la vessie forment une catégorie à part. Quand il s'agit d'une cavité vésicale déformée, on rencontre souvent des difficultés. Pour extraire, par exemple, des fragments sur lesquels la vessie hypertrophiée se contracte avec force, l'espace manque, la manœuvre est gênée, douloureuse.

Si le col et la cavité de la vessie se trouvent déformés, l'extraction des débris devient très-difficile. Dans les cas de barrières uréthrales, l'introduction des instruments, la recherche et l'extraction des débris occasionnent de vives douleurs et parfois des désordres. J'ai dû une fois renoncer à l'extraction par l'urèthre et recourir à la taille médiane.

A la suite de ces manœuvres laborieuses, il faut prescrire un bain, le repos absolu, un régime léger, de petits lavements que le malade gardera et qui seront sédatifs au besoin.

En résumé, chez les malades dont la vessie, plus ou moins inerte, ne chasse pas les débris pierreux, on fait après chaque séance des injections à grande eau qui entraînent les débris les plus ténus; et l'on retire, par les procédés de l'art, les débris pierreux qui sont restés dans la vessie, après les avoir broyés, s'il le faut.

Quand il s'agit de petits calculs multiples, on procède comme pour les fragments. On retire ceux qui peuvent passer, on brise les autres, et l'on fait des injections pour débarrasser la vessie.

C'est surtout dans cette partie de la lithotritie qu'il faut observer les règles de la bonne pratique. On ne néglige pas les précautions que j'ai tant recommandées, sans s'exposer à des accidents et à des revers.

ARTICLE VI

Expulsion précipitée des débris pierreux par les contractions successives de la vessie. — Lorsque les débris pierreux sont chassés avec force et d'une manière insolite par les contractions trop énergiques de la vessie, l'art doit intervenir pour modérer cette expulsion et en prévenir les suites fâcheuses.

Supposons un malade dont la pierre friable produit en quelques minutes de broiement une masse considérable d'éclats et de débris qui sont chassés avec force par les contractions exagérées de la vessie. La quantité de liquide injecté avant l'opération n'étant pas suffisante, n'entraîne qu'une partie des débris. L'autre partie reste accumulée au col vésical et ne peut être expulsée, parce que l'urine qui vient des reins, s'écoulant aussitôt, ne saurait l'entraîner ; on fait, dans ce cas, de petites injections, coup sur coup, qui entraînent les débris pierreux,

Lorsque la vessie se contracte avec énergie, comme il est à craindre que des éclats trop volumineux ou des quantités considérables de débris ne soient poussés dans le canal de l'urèthre, l'opérateur doit prescrire au malade de rester couché sur le dos et de n'uriner que dans cette position. S'il le faut, une grosse sonde flexible est placée en permanence dans le canal : le malade enlève le bouchon quand il veut uriner.

Quelquefois le malade ne supporte pas la sonde, et loin de diminuer, après l'opération, la contractilité vésicale augmente et les souffrances aussi, la vessie se contractant sur la masse pierreuse. Il peut se produire des phénomènes de réaction qui rendent la taille nécessaire ; dans ce cas, il faut la pratiquer immédiatement.

On ne s'est pas généralement rendu compte de l'arrêt des débris pierreux au col de la vessie. Il est cependant aisé de comprendre que lorsque la vessie contractée rejette l'injection et ne laisse pas l'urine s'accumuler en assez grande quantité pour entraîner les débris, ces derniers restent forcément dans la vessie.

Ajoutons que, dans la grande majorité des cas, les contractions vésicales sont assez modérées, et que le traitement par la lithotritie peut être continué. Parmi les accidents qui peuvent se présenter, le plus redoutable est l'arrêt des fragments dans le canal.

Arrêt des fragments pierreux dans l'urèthre. — Les graviers s'arrêtent quelquefois dans le conduit de l'urèthre, ils y séjournent et y acquièrent un volume considérable. J'en ai vu un grand nombre d'exemples. Ce n'est donc pas seulement à l'occasion de la lithotritie qu'on doit s'occuper d'une question aussi importante.

J'ai exposé ailleurs les désordres qui peuvent être la suite de l'arrêt des graviers ou des fragments de calcul dans l'urèthre (1). Le chirurgien doit prévenir autant que possible ces

____

(1) V. _Traité de l'affect. calcul._, p. 339-371 ; la _Troisième Lettre sur la lithotritie._

désordres, et les combattre énergiquement une fois produits.

Les cas varient beaucoup, suivant la position des fragments et la disposition des organes.

En traitant de l'introduction des instruments lithotriteurs dans la vessie, j'ai représenté les déviations et déformations du col vésical et de la partie profonde de l'urèthre qui s'opposent au passage des instruments. J'ai traité dans un autre chapitre des grosses pierres développées au col de la vessie et dans la région prostatique de l'urèthre, ainsi que des difficultés qui en résultent dans l'opération de la taille.

On se souviendra des dispositions anomales que peuvent présenter les organes, lorsqu'on aura lieu de supposer que des fragments volumineux existent à l'orifice interne de l'urèthre et dans la région profonde de ce canal.

A l'état normal, les cas sont généralement simples. Il est presque toujours facile de repousser dans la vessie le petit calcul ou le fragment de pierre, qui semblent fuir devant l'extrémité de la sonde. Le soulagement est immédiat. Ainsi sont soulagés ces calculeux qui, sondés pour la première fois, cessent de souffrir et se croient rassurés. Dans ce cas, le calcul n'est pas engagé dans le col ; appliqué seulement contre l'orifice interne de l'urèthre, il rentre avec d'autant plus de facilité, que l'orifice uréthral présente une sorte d'évasement où le calcul n'est retenu que par les contractions vésicales.

Quand le calcul est fixé dans la portion prostatique de l'urèthre dilatée, il faut un certain effort pour le repousser. La difficulté commence avec ces cas. Elle augmente lorsque le calcul séjourne au devant d'une barrière uréthro-vésicale ou d'une tumeur médiane qui changent la direction du col. Si, en outre, le col se trouve refoulé en arrière par l'hypertrophie de la prostate, d'où une longueur insolite de cette portion du canal, la rentrée du calcul dans la vessie est encore plus difficile et parfois même impossible.

Ces diverses dispositions morbides des voies urinaires peuvent susciter au praticien des difficultés d'autant plus graves qu'elles sont imprévues. Raison de plus pour insister sur les moyens propres à faire rentrer les fragments dans la vessie. La manœuvre présente dans ces cas quelque analogie avec le procédé que l'on suit lorsque le fragment est engagé dans la portion membraneuse.

Arrêt des fragments dans la région membraneuse de l'urèthre.— C'est surtout dans cette portion du canal que s'arrêtent les petits calculs et les débris pierreux, à la suite de la lithotritie (1).

En général, les calculs arrêtés en cet endroit s'y développent sans produire de douleur locale. Les symptômes ne se manifestent qu'à une période avancée de la maladie. Les cas de ce genre ne se distinguent les uns des autres que par le nombre des calculs. Le plus souvent, il existe un rétrécissement de l'urèthre sous l'arcade pubienne (2).

Les fragments pierreux s'arrêtent aussi et séjournent dans la portion membraneuse de l'urèthre, où leur présence se manifeste plutôt par des symptômes généraux que par des douleurs locales. L'absence de ces douleurs m'a souvent abusé dans les premiers temps de ma pratique. Aussi ai-je eu l'occasion d'observer des désordres formidables.

Voici un procédé très-simple pour prévenir toute méprise. Dès que je soupçonne qu'un fragment de calcul est engagé dans le canal, j'introduis une grosse bougie de cire. A l'aide de cette introduction peu douloureuse, on obtient une certi-

(1) *Troisième Lettre sur la lithot.*; *Traité de l'affect. calcul.*, p. 330 *Traité de la lithot*, p. 362, et le *Traité pratique.*

(2) V. le tome Ier de mon *Traité pratique.*

tude que ne donnent point les signes rationnels. Quelques
malades introduisent eux-mêmes la bougie. S'il y a un fragment engagé dans le canal, la bougie garde une empreinte.
On peut recourir en cas de nécessité à la sonde métallique et
au toucher rectal, très-utile dans la circonstance. Quelquefois le contact du fragment avec la surface du canal produit
une douleur assez vive pour que le chirurgien soit obligé
d'intervenir sans délai.

Comme les manœuvres opératoires pour extraire ou pour
écraser le fragment arrêté dans le canal sont souvent pénibles, il faut, avant d'y recourir, multiplier les tentatives
pour repousser le fragment dans la vessie. Les grosses bougies de cire sont un moyen des plus efficaces ; les petites glissent entre le calcul et les parois du canal. Dans tous les
cas, le fragment laisse une empreinte sur l'extrémité de la
bougie.

Une grosse sonde métallique à grands yeux et à faible
courbure a l'avantage de servir à deux fins : elle repousse
le fragment en arrière ; s'il résiste, on fait immédiatement
une injection. Le plus souvent, le fragment et la sonde
pénètrent dans la vessie en même temps que le liquide
injecté.

Le malade doit être placé sur le lit, le sacrum fortement
élevé, pour faciliter la manœuvre. Si le fragment résiste, on
a recours à un petit trilabe ou à un lithoclaste uréthral. On
procède à l'écrasement suivant le procédé ordinaire, avec
beaucoup de précautions, afin de ménager les parois du
canal.

La dernière ressource, c'est la boutonnière, procédé bien
connu de tous les chirurgiens et qu'on a cherché à rajeunir
sous la dénomination de taille membraneuse. J'ai pratiqué
souvent la boutonnière, et j'en ai modifié le procédé de ma-

nière à extraire immédiatement de la vessie les derniers débris.

Moyen de prévenir l'arrêt des fragments dans le canal. — Les manœuvres pratiquées en vue de repousser dans la vessie, d'écraser ou d'extraire les débris pierreux arrêtés à la partie membraneuse de l'urèthre, sont toujours difficiles et douloureuses. Il importe en conséquence de prévenir cet accident.

Dans mes premiers essais de pulvérisation des calculs au moyen des instruments à deux branches, j'observai qu'avec le lithoclaste à mors plats et larges, on obtenait une plus grande quantité de poudre grossière et moins de fragments. Avec le forceps ou l'instrument fenêtré, on obtient surtout des éclats aplatis, irréguliers, et très-peu de poudre, lorsque la pierre est dure. La différence des résultats s'explique par la disposition différente des mors.

A la fin de chaque séance, avant de relever l'instrument, j'ai soin de broyer les fragments qui se présentent au col, afin d'augmenter la quantité de poudre grossière que l'urine entraîne aisément. Autant que possible, il faut éviter d'intervenir activement et ménager les organes.

Cette règle de la bonne pratique est souvent oubliée ; et dans les derniers temps de la lithotritie comme dans les autres, on suit en général des procédés différents de ceux dont l'expérience m'a prouvé l'utilité. C'est ainsi qu'au lieu de laisser la vessie expulser naturellement avec l'urine les débris pierreux, on prescrit de recourir toujours à *l'extraction immédiate*. Or, dans la majorité des cas, cette extraction est inutile ; et ce qu'on a de mieux à faire, c'est de s'abstenir de toute manœuvre opératoire. Dans les cas les plus favorables, cette extraction occasionne des douleurs qu'il faut épargner au malade; quelquefois elle provoque des accidents graves, et toujours elle prolonge la durée du traitement (1).

(1) On a prétendu, pour justifier l'emploi constant de ce procédé, qu'il a pour effet de prévenir l'arrêt des fragments dans l'urèthre. Mais c'est là une illusion. Et d'ailleurs, l'art possède d'autres moyens plus sûrs pour empêcher cet accident, dont on s'est occupé il y a quelques années, à cause de sa fréquence. On ne l'observe que de loin en loin depuis que la lithotritie est pratiquée d'une manière plus régulière et qu'on fait un usage moins fréquent des instruments fenêtrés. (V. *Traité de la lithot.*, p. 233.)

CHAPITRE V

MORCELLEMENT DE LA PIERRE DANS LA LITHOTRITIE

1° Ecrasement de la pierre avec la pince à trois branches. — 2° Ecrasement de la pierre avec le lithoclaste. — Procédé de la percussion. — Derniers temps de l'opération. — Manière de retirer l'instrument de la vessie, après la séance. — Dégorgement de l'instrument.

Le morcellement de la pierre est des principaux temps de l'opération celui que le malade supporte le mieux. Il est aussi le plus facile.

Ici, l'état des organes n'a pas la même influence que dans les autres temps de l'opération La pulvérisation de la pierre est un acte presque purement mécanique. C'est l'instrument qui agit sur un corps inerte, à peu près isolé au milieu du liquide contenu dans la vessie. On trouvera dans mes précédents ouvrages l'appréciation des divers moyens proposés pour broyer la pierre dans la vessie. Il me suffira de rappeler ceux qui sont restés dans la pratique.

Constatons d'abord que c'est par écrasement qu'on détruit le plus particulièrement les calculs vésicaux ; et c'est par la pression que l'écrasement s'effectue, pour les pierres d'un volume moyen et d'une consistance pareille. Quand la pierre

est grosse et dure, on diminue sa force de cohésion par des
moyens subsidiaires dont il sera question plus tard.

**Ecrasement de la pierre au moyen de la pince à
trois branches**. — Quand on a réussi à placer une petite
pierre entre les branches du trilabe (*voir* la figure), on la fixe
solidement en tirant sur la deuxième rondelle; on appuie la
paume de la main droite sur le cuivrot, et les doigts indicateur et médius sur la surface postérieure de la rondelle du
litholabe, la main gauche restant appliquée sur la portion
carrée (figure ci-contre) et la rondelle de la gaîne. Par une

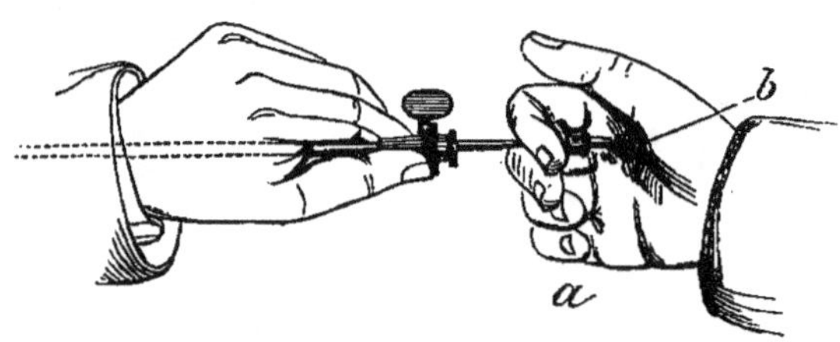

Fig. 11.

contraction forte et brusque des muscles fléchisseurs de la
main, on pousse la tête du lithotriteur contre le calcul que
retiennent les crochets des branches, et qui ne tarde pas
à céder. La pierre se trouve brisée en un instant, sans
secousses, sans mouvements de l'appareil et sans douleurs. Le chirurgien gradue à volonté la puissance mécanique de l'instrument, sans crainte de fracture ou de déviation.

A mesure que la pierre cède, on rapproche davantage les
branches du litholabe, de manière à écraser en même temps
les fragments qui résultent du premier morcellement, et l'o-
pération est terminée en quelques minutes.

On broie ainsi tous les calculs et les éclats de grosse pierre dont le diamètre n'excède pas 2 centimètres, et même ceux qui ont plus de volume, pourvu qu'ils soient friables. Il y a des calculs excessivement durs, qui résistent à ces moyens de destruction.

Si le calcul résiste à la pression, le cuivrot étant saisi à pleine main, on imprime quelques mouvements de rotation à la tête du perforateur, afin d'égruger le corps étranger. Si ce moyen reste sans effet, on change de système ; on pratique une perforation.

Dans ce procédé, que j'applique depuis 1824, on remarquera la progression graduelle de la puissance mécanique, qu'il faut proportionner à la résistance de la pierre.

On agit d'abord par simple pression ; ensuite la pression se combine avec l'égrugement ; enfin la perforation précède la pression (1). Comme l'opérateur ne connaît pas d'avance la dureté de la pierre, la possibilité de proportionner ses moyens d'action à la résistance du corps étranger est une ressource précieuse.

C'est ainsi que j'ai procédé dès les premiers temps de ma pratique (2).

(1) On peut voir dans ma collection de calculs (carton n° 20) les effets de la perforation et la manière dont les pierres perforées sont réduites en éclats. Les trilabes chargés qui figurent aussi dans la collection mettent en quelque sorte sous les yeux le temps de la manœuvre.

(2) On a prétendu à tort que je détruisais les calculs par des perforations répétées ; on le prétend encore dans les cliniques officielles. Citons M. Nélaton : « Elle (la méthode des perforations) consiste à perforer le calcul dans plusieurs sens, de manière à le réduire en fragments qui sont saisis et perforés à leur tour, jusqu'à ce que leur volume puisse être réduit assez pour traverser l'urèthre avec le jet d'urine, ou permettre l'extraction avec un instrument approprié » (1858). — Ce qu'on se propose uniquement en perforant la pierre, c'est de diminuer sa force de cohésion et de faciliter ainsi l'écrasement. Ainsi procèdent tous les chirurgiens qui savent se servir du trilabe. (*Voir* l'Introduction.)

Ecrasement de la pierre au moyen du lithoclaste. — En changeant d'instrument, on ne change pas de procédé. Le principe de l'opération est le même. La pression, dans les deux cas, s'exerce particulièrement d'avant en arrière. La main est le moteur principal ; quand elle ne suffit pas, on a recours à des moyens auxiliaires, parmi lesquels figure en première ligne l'écrou brisé, dont l'emploi est facile et sûr.

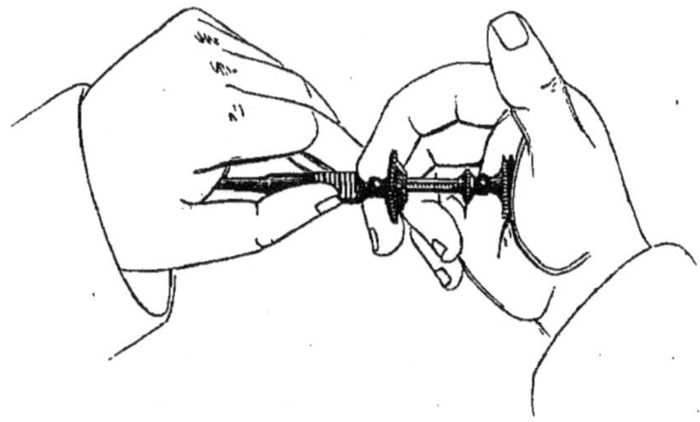

Fig. 12.

Premier procédé. — La pierre est fixée entre les branches du lithoclaste : on applique la paume de la main droite sur la dernière rondelle, et les doigts médius et index derrière la première rondelle. En rapprochant vivement les deux rondelles, les calculs placés entre les branches sont aisément écrasés (1).

(1) Les écrous, les vis de rappel et de pression sont depuis longtemps employés dans les instruments de chirurgie. Citons le quadruple vésical de Franco, la pince bilabe de Daniel Episcope, la pince trilabe de Fabrice de Hilden, le tire-balle d'Alphonse Ferri (*voir* la première planche du *Parallèle*). Les chirurgiens anglais ont adopté ces moteurs pour leurs instruments de lithotritie; mais aucune de ces dispositions n'était applicable aux appareils lithotriteurs. L'écrou a une grande puissance ; pour l'utiliser, il fallait avant tout en régler l'action, l'arrêter ou la suspendre sans rien changer à l'appareil. L'écrou brisé qui est adapté à mes appareils lithotriteurs remplit ces conditions.

Depuis trente-six ans, j'emploie ce mode de pression aussi simple que facile, qui abrége la durée de l'opération et épargne des souffrances au malade. (Voir *Choix des moyens.*)

Deuxième procédé.— Si l'action de la main est insuffisante, l'opérateur, sans changer l'instrument de position, embrasse l'armature avec la main gauche et la tient immobile avec le pouce et l'index de la main droite; il saisit les boutons de la boîte à écrou, les poussé de droite à gauche ou de gauche à droite, suivant le mécanisme adopté par le fabricant. Les deux moitiés de l'écrou sortent de la boîte et mordent sur la tige taraudée. L'instrument est armé; il suffit de faire avancer de quelques millimètres l'arbre taraudé dans l'écrou, pour que la pierre soit fixée; on la brise en continuant de tourner l'arbre taraudé ; à mesure qu'il avance, les branches du lithoclaste se rapprochent avec une force de compression croissante, et, finalement, la pierre est écrasée. Le produit de cette manœuvre est une poudre grossière qui sort facilement avec l'urine, sans s'arrêter dans le canal.

C'est ainsi qu'on écrase instantanément les petits calculs et les fragments de pierre qui ont résisté à la puissance de la

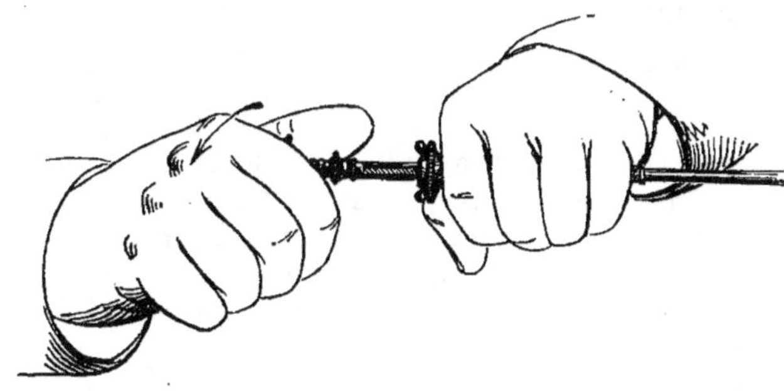

Fig. 13.

main. Avant de faire rentrer l'écrou dans la boîte, l'opérateur exécute avec la deuxième rondelle un mouvement de quart de cercle opposé à celui qu'il a exécuté pour écraser la pierre. A la suite de ce mouvement, les branches du lithoclaste redeviennent libres, et l'instrument est désarmé. Les branches fonctionnent librement pour saisir d'autres calculs ou des fragments de pierre.

L'écrou brisé agit avec une grande puissance pour morceler les calculs, et il reste muet quand on n'a pas besoin de l'employer. Il est alors comme s'il n'existait pas.

Le calcul étant fixé entre les branches du lithoclaste, on essaye, je le répéte, de l'écraser, en rapprochant avec la main les rondelles de l'armature. Si l'action de la main est insuffisante, l'opérateur a recours à l'écrou. Sa manœuvre est si simple et si sûre, qu'il est difficile de se rendre compte des difficultés qui arrêtent d'habiles chirurgiens (1).

Par ce procédé, les calculs d'un petit volume sont écrasés et pulvérisés dans la vessie avec une grande facilité, quel que soit l'instrument employé, trilabe ou lithoclaste (2).

Il y a d'autres moteurs qu'on a essayé de substituer à l'écrou brisé et qui peuvent être appliqués dans des cas spéciaux. Répétons ici qu'aucun de ces moteurs ne réunit les avantages qui recommandent l'écrou brisé. (V. le *Traité de la Lithotritie*, p. 28.)

---

(1) L'écrou brisé, malgré son utilité incontestable, n'a point trouvé grâce devant quelques chirurgiens. L'un d'entre eux disait, il n'y a pas longtemps, que la lithotritie avait fait un pas en arrière, le jour où l'on avait substitué la pression à la percussion, et que l'addition d'un écrou brisé à l'instrument lithotriteur était une complication fâcheuse. (Voir *Cinquième Lettre*, p. 82.)

(2) J'ai souvent écrasé de petits calculs avec un petit lithoclaste sans écrou et sans crémaillère. Si le calcul résiste à la pression de la main, j'emploie utilement le compresseur indépendant. (Voir *Choix des moyens*, le Catalogue de la collection, et le *Traité de la lithotritie*, p. 32 et la figure.)

Autres procédés. — Quand il faut écraser des pierres très-dures, la manière d'exercer la pression peut être utilement modifiée. J'ai eu souvent recours à la pression par saccades, au lieu d'employer la pression continue et progressive.

Dans quelques cas, j'applique le procédé de l'écornement. La pierre étant saisie par un de ses bords, on détache des éclats de sa circonférence. Il est vrai qu'elle échappe souvent aux mors de l'instrument, avant d'avoir été entamée. Dans les cas très-difficiles, il faut recourir au besoin à la perforation (1), et quelquefois à la taille.

Percussion. — Avant que le lithoclaste fût introduit dans la pratique, j'employais souvent la perforation dans les cas de pierres moyennes, trop résistantes pour céder à la pression avec la main. La perforation facilite beaucoup l'écrasement en diminuant la force de cohésion de la pierre. Du reste, la plupart de ces pierres moyennes, malgré leur dureté, cédent généralement à l'action de l'écrou brisé, sans qu'il soit nécessaire de les perforer préalablement.

Procédé de la percussion. — Il y a longtemps qu'on a essayé de morceler les pierres dans la vessie, par la percussion ; mais ce procédé n'a pas réussi autant qu'on l'espérait.

Ce procédé renouvelé fut présenté, en 1832, à l'Académie des sciences, comme une invention récente, en même temps qu'un appareil appelé le percuteur courbe à marteau. Cet appareil devait révéler toute la puissance de l'art de broyer la pierre, renverser tout ce qui avait été fait jusque-là en lithotritie, établir, comme on le disait, *cette belle méthode* sur de nouvelles bases, et conduire à de brillants résultats.

C'était plus qu'il n'en fallait pour aiguillonner l'esprit in-

______

(1) *Voir* plus loin le *Morcellement de la pierre dans la cystotomie.*

ventif des jeunes chirurgiens ; on alla jusqu'à inventer une machine à percuter.

La pratique a détruit les plus séduisantes illusions. Elle a révélé dans le procédé de la percussion des dangers et des inconvénients que n'avait pas prévus la théorie. Il n'y a aujourd'hui qu'un très-petit nombre de chirurgiens qui pratiquent la percussion.

Du reste, la manœuvre est des plus simples :

Le malade, dit l'auteur de ce procédé, doit être placé sur un lit particulier, ayant un point fixe, et solidement attaché pour prévenir des mouvements involontaires qui pourraient avoir des suites fâcheuses.

La partie essentielle de l'appareil est le point fixe. La pierre étant placée entre les branches de l'instrument, celui-ci ne doit pas se déplacer dans la vessie pendant la percussion. Cette indication est remplie par le point fixe, qui a aussi pour effet de soustraire l'opéré à l'ébranlement que pourraient produire les coups de marteau. Quelques chirurgiens, trouvant ce procédé trop compliqué, ont voulu plus tard substituer au lit rectangle un appareil plus simple ; mais les modifications de l'appareil n'ont pas amélioré le procédé, et des accidents formidables ont été observés. (Voir mon *Parallèle*, p. 159.)

En résumé, le procédé de la percussion, habilement présenté, accueilli avec enthousiasme, adopté avec confiance, propagé avec une rapidité extraordinaire, appliqué avec une dextérité prodigieuse, a été insensiblemeut abandonné.

Quel que soit le procédé qu'on emploie, la première attaque d'une pierre moyenne et surtout volumineuse présente toujours des difficultés, aussi est-il prescrit de ne pas prolonger la première tentative.

A la seconde séance, l'opérateur connait mieux la configuration de la pierre, la tolérance de la vessie. Il sait à quoi s'en tenir sur la consistance du corps à détruire ; la position de l'instrument et les éclats détachés dans la première séance lui fournissent des indications utiles et des facilités plus grandes pour l'opération. Une pierre entamée est plus facilement saisie et fixée plus solidement. Enfin, quand la pierre est morcelée, on se débarrasse des engins ordinaires, et, comme dans les cas simples, on agit avec le lithoclaste, pour détruire les fragments.

Dans la deuxième partie de cet ouvrage, un chapitre spécial sera consacré au morcellement de la pierre dans la cystotomie.

Derniers temps de l'opération de la lithotritie. — Les derniers temps de l'opération sont moins distincts que les premiers ; ils dépendent plus intimement les uns des autres.

Nous comprenons sous ce titre : les soins immédiats qu'exige le malade après l'opération, la sortie de l'instrument, l'expulsion spontanée et régulière des débris de la pierre, l'intervention de l'art lorsque les débris sont arrêtés au passage ou retenus dans la vessie, à savoir : les injections, l'extraction directe, après le passage dans le canal de l'urèthre de l'instrument chargé de débris pierreux, l'expulsion précipitée de ces débris par les contractions énergiques de la vessie, bref, toutes les circonstances et les accidents qui peuvent suivre le broiement de la pierre.

Toutes ces questions, d'une importance capitale dans le traitement des calculeux, ont été exposées longuement dans mes *Lettres sur la lithotritie* et dans le *Traité pratique*. L'attention des praticiens doit se porter sur ces questions importantes, qui sont exclues des ouvrages de chirurgie clinique et de pathologie chirurgicale.

Manière de retirer l'instrument de la vessie après la séance. — Il est toujours facile de retirer de la vessie l'instrument lithotriteur, lorsqu'on se sert du trilabe ou du forceps fenêtré. Quand on emploie les instruments à mors plats et larges, l'extraction peut offrir des difficultés par suite de l'accumulation des débris pierreux entre les branches. Celles-ci ne pouvant se rapprocher complétement, le volume de l'extrémité vésicale se trouve augmenté, et le passage par l'urèthre devient très-pénible ou même impossible.

C'est pour n'avoir pas prévu ce qui peut arriver en de pareilles circonstances, que tant d'accidents formidables ont été observés dans la pratique ordinaire.

Les instruments à mors plats et larges, vulgairement appelés écraseurs, ne s'engorgent pas quand ils sont bien construits, ou du moins il est facile de les dégorger en chassant les débris pierreux. La branche postérieure du véritable lithoclaste est aplatie, à surface lisse, entourée d'un léger rebord uni et à peine saillant vers l'extrémité libre, de telle sorte que les débris pierreux n'y sont que faiblement retenus (*voir* la fig. 1). La branche antérieure, dont la face interne est garnie de pointes destinées à pousser les débris en avant, étant moins longue et moins large, alors même que l'instrument est fermé, il reste un espace libre entre le pourtour de cette branche et le rebord de l'autre. Cette disposition essentielle facilite l'issue des débris, en même temps qu'elle empêche que la vessie ne soit pincée (1).

(1) Les praticiens ne sauraient trop surveiller la fabrication des instruments. Sous prétexte d'élégance, les fabricants persistent à mettre les deux

Pour chasser les débris pierreux qui tiennent les branches écartées, le chirurgien place ses mains sur l'extrémité externe de l'instrument. (V. les figures 11, 12 et 13.) De la main gauche il fixe l'armature, et il exécute avec la droite de légers mouvements de demi-rotation qui rapprochent et écartent alternativement les mors de l'instrument et agissent sur la masse des débris accumulés, de façon à les chasser par l'intervalle que les mors laissent entre eux en se rapprochant.

Si l'instrument est bien construit, cette manœuvre facile réussit généralement, pourvu que l'opérateur n'exécute que de petits mouvements saccadés, légers, en se serrant pour ainsi dire. Il se gardera bien d'exercer sur la masse pierreuse, comme cela se pratique trop souvent, une pression forte et continue, qui la tasse au lieu de la chasser.

Comme il est possible que les branches du lithoclaste ne soient pas tout à fait rapprochées ou que des éclats de pierre fassent saillie hors de l'instrument, l'opérateur doit redoubler d'attention au moment où cet instrument franchit le col de la vessie. Il s'arrêtera au moindre obstacle, à la plus petite plainte de l'opéré.

L'instrument étant reporté dans la vessie, l'opérateur en écarte les branches ; il exécute dans la masse liquide, avec la main et au besoin à l'aide de l'écrou, en agissant sur la branche mâle, des mouvements brusques de va-et-vient et d'avant en arrière, qui déplacent les fragments ou les chassent hors des branches. En un mot, il complète le dégorgement, en sorte que les deux rondelles finissent par se toucher.

branches en contact par leurs bords et à augmenter l'excavation de la branche postérieure. Cette disposition rend la forme de l'instrument plus arrondie et plus gracieuse, mais elle donne lieu à de graves accidents dans la pratique.

La juxtaposition des branches, indiquée par le rapprochement des rondelles, est le plus souvent le seul indice qui guide le chirurgien: Nombre de calculeux ont le col de la vessie très-dilatable, au point qu'il laisse passer sans résistance ni douleur un instrument trop volumineux pour traverser les autres parties de l'urèthre. Cette disposition est fréquente chez les enfants et dans les cas d'atrophie de la prostate.

L'opérateur fera bien, en conséquence, de ne retirer l'instrument qu'après s'être assuré, par le rapprochement des rondelles, qu'il ne reste plus de débris entre les branches.

C'est en procédant avec ces précautions, que j'ai constamment réussi à retirer le lithoclaste de la vessie sans provoquer les désordres qui se manifestent souvent dans la pratique ordinaire, et dont j'ai rapporté ailleurs quelques exemples (1).

Dégorgement de l'instrument. — Les débris de certains calculs adhèrent si fortement à la surface des branches, qu'on a de la peine à les détacher. C'est en prévision de cas semblables que j'ai fait construire les lithoclastes demi-fenêtrés, dont l'usage est assez répandu (*voir* la fig. 2). Les chirurgiens, peu familiarisés avec ce temps de la manœuvre, feraient bien de s'en servir au lieu du lithoclaste ordinaire.

On a vu que les brise-pierre à cuiller ou à cuvette ont l'inconvénient de retenir entre leurs branches des débris pierreux en quantité assez grande pour empêcher de retirer l'instrument. On a besoin de recourir à la percussion ou d'employer une espèce de rateau imaginé pour chasser les débris.

(1) V. *Traité pratique* et *Lettres sur la lithotritie.*

La percussion est employée de préférence, mais les coups de marteau frappés sur l'instrument tassent les débris au lieu de les déplacer ; on obtient tout au plus par ce procédé un demi-dégorgement. Quant au rateau et au stylet qui figurent dans ma trousse, ils ne réussissent à ramasser ou à chasser les graviers, que lorsque les débris ne sont pas encore tassés par les effets de la pression continue qu'on exerce au moyen de l'écrou ou du pignon (1).

Si l'on ne parvient pas à dégorger l'instrument, il faut pratiquer la taille sans retard, comme dans les cas où les instruments lithotriteurs sont forcés ou déformés.

Ce n'est point ce parti que l'on prend d'ordinaire en de telles circonstances. Le plus souvent, l'opérateur, voyant l'écartement des rondelles, s'épuise en efforts de pression ou de percussion pour les rapprocher, sans réfléchir que le tassement des débris entre les branches rend le dégorgement impossible.

Après avoir franchi le col de la vessie, l'instrument s'engage dans la portion membraneuse de l'urèthre, et ne peut pas toujours en sortir. La boutonnière est alors l'unique ressource. On ne se laissera pas détourner par les obstacles qui pourraient entraver cette opération.

(1) C'est M. Francis Lestrange qui a proposé de perforer la tige de la branche mâle, de manière à pouvoir introduire une sorte de râteau pour dégorger l'instrument. L'auteur de cette modification ingénieuse reçut une récompense de la Société médicale de Dublin. (Voir *Traité de la lithotritie*, p. 26 et 534.) — L'idée de M. Lestrange a été souvent reproduite en France et présentée comme nouvelle. Une récompense académique fut accordée, il y a quelques années, à un praticien dont tout le mérite se bornait à avoir bien retenu un passage du recueil irlandais : *The Dublin's journal of medical and chemical science* (1834). Quant au perfectionnement prétendu, il ne se trouve pas plus dans l'instrument du lauréat que dans celui qui a été présenté récemment à l'Académie de médecine. (Voir *Gaz. des hôp.*, 38e année, n° 41, jeudi 6 et samedi 8 avril 1863, sur le *Lithotribe injecteur présenté à la Société de chirurgie*.

Les accidents que nous signalons dépendent, comme on le voit, du choix des instruments et de l'imprudence de l'opérateur, dont les manœuvres irréfléchies peuvent compromettre la vie de l'opéré. On ne saura jamais le nombre infini de ces cas malheureux; ces faits ne sont pas de ceux dont on aime à publier les détails.

CHAPITRE VI

APPLICATION DE LA LITHOTRITIE AUX CAS INTERMÉDIAIRES

Remarques préliminaires. — Principales variétés des cas de cette catégorie. — Règles pratiques pour la préhension d'une pierre moyenne
dans la vessie. — Premier procédé. — Deuxième procédé. — Manœuvre
consécutive à la préhension de la pierre.

Remarques préliminaires. — Dans les cas qui précèdent, la consistance, la forme et le volume du calcul n'influent que médiocrement sur la manœuvre opératoire et les
résultats de l'opération. Les proportions minimes du calcul
rendent facile l'application des procédés et des instruments
ordinaires de la lithotritie.

Dans les cas qui suivent, les caractères physiques de la
pierre ont une grande importance. Je dois en conséquence
présenter quelques observations pratiques à ce sujet.

Les caractères physiques des calculs qui reconnaissent des
causes diverses dépendent surtout de la structure de la
masse pierreuse.

Je rappellerai seulement les principaux caractères physiques des calculs que j'ai décrits avec détail dans le *Traité de
l'affection calculeuse* (1).

(1) Pages 114-213; *voir* aussi le Catalogue descriptif de ma collection.

1° *Poids et volume des calculs.* — Expressions synonymes dans la plupart des auteurs; il importe néanmoins de les distinguer pour éviter la confusion. Le poids et le volume ne sont pas toujours corrélatifs. Telle grosse pierre est très-légère et pèse beaucoup moins qu'un calcul peu volumineux. C'est surtout le volume qui intéresse le praticien; c'est en effet le volume qui détermine le choix de la méthode et du procédé opératoire. C'est aussi du volume de la pierre que dépendent les difficultés et les dangers de l'opération.

2° *Consistance des calculs urinaires.* — Avant l'introduction de la lithotritie, beaucoup de cystotomistes regardaient la dureté de la pierre comme une circonstance avantageuse pour l'extraction du calcul tout entier, excepté dans les cas où le passage de la pierre par la plaie hypogastrique ou périnéale n'était pas possible. En autres termes, la consistance des calculs à extraire n'était point considérée comme une difficulté.

Aujourd'hui la manière de voir à cet égard est bien changée. Quand la pierre est à la fois volumineuse et dure, la lithotritie est impuissante, et il faut recourir à d'autres moyens.

La friabilité de la pierre est une circonstance favorable, parce qu'elle permet d'employer la lithotritie. La facilité de broyer la pierre est en raison de sa friabilité. La consistance des calculs est donc un de leurs caractères physiques qui intéresse le plus les praticiens.

En général, les concrétions urinaires ne sont pas aussi dures qu'on l'avait cru, pour avoir étudié des pierres qui figuraient depuis longtemps dans les collections; car la dureté des calculs augmente au fur et à mesure de leur dessiccation. Telle pierre paraît fort dure quand elle est desséchée, qui se désagrégeait facilement au moment de l'extraction.

Quelquefois la matière unissante est à l'état mou ou semi-fluide; de sorte que la substance solide cède à la moindre pression. C'est Rolet qui en a fait la remarque, et l'expérience ne l'a point contredit. La dessiccation influe particulièrement sur les concrétions qui sont les plus tendres au moment de l'extraction.

Les pierres poreuses, spongieuses, dont la masse est criblée de vides ou parsemée de stries, quelles que soient d'ailleurs leur composition et leur structure, se désagrégent facilement. Elles ne résistent pas à l'action toute-puissante du lithoclaste. Beaucoup cèdent à une faible pression. Il en est à peu près de même des calculs à structure purement granulée. Plus la substance est terreuse, plus la désagrégation est facile.

Les concrétions d'une médiocre consistance présentent aussi des difficultés de diagnostic. Pendant l'exploration de la vessie, la sonde, mise en contact avec ces concrétions, ne donne pas toujours la sensation d'un corps dur. Ils ne sont pas rares, ces calculs mous dont parlent Covillard, Beverwyck, Stisser, Schurig, et qui ont donné lieu à de graves erreurs de diagnostic.

Il y a des pierres qui sont naturellement très-dures, en dehors de l'influence de la dessiccation. On voit dans ma collection un certain nombre de pierres d'acide urique, d'oxalate calcaire, et même de phosphate ammoniaco-magnésien, d'une dureté extraordinaire.

La dureté des calculs est presque toujours plus grande au centre.

Les pierres les plus dures, le praticien ne l'oubliera pas sont généralement cassantes. Les concrétions d'oxalate calcaire lamellé et d'acide urique impur, à structure irrégulière et tourmentée, sont en général les plus dures.

On voit, en résumé, que la plupart des caractères physiques des calculs, au point de vue de la pratique, dépendent de la composition et surtout de là structure de la masse lithique.

Principales variétés des cas intermédiaires. — Passons maintenant à l'examen des cas intermédiaires auxquels s'appliquent ces remarques.

1º On suppose que la pierre est d'un volume moyen d'après la résistance qu'elle oppose à la sonde. Il est difficile de la déplacer.

2º Il faut s'enquérir ensuite de l'état de la vessie. On sait combien les fonctions et la structure de cet organe peuvent éprouver de modifications sous l'influence de la pierre.

3º Plus la pierre est volumineuse, plus l'espace libré est réduit. Dans les cas où la vessie est racornie et où elle se contracte avec force, il est à peu près impossible d'injecter une suffisante quantité de liquide pour faciliter la manœuvre. La gêne des mouvements du forceps devient alors une cause permanente de difficultés et de douleur.

4º Quelquefois la contractilité de la vessie est diminuée, et sa capacité étant plus considérable, on peut introduire une grande quantité de liquide. La manœuvre devient alors plus facile, même quand elle est exécutée avec un forceps à longues branches ; mais comme la vitalité de l'organe est presque toujours pervertie, le simple contact des instruments peut, à cause même de cette apparente facilité, avoir les plus graves conséquences.

Ce qu'il ne faut pas perdre de vue, c'est qu'il est malaisé de porter un diagnostic complet dans les cas de cette catégorie.

La partie la plus essentielle de l'opération de la lithotritie, on ne saurait trop le répéter, est certainement la préhension de la pierre. Saisir la pierre est pour ainsi dire toute l'opération. Ç'en est du moins le temps le plus difficile, le plus douloureux, et celui pendant lequel on commet le plus de fautes.

Les difficultés sont grandes surtout lorsque la pierre est volumineuse et la vessie plus ou moins déformée ; sous ce double rapport, il n'y a pas dans la pratique deux cas identiques. Que de variétés, en effet, et combien de différences, depuis le petit calcul qui tombe pour ainsi dire dans l'instrument, comme je l'ai dit dans le chapitre précédent, jusqu'à la grosse pierre qui remplit presque toute la capacité de la vessie !

Si l'on se rappelle que l'opérateur n'a, pour se reconnaître au milieu de toutes ces difficultés, que le toucher médiat, on comprendra qu'il ait fallu répéter à l'infini les expériences pour en déduire des règles pratiques ; et l'on ne sera pas étonné que j'aie si longuement insisté sur la partie fondamentale de ma méthode opératoire (1).

Dans un ouvrage essentiellement pratique tel que celui-ci, je ne puis me dispenser d'appeler tout particulièrement l'attention des praticiens sur les procédés qui ont pour but de saisir et de fixer les pierres dures et volumineuses. Cette manœuvre, encore une fois, est la partie la plus difficile et la plus douloureuse du traitement des calculeux par la lithotritie.

Il ne s'agit pas ici, je le répète, de petites pierres, ni de ces cas exceptionnels où la pierre obéit librement aux lois de la pesanteur et se place d'elle-même au point le plus déclive, et où il suffit de porter l'instrument au point indiqué, pour qu'elle soit saisie entre les mors. Les choses ne se passent ainsi que dans les cas favorables, et ces cas ne sauraient servir de base à une pratique générale.

(1) *Voir* l'Introduction et le *Traité de la lithotritie.*

Règles pratiques pour saisir une pierre moyenne dans la vessie. — Les instruments dont on se sert dans ces cas sont le lithoclaste pour les pierres moyennes et le forceps pour les pierres plus grosses. Il y a deux procédés très-différents. L'un consiste à saisir la pierre là où elle se trouve sans la déplacer. Dans l'autre procédé, l'on fait rouler la pierre dans l'espoir qu'elle viendra se placer d'elle-même entre les branches de l'instrument.

Premier procédé pour saisir une pierre moyenne avec les instruments courbes, forceps et lithoclaste. — Les préliminaires de l'opération sont toujours les mêmes. Le malade est placé comme à l'ordinaire ; on a soin seulement d'élever un peu plus le sacrum, afin que la partie postérieure de la vessie soit plus déclive. Après l'injection, on introduit le lithoclaste ou le forceps fenêtré.

En pénétrant dans la vessie, l'instrument rencontre quelquefois la pierre. Celle-ci tantôt se dérobe au moindre choc, tantôt parait être fixée dans le col. Nous reviendrons sur ce second cas.

Dans le premier, le chirurgien porte l'instrument jusqu'à la paroi postérieure de la vessie. Il tire à lui la branche mâle, de trois à quatre centimètres, et il incline les branches ainsi écartées vers l'un et l'autre uretère.

C'est là que la pierre se trouve ordinairement, toujours sur les côtés de l'instrument. Il suffit de rapprocher les branches pour la saisir. La manœuvre est d'autant plus facile que la pierre est moins volumineuse. Si la pierre n'a pas été saisie, on écarte davantage les branches en tirant sur l'antérieure, pendant que l'autre est poussée en arrière contre la face postérieure de la vessie ; on les incline alors de nouveau vers la pierre, qui est saisie ordinairement. Elle peut néanmoins se dérober, et, dans ce cas, les branches du lithoclaste

en se rapprochant ne font qu'effleurer sa surface. On peut
supposer, quand cela arrive, que la pierre est plate ou plus
grosse qu'on ne l'avait pensé. On recommence la même manœuvre avec un instrument plus fort, en ayant le soin
d'écarter un peu plus les branches. Les difficultés sont proportionnées au volume du calcul. Je suppose que la vessie est
encore dans les meilleures conditions : la partie profonde de
l'urèthre, le col, le trigone et le bas-fond sont sur le même
plan, et la pierre se trouve à la face postérieure de la vessie
sur les côtés de l'instrument.

Notons maintenant quelques particularités de conformation :

1° La prostate est quelquefois très-petite. Dans ce cas, la
pierre se trouve plus en avant, et il n'est pas nécessaire pour
la saisir de porter l'instrument aussi loin dans la cavité vésicale : l'armature du forceps reste élevée au-dessus des
cuisses du malade.

2° Chez quelques calculeux, les parois de la vessie sont
mobiles, lâches, dépressibles. Dans ces cas, la forme de la
cavité vésicale n'est pas la même qu'à l'état normal. Au delà
du rebord postérieur du trigone se trouve l'excavation du
bas-fond, dans laquelle les calculs, même volumineux, sont
cachés pour ainsi dire au-dessous de l'instrument, de sorte
que celui-ci ne peut les atteindre, surtout lorsque la vessie a
une grande capacité. On procède alors comme on le fait pour
les petits calculs et les fragments de pierre : on porte l'extrémité libre des branches en bas, vers le rectum, où la pierre
est saisie. En exécutant cette manœuvre, on ne perdra pas
de vue les rapports de l'instrument avec les organes. Le dos
de la branche mâle porte sur le rebord du trigone, le dos de
la branche femelle est en contact avec la face postérieure de
la vessie, et l'extrémité libre des branches repose sur le bas-
fond.

Pour empêcher toute pression fâcheuse et tout frottement pénible de l'extrémité des branches sur la surface vésicale, il faut abaisser l'armature du forceps entre les cuisses du malade, proportionnellement à l'angle de la courbure de l'instrument et à la longueur de ses branches. C'est pour avoir négligé cette manœuvre si facile à concevoir, que d'habiles chirurgiens ont observé des désordres dans la cavité vésicale à la suite de l'opération.

3° En pénétrant dans la vessie, le lithoclaste heurte la pierre. Aussitôt l'opérateur s'arrête, et avec le bec de l'instrument il la repousse doucement, de manière à se ménager une petite place à l'orifice interne de l'urèthre. Ensuite il glisse entre la pierre et la paroi correspondante de la vessie la branche postérieure du lithoclaste, jusqu'à ce qu'elle ait atteint la paroi postérieure de l'organe. La branche antérieure reste immobile entre la pierre et le col vésical. C'est par cette manœuvre qu'on parvient à placer les branches sur les deux extrémités de la pierre qu'on saisit et qu'on fixe comme à l'ordinaire.

Ce procédé est applicable particulièrement aux cas de grosse pierre avec racornissement de la vessie, lorsque l'espace manque pour les mouvements. Je l'applique depuis trente ans. Cette manœuvre est de mise dans un grand nombre de cas; mais elle exige de la réserve, des précautions et des sens exercés. Du reste, elle n'est pas aussi difficile et aussi douloureuse que se le sont imaginé quelques chirurgiens. Régulièrement exécutée, elle réussit d'autant mieux que les mouvements de l'appareil sont mesurés, peu étendus, aussi rares que possible. La grande règle est de saisir la pierre sans la déplacer.

Dans quelques cas, heureusement rares, la vessie racornie s'applique avec force sur la pierre, et le lithoclaste, en pénétrant dans la cavité vésicale, se trouve tantôt au-dessus, tantôt au-dessous de la pierre. Il en résulte une grande confusion dans la manœuvre. L'instrument étant en contact avec la pierre, l'opérateur peu exercé ne se rend pas compte du frottement qui se produit. L'opérateur expérimenté fermera l'instrument et le retirera, de façon que son extrémité corresponde à l'orifice interne de l'urèthre. En l'introduisant de nouveau dans la cavité vésicale, il cherchera à faire glisser la branche postérieure sur les côtés de la pierre, comme il a été prescrit plus haut. Ces cas peuvent devenir très-embarrassants.

Deuxième procédé. — Ce n'est pas à dire qu'une pierre de moyen volume ne puisse être saisie dans la vessie d'après d'autres procédés. Et à ce propos je dois présenter de nouvelles remarques.

Dès 1828, quelques chirurgiens, entre autres M. Heurteloup, s'efforçaient de persuader au public que « pour bien exécuter la lithotritie et pour soulager les malades, il faut que la pierre vienne trouver l'instrument et que l'instrument n'aille pas chercher la pierre. »

On n'aperçut pas d'abord le vide de cette théorie qui fut généralement adoptée. On la retrouve encore dans nos traités généraux de chirurgie plus ou moins modifiée. Comme elle ne repose pas sur un principe, chacun l'a accommodée aux circonstances ou entendue à sa guise (1).

La meilleure manière de faire connaître ce procédé sera de reproduire deux passages empruntés aux écrits de deux chirurgiens éminents qui se sont occupés l'un et l'autre de la lithotritie, bien qu'à des points de vue très-différents.

(1) Ce n'est pas ici le lieu de rappeler les particularités qui accompagnèrent la présentation de ce procédé plus séduisant qu'utile. Voir la *Troisième Lettre sur la lithotritie* et le *Traité pratique* (partie historique, année 1828).

L'un, Sr. Benjamin Brodie, a pris au sérieux l'art de broyer la pierre ; il en a fait une étude expérimentale et l'a appliqué utilement.

L'autre, M. Velpeau, s'est occupé de la lithotritie, moins en praticien qu'en théoricien, passant tour à tour du blâme à l'éloge, et il n'a abouti en définitive qu'à nuire à la nouvelle méthode (1).

« La règle pour saisir la pierre, écrit Sr. B. Brodie, est aussi simple que possible. Le malade est couché sur le dos ; *le manche du forceps est élevé*, de telle sorte que la partie convexe de son extrémité courbe se trouve en contact avec la face postérieure de la vessie, dans le point qui est contigu au rectum. On ouvre alors le forceps, en tirant plus ou moins sur la branche mobile suivant la grosseur probable de la pierre, pendant qu'on pousse en même temps la branche fixe doucement, en bas, vers le rectum. »

Le but de cette manœuvre est nettement défini par le célèbre chirurgien anglais : « Le forceps, ajoute-t-il, se trouvant pour ainsi dire au-dessous du niveau des autres parties de la vessie, la pierre peut y tomber par son propre poids. » Ce procédé réussit généralement (2).

Remarquons que Sr. B. Brodie, reconnaissant lui-même l'insuffisance de ce procédé, en a adopté d'autres que nous n'avons pas à examiner. Bornons-nous à une dernière citation : « Si la pierre ne tombe pas tout de suite entre les mors du forceps, on peut commander au malade de *se promener autour de sa chambre*, ou de changer de position s'il est couché, se tournant d'abord d'un côté, ensuite de l'autre, la vessie ayant été préalablement vidée au moyen d'une sonde, et ensuite remplie d'eau chaude par une injection. De cette

(1) Voir la *Sixième Lettre sur la lithotritie.*
(2) *Medico-Chirurg. Transact.*, 2ᵉ série, vol. XXXVII, p. 169 et suiv.

façon on obtient que la pierre change de place, et il devient alors facile de la saisir. »

Voici maintenant le passage de M. Velpeau :

« Pour faire entrer la pierre dans l'instrument, le procédé consiste à introduire et à ouvrir l'instrument dans la vessie, et par un mouvement de quart de cercle qui en porte rapidement la convexité sur le milieu ou le côté du bas-fond de la vessie en poussant les branches de la pince l'une vers l'autre, on voit bientôt si la pierre est saisie. Dans le cas contraire, on renouvelle le même mouvement à droite, à gauche, en arrière, en bas, de manière à la pincer solidement. »

Ces textes n'ont pas besoin de commentaires. Ne dirait-on pas en les lisant qu'on a oublié qu'il faut agir dans la vessie? Les faits ne sont pas en harmonie avec ces préceptes de pratique. Les pierres d'un certain volume ne roulent pas aussi aisément qu'on le suppose dans une vessie d'une capacité réduite et en partie occupée par un instrument ouvert.

Quant aux mouvements qui ont pour but de pousser la pierre entre les mors en la pourchassant dans tous les sens, ce sont là des manœuvres irrationnelles et inutiles. Avec ces doctrines contraires à la pratique, on n'a réussi qu'à dénaturer la lithotritie, en la présentant sous un jour si faux qu'on ne peut ni l'appliquer ni la comprendre (1). Aussi les plus habiles praticiens opèrent-ils à l'aventure. Les succès sont tout à fait casuels.

Il n'est pas étonnant qu'avec les principes erronés qui ont prévalu dans l'enseignement officiel de la chirurgie, la plupart des chirurgiens aient renoncé à la lithotritie.

Faisons observer, en terminant ces remarques, qu'on ne doit pas confondre les cas qui précèdent et quelques autres qui se présentent de loin en loin dans la pratique; alors

(1) *Voir* l'Introduction.

même qu'on procède régulièrement, avec des moyens irréprochables, on ne réussit pas quelquefois à saisir une pierre
dont le volume n'exclut pas la lithotritie. C'est au volume et
à la configuration de la pierre qu'il faut rapporter les difficultés dont on ne peut pas toujours se rendre compte.

**Manœuvre consécutive à la préhension de la
pierre**. — Après avoir saisi et fixé solidement la pierre,
l'opérateur doit en déterminer le volume et la dureté, et
s'assurer, avec l'instrument ainsi chargé, s'il y a d'autres
pierres dans la vessie. La pression exercée sur la pierre le
renseigne sur sa consistance.

C'est après ces préliminaires que le chirurgien choisira
avec connaissance de cause la méthode opératoire qui lui
semblera la plus utile.

Si la pierre fixée entre les branches des forceps cède à la
pression, de manière à être morcelée dès la première ou la seconde attaque, on procède immédiatement au broiement et à
la trituration des fragments.

Ce sont là les cas les plus favorables.

On ne perdra pas de vue qu'après le morcellement de la
pierre au moyen de l'instrument d'attaque, les conditions
sont complétement changées. Le malade se trouve par le fait
même dans une tout autre position. La préhension des débris n'occasionnant pas de douleurs trop sensibles, les principales difficultés de l'opération disparaissent. Ces cas se confondent avec ceux de la première série. On substitue aux
forceps à longues branches le lithoclaste à mors plats et
larges. La manœuvre se réduit à des mouvements peu étendus et parfaitement réglés. Le traitement est de mieux en
mieux supporté, et la guérison est facile (1).

(1) Voir le *Parallèle* et le *Traité de la lithotritie*.

J'ai prouvé surabondamment dans mes travaux antérieurs, que la surface de la vessie, ainsi que celle de l'urèthre, s'accoutume au contact des instruments lithotriteurs. A compter de la deuxième séance, l'opération mieux supportée n'est point suivie de réaction.

Si le traitement se prolonge, le malade souffre à peine pendant la séance; de sorte que les applications de la lithotritie peuvent se répéter impunément. Du reste, pour être retardée, la guérison n'est pas moins sûre.

C'est par l'oubli de ces considérations capitales qu'un grand nombre de calculeux ont été privés du bénéfice de la lithotritie, qui les aurait guéris plus sûrement que la taille.

Si la pierre résiste aux efforts de pression, si la manœuvre qu'on exécute pour la saisir produit de vives douleurs, il est prudent de renoncer à la lithotritie. Dans ce cas l'opérateur lâche la pierre, retire l'instrument, et pratique la cystotomie.

CHAPITRE VII

RÉSUMÉ DE LA PREMIÈRE SECTION

L'art de broyer la pierre est particulièrement applicable aux cas simples, dans lesquels un calcul petit ou moyen dans une vessie saine d'ailleurs constitue toute la maladie.

Dans ces cas, les moyens dont l'art dispose suffisent à remplir les indications essentielles. Les résultats sont prévus et presque toujours heureux. C'est d'après les cas de cette catégorie qu'il faut apprécier et juger la lithotritie.

Avant d'opérer, le chirurgien s'assure par des procédés éprouvés et d'une application facile, du volume et de la dureté de la pierre, ainsi que de l'état des organes intéressés.

Grâce aux explorations préalables, à l'aide des instruments lithotriteurs, il acquiert les notions indispensables pour procéder régulièrement à l'opération.

Le traitement préparatoire, sur lequel j'ai tant insisté, dispose favorablement le malade en modifiant la vitalité des organes, en émoussant la sensibilité générale et locale, bref, en rendant l'organisme plus tolérant.

Dans ces conditions favorables, la manœuvre opératoire devient facile et supportable. Les mouvements indispensables pour saisir et broyer la pierre n'entraînent pas de grandes souffrances ; les instruments fonctionnent au milieu du liquide injecté ou de l'urine contenue dans la vessie.

En outre, le malade est placé pour l'opération dans une position qui permet à la pierre de se mouvoir librement au milieu de l'urine ou de l'eau injectée, et de se placer à la partie la plus déclive, c'est-à-dire derrière le trigone, au bas-fond de la vessie, entre les orifices urétéraux. C'est là que va la saisir l'instrument, sans la déplacer, et en quelque sorte sans la chercher. La manœuvre est des plus simples pour l'opérateur exercé.

Le champ de la manœuvre est circonscrit, en arrière et en bas par les parois postérieure et inférieure de la vessie, en avant, par le bord postérieur du trigone, et latéralement par les orifices des uretères. C'est dans cet espace bien délimité que la pierre est saisie sûrement et aisément, si l'opérateur observe les règles de la bonne pratique.

Tout en exécutant la manœuvre opératoire, le chirurgien ne doit pas perdre de vue la position et les rapports de l'instrument, faiblement ouvert au col vésical, avec les surfaces touchées. La tige porte sur le trigone et la face inférieure du col, légèrement refoulé en bas, vers le rectum. La branche postérieure du lithoclaste est en contact avec les faces antérieure et postérieure de la vessie. La branche antérieure reste près du col ; et latéralement, elles sont l'une et l'autre tout près des orifices des uretères. On comprend que la pierre soit facilement saisie.

Ce temps de l'opération (la préhension de la pierre), qui est de tous le plus important, est soumis à des règles précises, rigoureuses, sanctionnées par l'expérience. Quant aux résultats, ils sont à peu près identiques, quel que soit l'instrument dont on se sert.

Le bilabe ou pince simple à deux branches est plus propre à broyer ; le trilabe est plus propre à saisir. Dans les circonstances favorables, l'emploi de l'un ou de l'autre instrument produit les mêmes effets (1).

Ainsi, pour résumer, pierre d'un ou deux centimètres de diamètre, organes sains, ou du moins non déformés, convenablement préparés; opération régulière, facile, sûre, peu douloureuse; point d'accidents; destruction du calcul en une ou deux séances, guérison prompte. Tel est le traitement des calculeux par la lithotritie dans les cas les plus favorables.

J'ai opéré des centaines de malades dans ces conditions, et toujours avec le même succès.

Sr. B. Brodie déclare, avec tous ceux qui se sont occupés sérieusement de la lithotritie, que dans ces cas, l'opération est si simple et la guérison tellement sûre, qu'il suffit d'énoncer les faits.

Qu'on n'oublie pas que la plupart des calculeux, au début de la maladie, se trouvent dans ces conditions favorables. Il dépend en quelque sorte des calculeux d'être traités d'après le procédé et avec le succès indiqués.

A mesure qu'on s'éloigne de cette première série de cas, on voit la lithotritie perdre de ses avantages.

Quand le calcul dépasse le diamètre de deux centimètres, son volume et sa configuration font qu'il est saisi et fixé avec

----

(1) Les chirurgiens qui prétendent qu'on ne réussit pas également par l'emploi des deux instruments commettent une erreur cent fois signalée et cent fois reproduite. Ces chirurgiens connaissent-ils le trilabe? Ils ne peuvent se rendre compte de l'application de cet instrument, dont le mécanisme leur est inconnu. S'ils avaient des éléments de comparaison entre les manœuvres par les deux instruments, ils conviendraient que si la pierre est écrasée plus aisément et plus tôt au moyen du lithoclaste, elle est en revanche plus facilement saisie et plus sûrement par le trilabe, à cause de la disposition de ses branches. Il est évident qu'une pince trilabe dont on rapproche les branches, tend à ramener vers le centre le corps qu'on veut maintenir et fixer, tandis que la pince bilabe le pousse au dehors, s'il n'a été bien exactement saisi par le milieu.

plus de peine. On est obligé de modifier le procédé opératoire et d'employer des instruments à longues branches, dont les mouvements sont moins faciles, plus étendus et plus douloureux.

Au lieu d'écraser la pierre par la simple pression de la main, il faut s'aider d'un agent mécanique. La manœuvre se complique et se prolonge ; les douleurs sont plus vives ; la guérison plus lente.

Au lieu d'une seule séance, il en faut trois ou quatre et même davantage.

Nous devons ajouter, qu'une fois la pierre morcelée, les conditions sont à peu près les mêmes que dans les cas de la première catégorie. 'Le chirurgien remplace le forceps à longues branches par le lithoclaste ordinaire à mors plats et larges. La pulvérisation des éclats pierreux s'effectue facilement par la pression. La manœuvre devient toujours moins pénible ; et si la guérison est différée, elle n'en est pas moins certaine.

Les difficultés augmentent proportionnellement au volume de la pierre. Quand celle-ci occupe une grande partie de la cavité vésicale, l'espace manque pour la manœuvre.

La quantité de liquide injectée étant très-petite, les mouvements de l'instrument sont gênés, et malgré le plan uni de la surface à explorer, il y a des frottements douloureux. Avec quelques précautions que l'on opère, on provoque une irritation d'autant plus fâcheuse que le volume de la pierre exige plus de séances. Dans ces cas, la lithotritie le cède à la taille.

Lorsque la pierre est à la fois volumineuse et dure, aux difficultés de la préhension s'ajoutent celles du morcellement et du broiement. La lithotritie cesse d'être applicable, et on ne peut la pratiquer qu'à titre de ressource secondaire.

Il n'est ici question que des cas où le col et le corps de la vessie conservent leurs formes normales. Dans tous ces cas, les règles de la lithotritie sont toujours les mêmes; et il suffit de les observer pour procéder avec régularité, malgré les obstacles qui se présentent au chirurgien. S'il ne peut les surmonter tous, du moins il sait comment se conduire, sa marche étant toute tracée; de sorte qu'il peut se prémunir contre les éventualités et éviter les méprises.

Il n'en est pas de même pour les cas compliqués que nous allons étudier dans la seconde section.

DEUXIÈME SECTION

CHAPITRE PREMIER

APPLICATION DE LA LITHOTRITIE AUX CAS COMPLIQUÉS

Application de la lithotritie aux cas compliqués. — Considérations préliminaires. — Article premier. Complications secondaires. — Rétrécissements uréthraux. — Dispositions anomales de l'urèthre s'opposant à l'introduction des instruments. — Article II. Complications qui rendent la lithotritie difficile ou impossible. — Lésions du col de la vessie. — Observations préliminaires. — Diagnostic différentiel de la tumeur médiane et de la barrière uréthro-vésical. — Manière de procéder à la lithotritie dans ces cas. — Première série d'obstacles. — Deuxième série d'obstacles. — Déviations multiples du col vésical, avec d'autres dispositions morbides. — Difficultés de la manœuvre pour saisir la pierre. — Allongement de la portion prostatique de l'urèthre, avec ou sans déviation. — Article III. Lésions de la vessie. — Première série de cas. — Tumeurs du col faisant saillie dans la cavité vésicale. — Deuxième série de cas. — Article IV. Contractilité exagérée de la vessie. — Arrêt des fragments pierreux au col de la vessie et dans l'urèthre. — Extraction des calculs et des fragments engagés dans la fosse naviculaire ou la partie pénienne. — Arrêt des graviers ou des fragments pierreux à la partie profonde de l'urèthre et au col vésical. — Article V. Inertie de la vessie.

Considérations préliminaires. — Nous avons vu que les principales difficultés que présente le traitement des calculeux dans les cas simples tiennent surtout au volume

de la pierre, qu'on ait recours à la lithotritie ou à la cystotomie. Dans les cas compliqués, le volume de la pierre, qui
a toujours son importance, est moins à considérer que l'état
des organes urinaires. Ce sont précisément les altérations
des organes qui constituent les cas compliqués. Il importe,
en conséquence, d'accorder la plus grande attention aux organes malades. Dans les cas de cette série, la pratique de
l'opération est encore loin d'être parfaite, souvent même les
règles manquent.

La lithotritie, néanmoins, est souvent appliquée, trop souvent peut-être, non-seulement parce que des difficultés sont
inévitables, mais surtout parce que, au moment d'opérer, le
chirurgien est dans l'incertitude sur les cas compliqués d'altérations organiques. En effet, à part les productions morbides du col et du corps de la vessie, l'opérateur est presque
toujours tenu dans une regrettable incertitude. Le diagnostic
est insuffisant, de telle sorte que l'art ne peut toujours user
sciemment de toutes ses ressources; la pratique se trouve
ainsi livrée aux chances du hasard.

Combien de fois le chirurgien qui porte un cathéter ou un
forceps dans la vessie ignore entièrement les difficultés qui
l'attendent! Et quand il les soupçonne, ces difficultés, quand
il parvient même à reconnaître une lésion, une tumeur au
col ou dans l'intérieur de la vessie, il peut rarement réunir les
notions indispensables pour diriger la manœuvre. Sans autre
guide que ses sensations tactiles, il va forcément à l'aventure.

C'est donc sur la série de ces cas compliqués que doit se
porter dorénavant l'attention des praticiens observateurs.
La pratique de la lithotritie, relativement à ces cas, attend
encore de l'expérience les règles et les préceptes qui donnent tant de sûreté à l'opérateur instruit et exercé quand il
s'agit des cas simples. C'est dans le diagnostic qu'il faut chercher l'inspiration.

Il ne saurait être question ici des procédés nombreux dont on a décrit l'emploi et qui sont en usage dans les variétés infinies des cas compliqués, attendu que ces procédés émanent bien plus de la pratique individuelle que des règles mêmes de l'art. Je dois me borner à relater brièvement ce que j'ai fait, et à ajouter des faits nouveaux à ceux que j'ai déjà publiés, afin d'éclaircir, s'il est possible, les questions de pratique les plus importantes. J'ai voulu rendre plus claire l'exposition de ces faits, en représentant par des figures jointes au texte les principales difficultés de l'opération, résultant des altérations auxquelles est sujette la vessie, et qui ont pour effet de changer la forme et la disposition normale de cet organe (1).

Les cas compliqués, considérés au point de vue des applications de la lithotritie, forment plusieurs catégories.

Les complications les moins graves peuvent être écartées avant l'opération, et les organes sur lesquels on se propose d'agir ramenés à l'état normal. Ces complications ne sont que secondaires puisque leur influence peut être neutralisée.

Les complications les plus importantes sont celles qui persistent et qui obligent l'opérateur d'agir dans des conditions anomales, lesquelles ont une influence inévitable, soit sur la manœuvre, soit sur le résultat même de l'opération.

ARTICLE PREMIER

Complications secondaires. — On observe quelquefois à l'orifice interne de l'urèthre des végétations, des granulations, des productions morbides, peu développées, dont la présence ne gêne pas le passage et l'action des instruments.

---

(1) Ces figures, d'après nature, sont tirées de mon *Traité pratique sur les maladies des voies urinaires*. Comme il m'a paru suffisant de parler aux yeux, j'ai supprimé, pour abréger, toute explication.

On ne les reconnaît d'ordinaire qu'à la fin du traitement, pendant les recherches ou explorations finales. J'ai donné des soins à un assez grand nombre de malades qui présentaient ces germes de productions morbides et qui ont été opérés avec autant de succès que dans les cas simples.

Ces complications légères suscitent parfois des difficultés qui rendent le traitement laborieux et pénible. J'ai observé dans quelques cas, que le passage des instruments et l'expulsion des débris pierreux produisaient un agacement douloureux, que suivaient des phénomènes de réaction disproportionnés avec les efforts de la manœuvre.

La lithoclaste se trouve quelquefois arrêté au méat urinaire, dont l'ouverture est accidentellement ou naturellement rétrécie. — Au lieu de forcer l'obstacle, à l'exemple de beaucoup de chirurgiens, il faut débrider le méat urinaire au moyen d'un uréthrotome à bascule. L'opération est facile, simple, peu douloureuse : on la pratique souvent sans prévenir le malade, et elle réussit toujours. Cette opération suffit pour écarter le premier obstacle et pour prévenir des accidents.

Chez certains malades, l'urèthre est tellement irritable, que le contact des instruments est difficilement supporté. Il peut même provoquer de grands désordres.

C'est là un inconvénient qu'on écarte, en préparant le malade par le traitement préalable. Cette préparation locale a presque toujours pour effet de rendre inoffensive et très-supportable l'introduction des instruments.

Rétrécissements uréthraux. — Les coarctations organiques de l'urèthre et les calculs urinaires coexistent souvent. On pourra consulter pour plus de détails sur cette complication fréquente, mes travaux antérieurs (1). Je ne ferai ici que quelques réflexions pratiques.

En général, le traitement de la coarctation par les procédés ordinaires suffit pour rétablir l'urèthre dans ses conditions normales. Remarquons, néanmoins, que la partie rétrécie, lorsque le mal est invétéré, conserve, même après un traitement régulier, une rigidité qui nuit au passage des instruments et surtout des débris pierreux. Ces débris s'arrêtent parfois dans le canal : c'est un des accidents les plus graves de la lithotritie.

L'opérateur aura grand soin, avant de pratiquer la lithotritie, de détruire par l'uréthrotomie interne tout ce qui peut rester de tissus morbides indurés et rétractiles. J'ai exposé ailleurs, en grand détail, les cas de ce genre et le traitement qu'il y faut appliquer (2).

Rappelons seulement que dans certains rétrécissements, la lésion des parois du canal est si étendue et si profonde, que le passage des instruments et des débris pierreux présente des difficultés et des dangers qui obligent le chirurgien de recourir à la taille, surtout si la pierre est volumineuse. Que si l'on persiste dans ces cas à renouveler les tentatives de lithotritie, on s'expose à provoquer des accidents (3).

Dispositions anomales de l'urèthre s'opposant à l'introduction des instruments. — On a vu, dans la première section, que l'introduction des instruments lithotriteurs dans la vessie ne souffre point de difficultés,

(1) Voir *Parallèle, Troisième Lettre, Traité de la lithotritie*, p. 147. *Traité de l'affection calculeuse*, p. 330 et suiv.; *Traité pratique*, 3e édit., tome Ier.

(2) *Traité pratique*, tome Ier (3e édit.).

(3) Voir *Traité de la lithotritie*, p. 147 ; *Parallèle*, p. 299 ; *Troisième Lettre sur la lithotritie*.

lorsque l'opérateur ne s'écarte pas des règles de l'art. Il est certain, néanmoins, que d'habiles chirurgiens se trouvent quelquefois arrêtés. Au lieu de rechercher l'obstacle, ils se bornent presque tous à dire que la prostate est engorgée, comme on dit que la pierre est enkystée, lorsque le cystotomiste ne réussit pas à retirer la pierre de la vessie. Ce sont là des explications banales.

Divers obstacles peuvent empêcher l'introduction et le passage des instruments lithotriteurs.

Avant la lithotritie, on n'avait pas senti la nécessité d'étudier, au point de vue pratique, différentes régions de l'urèthre où se trouvent les obstacles à vaincre.

L'orifice externe du canal ou méat urinaire est quelquefois divisé par une lame transversale, ou retréci par une bride demi-circulaire. Dans les cas d'hypospadias, cet orifice est souvent étroit. En général, les tissus cèdent. On pratique au besoin le débridement (1).

Sans qu'il y ait coarctation organique, l'urèthre présente quelquefois, vers le milieu de la partie pénienne, une rigidité dont il faut tenir compte, soit pour l'introduction des instruments, soit pour l'expulsion des débris pierreux. Dans tous les cas, il faut éviter de trop distendre les tissus. Il vaut mieux recourir à l'uréthrotomie, comme s'il existait une coarctation organique, circonscrite. C'est à la partie profonde du canal, entre l'arcade pubienne et le col vésical, que se présentent les principaux obstacles à l'introduction du for-

(1) L'orifice externe de l'urèthre s'ouvre, comme on sait, à la surface du gland, le plus souvent vers la partie la plus déclive, d'autres fois vers le milieu et parfois beaucoup plus haut, de telle sorte que la plus grande partie du gland se trouve au-dessous. La situation variable du méat urinaire a fait admettre une prétendue courbure derrière la fosse naviculaire, qui serait un obstacle à l'introduction des instruments. Je ne l'ai jamais observée.

ceps. La tension, la rigidité, la contractilité des tissus sous-muqueux de l'urèthre peuvent rendre la manœuvre difficile, alors même qu'elle est régulière. Chez un calculeux jeune encore, je n'ai pas réussi à introduire un gros lithoclaste, et cependant les sondes pénétraient dans la vessie.

Chez les vieillards et les sujets faibles et épuisés, les parois du canal sous-pubien sont molles, dépressibles, se dérobant à la moindre pression, au bec de la sonde et du forceps. Dans ces cas les rapports anatomiques sont changés ; de là des difficultés imprévues et une confusion telle que les opérateurs les plus exercés ont de la peine à s'y reconnaître.

Le ligament antérieur de la verge est quelquefois très-court, très-tendu et oppose de la résistance lorsqu'on abaisse l'instrument pour le faire passer sous l'arcade pubienne et au delà du col vésical, alors même qu'on a le soin de presser fortement sur le pubis, afin de diminuer l'action du muscle sterno-pubien. L'arcade pubienne est quelquefois moins ouverte qu'à l'ordinaire, ce qui fait varier la courbure de l'urèthre en cet endroit.

En traitant du choix des moyens, j'ai dit que les lithoclastes trop volumineux distendent démesurément l'urèthre et le col vésical, d'où résultent des accidents quelquefois graves. Les difficultés qui se présentent dans ce cas sont analogues à celles qu'on observe à la suite de tentatives imprudentes et de violences exercées sur le col vésical et qui produisent une sorte de contracture dans cette partie. On en a vu des exemples que j'ai fait connaître (1).

Les insuccès, dans l'introduction des instruments, dépendent, il faut bien le dire, de la manière de procéder de la plupart des opérateurs. Il est bien évident qu'en introduisant

(1) *Voir* l'Introduction.

dans la vessie un lithoclaste ou un forceps, « d'après les règles du cathétérisme ordinaire, » suivant le précepte consigné dans les traités élémentaires et classiques (1), on violentera les parties de manière à provoquer des désordres formidables ; quelquefois même le forceps est arrêté.

C'est surtout à la face inférieure du col vésical, à l'orifice interne de l'urèthre, qu'on observe d'ordinaire des productions morbides en saillie dâns le canal, qui changent les dispositions normales de cette région, troublent la miction et mettent souvent obstacle à l'introduction des instruments et à l'expulsion des débris pierreux.

ARTICLE II

Complications qui rendent la lithotritie difficile ou impossible. — Lésions du col de la vessie.

Observations préliminaires. — C'est au col de la vessie que se trouvent les principaux obstacles aux applications de la lithotritie. L'introduction des instruments, la préhension de la pierre, l'expulsion des débris pierreux après l'opération, peuvent être singulièrement gênées par ces obstacles qui entravent les temps principaux de l'opération. Parmi les obstacles qui gênent le plus l'introduction des instruments, nous signalerons d'abord une disposition insolite de la prostate, qu'on peut voir dans mon *Traité pratique de la lithotritie*, d'après une figure empruntée à Ch. Bell (2). Le cas heureusement est rare.

Il n'en est pas de même des tumeurs médianes et des barrières uréthro-vésicales, sur lesquelles s'est portée, dans ces

(1) Roche et Sanson, tome V, p. 244; Velpeau, tome IV, p. 638, Vidal, tome V, p. 246.
(2) Tome II, 3ᵉ édit., p. 229.

derniers temps, l'attention des praticiens. Aux considérations que j'ai présentées à ce sujet dans mes travaux antérieurs, j'ajouterai quelques développements, à cause de l'importance de ces productions morbides dans la pratique de la lithotritie. A ne considérer que leur influence sur le traitement des calculeux d'après cette méthode, elles peuvent être rapprochées.

La tumeur médiane est la plus commune. Elle se présente d'ordinaire à l'orifice interne de l'urèthre, derrière la crête uréthrale, à l'angle antérieur du trigone, sous la forme d'une excroissance plus ou moins saillante, arrondie, quelquefois oblongue, triangulaire, pyriforme (1). On observe aussi, au même endroit, un bourrelet transversal, une sorte de bride, s'étendant de l'un à l'autre des lobes latéraux de la prostate. Ce bourrelet, plus ou moins épais et proéminent, parfois résistant et tendu, d'autres fois mou et relâché, fait encore plus que la tumeur même obstacle à l'issue de l'urine et aux manœuvres de la lithotritie. et particulièrement à l'introduction des instruments.

Je me suis longuement occupé des tumeurs médianes et des barrières uréthro-vésicales dans la plupart de mes ouvrages, et en particulier dans le tome deuxième du *Traité pratique,* où j'ai réuni les faits antérieurement observés, en vue de rétablir la vérité historique, audacieusement altérée par un jeune chirurgien, auquel j'adressai, en 1850, une lettre rectificative, dont il n'a pas tenu compte (2). En rappelant l'attention des praticiens sur ces deux états morbides, je dois d'abord indiquer la manière de les reconnaître sur le vivant et de les distinguer l'un de l'autre.

(1) On la verra ci-après, dans un grand nombre de figures.

(2) Voir *Traité pratique*, tome II, p. XVII (1850). A cette lettre il n'a été répondu que par des injures.

Diagnostic différentiel de la tumeur médiane et de la barrière uréthro-vésicale. — 1° Supposons une barrière ou une tumeur médiane du col de la vessie, sans autre complication, mais assez développée pour produire une déviation au haut de l'orifice interne de l'urèthre. Dans tous les cas, cette déviation commence derrière la crète uréthrale. Elle est à pic, lorsqu'il s'agit d'une barrière uréthro-vésicale et en pente douce, lorsqu'elle est l'effet d'une tumeur médiane.

Quelques troubles de la miction et des douleurs vagues à la région pubienne font soupçonner une lésion du col. Dans ce cas, on prépare le canal comme à l'ordinaire, et les bougies dont on s'est servi indiquent souvent la lésion, par l'empreinte qu'elles rapportent. Elles sont courbées à l'extrémité. Pour plus de sûreté, on introduit de nouvelles bougies.

Cette donnée étant acquise, on introduit une forte bougie d'étain, à grande courbure, à bout arrondi, dont l'extrémité, en rapport avec la face inférieure du canal, est arrêtée derrière la crète uréthrale. Si on la pousse modérément, elle rencontre l'obstacle et s'arrête.

L'extrémité externe de la bougie métallique étant abaissée vers les cuisses du malade, l'extrémité interne est relevée à proportion ; elle glisse sur la face antérieure de la barrière, en remontant de la base où elle était arrêtée, jusqu'au bord qu'elle franchit. Si la bougie passe par-dessus le bord de la barrière, elle pénètre dans la vessie.

En retirant cette bougie, on a le soin d'en appuyer le bec en bas sur la face inférieure du col vésical. Le bec de la bougie repasse par-dessus le bord libre de la barrière et saute sur la base. C'est un véritable saut, en effet, que ce mouvement brusque de haut en bas, perceptible même pour les assistants.

Ces recherches sont peu douloureuses. L'opérateur peut les varier et les répéter sans inconvénient.

2° Quand il s'agit, non pas d'une barrière, mais d'une tumeur placée à la face inférieure du col vésical, telle qu'on la voit dans la figure ci-après à base large ; l'obstacle au passage de l'instrument se trouve un peu plus en arrière, et, au lieu d'être à pic, il présente une pente douce de bas en haut et d'avant en arrière (1). L'instrument, tenu selon les règles, glisse sur cette pente ; il est introduit et retiré sans obstacle, sans secousse, toutes les fois que l'état morbide est peu avancé.

Pour compléter cette partie du diagnostic différentiel des barrières uréthro-vésicales et des tumeurs médianes du col vésical, le chirurgien introduit le lithoclaste explorateur dans la vessie, suivant le procédé ordinaire. Lorsque le bec de l'instrument a franchi le col vésical, sans le porter plus loin, il incline sa partie courbe à droite et à gauche, et s'il ne rencontre pas d'obstacle dans ce mouvement, il le complète en portant en bas, vers le rectum, la partie courbe du lithoclaste. Cela fait, la preuve est acquise qu'il s'agit d'une barrière. Dans les cas de tumeur médiane, le mouvement d'inclinaison des branches à droite et à gauche est bien possible, mais non celui de rotation complète. Il suffit de voir les figures ci-après, en se représentant la manœuvre que j'ai décrite brièvement.

Qu'on veuille bien remarquer qu'il s'agit ici du mouvement de rotation complète du lithoclaste, exécuté immédiatement derrière l'orifice interne de l'urèthre. Si l'on porte l'instrument plus loin, au delà de la tumeur médiane, au niveau du rebord postérieur du trigone, le mouvement de ro-

____

(1) Il n'est pas ici question des tumeurs pédiculées que j'ai observées plusieurs fois (*Voir* le chapitre *Fungus*, dans le *Traité pratique*, t. III, 3ᵉ édit.). Les productions de cette espèce n'empêchent pas l'introduction du forceps.

tation complète est possible, facile même, mais il ne fournit aucune indication dans le cas qui nous occupe. Nous reviendrons sur ce point de pratique.

Une fois que l'opérateur est fixé sur la nature de la lésion, sur la hauteur et la résistance de la barrière, sur la dureté et l'étendue de la tumeur, après s'être assuré qu'il n'existe point d'autres complications, il procède à l'opération de la lithotritie.

Manière de procéder à la lithotritie dans ces cas.

Première série d'obstacles. — Nous avons dit que le principal effet des barrières uréthro-vésicales et des tumeurs médianes est de dévier en haut le col de la vessie. En relevant suffisamment l'extrémité vésicale du lithoclaste, l'instrument pénètre dans la vessie, avec la même facilité que la sonde et l'instrument explorateur qui ont servi à établir le diagnostic.

D'après la force de pression exercée pour faire avancer l'instrument, on calcule quelle est la dureté ou la résistance des tissus qui forment l'obstacle ; et de cette notion approximative, on retire des inductions pratiques très-importantes. Si la barrière, par exemple, est élevée, tendue, résistante, et ne cède qu'à un grand effort de pression ; si la tumeur est dure au point qu'il faille pousser vivement l'instrument pour la refouler, les manœuvres ultérieures seront difficiles et douloureuses. Elles ne le seront pas, si le lithoclaste pénètre sans effort.

Quant au reste de l'opération, il suffit, pour écarter les difficultés, de porter le mors du lithoclaste en bas, vers le rectum.

Il n'est pas inutile d'ajouter qu'une violente pression exercée sur la tumeur ou le bord libre de la barrière doit produire une douleur plus au moins vive, donner lieu à des hémorrhagies, et rendre difficile l'émission de l'urine après la
séance. Tous ces phénomènes présentent une certaine gravité.

Ces cas, d'ailleurs, sont les moins graves, puisqu'il n'y a
d'autres complications que les obstacles assez faciles à vaincre
de la tumeur médiane ou de la barrière uréthro-vésicale.

Deuxième série d'obstacles.— Les cas de la deuxième
série sont plus graves. Je ne signalerai que les principaux.
Ici il faut parler aux yeux.

La pièce représentée dans la première figure est remar-

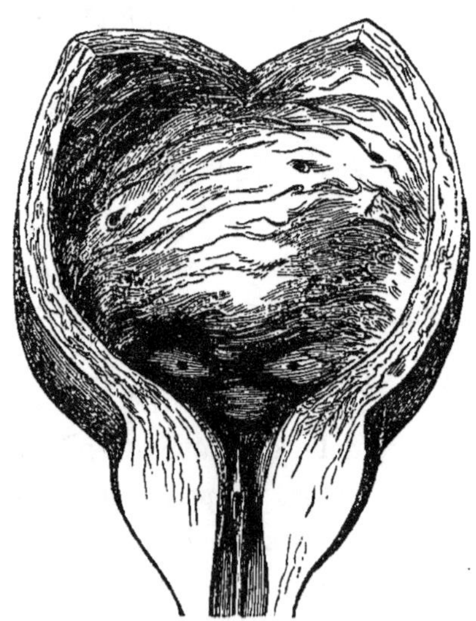

Fig. 14.

quable par sa régularité. La prostate est volumineuse et
dure ; les parois vésicales sont uniformément hypertrophiées,
le col vésical est refoulé en arrière, le verumontanum fait

saillie. Entre celui-ci et la tumeur médiane du col, où l'on voit une dépression considérable, les orifices des uretères présentent de fortes saillies, unies par une bande transversale, formant le rebord postérieur du trigone. Chacune de ces dispositions est à considérer dans les manœuvres de la lithotritie. Je reprendrai d'ailleurs l'examen de cette pièce,

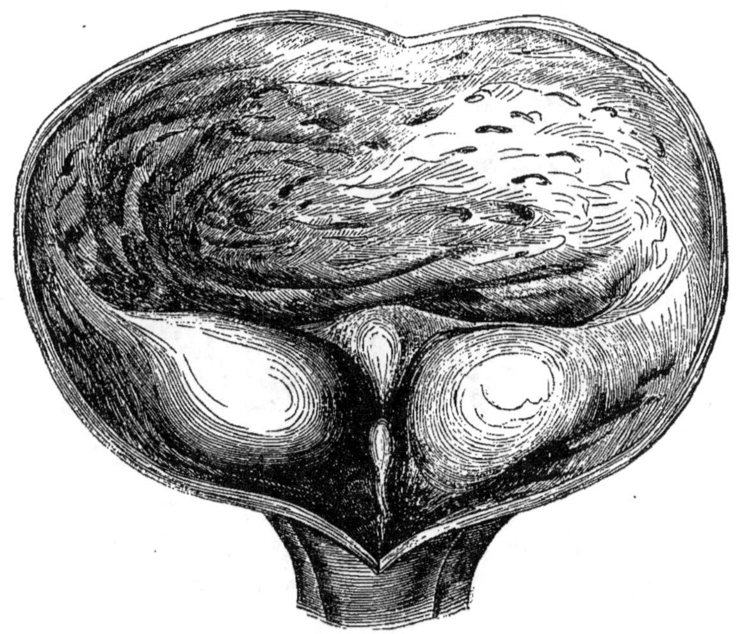

Fig. 15.

qui est un type d'hypertrophie générale de la vessie et de ses dépendances.

La déviation en haut de la partie profonde de l'urèthre et du col vésical est la plus fréquente. C'est aussi la plus facile à reconnaître et à combattre, lorsqu'elle n'est point compliquée ; mais elle l'est ordinairement, et l'on comprend que les difficultés sont proportionnées à la complication. La figure ci-contre en offre un exemple.

Déviations multiples du col vésical avec d'autres dispositions morbides. — La tumeur médiane peut se porter d'un côté du col, sans changements notables dans le développement des lobes latéraux de la prostate, d'où une

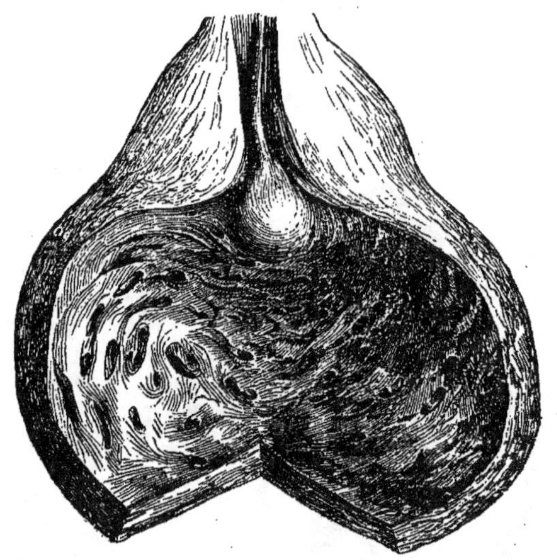

Fig. 16.

déviation latérale du col coïncidant avec une déviation en haut. Dans ce cas, l'obstacle au passage des instruments est double.

Un obstacle plus difficile à surmonter résulte du développement inégal des lobes latéraux de la prostate. On voit par exemple, dans la figure 17, le refoulement en arrière et à gauche de l'orifice vésical de l'urèthre, une saillie de la crête uréthrale, l'élévation de la tumeur médiane et une forte dépression du bas-fond de la vessie. On remarque aussi les traces des tentatives inutiles de cathétérisme. Une sonde ou un lithoclaste introduit comme à l'ordinaire viennent butter contre l'obstacle, mais ils peuvent s'engager dans la partie déviée, surtout lorsqu'elle a peu d'étendue d'avant en arrière.

Dans ce cas, les anneaux de la sonde et l'armature du lithoclaste prennent une position particulière : l'extrémité externe de l'instrument n'occupe pas le milieu de l'espace compris entre les cuisses du malade ; elle se porte à droite ou à
gauche, suivant la direction que prend le bec de l'instrument, au moment où il pénètre dans la vessie. C'est là un
indice qu'il importe de noter.

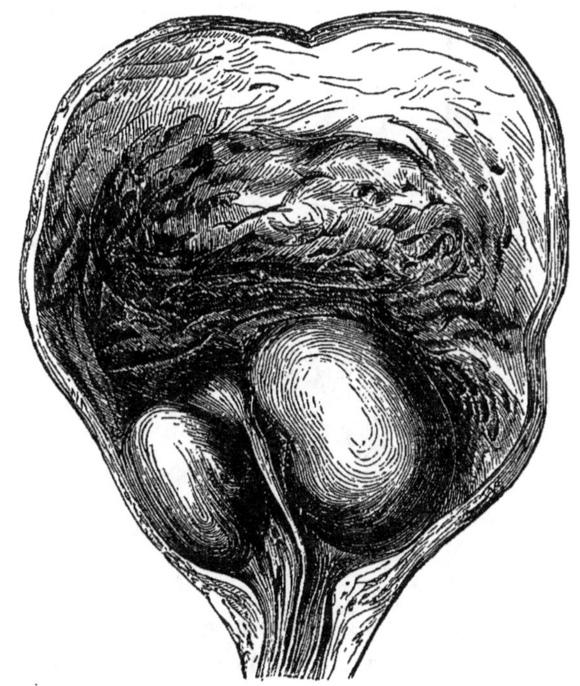

Fig. 17.

Difficultés de la manœuvre pour saisir la pierre.
— Nous avons vu que dans les cas à peu près simples, la
partie prostatique de l'urèthre, l'orifice interne de ce canal
et le trigone sont sur un même plan. Le lithoclaste glisse
sans la moindre difficulté sur ces surfaces ; si l'on continuait
de le pousser, son extrémité irait toucher la face postérieure
de la vessie. L'instrument lithotriteur, en place, est dans une

position horizontale. Sa tige appuie sur la face inférieure du col et du trigone, qui est légèrement déprimé et refoulé vers le rectum ; son extrémité externe est horizontalement placée au-devant des cuisses du malade.

Lorsque le col vésical est dévié en haut, dans les cas qui nous occupent, l'instrument ne peut pénétrer dans la cavité vésicale qu'autant que son armature est fortement abaissée entre les cuisses du malade. Son extrémité vésicale étant relevée, chemine en refoulant en arrière et en bas la bar-

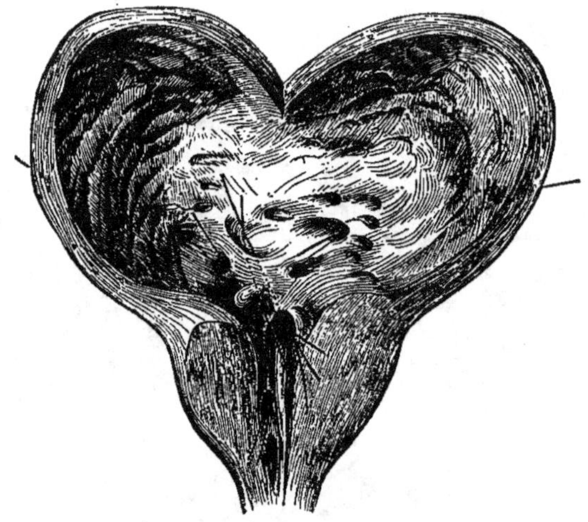

Fig. 18.

rière, la tumeur, tout ce qui fait obstacle. Au lieu d'être horizontalement placée, comme à l'ordinaire, la tige du lithoclaste parvenu dans la vessie se trouve inclinée d'avant en arrière et de bas en haut. L'extrémité interne irait toucher le sommet de la vessie, si on poussait l'instrument assez loin, l'extrémité externe restant fortement inclinée entre les cuisses du malade.

Il est aisé de comprendre qu'on ne peut toujours découvrir et saisir un calcul dans le bas-fond de la vessie au moyen d'un instrument ainsi placé. On a conseillé, en conséquence, de relever l'extrémité externe du forceps, de façon à porter

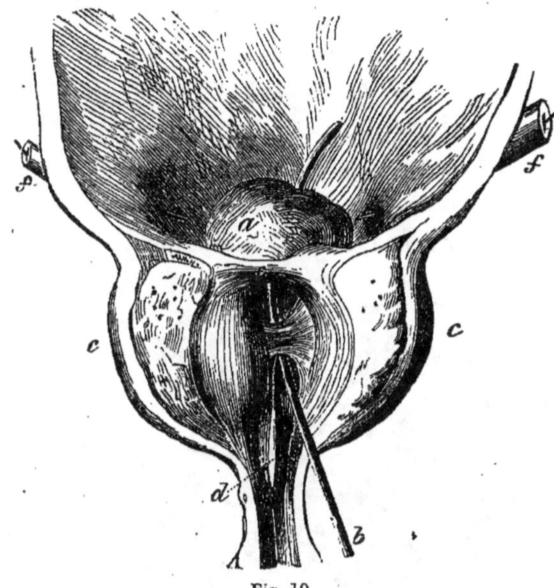

Fig. 19

les branches de l'instrument vers le bas-fond de la vessie.

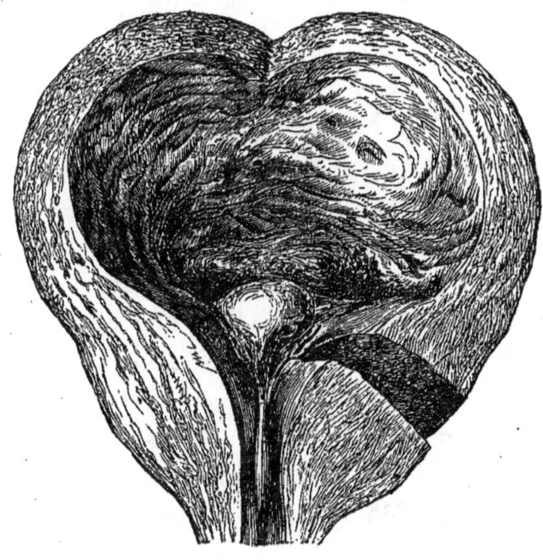

Fig. 20.

Cette manœuvre, qui est possible et même facile dans certains cas simples où les tissus conservent leur souplesse, devient difficile, pénible et dangereuse dans la plupart des cas compliqués, surtout si la prostate est volumineuse et dure et le col vésical rigide. Il est préférable, dans ces cas, de recourir à la cystotomie. Ne perdons pas de vue que les fortes pressions exercées sur le col de la vessie sont la principale cause des désordres qui surviennent après l'opération.

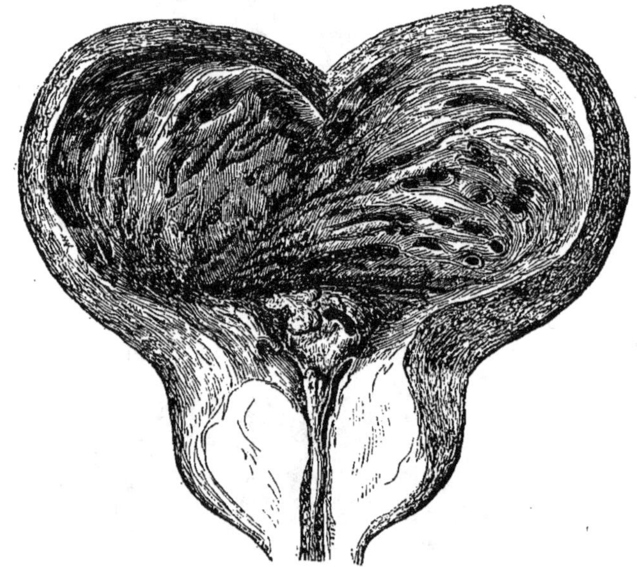

Fig. 21.

Les quatre figures ci-dessus représentent les désordres qui se produisent à la suite des efforts que fait l'opérateur, soit avec la sonde, soit avec les instruments lithotriteurs, pour franchir le col vésical dans ces conditions anomales. S'il ne s'agissait que d'une sonde conique à bout plus ou moins fin, il faudrait encore user de précautions; à plus forte raison, lorsqu'on se sert d'un forceps volumineux et à extrémité mousse.

La simple vue de ces images représentant les principaux obstacles à l'introduction des instruments lithotriteurs et autres dans la cavité vésicale, et les désordres produits par des manœuvres imprudentes et aventurées, est une source d'instruction, surtout pour ceux qui veulent pratiquer la lithotritie.

Elle explique en même temps les graves méprises auxquelles ont été conduits les opérateurs les plus habiles, pour avoir adopté les doctrines illusoires professées par la Faculté, laquelle proscrit la préparation des malades (v. *Introduction* à cet ouvrage), et les explorations préliminaires sans lesquelles il est impossible de reconnaître les productions morbides de la vessie, et par suite de combiner les manœuvres de manière à éviter les désordres.

En plaçant sous les yeux de l'opérateur l'image des principales déformations du col et du corps de la vessie chez les calculeux, mon but a été d'appeler l'attention du chirurgien sur les productions morbides et d'inspirer la réserve et l'étude. Mais restent toujours les difficultés de distinguer le cas qui se présente. Au moment d'opérer, le chirurgien ne sait pas encore tout ce qu'il a intérêt à savoir.

Allongement de la portion prostatique de l'urèthre, avec ou sans déviation. — Lorsque la prostate a acquis un grand développement, le col de la vessie est dévié et en même temps refoulé dans la cavité vésicale. Par conséquent, la portion du canal circonscrite par cette glande est notablement allongée. Cette disposition, très-fréquente chez les malades âgés, rend extrêmement difficiles le cathétérisme et la lithotritie. En effet, l'opérateur manœuvre dans un canal déformé, dont les parois sont presque toujours indurées, résistantes. Les figures que nous venons de voir donnent une image des obstacles qui peuvent se présenter. Ces

figures mettent en relief la dilatation et surtout l'allongement
de la partie prostatique de l'urèthre. On aperçoit des dévia-

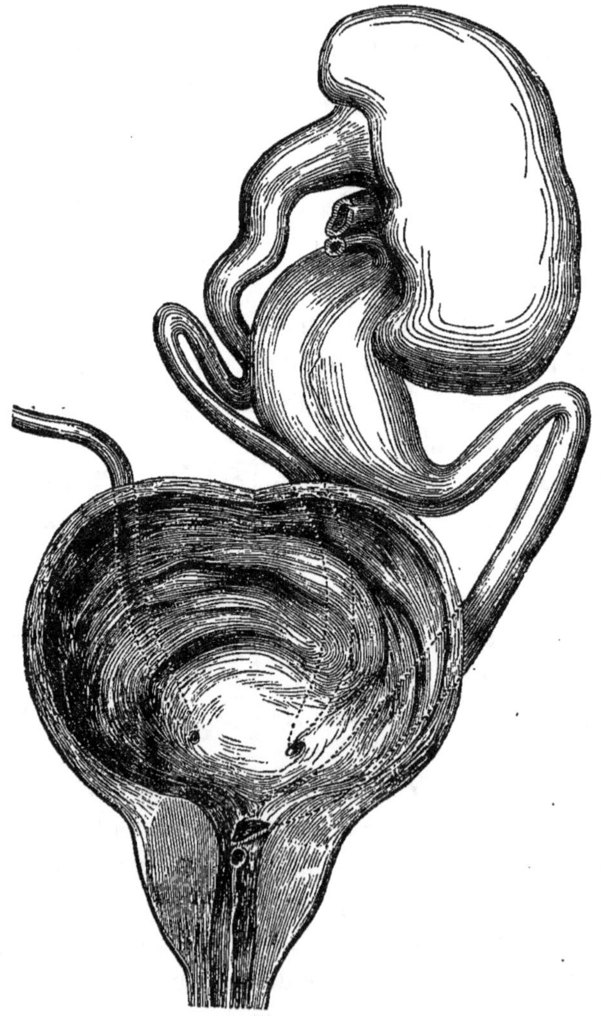

Fig. 22.

tions et des déformations qui ont pour la plupart une action
importante sur le passage des instruments et des débris pierreux.

.La portion prostatique du canal présente quelquefois vers le milieu un évasement, une dilatation, où peuvent séjourner des calculs qu'il faut broyer sur place, parce qu'on ne peut

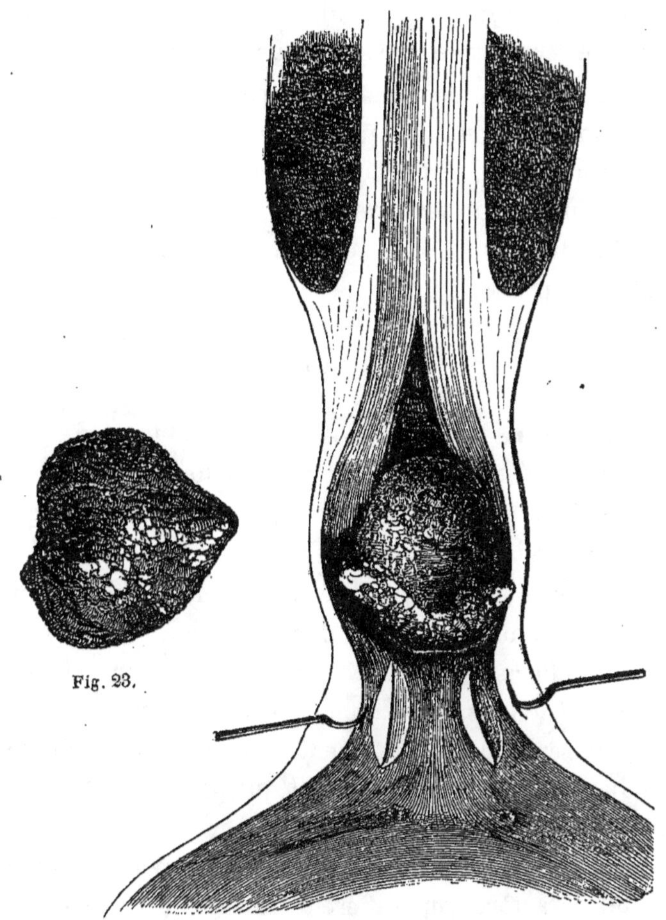

Fig. 23.

pas les repousser dans la vessie (1). On se gardera toutefois de tomber dans la méprise de quelques chirurgiens qui, prenant la dilatation de la région prostatique de l'urèthre pour la vessie, ont exécuté dans cette cavité accidentelle les manœuvres de la lithotritie, sans pierre.

(1) Voir *Traité de l'affection calculeuse*, p. 338.

C'est ici le lieu de remarquer que chez quelques calculeux le lithoclaste pénètre à une telle profondeur que la tige des instruments ordinaires est trop courte. On choisira, dans ce cas, des instruments plus longs et à faible courbure, pour éviter de labourer la face supérieure du canal.

La crête uréthrale, très-développée chez certains sujets, et les orifices des conduits qui s'ouvrent au voisinage de cette crète, sont au moins des circonstances défavorables à l'opération, de même que les uretères surnuméraires qui s'ouvrent en cet endroit et dont on peut voir un exemple remarquable dans la figure 22.

ARTICLE III

Lésions de la vessie. — Dans la plupart des cas que nous venons d'examiner, il y a presque toujours hypertrophie des tissus : la prostate est volumineuse, les parois de la vessie épaissies et sa capacité réduite.

On observe souvent des hernies de la membrane interne de la vessie entre les faisceaux musculeux. Ce désordre résulte des efforts que fait la vessie pour chasser son contenu. Le chirurgien appelé à donner des soins aux calculeux de cette classe tiendra grandement compte des dispositions organiques que nous signalons, et qui peuvent rendre impossible l'opération de la lithotritie.

Dans les cas que nous allons passer en revue, les désordres ont un caractère tout différent. Les tissus sont mous, relâchés, la prostate est peu volumineuse, les parois de la vessie ont peu d'épaisseur ; la cavité vésicale est plutôt augmentée que réduite, et elle présente rarement à sa surface interne les nombreux orifices celluleux qu'on observe dans la catégorie précédente.

J'ai consacré nombre de pages du *Traité de l'affection cal-*

culeuse et une partie considérable du troisième volume du *Traité pratique de la lithotritie*, à l'étude des lésions de la vessie. On ne trouvera ici qu'un extrait de ce double travail, extrait suffisant, grâce aux figures qui l'accompagnent, pour mettre en évidence les points essentiels.

PREMIÈRE SÉRIE DE CAS.

Tumeurs du col faisant saillie dans la cavité vésicale. — On sait que les tumeurs et les productions mor-

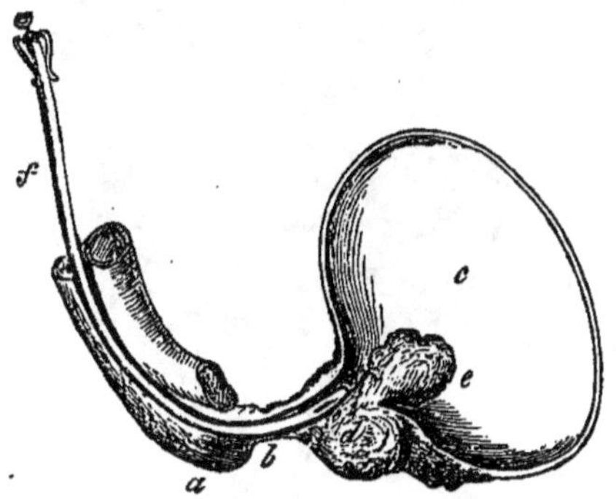

Fig. 24.

bides du col vésical s'étendent souvent en arrière et changent plus ou moins la forme de la vessie. C'est ainsi qu'on peut voir dans les figures ci-contre des tumeurs pédiculées, dont l'insertion est à la face inférieure du col vésical. Ces tumeurs se prolongent dans la vessie; elles gênent les manœuvres opératoires, en raison surtout de leur volume.

Les figures 24, 25, 26 et 27 représentent les effets de tumeurs implantées à l'orifice interne de l'urèthre et faisant saillie dans l'intérieur de la vessie.

Dans la figure 25, la vessie a peu d'épaisseur et une capacité ordinaire. La tumeur pédiculée, qui part de la face inférieure du col vésical, se prolonge dans la vessie de façon à gêner la manœuvre plutôt que le passage des instruments. Les mouvements du lithoclaste, dans ces conditions, sont difficiles et douloureux. Une petite pierre qui vient se placer entre la tumeur et le bas-fond de la vessie, échappe facilement à l'exploration. Quelquefois on la saisit en même temps que la

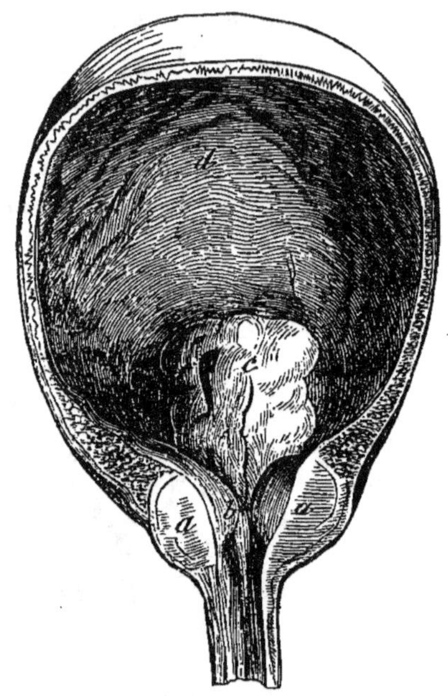

Fig. 25.

tumeur : dans tous les cas, la tumeur empêche l'instrument d'explorer toutes les parties de l'organe.

Dans la figure 26, on voit au milieu du col vésical très-dilaté une tumeur médiane s'allongeant sous la forme d'un battant de cloche. De cette tumeur partent des masses molles, fongueuses, en forme d'éventail, qui se portent en arrière et se confondent avec d'autres masses volumineuses, d'une mollesse extrême, qui naissent de la face inférieure de l'organe. La surface de la vessie était ramollie, de couleur brunâtre. La pièce provient d'un vieillard épuisé par la douleur et la misère. L'urine retirée par la sonde avait une odeur repoussante.

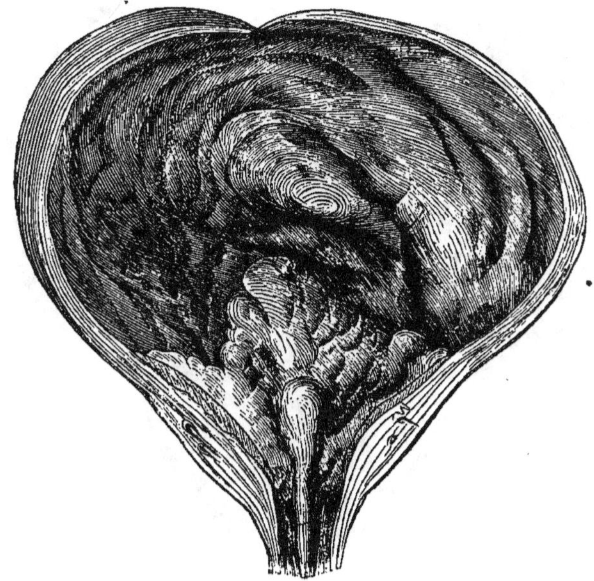

Fig. 26.

La tumeur lobulée qu'on voit dans la figure 27 n'est pas sans analogie avec la précédente ; elle en diffère cependant par la nature et la dureté des tissus. L'état morbide de la surface vésicale est moins avancé. Dans les deux cas, la tumeur part de l'orifice interne de l'urèthre et se dirige en arrière en s'épanouissant.

On se rend aisément compte des difficultés que présente la manœuvre de la lithotritie dans les cas analogues à ceux que représentent les fig. 26 et 27, alors même que la capacité de la vessie permet de faire une grande injection. Ces difficultés sont d'autant plus grandes que le chirurgien ignore avant d'opérer le mode de déformation de la cavité vésicale. Il constate d'abord en pénétrant dans la vessie que les mouvements de latéralité sont gênés ou impossibles, à moins qu'on ne porte le lithoclaste vers la face postérieure de l'organe.

Même alors il y a encore des mouvements difficiles, ce qui prouve que la lésion organique s'étend aussi en arrière.

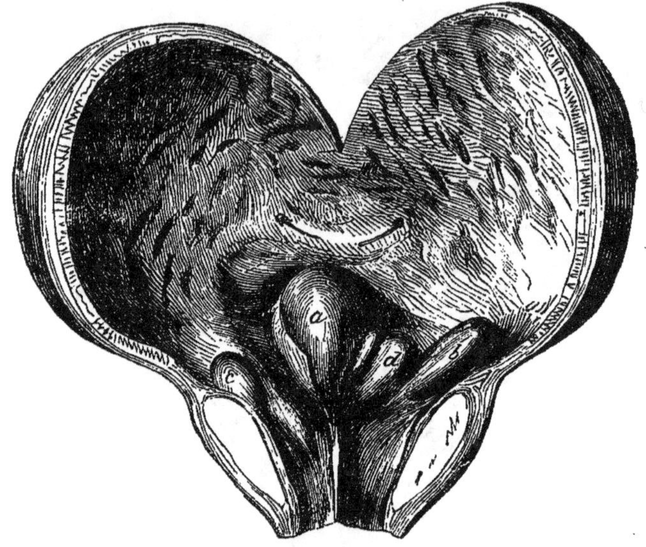

Fig. 27.

Ce qu'il faut particulièrement noter dans les pièces représentées, c'est la dilatation du col, l'atrophie de la prostate, la faible épaisseur des parois de la vessie, la grande capacité de cet organe et les dispositions de sa face interne.

Ces cas contrastent notablement avec ceux que je viens d'exposer, tant par leurs dispositions que par les difficultés qu'elles apportent à l'opération.

L'atrophie de la prostate mérite considération, au point de vue des applications de la lithotritie.

Dans les cas que nous venons d'examiner, la vessie est spacieuse, à parois minces, molles, relâchées, avec ou sans productions morbides.

Dans d'autres cas, la capacité de la vessie est réduite, et l'on sent la pierre presque aussitôt que le bec de la sonde touche la portion prostatique de l'urèthre, moins longue dans ce cas qu'à l'état normal.

Comme le col de la vessie est dilaté, la pierre s'y trouve : on la croirait dans le canal.

On assure que des chirurgiens peu expérimentés, ayant introduit le forceps dans la vessie et ne sentant pas le calcul, ont poussé l'instrument avec tant de force, que l'organe ayant été perforé, les manœuvres de la lithotritie ont été exécutées dans la cavité abdominale (1).

DEUXIÈME SÉRIE DE CAS.

Les pièces analogues à celles que représentent les deux figures suivantes offrent un grand intérêt au double point de vue de la pathologie et de la thérapeutique.

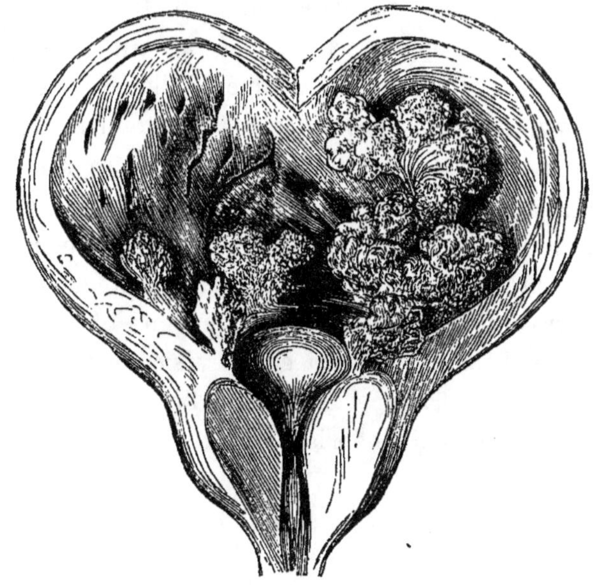

Fig. 23.

Entre les lobes latéraux de la prostate légèrement tuméfiés, on remarque en avant la crête uréthrale faisant saillie,

(1) Voir *Traité de la lithotritie*, p. 327.

et envoyant en arrière un prolongement vers la tumeur médiane, plus distante qu'à l'ordinaire du vérumontanum. Naturellement le col de la vessie se trouve refoulé en arrière. Dépression considérable en arrière de la tumeur médiane, très-remarquable par sa forme régulière et couvrant le bas-fond de la vessie. Une multitude de touffes fongueuses naissent à la fois du col et de la face interne de l'organe : elles abondent d'un côté, et sont remplacées de l'autre par des orifices celluleux. Les parois vésicales sont uniformément épaissies. La capacité de la vessie est faiblement réduite.

Dans cette pièce, toutes les productions morbides présentent une grande régularité. Il est aisé de se rendre compte des difficultés qu'une vessie ainsi faite doit apporter aux manœuvres de la cystotomie et surtout de la lithotritie.

Le sujet auquel appartenait la pièce n'avait pas la pierre ; mais j'ai opéré il y a quelques annés, à l'hôpital Necker, un calculeux dont la vessie présentait aussi des touffes fongueuses. Je ne les avais pas reconnues au moyen de la sonde, mais j'éprouvai une certaine difficulté pour porter le lithoclaste d'un point de la vessie à un autre, et par suite la pierre ne fut saisie qu'après des tentatives répétées. L'instrument chargé de la pierre était gêné dans les mouvements d'inclinaison et surtout de rotation dans la cavité vésicale. Cependant le malade souffrit peu ; je pris le parti d'écraser la pierre. Le lithoclaste rapporta des débris pierreux et une masse de touffes fongueuses.

Contre toute attente, cette extraction n'eut pas de suites fâcheuses. Au bout de huit jours un trilabe ordinaire fut porté dans la vessie, d'où je retirai, à trois reprises, des masses considérables de cette production qu'on arrachait sans douleurs et sans difficulté. Je continuai l'opération de la même manière, et dès que la cavité vésicale fut en partie débarrassée des fongosités, je morcelai la pierre. Plusieurs explorations furent faites avec grand soin, avec le lithoclaste et le trilabe, afin de débarrasser la vessie et des fongosités et des débris pierreux ; le double succès fut obtenu sans accidents. Je perdis le malade de vue, mais je l'avais gardé deux ans dans la salle après le traitement.

Dans d'autres cas, les complications morbides augmentent encore plus les difficultés de l'opération. C'est ce qu'on voit

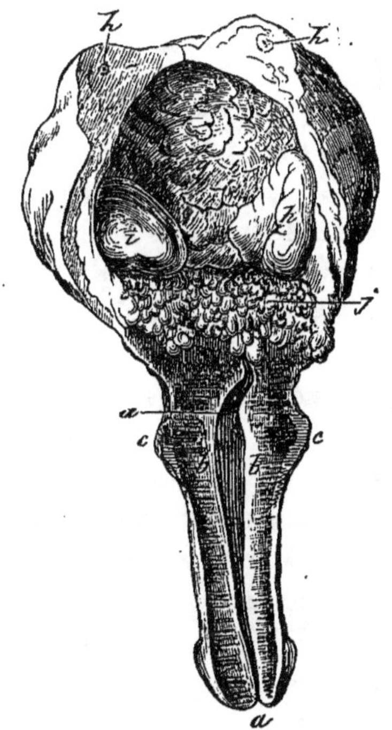

Fig. 29.

dans la figure 29, qui représente un rétrécissement du col vésical, une forte déviation de la partie profonde de l'urèthre, une masse de petites fongosités granuleuses, et, dans une vessie notablement racornie, deux grosses tumeurs poly-peuses, isolées, d'un volume à peu près égal, et dans l'épais-seur des parois vésicales, les orifices de deux petites cavités.

Le malade qui a fourni la pièce avait la pierre : il fut taillé, et survécut deux ans. A l'autopsie, l'urèthre fut ouvert par la face supérieure et la vessie par la face antérieure,

Outre les difficultés que présentent les cas divers que nous venons de parcourir, il en existe d'autres, que j'appellerai incidentes, et qui proviennent de la contractilité des parois vésicales. C'est là une nouvelle complication dans les cas compliqués.

ARTICLE IV

Contractilité exagérée de la vessie avec racornissement. — On a vu que la contractilité de la vessie chez les calculeux est tantôt en excès, tantôt en défaut. Ces deux états opposés des réservoirs de l'urine ont une action considérable sur les symptômes de la pierre, sur les manœuvres exécutées dans la vessie et sur l'expulsion des débris pierreux.

Quelques observations à ce sujet :

Rappelons d'abord que, dans les cas simples, la contractilité exagérée de la vessie, quelles que soient les causes qui la produisent, est le plus souvent temporaire. Le plus souvent aussi on vient à bout des inconvénients qui en résultent pour le traitement des calculeux.

Il est des cas cependant où les contractions augmentent, se rapprochent de plus en plus et deviennent continues. La couche musculeuse de la vessie finit par s'épaissir ; ses fibres perdent insensiblement la propriété de s'allonger ; de là hypertrophie et racornissement. C'est ce qu'on observe chez les calculeux dont l'affection est très-ancienne, et ce qu'on peut constater à l'autopsie. J'ai exposé longuement ces désordres dans mon *Traité de l'affection calculeuse* (1).

(1) P. 250 et suiv.

Les contractions exagérées compliquent souvent les états morbides du col et du corps de la vessie. Cette complication est des plus défavorables, quand il faut opérer. En effet, alors même qu'on opère au milieu de l'urine contenue dans la vessie ou du liquide qu'on est parvenu à injecter, l'espace manque pour la manœuvre; les mouvements sont gênés; les

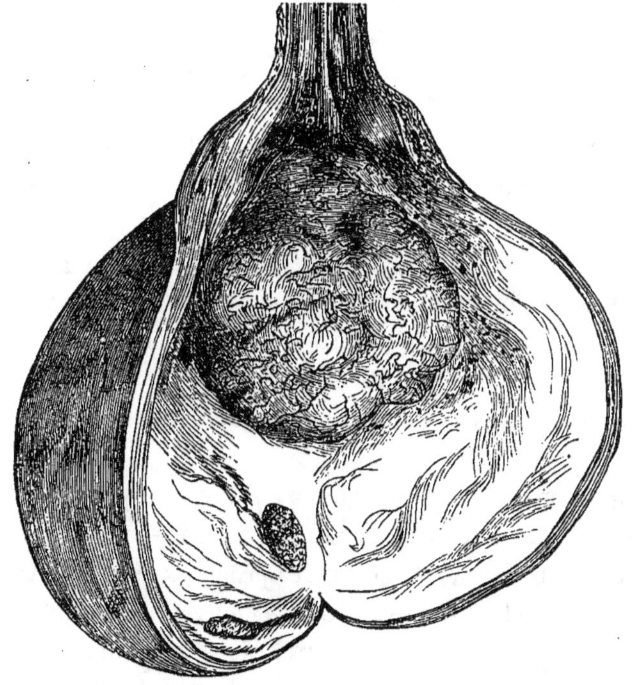

Fig. 30.

instruments sont entourés de tumeurs ou d'autres productions morbides; et, quelques précautions que prenne l'opérateur, il est difficile de soustraire complétement l'organe à des frottements douloureux. Une opération pratiquée dans des conditions aussi défavorables peut avoir des suites graves.

J'ai dit que, dans certains cas, le col vésical a peu de lon-

gueur et qu'il présente une dilatabilité anomale. L'extrémité
du lithoclaste peut le franchir, sans que l'opérateur s'en aper-
çoive. C'est en des cas semblables, que des chirurgiens inex-
périmentés, croyant que l'instrument n'était pas dans la vessie, l'ont poussé avec force contre la paroi postérieure de cet
organe, et ont déterminé ainsi de graves accidents (1).

Faisons une autre remarque essentielle. Ici, comme dans la
plupart des cas compliqués que je viens d'examiner, le plus
difficile pour l'opérateur, c'est de déterminer l'état des organes avant l'opération.

Dans les cas simples, la principale difficulté de la manœuvre dépend du degré de contractilité de la vessie, surtout
lorsque la pierre est grosse.

Dans les cas compliqués, outre que l'espace manque, les
instruments fonctionnent dans une cavité déformée ; et l'opérateur ne sait pas à l'avance dans quel sens et jusqu'où
s'étend la déformation. Il suffit de jeter les yeux sur les
figures ci-jointes, pour se faire une idée des grandes difficultés de la manœuvre.

Supposons un cas analogue à celui que représente la figure 31. La vessie repousse l'injection ; ses parois s'appliquent sur la pierre et sur les productions morbides ; par
conséquent le lithoclaste ne peut se mouvoir sans produire des
frottements douloureux. En outre, il n'y a point de règles
pour la manœuvre. On ne connaît ni la situation, ni la forme,
ni la consistance de la pierre : on la sent seulement, sans
pouvoir la repousser.

Il est facile de se rendre compte des obstacles qui arrêtent
le chirurgien. Il ne faut pas s'obstiner à chercher une voie.
Si, en répétant les tentatives de lithotritie, l'opérateur
s'aperçoit que les contractions augmentent, au lieu de dimi-

____

(1) Voir *Traité de la lithotritie* (art. *Accidents*).

nuer, il faut, pour peu que la pierre soit grosse et dure, recourir immédiatement à la taille.

Dans les cas moins graves, le traitement par la lithotritie peut être continué; difficilement, il est vrai, faute d'espace

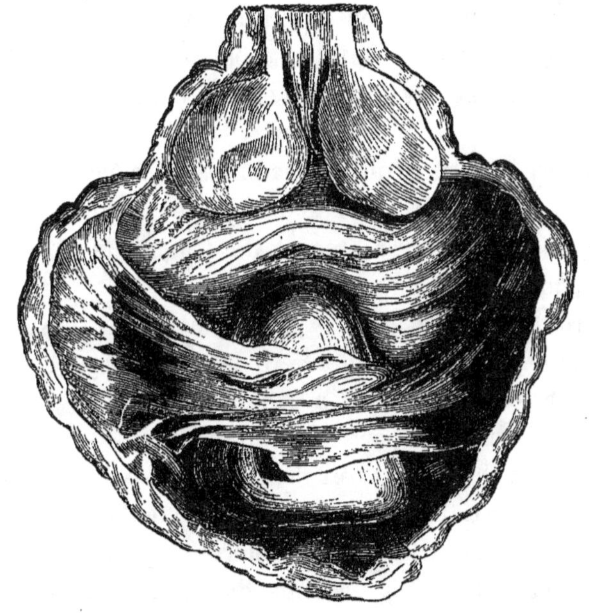

Fig. 31.

pour la manœuvre, et non sans danger, car c'est dans ces cas surtout qu'on observe l'arrêt des fragments dans l'urèthre et leur accumulation au col de la vessie.

Quelques remarques à ce sujet.

Arrêt des fragments pierreux au col de la vessie et dans l'urèthre. — Nous avons vu que les contractions énergiques et permanentes de la vessie, après les secours de la lithotritie, chassent avec force vers le col vésical et jusque dans l'urèthre des masses de débris pierreux qui s'y arrêtent et donnent lieu à de nombreux désordres.

1° *Arrêt des fragments dans l'urèthre.* — Une fois la pierre morcelée dans la vessie, les débris en sont bientôt expulsés avec l'urine, lorsque les contractions de l'organe sont normales. Lente et souvent incomplète dans les cas d'inertie, cette expulsion est prompte et parfois désordonnée, quand il y a exagération de la contractilité vésicale.

Signalons les principales circonstances qui contribuent à produire l'arrêt des graviers et des débris pierreux dans l'urèthre.

Chez les enfants et quelques adultes, de même que chez les vieillards dont la prostate est atrophiée, le col de la vessie, large, dilatable, livre passage à des fragments trop volumineux pour traverser l'urèthre (1).

L'urèthre, on le sait, n'a pas les mêmes dimensions dans toute sa longueur; c'est derrière les points les plus étroits, que s'arrêtent les débris, à savoir, la fosse naviculaire, la partie pénienne et la portion membraneuse.

Quant aux fragments qui s'engagent dans le col vésical et la portion prostatique, ils présentent de nombreuses variétés, qu'il est souvent utile de déterminer en temps utile. L'exploration anale, malgré la recommandation de quelques habiles praticiens, n'a pas, dans cette circonstance, l'utilité qu'on a prétendu.

Dans quelques cas, heureusement rares, un éclat, arrêté dans le canal, s'oppose au passage des débris poussés par les contractions vésicales. L'urèthre peut se trouver de la sorte bourré de détritus. Le dégorgement est difficile.

Les douleurs produites par les graviers et les débris pierreux présentent des différences essentielles qui doivent régler

(1) Voir ma *Troisième Lettre*, mon *Traité de la lithotritie*, p. 339 ; le *Parallèle*, p. 165 et 314, et le chapitre de cet ouvrage sur la lithotritie appliquée aux enfants.

la conduite du praticien. La présence des menus calculs est à peine accusée par les sensations locales : le malade peut porter les calculs sans en être trop incommodé, et il n'est pas rare qu'il les garde longtemps (voir la *Troisième Lettre sur la Lithotritie*). Il n'en est pas de même des éclats pierreux ; leur présence est des plus gênantes, et il faut se hâter d'opérer d'après les procédés que j'ai indiqués (1).

J'ai, dis-je, exposé ailleurs les principaux procédés opératoires qui conviennent dans ces cas. Je me bornerai à fournir ici quelques brèves indications.

Extraction des calculs et des fragments engagés dans la fosse naviculaire ou la partie pénienne. — Quand le fragment est arrêté à la fosse naviculaire, pour peu qu'il soit volumineux, au lieu de chercher à l'extraire, je débride le méat urinaire au moyen de l'uréthrotome à bascule, et le fragment sort presque toujours de lui-même. S'il ne sort pas, on le retire avec un crochet ou la branche femelle du petit lithoclaste. Par ce procédé, on épargne au malade de cuisantes douleurs, et le chirurgien opère avec toute la régularité désirable. Le toucher, la disposition du gland et la précision des instruments concourent à cette fin.

A la portion pénienne de l'urèthre, le cas paraît aussi très-simple, mais des difficultés se présentent quelquefois, si l'on en juge d'après ce qui a été observé dans les hôpitaux de Paris (2).

Je n'ai pas rencontré ces difficultés dans ma pratique. Je me sers d'ordinaire d'un petit lithoclaste uréthral, que j'ai fait fabriquer expressément pour les calculeux de cette classe.

(1) Voir *Bulletin de thérapeutique* (1855), p. 561.
(2) Voir *Traité de la lithotritie*, p. 356 et suiv.

Je porte l'instrument fermé jusqu'au calcul, je retire la branche antérieure de un à deux centimètres ; je glisse la branche postérieure derrière le corps étranger, entre celui-ci et le canal ; et quand elle est bien placée, je pousse doucement la branche antérieure jusqu'au fragment de pierre ; je l'écrase, et retire ensuite les débris.

Rappelons que dans cette portion du canal, les parois sont peu élastiques. Aussi la manœuvre est gênée, d'autant plus que les fragments retenus s'enchâssent en quelque sorte dans les tissus par le gonflement de ces derniers, tout autour (1). Le calcul étant en quelque sorte recouvert, il est très-difficile de faire glisser la branche postérieure derrière le fragment, et d'appliquer au-devant la branche antérieure. L'uréthrotomie externe a été pratiquée avec succès dans cette région, pour extraire les fragments ; mais les fistules consécutives sont difficiles à guérir.

Arrêt des graviers ou des fragments pierreux à la partie profonde de l'urèthre et au col vésical. — Quand les graviers ou les calculs sont arrêtés dans les parties profondes du canal ou au col vésical, on réussit souvent à les faire rentrer dans la vessie, au moyen d'une grosse sonde qu'on introduit jusqu'à l'endroit où est le fragment. On pousse ensuite une injection avec force ; l'eau, la sonde, les fragments, tout pénètre à la fois dans la vessie. Il importe que le bassin soit fortement élevé pour faciliter l'exécution de cette manœuvre.

Si ce procédé ne réussit pas, on pulvérise le fragment sur place, et, au besoin, on pratique la boutonnière (2).

(1) Voir fig. 4 dans le *Traité pratique* (3ᵉ édit.), tome I, p. 97.
(2) Voir *Traité de la lithotritie*, p. 339.

ARTICLE V

Inertie de la vessie. — L'inertie de la vessie chez les calculeux est très-commune. C'est une circonstance qui a une importance capitale, par l'influence qu'elle peut avoir et sur la maladie et sur le traitement.

Les calculeux dont la vessie est inerte diffèrent essentiellement de tous les autres. Les cas d'inertie vésicale sont le plus souvent insidieux et graves ; ils se présentent sous les formes les plus variées. Quoiqu'ils soient assez fréquents, ils ont été généralement négligés. Je résumerai dans cet article les longues observations que j'ai faites sur cet état de la vessie. Ce résumé sera le complément des articles qui précèdent (1).

Dans les cas d'atonie vésicale, la vessie, au lieu de réagir, comme à l'ordinaire, et de se contracter avec force, sous la stimulation produite par la présence de la pierre, reste inerte ou se contracte faiblement. Elle n'expulse pas complétement, à chaque miction, l'urine qu'elle contient ; sa surface interne ne s'applique pas par conséquent immédiatement sur la pierre ; de telle sorte que les signes rationnels de la pierre n'existent pas.

Si cet état d'atonie persiste, la capacité de la vessie augmente, les parois se relâchent, des phlegmasies surviennent, accompagnées de fièvre, d'un trouble des principales fonc-

---

(1) Mes premières études sur ce sujet se trouvent dans un mémoire présenté à l'Académie des sciences en 1828 (voir les *Lettres 2, 3 et 4 sur la lithotritie*, le *Parallèle*, 1836, p. 112-305 ; le *Traité pratique*, t. III (1837), et le même volume dans la 3e édition du même ouvrage, où j'ai traité longuement de la stagnation et de la rétention d'urine. — *Traité de l'affection calculeuse* (1838), p. 250 et suiv., où j'ai traité des principales lésions des parois de la vessie et produit des faits nombreux pour chaque espèce de lésion, et en particulier pour l'atonie de la vessie ; enfin le *Traité de la lithotritie*, p. 138, où j'ai traité des applications de la lithotritie dans ces cas spéciaux.

tions, d'un malaise général, avec amaigrissement progressif, qui peut aller jusqu'à la consomption.

Ces cas se distinguent de tous les autres par une espèce d'empoisonnement. L'urine n'étant pas chassée avec assez de force, ne sort point; et cependant on ne trouve dans l'urèthre ou au col vésical aucun obstacle à son passage. La première conséquence de l'inertie vésicale est la stagnation de l'urine.

Si l'on introduit une sonde dans la vessie, le malade étant couché, l'urine s'écoule sans jet. Il faut même que le malade fasse des efforts ou que le chirurgien presse la région de l'hypogastre pour que tout le liquide s'écoule.

Dans d'autres cas, l'urine séjourne dans la vessie, retenue qu'elle est par une rigidité anomale du col vésical ou par des productions morbides de l'orifice interne de l'urèthre, productions trop peu développées quelquefois pour être reconnues sur le vivant.

Si l'on introduit une sonde dans la vessie de ces malades, l'urine est expulsée jusqu'à la dernière goutte. Quelquefois les parois vésicales viennent s'appliquer avec douleur sur l'instrument.

Il y a dans ces cas rétention d'urine par lésion du col.

Dans les deux séries de cas, la stagnation de l'urine dans la vessie occasionne de graves accidents.

Quant à la distinction établie plus haut, l'autopsie la confirme. Voici ce qu'on observe sur le cadavre. Chez les malades de la première série, les parois vésicales sont molles, flasques, dépressibles, incapables de réagir avec force sous l'influence d'un stimulant quelconque. Chez les autres, les parois de la vessie sont plus ou moins hypertrophiées et résistantes; leur contractilité, accidentellement diminuée ou suspendue, est susceptible d'être rétablie, exaspérée même, au point de provoquer des désordres après l'opération.

Dans les deux cas, d'ailleurs, les parois de la vessie ne s'appliquent pas sur le corps étranger ; et partant, les douleurs propres aux calculeux n'existent point. De loin en loin, et surtout après des mouvements ou des exercices prolongés, le malade éprouve seulement une sensation de gêne ou de malaise vers le pubis, le périnée et le sacrum. A ce symptôme s'ajoutent dans la suite les signes d'un catarrhe ou des lésions organiques de la vessie, le trouble des principales fonctions, l'amaigrissement est une sorte de prostration. Si la miction est douloureuse, elle se fait sentir au commencement plutôt qu'à la fin, et ce n'est pas au bout de la verge.

Il est difficile au praticien de saisir les indices d'un calcul vésical, au milieu de ces symptômes incohérents et vagues. Le plus souvent on rapporte les phénomènes observés à un catarrhe, aux hémorrhoïdes à un engorgement de la prostate, ou à toute autre cause ; et l'on prescrit les eaux minérales ou les produits minéraux, en vue de combattre le diabète, la gravelle, ou un excès d'acide urique dans l'organisme. Ce n'est, d'ordinaire, qu'après avoir épuisé les ressources thérapeutiques de la médecine, qu'on songe à la chirurgie. Le chirurgien, consulté un peu tard, constate la présence de la pierre. Quelquefois l'état morbide du col est trop avancé pour qu'une exploration complète puisse avoir lieu, de sorte que le diagnostic reste incomplet.

CHAPITRE II

APPLICATION DE LA LITHOTRITIE AUX CAS QUI PRÉCÈDENT

Première série. — 1° Préparation du malade. — 2° Soins consécutifs.

Première série. — Au premier examen, la plupart des malades de cette classe se trouvent en apparence dans de bonnes conditions : l'urèthre est libre, la vessie admet aisément une forte injection ; par conséquent les mouvements du lithoclaste sont faciles et peu douloureux. La pierre est petite et friable ; on l'écrase sans effort. Au point de vue de la manœuvre, ces cas sont aussi favorables que les plus simples. Mais au moment où l'opérateur compte sur le succès, il voit survenir, quelques heures après l'opération ou le lendemain, un malaise indéfinissable, un grand accablement, accompagné de fièvre le plus souvent continue, avec suppression de l'urine ou difficulté extrême de rendre celle qui est sécrétée. Le pouls devient petit et fréquent, la langue se dessèche, la prostration augmente, et le malade succombe. Un résultat aussi imprévu, à la suite d'une opération réputée simple, étonne l'opérateur, et jette son esprit dans la confusion.

Ces cas, qui ne sont pas rares, ont donné lieu à beaucoup de commentaires. Un fait certain et trop négligé, c'est que,

des observations recueillies à différentes sources, il résulte
que les calculeux de cette classe ne doivent pas être traités
par la lithotritie de la même manière que les autres. Pour
ce qui est de la manœuvre opératoire, on a vu qu'elle ne présente rien d'extraordinaire ; elle est facile et tout d'abord
bien supportée. Ce qu'il faut noter comme un point essentiel
chez ces malades, c'est un état morbide de la vessie, état
dont j'ai retracé ailleurs les caractères, mais sur la nature
duquel nous ne sommes pas définitivement fixé (1).

Evidemment la pierre n'agit pas sur la vessie de ces malades comme sur celle des autres calculeux. Au lieu de provoquer les contractions vésicales, elle a pour effet de les diminuer. Il en résulte des modifications inévitables qui sont
produites par le séjour forcé de l'urine dans son réservoir naturel.

De là des accidents insolites et imprévus, sans que le contact des instruments avec les surfaces vésicales paraisse
être plus douloureux qu'à l'ordinaire.

Au début de ma pratique, j'ai vu succomber un certain
nombre d'opérés, dont je n'avais pas cru du tout la vie compromise.

J'entrepris, dès 1828, une suite de recherches à ce sujet,
en vue de m'éclairer sur ces cas insidieux.

Voici en peu de mots quelle est ma pratique, dans ces circonstances difficiles.

Préparation du malade. — Le traitement préparatoire, tel qu'il a été exposé plus haut, doit être rigoureusement appliqué, avant de commencer l'opération.

Avant tout, il faut savoir que les phénomènes morbides,
dans les cas de cette catégorie, sont, pour ainsi dire, indépen-
dants de la pierre. C'est la vitalité de la vessie qui est atteinte

(1) Voir *Traité pratique* (3ᵉ édit.), tome III, p. 222.

et qu'il faut rétablir ou ramener à un état meilleur. On y parvient à l'aide d'injections et d'un traitement général, qui est du ressort de la médecine.

Le traitement préparatoire exige des précautions toutes particulières. Il faut introduire lentement la sonde, pousser le liquide avec mesure, et s'arrêter à la moindre sensation du besoin d'uriner. Il faut se servir longtemps d'eau tiède, avant d'employer l'eau froide. La transition brusque de l'une à l'autre impressionne les organes d'une manière fàcheuse, et peut donner lieu à des accidents. Il en est de même de la moindre distension de la vessie par le liquide injecté.

A ces soins locaux on associera un traitement intérieur bien approprié.

Quand vient le moment de l'opération, il faut procéder avec une prudence extrême. La séance ne doit pas durer plus de deux minutes. Règle générale : les séances doivent être courtes et séparées par de longs intervalles. Les mouvements seront aussi modérés que possible.

Soins consécutifs. — Les précautions les plus minutieuses sont de rigueur après chaque séance. Après avoir retiré l'instrument lithotriteur, on introduit une sonde, et l'on fait une petite injection d'eau tiède pour entraîner les débris. On veillera attentivement à ce que les malades ne se refroidissent pas, pendant ou après l'opération. L'opéré doit être recouvert de linges chauds, et si l'opération n'a pas été faite sur son lit, ce lit sera bassiné.

En hiver, au lieu de prescrire un bain, je fais couvrir l'hypogastre et le périnée avec un large cataplasme, qu'on change au bout de quelques heures. Le malade étant remis au lit, et commodément installé, prendra un bouillon ou une potion légèrement tonique. En général, le malaise disparaît, sous l'influence de ces moyens, et il ne se manifeste aucun phénomène de réaction.

Le chirurgien doit revoir l'opéré, deux ou trois heures après l'opération, afin de s'assurer que la vessie se vide. Dans le cas où l'urine ne serait pas rendue, on introduirait une sonde pour vider la vessie, sans attendre que les besoins d'uriner avertissent le malade.

La sonde sera introduite autant de fois qu'il le faudra. Le chirurgien doit être très-attentif aux fonctions de la vessie, durant toute la durée du traitement; il viendra en aide au malade, si les urines ne sont pas expulsées naturellement.

Si la première journée a été bonne, on prescrira un bouillon ou un potage le soir, et le lendemain, une nourriture plus substantielle.

Vers le cinquième jour, on fait une nouvelle séance, avec les mêmes précautions. On n'observe point de réaction. On continue avec la même prudence, et le traitement se termine d'ordinaire comme dans les cas les plus favorables, surtout si la pierre est petite. J'ai opéré avec succès un très-grand nombre de malades de cette catégorie. Notons toutefois que le plus souvent la vessie reste faible. Le chirurgien ne doit pas perdre de vue les calculeux de cette classe qu'il a débarrassés de la pierre. Il est souvent indispensable de continuer l'usage de la sonde; le malade apprendra à se sonder lui-même. On aura soin aussi de rétablir les forces par un traitement médical (1).

Ces cas sont relativement heureux. Il en est de plus graves. Le praticien se décide souvent à opérer par la lithotritie des malades plus grièvement atteints que ceux dont nous

(1) *Voir* pour plus amples détails, *Traité pratique* (3e édit.), article *Stagnation de l'urine.*

venons de parler. Dans ces cas, l'amélioration obtenue par le traitement préparatoire est plus apparente que réelle. Cette amélioration ne dure pas, et les désordres généraux ne s'arrêtent point, quoi qu'on fasse. Il n'est pas rare qu'à la suite de la première séance, une irritation persistante du col vésical et de l'urèthre provoque des besoins d'uriner plus fréquemment et oblige quelquefois de recourir à la sonde; d'où résulte un agacement pénible.

Dans ces circonstances, le traitement doit être suspendu. Le calme se rétablit, à la vérité, au bout de quelques jours, dans la majorité des cas; mais il n'en est pas toujours ainsi.

Les fonctions digestives peuvent être dérangées; si elles le sont, la faiblesse augmente et l'irritabilité générale persiste.

Dans ces conditions, l'opération par la lithotritie cesse d'être possible, et l'opération de la taille est contre-indiquée (1).

Remarquons ici que notre manière de conduire le traitement dans ces cas difficiles n'est pas toujours suivie, bien qu'elle soit fondée sur une longue expérience. Il est des chirurgiens qui, ne faisant pas acception de ces cas graves, rejettent les précautions que je viens de recommander comme très-essentielles; ils ne mettent aucune différence, entre les calculeux de cette catégorie et les autres.

Evidemment ces praticiens se font illusion.

Les faits nombreux dont les détails sont consignés dans mes *Lettres* et dans le *Traité de la lithotritie* prouvent de reste qu'ils sont dans l'erreur. Le premier de ces faits est tiré de la pratique de Dupuytren. Quant aux faits recueillis pos-

(1) Voir *Parallèle*, p. 306.

térieurement, ils montrent assez que les successeurs de ce maître célèbre n'ont pas donné à l'opération si délicate de la lithotritie toute l'attention qu'elle réclame, surtout dans les cas graves et insidieux.

Une expérience de plus de quarante années nous autorise à établir comme un principe de pratique, que l'opération de la lithotritie, faite d'emblée et sans préparation, est presque toujours suivie d'un funeste résultat. Les vieux préjugés tiennent toujours bon, il est vrai ; et l'on a vu dans l'intro-. duction de cet ouvrage, que la méthode des opérations improvisées n'a pas cessé d'être en faveur.

C'est ici le lieu de rappeler un fait important de ma pratique, dont les détails sont consignés dans le *Parallèle des moyens de traiter les calculeux* (1).

Le professeur Antoine Dubois éprouvait depuis longues années des troubles dans les fonctions de la vessie. Malgré toutes les précautions qu'il prit pour détourner l'affection calculeuse, une pierre se forma, dont l'existence fut constatée, lorsque le corps étranger avait déjà acquis un volume considérable. Vivement impressionné, Dubois se rassura en pensant qu'il pourrait éviter l'opération de la taille. Il réclama le secours de la lithotritie, dont il appréciait les services, avant de savoir à quoi s'en tenir par sa propre expérience. La séance d'exploration eut lieu le 2 février 1829. Je trouvai une pierre, grosse comme une petite noix, légèrement aplatie et de consistance moyenne. L'exploration préliminaire ne fut suivie d'aucun accident notable. L'opération proprement dite fut commencée le 9 février et continuée le 15 et le 19 du même mois. La pierre, broyée en grande partie, avait fourni une grande quantité de débris et de par-

(1) P. 116.

celles. L'état général était satisfaisant; l'opéré vaquait comme d'habitude à ses occupations journalières.

Trois jours après la troisième séance, Dubois assista à un dîner, à la suite duquel il éprouva des accidents sérieux : évacuations alvines, fièvre et agitation pendant la nuit; besoins d'uriner très-fréquents et difficiles à satisfaire. L'urine était en petite quantité, muqueuse et fétide. Cet état dura cinq jours et fut mis sur le compte de l'opération, bien que l'opération ne fût pour rien dans tous ces accidents. La diète, le repos, des boissons abondantes et appropriées, des lavements et quelques bains ramenèrent le calme. Le rétablissement toutefois n'était pas complet : l'estomac digérait mal, le sommeil était agité, le malade dépérissait visiblement. Du reste, il souffrait à peine dans la miction ; il faisait usage de la sonde. Sur l'invitation de Dubois, je fis une nouvelle séance le 8 mars; elle fut très-courte; deux fragments furent broyés. Le malade souffrit peu ; cependant il passa une nuit agitée; la crise se termina par une sueur abondante. La vessie cependant ne se vidait pas; les urines étaient troubles. On fit avec succès quelques injections. Toutefois les débris n'étaient expulsés qu'en petite quantité. La convalescence fut longue; à la fin, l'équilibre se rétablit, les forces revinrent avec le sommeil, et le malade reprit ses occupations. Une course trop longue fut suivie, le 29 mars, d'un accès de fièvre. Il y eut pendant quelques jours un malaise général : pouls fréquent, appétit faible, sueurs nocturnes. Cet état persista jusqu'au 8 avril. Je fis alors une exploration très-courte; un fragment fut extrait, un autre écrasé ; des débris sortirent avec les urines les trois jours suivants. Le 17 mai, nouvelle exploration : un fragment fut écrasé et les débris furent expulsés le lendemain. Trois jours après, les accidents énumérés ci-dessus reparurent. Ils durèrent deux jours et se terminèrent par une sueur abondante. L'atonie plus manifeste des parois vésicales obligeait d'introduire plus souvent la sonde pour vider la vessie. Le 26, nouveau malaise, sans cause appréciable, mais sans aucune suite. Le 27, je constatai la présence de plusieurs parcelles de pierre, dont une fut extraite immédiatement.

Les 1er, 7, 16 et 21 mai, je fis l'extraction des débris qui restaient dans la vessie. Dès lors, la convalescence marcha plus rapidement. Mais l'activité du malade amena de nombreux accidents. Dubois alla passer quelques jours à la campagne; et au retour se soumit à une dernière exploration. Le 10 juin, on s'assura que la vessie ne contenait plus rien. On s'occupa dès lors à rétablir les forces et à stimuler la contractilité de la vessie. De temps en temps les accidents observés durant le traitement se présentaient de nouveau. Le malaise ne se prolongeait pas d'ailleurs au delà de quelques jours. Le point de départ de ces dérangements, de plus en plus rares, était, d'après les sensations du malade, vers la fosse iliaque droite et le long du trajet de l'urèthre. Il est de toute évidence que l'atonie de la vessie existait avant l'opération; peut-être était-elle antérieure à la formation du calcul.

On remarquera la connexion de cet état d'inertie de la vessie avec le trouble des fonctions générales. La fatigue, l'impression du froid, une digestion pénible, le moindre désordre fonctionnel, aggravait les dispositions morbides des parois vésicales. A la suite des trois premières séances la vessie se débarrassait des débris, par les urines; après le premier dérangement de santé, il fallut introduire la sonde, pour faciliter l'expulsion des urines. Le malade supportait moins bien les manœuvres opératoires, et il fallut abréger les séances, de peur de surexciter la phlogose vésicale, cause essentielle de l'inertie de l'organe.

On aura remarqué aussi la régularité et l'uniformité des symptômes morbides : fréquence du pouls, perte d'appétit, diarrhée, sueurs nocturnes, sommeil agité. Les symptômes locaux ont constamment présenté les mêmes caractères : atonie croissante, urines fétides, chargées, muqueuses. Sur la fin du traitement et longtemps après, le dérangement se reproduisit encore, avec moins d'intensité et à de plus longs intervalles.

Il faut remarquer, en dernier lieu, que le moral d'un malade tel qu'A. Dubois devait agir fortement sur une constitution affaiblie et ravagée par la maladie. Le défaut d'équilibre entre le moral et le physique constituait une condition très-défavorable. Par suite de l'inertie de la vessie, les signes rationnels de la pierre manquaient. La pierre avait acquis un grand développement, lorsque le malade crut à son mal. On a vu qu'une imprudence, à la suite de la troisième séance, avait complétement changé l'état du malade. A partir de ce moment, le traitement chirurgical fut plus incertain.

J'ai eu récemment l'occasion d'observer des phénomènes analogues chez un auguste malade, qui faillit compromettre le résultat de l'opération, pour s'être fatigué au delà de ses forces.

Dubois, pour terminer ce qui le concerne, fit connaître en ces termes le résultat de l'opération, dans les journaux de médecine :

« Monsieur le Rédacteur, permettez-moi d'adresser par la voie de votre journal des remercîments à mes confrères pour l'intérêt qu'ils m'ont témoigné à l'occasion de ma maladie et de l'opération qu'elle a exigée. Grâce aux soins de mon ami, M. le docteur Civiale, je suis délivré de la pierre, et ma santé s'améliore de jour en jour. Je me félicite de pouvoir ajouter quelque chose aux suffrages qui ont accueilli la merveilleuse invention de la lithotritie, qui remplace si heureusement l'une des opérations les plus difficiles et les plus dangereuses de la chirurgie, et à laquelle M. Civiale a rattaché son nom. Paris, le 4 mai 1829. »

CHAPITRE III

APPLICATION DE LA LITHOTRITIE AUX PIERRES VOLUMINEUSES

Préhension de la pierre avec le trilabe. — Préhension de la pierre avec
le forceps. — Premier procédé. — Deuxième procédé. — Première série
de cas. — Deuxième série de cas.

Une pierre peut se développer lentement sans donner lieu
à des désordres notables. La vessie est saine en apparence, et
la santé générale ne paraît pas compromise. Le cas n'est pas
rare, mais il est des plus embarrassants (1).

Les explorations préalables, si utiles dans les cas précédents, sont le plus souvent incomplètes ou impossibles. L'o-
pérateur ne peut procéder qu'à tâtons dans une vessie à capacité réduite; il doit considérer le volume, la configuration,
la consistance de la pierre. La dureté d'une pierre petite ou
moyenne a seulement l'inconvénient de prolonger le traitement. Ici, la dureté s'ajoutant au volume, rend la lithotritie
à peu près inapplicable (2).

(1) C'est une dénomination bien vague que celle de *pierre volumineuse*. Dans un article spécial du *Traité de l'affection calculeuse* (p. 114),
j'ai donné sur ce sujet des renseignements qui peuvent intéresser le praticien. Il s'agit ici des pierres dont le volume se rapproche de celui d'un
œuf de poule : elles marquent les limites de la lithotritie dans les cas
simples.

(2) Voir le *Traité de la lithotritie*, p. 117, et mon Appendice au *Parallèle*, p. 441.

La plupart de ces cas, je le répète, sont du ressort de la cystotomie ; mais le chirurgien est quelquefois obligé d'essayer de la lithotritie. Voici, à ce sujet, quelques remarques essentiellement pratiques.

Le plus difficile étant de saisir la pierre, il importe de bien choisir l'instrument. Le trilabe et le forceps fenêtré peuvent être employés ; le premier est préférable dans les cas les plus difficiles (1).

Préhension de la pierre avec le trilabe. — Le malade étant en position, l'opérateur introduit un fort trilabe comme à l'ordinaire. L'instrument rencontre la pierre à l'orifice interne de l'urèthre. Alors l'opérateur desserre la vis de pression de la gaîne, tire légèrement à lui celle-ci et le lithotriteur, dont la tête fait au besoin l'office d'un coin pour écarter les branches.

On agrandit l'espace qui est entre le col vésical et la pierre, en repoussant celle-ci en arrière, contre la paroi postérieure de la vessie. A mesure que la pierre se déplace et qu'on tire sur la gaîne, les branches s'écartent davantage, et leur extrémité libre s'applique sur une plus grande surface du calcul. Quand elles ont atteint la circonférence, on les pousse vers les parois postérieures de l'organe, et elles glissent doucement entre la pierre et la paroi correspondante de la vessie.

La pierre est embrassée autant que le permet la longueur des branches. On calcule approximativement le volume de la pierre d'après la saillie que fait en dehors l'extrémité du

(1) Quand je commençai à me servir du forceps fenêtré, je crus que cet instrument pouvait remplacer utilement le trilabe. Mais l'expérience me fit revenir de cette opinion que j'avais exposée dans le *Traité de la lithotritie*. Le trilabe me paraît bien plus propre que le forceps fenêtré à saisir et fixer une grosse pierre. J'ai détruit à l'aide du trilabe des pierres qui avaient résisté à la plus forte pression. Toutefois, le forceps courbe est préférable quand il s'agit de briser une pierre volumineuse.

lithotriteur et l'écartement des branches. Comme dans les cas précédents, la manœuvre se divise en deux temps principaux : le refoulement de la pierre vers la paroi postérieure de la vessie et le glissement des branches du trilabe, d'avant en arrière, entre la pierre et la paroi correspondante de la vessie. Dans le premier temps, l'opérateur veillera à ce que l'extrémité de l'instrument ne glisse pas entre la pierre et les parois de la vessie.

J'ai employé ce procédé dans des cas nombreux de grosse pierre. J'ai exposé ces faits dans le *Parallèle* et le *Traité de la lithotritie*, et j'ai réuni dans ma collection une série de pierres attaquées et en partie détruites par ce procédé.

Ces pierres doivent être solidement fixées, à cause de la force qu'il faut déployer pour les perforer. Les crochets du trilabe trouvent de solides points d'appui dans les inégalités de la surface de la pierre. En examinant ces pierres, on se convaincra de la supériorité du trilabe, dont les crochets sont disposés de manière à fixer la pierre avec toute la solidité désirable.

Préhension de la pierre avec le forceps. — Pour la préhension de la pierre avec le forceps, il y a deux procédés :

1° *Premier procédé*. — Un forceps à longues branches est introduit dans la vessie. La pierre se trouve à l'orifice interne de l'urèthre, ce qui marque en général son grand volume et la petite capacité de la vessie. Ce signe est encore plus manifeste, lorsque la pierre s'oppose en quelque sorte à l'entrée de l'instrument (1).

(1) Les cas de pierre immobile au col de la vessie forment plusieurs catégories. J'y reviendrai. Il s'agit ici des pierres volumineuses que les contractions vésicales maintiennent appliquées contre l'orifice interne de l'urèthre.

L'opérateur repousse la pierre, avec le bec du forceps, vers la face postérieure de la vessie, afin de ménager un petit espace derrière le col. Il écarte ensuite les branches de l'instrument, dont le bec est incliné vers le côté gauche. La branche mâle restant immobile contre l'orifice interne de l'urèthre, la branche femelle sera poussée en arrière et à droite, entre la paroi vésicale et la surface correspondante du calcul. Le corps étranger se trouve alors placé vers l'orifice de l'uretère droit, où il est maintenu par l'instrument ouvert, dont les branches se trouvent l'une en avant, près du col, et l'autre en arrière, en contact avec la face postérieure de la vessie. Les extrémités libres de la pince, par un mouvement d'inclinaison de droite à gauche, s'appliquent sur la pierre, qu'on saisit en rapprochant les branches.

Dans cette manœuvre, il n'y a, comme dans la précédente, que deux mouvements un peu étendus. Dans le premier, la branche femelle glisse entre la pierre et la face interne de la vessie; dans le second, les branches du forceps, écartées autant qu'il le faut, sont inclinées simultanément vers la pierre pour la saisir.

Ici se présente la même difficulté qu'on observe lorsqu'on se sert du trilabe : il arrive que les branches du forceps, en se rapprochant pour saisir la pierre, ne font que glisser à la surface. On suppose dans ce cas que l'écartement des branches n'est pas suffisant; on recommence la manœuvre, en portant l'une des branches en avant, contre le col, et en poussant l'autre en arrière contre la paroi postérieure de la vessie; et ensuite on les rapproche pour saisir la pierre.

Si la pierre ne se présente pas au col de la vessie, on suppose qu'elle est moins volumineuse, et que l'organe est moins contractile et a une capacité plus grande. On fait une injection en rapport avec celle-ci, et l'on procède à l'appréhension de la pierre, d'après le procédé qui a été indiqué pour les calculs moyens (1). Le forceps étant porté à la face postérieure de la vessie, on écarte les branches, en tirant sur l'antérieure, et on les incline du côté où l'on sent la pierre. Grâce à l'injection, elle est saisie sans grandes douleurs.

Comme cette partie de la manœuvre s'exécute dans un milieu liquide, la surface de la vessie est à l'abri des frottements douloureux.

2° *Deuxième procédé.* — On a souvent recours, dans ces circonstances, au procédé que j'ai exposé au chapitre précédent, et qui consiste à déplacer, à faire rouler la pierre dans la cavité vésicale jusqu'à ce qu'elle se place d'elle-même entre les mors de l'instrument.

Faut-il répéter que, dans ces circonstances, une grosse pierre ne se déplace pas aisément et ne roule pas dans une vessie plus ou moins racornie? Cette manœuvre est pleine de périls, et contraire aux règles de la bonne pratique. Ajoutons que la plupart des partisans de ce procédé dangereux ont renoncé à la lithotritie, tant ils étaient effrayés des effets produits par une manœuvre que la vraie méthode repousse avec raison.

Que fera donc le chirurgien dans ces circonstances difficiles?

En général, il faut réserver à la cystotomie tous les cas de pierres dures et volumineuses; c'est prendre le meilleur parti : la lithotritie, l'opérateur et le malade y gagnent également.

Malheureusement beaucoup de calculeux repoussent obs-

(1) Pour faire cette injection, il faut procéder comme dans les cas de racornissement de la vessie avec contractilité exagérée.

tinément la cystotomie, et l'opérateur est obligé de renouveler les tentatives de broiement.

Les difficultés sont grandes, et la plupart des chirurgiens paraissent les avoir méconnues. Il ne suffit pas, comme on paraît le penser, que la pierre soit entre les branches du forceps; il faut savoir comment elle y est placée; les manœuvres ultérieures sont réglées sur cela. Or, nous retrouvons ici toute l'incertitude que présentent les instruments à deux branches pour saisir dans la vessie, et sans y voir, une pierre à configuration variée. C'est pour n'avoir pas tenu compte de cette circonstance capitale que tant de chirurgiens, faisant la taille et surtout la lithotritie, ont éprouvé tant de regrets dans leur pratique.

Première série de cas. — Si les explorations préalables et les premières tentatives d'opération sont bien supportées, si elles ne provoquent ni réaction fébrile ni des contractions exagérées, on continuera d'opérer par la lithotritie.

On sait que des pierres très-dures en apparence sont fragiles, friables : l'écorce étant entamée, elles cèdent facilement après une première attaque.

Lorsqu'une pierre volumineuse a été écornée, il est plus facile de la fixer solidement et d'agir fortement pour la morceler. Les premiers obstacles vaincus, les difficultés diminuent graduellement et la vessie supporte mieux les manœuvres opératoires.

Dans des centaines de cas qui m'avaient paru réfractaires à la lithotritie, j'ai obtenu des succès inespérés : les opérés rendaient des masses énormes de débris pierreux, sans le moindre accident, et le résultat était on ne peut plus satisfaisant.

Il ne faut pas oublier d'autre part, qu'en de pareilles circonstances le traitement est toujours très-long; il peut survenir des accidents, les uns étrangers à l'opération, les autres s'y rattachant, tous capables de compromettre le succès. J'ai exposé un grand nombre de ces cas, les uns heureux, les autres malheureux (1). Rappelons un seul de ces faits.

Un malade adulte voulait être débarrassé d'une grosse pierre. Je proposai la taille hypogastrique, et elle fut repoussée. « Je préfère la mort, » répondit le malade. Je fis une tentative de lithotritie. La pierre fut saisie et fixée au moyen d'un gros forceps à longues branches ; mais elle résista. Après plusieurs tentatives de percusssion, je parvins à entamer la couche extérieure. Le malade persistant toujours dans sa résolution, j'eus recours à un moyen qui m'a souvent réussi. A l'aide d'un fort trilabe, je pratiquai plusieurs perforations profondes qui diminuèrent la force de cohésion de la pierre. Celle-ci fut ensuite morcelée avec le forceps fenêtré agissant par pression. Les éclats furent écrasés avec le lithoclaste. Finalement le malade guérit, sans accident, et même sans avoir eu un seul accès de fièvre. Le traitement avait duré deux mois.

Deuxième série de cas. — Quelques malades se décident pour la taille après d'inutiles tentatives de lithotritie, suivies souvent de phénomènes de réaction. J'ai traité un grand nombre de calculeux dans ces conditions. Ils ont fini par reconnaitre l'utilité des conseils qu'ils avaient repoussés d'abord ; et la plupart ont été guéris par la taille.

Aux cas que j'ai rapportés dans le *Parallèle* et dans le

(1) *Traité de la lithotritie,* p. 121 et 205; *Parallèle,* p. 87.

Traité de la lithotritie, j'ajouterai le suivant, que j'ai recueilli tout récemment, le 29 novembre 1866.

Un homme de 36 ans souffrait de la pierre depuis sa naissance. Je m'assurai qu'elle était dure et volumineuse. Le malade repoussait la cystotomie. Il fallait essayer de broyer la pierre. Je ne réussis pas à la saisir avec un fort gros instrument fenêtré : elle se dérobait, dès que je rapprochais les branches pour la fixer.

A la seconde tentative, j'employai un fort trilabe, et la pierre put être fixée et perforée. A compter de ce moment, la pierre fut fixée à l'aide du forceps fenêtré et en partie morcelée. Le malade rendait de grandes quantités de gros fragments à la suite de chaque séance ; mais une partie de ces fragments s'accumulait au col de la vessie. Les besoins d'uriner étaient rapprochés et douloureux. La position du malade devenait critique. Je me décidai à extraire ce qui restait dans la vessie par une ouverture périnéale.

L'opération fut pratiquée le 30 décembre 1866. Les éclats pierreux furent extraits avec facilité. Cependant, la moitié de la pierre était encore assez volumineuse, malgré les fragments que j'en avais détachés, pour ne pas pouvoir passer par la plaie. J'appliquai le nouveau procédé de morcellement dans la cystotomie, et la pierre broyée sortit sans effort. L'opération fut terminée comme à l'ordinaire, et le malade guérit sans accident.

A l'occasion de faits semblables que j'ai fait connaître en grand nombre, on a soulevé la question de savoir si les tentatives de lithotritie aggravent l'état des calculeux, jusqu'au point de compromettre le succès de la cystotomie.

De la discussion soulevée à l'Académie de médecine en 1847, à l'occasion de la taille et de la lithotritie, il résulte que les calculeux qui ont été taillés après avoir été soumis aux tentatives de lithotritie, avaient guéri dans la même proportion que les autres (1).

J'ai établi, contre l'opinion de Dupuytren, qu'il faut recourir à la taille, dès qu'on a reconnu l'inutilité des tentatives de lithotritie. (Voir la deuxième partie de cet ouvrage.)

(1) Voir *Parallèle*, la *Sixième Lettre* et le *Traité de la lithotritie*, p. 205, 219.

CHAPITRE IV

APPLICATION DE LA LITHOTRITIE AUX CAS DE PIERRES MULTIPLES

Calculs multiples. — Concrétions multiples. — Concrétions multiples
extraites par la taille ou trouvées dans la vessie après la mort.

Calculs multiples. — La multiplicité des calculs contenus dans la vessie et des graviers rendus par les calculeux est une des questions les plus importantes du traitement. La multiplicité des calculs, qui peut dépendre, soit de
l'état des reins, soit de l'état de la vessie, influe nécessairement sur le choix de la méthode opératoire. Avant l'opération, le chirurgien le plus expérimenté sait rarement à
quoi s'en tenir sur la réalité, de sorte qu'il est exposé à faire
fausse route. La position du malade est délicate.

Comme on ne sait rien des causes qui engendrent les calculs multiples, nous devons nous borner à citer quelques
faits qui renseigneront le praticien.

On se rend facilement compte de l'influence de la multiplicité des calculs sur le traitement médical et chirurgical de
l'affection calculeuse.

Concrétions multiples. — Sur les cartons 1 et 4 de ma
collection, on aura remarqué des masses de graviers rendus

par le même malade. Et ce n'est là qu'une faible partie de ceux qui ont été expulsés.

Le praticien Tulpius parle d'une femme septuagénaire, qui, après un violent accès de fièvre, rendit en une seule fois, *unico impetu*, plus de trois cents pierres.

Une femme de quarante ans, sujette depuis sa quinzième année à des douleurs néphrétiques, et qui avait rendu plusieurs calculs, effrayée par l'annonce d'un incendie, fut prise tout d'un coup de douleurs semblables à celles de l'enfantement, qui se terminèrent par une émission subite de calculs. Le lendemain, retour des douleurs, et expulsion de vingt-cinq pierres, dont quelques-unes grosses comme des noisettes.

Un homme de quarante-huit ans eut pendant huit jours une rétention complète d'urine; le huitième jour, il rendit tout à coup huit livres d'urine trouble et épaisse, avec une multitude de graviers gros comme des pois.

Un vieillard, sujet aux coliques rénales, fut pris d'une violente envie d'uriner. Il rendit un grand nombre de calculs, dont il parvint à ramasser une trentaine.

Un moine du Mont-Cassin, âgé de vingt-un ans, après avoir rendu pendant plusieurs semaines des calculs dont le volume allait toujours en augmentant, se croyait guéri, à la suite d'une courte rémission, lorsque l'affection reprit avec une nouvelle intensité : pendant trois semaines, il évacua tous les jours une once et demie de graviers. Le malade avait rendu plus de six livres de matière calculeuse.

Van Swieten parle d'un sexagénaire qui, chaque mois, expulsait une trentaine de pierres semblables à des pois.

On a vu un enfant en rendre, de sa treizième à sa quinzième année, environ trois cents.

Chopart rapporte qu'un homme de trente-trois ans se

débarrassa dans le cours de trois mois, après de vives douleurs rénales et une maladie assez grave, d'environ six cents graviers.

Parmi ces graviers multiples, quelques-uns sont d'un volume notable, ainsi qu'on le voit sur le carton n° 1.

Il y a aussi des calculs multiples qui sont remarquables par leur volume.

Un homme rendit deux calculs ayant seize lignes environ de tour sur cinq et trois quarts de diamètre.

Une femme rendit, l'une après l'autre, trois pierres grosses, la première comme un œuf d'oie, la seconde comme un œuf de poule, et la troisième comme une noix.

Une autre femme, après de vives douleurs néphrétiques, rendit deux pierres pesant cinq gros et quatre gros et demi, puis le lendemain, quatre, pesant chacune sept gros, un demi-gros, un gros et demi, un demi-gros, plus douze grains.

Une autre expulsa quatre gros calculs dont l'un avait trois pouces d'un côté et quatre de l'autre.

Une femme de cinquante-quatre ans rendit, sans difficulté, deux pierres grosses comme des noix.

J'en ai connu une qui expulsa deux calculs oblongs, réunis par des facettes ayant un pouce et neuf lignes de long.

Un homme de soixante-dix ans, calculeux depuis six ans, et rendant des graviers de loin en loin, fut pris tout à coup de douleurs vives dans l'urèthre, et expulsa l'un après l'autre quatre calculs pesant ensemble soixante-douze grains, et un cinquième du poids de deux cent onze grains.

Les graviers multiples sont quelquefois d'un volume notable; comme on peut le voir en examinant les pièces du carton n° 1.

Un homme âgé de 72 ans rendit en un seul jour 15 calculs assez volumineux, arrondis et sans facettes.

Parmi les pierres qui figurent sur le premier carton; il y a des masses de graviers fort gros, rendus par un seul malade.

Un homme de 70 ans, calculeux depuis 6 ans et rendant des graviers de loin en loin, ressentit tout à coup de vives douleurs dans l'urèthre, et expulsa l'un après l'autre quatre calculs pesant ensemble soixante-douze grains, et un cinquième calcul du poids de deux cent onze grains, gros comme une aveline, taillé à facettes, ayant dans son plus grand diamètre une circonférence de 43 1/2 lignes.

On pourrait produire beaucoup d'autres faits, cités par de bonnes autorités.

L'expulsion des calculs est plus fréquente chez les femmes. L'urèthre de la femme, conforme à la partie membraneuse de celui de l'homme, se prête à une grande dilatation. Le doigt peut y être facilement introduit, ainsi que des instruments d'un assez grand calibre. On assure que ce conduit fait quelquefois l'office du vagin. Dès lors il n'est pas étonnant que des calculs volumineux aient été naturellement expulsés par cette voie.

Concrétions multiples extraites par la taille ou trouvées dans la vessie après la mort. — L'opération de la taille et les autopsies ont révélé un très-grand nombre de cas de pierres multiples. J'ai réuni les plus intéressants dans mon *Traité de l'affection calculeuse* (1). Je ne citerai que les principaux.

On trouva trois pierres dans la vessie de lord Walpole.

____

(1) P. 141 et suiv.

Solingen en retira cinq de la vessie d'un enfant de quatre ans.

Jean Heurnius en avait sept, grosses comme des noix.

Covillard en a retiré treize.

Deschamps en a vu retirer vingt-deux à un adulte.

On en trouva vingt-neuf dans la vessie d'un sénateur d'Amsterdam; chacune de ces pierres occupait une cellule.

Bonet, Panthot, Brugnatelli, Colot, en ont trouvé cinquante chez des malades qu'ils ont opérés ou vu opérer.

Buffon en avait cinquante-cinq.

Schurig parle d'un prince qui en avait cent-sept, de couleur noire.

Desault et Dupuytren en ont trouvé plus de deux cents.

Kern en a trouvé cent quatre-vingts, dont quelques-unes avaient le volume d'une noix.

Le docteur Ribes rapporte qu'on trouva trois cents petits calculs dans la vessie d'un malade qui avait été taillé trois fois. Murat en a vu six cent soixante-dix-huit.

J'ai trouvé seize calculs chez un malade, quarante chez un autre; soixante chez un troisième; un quatrième en avait cent quinze.

En général le volume des calculs est en raison inverse de leur nombre; plus il y en a, plus ils sont petits. Cette règle toutefois souffre des exceptions. J'ai trouvé dans la vessie d'un malade dix-sept calculs gros comme des châtaignes. J'ai retiré de la vessie d'un autre malade onze calculs gros comme des noix.

Un autre malade, opéré par la taille hypogastrique, avait seize calculs du même volume.

Smith parle d'une femme de Cambridge qui portait deux pierres, dont l'une avait trois pouces de longueur.

J'ai opéré dernièrement un homme qui avait trois pierres,

dont deux très-grosses. Dix calculs, gros comme des œufs de pigeon, remplissaient la vessie d'Albert Savonarola.

Fleurant, de Lyon, en a extrait vingt-quatre du même volume.

On trouve quelquefois dans la même vessie deux ou trois grosses pierres avec un grand nombre de petits calculs.

Deschamps cite un cas de cette espèce : on trouva dans la vessie une pierre rougeâtre, et une grande quantité de graviers qui tapissaient la surface vésicale.

J'ai retiré, par l'opération de la taille, deux grosses pierres emboîtées l'une dans l'autre; les surfaces de rapport représentaient une articulation ginglymoïdale. Elles pesaient cinq onces et demie. Ces faits, qu'il est inutile de multiplier, rendent raison de diverses circonstances qui se présentent dans le traitement, et entre autres, de la reproduction des concrétions urinaires, après l'opération, soit par la taille, soit par la lithotritie. En s'attaquant aux produits d'un état morbide de l'appareil urinaire, ces deux opérations font cesser les désordres locaux, mais elles ne changent point la disposition des organes. Il n'est pas rare de voir des malades que la reproduction des calculs oblige à subir plusieurs fois l'opération.

Dans les cas de pierres multiples, il est essentiel de bien choisir la méthode opératoire. Nous avons dit que l'opérateur ne peut acquérir, dans ces cas très-divers, que des notions vagues et incomplètes. Les déductions qu'il est possible de tirer de l'état local et général du malade permettent seulement de constater, comme cause principale de la multiplicité des calculs, l'atonie de la vessie et un état particulier du col vésical s'opposant à l'expulsion naturelle des urines et des graviers.

La lithotritie est généralement et heureusement applicable aux cas de ce genre. La manœuvre est aussi facile que dans les cas les plus simples. Le malade étant dans la position voulue, les calculs sont réunis en petits tas au bas-fond de la vessie. Il suffit d'y porter l'instrument légèrement ouvert, pour en saisir un ou plusieurs. La vessie ne se contractant pas, le malade souffre peu. J'ai opéré avec succès beaucoup de calculeux de cette catégorie (1).

L'opération n'est, il est vrai, facile et heureuse que dans les cas de petits calculs; et même alors le traitement peut se prolonger, surtout lorsqu'il faut retirer de la vessie des centaines de graviers ou de fragments. Il y a aussi des circonstances qui peuvent rendre la manœuvre confuse. Ainsi, deux pierres peuvent être saisies en même temps et fixées assez solidement pour qu'on croie n'avoir affaire qu'à une seule.

Toutes les fois que la vessie contient plusieurs calculs d'un certain volume, le traitement par la lithotritie, sans offrir des difficultés insurmontables, est d'une incertitude désespérante. Ignorant quel est le nombre de calculs contenus dans la vessie, l'opérateur ne sait pas combien d'opérations il faudra pratiquer pour les détruire tous.

Les opérations, du reste, peuvent quelquefois se répéter impunément; la vessie devient de plus en plus tolérante et le malade n'éprouve aucune suite fâcheuse de toutes ces manœuvres multipliées. On voit même les fonctions générales se régulariser. Parmi les cas de ce genre, celui du baron de Zach est particulièrement remarquable.

Quand la manœuvre est douloureuse, elle fatigue les organes; la longueur du traitement, outre qu'il fatigue et décourage le malade, peut donner lieu à des désordres. L'opé-

(1) Voir *Parallèle*, p. 273, *Deuxième et Troisième Lettres sur la lithotritie.*

rateur se voit alors réduit à pratiquer la taille. Il doit même
se hâter de prendre ce parti.

C'est particulièrement dans les cas de pierres multiples
que j'ai éprouvé le plus de mécomptes dans ma pratique (1).

Répétons, pour nous résumer, que, sauf les cas favorables,
les calculeux de cette classe doivent être opérés de préférence par la cystotomie.

(1) Par suite de l'impossibilité de déterminer d'avance le nombre des
calculs que contient la vessie, on est exposé à appliquer cette méthode à
des cas où elle ne réussit pas.

Si la vessie s'accoutume au contact des instruments, comme cela a lieu
fort souvent, si les séances de lithoclaste sont de plus en plus facilement
supportées, si elles n'entraînent pas d'accidents de réaction, on peut continuer à opérer de la même manière, malgré la longueur du traitement ;
ce que j'ai fait utilement dans un grand nombre de circonstances.

Lorsque les applications de la lithotritie continuent d'être douloureuses,
lorsqu'elles fatiguent la vessie et sont suivies de réaction, même faible, il
est prudent de changer de système sans différer. En multipliant les séances,
on pourrait exalter le système nerveux, aggraver l'état général et diminuer
ainsi les chances de succès que présente la cystotomie, qui a aussi ses suites
fâcheuses, puisqu'on est exposé à laisser de petites pierres dans la vessie.
(*Parallèle.*)

CHAPITRE V

APPLICATION DE LA LITHOTRITIE AUX CAS DANS LESQUELS LE DIAGNOSTIC FAIT DÉFAUT

Considérations préliminaires. — Observations. — Première observation. — Remarques sur cette observation. — Seconde série d'observations.

Considérations préliminaires. — Il y a des degrés dans les cas compliqués. Dans plusieurs de ceux qui précèdent, l'opérateur peut acquérir, avant d'opérer, des notions sur le volume et la dureté de la pierre, sur l'étendue et la forme des productions morbides de la vessie, sur la capacité de cet organe. Il lui est plus facile dès lors de vaincre ou de tourner les obstacles.

Ces cas sont ceux qui se présentent le plus communément, et ils rentrent dans les catégories déjà publiées.

Mais il est des cas beaucoup plus difficiles. La pierre existe, on la sent par la percussion, mais l'instrument explorateur ne pénètre pas sans difficulté dans la vessie, et quand il y est, les mouvements sont gênés, douloureux ; il y a des frottements inévitables qui rendent les sensations confuses. On n'arrive pas à déterminer les déformations de la cavité vésicale. Quelquefois la sonde exploratrice, au lieu de s'engager entre les parois de la vessie et la pierre, reste au devant de celle-ci, et il faut la pousser en arrière pour se ménager un peu d'espace.

On conçoit que les notions obtenues dans de pareilles conditions sont insuffisantes, et que la manœuvre opératoire est
un peu conduite au hasard. Dans les cas de ce genre, les difficultés proviennent moins de la pierre elle-même que de la
déformation de la vessie. Pour en donner une idée exacte,
je citerai quelques faits de ma pratique.

Première observation. — Remplissant la vessie la
masse pierreuse s'avance dans le col. L'instrument ne peut
pénétrer dans la vessie.

Un ancien marin anglais, le capitaine Forbes, me fut
adressé par Sr. B. Brodie. Ce grand chirurgien avait commencé lui-même le traitement.

Plus tard, le malade se rendit en Italie pour refaire sa
santé; et là, deux chirurgiens renouvelèrent sans succès les
premières tentatives.

Quand le malade vint à Paris, il y avait incontinence
d'urine. La sonde, introduite dans l'urèthre, était arrêtée au
col de la vessie. Elle s'engageait dans les anfractuosités de la
pierre, au lieu de glisser entre celle-ci et les parois vésicales.
De tous les côtés, dans toutes les directions, elle ne rencontrait que la pierre. La santé générale était encore satisfaisante. La sensibilité locale n'était pas augmentée. Le malade
insistait pour être opéré par la lithotritie.

Ce ne fut pas sans hésitation que j'entrepris le traitement.

Je déclarai au malade que l'opération serait difficile et
douloureuse, qu'elle pourrait ne pas réussir, et que, dans ce
cas, il faudrait recourir immédiatement à la taille.

Toute la capacité de la vessie était occupée par la pierre; il
ne fallait pas songer à faire la plus petite injection; l'urine
s'écoulait à mesure qu'elle venait des reins.

Quelques débris de la masse calcaire furent enlevés au moyen d'un petit trilabe à crochets courts.

A chaque tentative, des éclats étaient détachés et extraits, sans douleur sensible.

Quand je me fus ménagé un petit espace dans la masse pierreuse, j'employai alternativement un trilabe et un petit lithoclaste uréthral. Au bout de deux mois, j'avais morcelé et extrait une grande boîte de cette substance plâtreuse.

Vers le milieu du traitement, le capitaine Forbes commença à retenir son urine, et insensiblement les fonctions de la vessie se rétablirent. La miction devint plus régulière.

Je ne faisais que de courtes séances, tous les deux jours. Les débris étaient soigneusement extraits. Le malade souffrait à peine. Aucun accident ne survint. Je fis environ trente opérations. Après la séance, le capitaine gardait le lit pendant quelques heures. Il mangeait comme à l'ordinaire. Avec la santé revint l'embonpoint. La guérison fut complète. C'est un des plus heureux résultats de ma pratique.

Mais le résultat pouvait être tout autre ; car il fallait procéder sans guide et sans règle. La masse pouvait être plus considérable ; la vessie pouvait se révolter contre la manœuvre ; la taille pouvait devenir nécessaire ; le malade pouvait succomber. Tout est possible dans ces cas ; tout le succès est dans les sens exercés de l'opérateur.

J'ai opéré plusieurs calculeux dans ces conditions, et je n'ai pas rencontré en général les difficultés auxquelles on aurait pu s'attendre. Je crois seulement que le chirurgien doit être très-attentif, très-sûr de ses sens et de ses instruments. C'est en réunissant ces conditions qu'on réussit.

Seconde série d'observations. — Moins difficiles en apparence, les cas suivants sont beaucoup plus graves.

La pierre, formée par un amas de substances plâtreuses, se

trouve dans une vessie enflammée, racornie. Le malade
éprouve des sensations très-douloureuses et des troubles fonctionnels, locaux et généraux. Tous ces symptômes annoncent
des altérations ou des productions morbides.

Parmi les nombreux cas de ce genre qu'il m'a été donné
de voir, j'en citerai quatre des plus récents.

I. Un haut dignitaire de l'Etat a connu le supplice que
Richelieu redoutait le plus à la cour, le besoin d'uriner. Ce
besoin n'ayant pas été satisfait, dans une circonstance particulière, de graves désordres éclatèrent, et depuis la vessie
ne fonctionnait pas régulièrement. Les douleurs firent soupçonner la présence d'un calcul. L'exploration confirma ce
diagnostic. Je m'aperçus, en outre, que le col vésical était
soulevé et dévié en haut, et que les parois de la vessie étaient
bosselées de telle sorte, que l'instrument explorateur, gêné
dans ses mouvements, occasionnait des douleurs plus fortes
que ne le comportaient les manœuvres, malgré l'injection
partielle qu'on avait pu faire.

La lithotritie pouvait être appliquée, mais sans notions
suffisantes sur l'état de la vessie. Le traitement devait être
long; on ne pouvait faire que de courtes séances. On s'opposait même à faire des tentatives sans résultat, par suite de
l'incertitude du diagnostic. Les douleurs n'étaient pas tout
à fait celles de la pierre dans l'état ordinaire.

Sans qu'il y eût péril imminent, les conditions générales
étaient défavorables. C'était un de ces cas mal définis, qui
exposent l'opérateur à commettre des méprises, et qui com-
mandent une prudence extrême. En effet, un simple écart
dans la manœuvre, un mouvement brusque, une séance un
peu plus longue qu'à l'ordinaire, un débris pierreux engagé
dans l'instrument à sa sortie, pouvaient donner lieu à des
réactions formidables.

C'est dans ces cas qu'il faut redoubler de précautions et de soins, si l'on veut que le traitement marche d'une manière régulière, et que les explorations pour découvrir les menus débris soient bien supportées.

Une circonstance qui compensait bien des inconvénients dans le cas présent, c'est que la vessie admettait une certaine quantité d'eau ; qu'en élevant fortement le sacrum, la masse pierreuse se portait en arrière, de sorte que la manœuvre s'effectuait sur la face postérieure de la vessie, condition essentielle. Il était dès lors possible d'éviter les frottements au voisinage du col vésical où se trouvaient les productions morbides. Le traitement, après avoir marché avec la régularité désirable, s'est terminé heureusement.

II. Un magistrat célèbre, dont le nom est cher à la médecine française, avait la pierre. On n'y crut pas d'abord, tant les signes étaient vagues et incohérents. Mais tous les moyens qu'on essaya restèrent sans effets, et les douleurs devinrent si intolérables, qu'il fallut aviser.

Appelé auprès du malade, je m'assurai que la vessie contenait une matière terreuse, amorphe, brunâtre ; et en outre, des excroissances, des tumeurs au voisinage du col. L'urine laiteuse, fétide, déposait un sédiment purulent.

Les fonctions des principaux organes étaient troublées ; et on avait des craintes pour l'avenir.

Il était naturel de penser à l'opération de la taille. Mais nous n'osâmes pas la proposer au malade. Son père était mort des suites de cette opération.

Dans une consultation à laquelle prirent part MM. Michon, Guéneau de Mussy et Hallé, nous décidâmes qu'on ferait quelques tentatives de lithotritie, sauf à recourir à la taille en dernière ressource.

Le broiement de la pierre n'offrait point de difficultés. La matière était très-friable.

D'un autre côté, une assez grande quantité de liquide pouvait être introduite, pour que la manœuvre s'effectuât sans de trop grands frottements à la surface vésicale.

Ce qui me préoccupait beaucoup, c'était l'état grave de la surface vésicale, la sensibilité exaltée, la phlegmasie de la vessie, et la nature des urines.

Le passage dés instruments au col de la vessie et la manœuvre occasionnaient de vives douleurs. Néanmoins la pierre fut morcelée, et tous les fragments furent extraits. Cependant le malade continuait de souffrir; et bien que les souffrances fussent plus tolérables depuis l'opération, la vie lui était dure. Il succomba quelques mois après, avec tous les signes d'une dégénérescence organique de la vessie.

III. Dans le cas suivant l'opération fut mieux supportée. La sensibilité et la phlegmasie de la vessie diminuèrent à mesure que le traitement avançait. Une fois que la pierre fut détruite, les douleurs cessèrent pendant quatre années. Le malade n'éprouva plus que de simples incommodités. Il trouvait son état satisfaisant.

Ici encore la pierre est une masse de substance terreuse, facile à détruire.

C'est aussi par une rétention d'urine que les désordres ont commencé. Leur marche a varié; mais ils se sont prononcés de plus en plus, jusqu'à faire soupçonner l'existence d'un calcul. Notons, comme une particularité importante, qu'on fut obligé de pratiquer la ponction hypogastrique contre la rétention d'urine. C'est à cette opération que le malade attribuait ses souffrances. Je fus appelé à Anvers trois ans après, et je trouvai le malade dans l'état que je viens de décrire.

La lithotritie présentait beaucoup d'inconvénients. Mais le malade ne voulait point de la taille, qui en présentait beaucoup moins.

Dans une consultation où se trouvaient avec moi les docteurs Jacques, médecin ordinaire, et Michaux, de Louvain, il fut décidé qu'on essayerait de la lithotritie.

La coarctation uréthrale à laquelle on avait cru n'existait pas. La vessie admit une quantité d'eau plus grande qu'on ne l'espérait. Le lithoclaste fut introduit sans difficulté; et grâce à l'injection, je pus, malgré les difficultés que je rencontrai à l'entrée de la vessie, où se trouvait une tumeur, du côté gauche, exécuter la manœuvre pour trouver et saisir la pierre, vers la face postérieure de l'organe. C'était, je le répète, une masse plâtreuse et friable. Je ne poussai pas l'épreuve plus loin. Je retirai le lithoclaste avec quelques débris pierreux entre les branches.

Le malade souffrit moins qu'il ne s'y était attendu. Le reste de la journée, la nuit et le lendemain, il fut calme. La fièvre, qui ne le quittait plus depuis longtemps, diminua d'une manière notable.

Nous avions acquis la certitude que le malade pouvait être opéré par la lithotritie. Je lui fis part de mes espérances, qu'il accueillit avec joie.

Obligé de revenir à Paris, je lui promis d'être de retour six jours après.

A la seconde tentative, j'étais plus rassuré. Je connaissais les dispositions de l'organe, et je voyais que le malade souffrait moins. Je fis une séance de quatre minutes. Plusieurs éclats furent saisis, brisés et extraits. Comme le malade n'urinait pas sans la sonde, c'était le cas de pratiquer l'extraction immédiate. Le bien-être continua après cette séance.

Cependant notre malade redoutait beaucoup les douleurs

de la manœuvre. A plusieurs reprises, il avait demandé qu'on le soumît aux inhalations de chloroforme. Nous cédâmes à sa demande dès la troisième séance. L'anesthésie fut pratiquée dans toutes les séances subséquentes jusqu'à la fin du traitement.

La lésion du col vésical opposait un obstacle absolu à la sortie de l'urine ; il fallait introduire la sonde toutes les heures.

A mesure que la pierre a été détruite, la capacité de la vessie a augmenté, sa contractilité restant la même.

Quant à l'état général, l'amélioration avait commencé dès le début du traitement. Avant les dernières séances de lithotritie, le malade avait recouvré ses forces et son embonpoint.

Il n'est pas rare que le malade opéré par la lithotritie éprouve un mieux notable, pendant le traitement, surtout dans les cas d'inertie vésicale simple ; mais ce qui est tout à fait rare, c'est que, dans les cas de lésions organiques, il éprouve une amélioration aussi constante et aussi remarquable que l'opéré d'Anvers.

L'opération avait lieu le dimanche, et elle était répétée le lendemain. Les lundi, mardi et mercredi suivants, le malade se sentait très-bien. Les souffrances recommençaient le quatrième jour après l'opération, et persistaient jusqu'à la prochaine séance.

Ce fait s'est reproduit huit fois de suite, sans variations notables.

On eût dit que chaque manœuvre avait pour effet de produire à la surface interne de la vessie une stimulation salutaire.

Le traitement s'est terminé d'une manière très-heureuse et sans accidents d'aucune sorte.

Quatre ans après, le 20 janvier 1865, M. Van Kerckowen, dont la santé avait rapidement décliné depuis quelques mois, succombait au milieu d'atroces douleurs vésicales. On ne trouva point de pierre dans la vessie. J'emprunte quelques détails à la relation des médecins qui pratiquèrent la nécropsie, d'après une copie qui m'a été adressée par M. Van Kerkowen, le fils.

Hormis l'appareil urinaire, tous les organes étaient sains. La vessie, avant d'être ouverte, formait une masse considérable ; elle remontait jusqu'au voisinage de l'ombilic. Du côté droit, elle était souple, dépressible ; du côté gauche, dure, bosselée, adhérente aux organes environnants. Les tissus résistent et crient sous le scalpel, ce qui indique la dégénérescence carcinomateuse. Les parois présentaient une épaisseur de quatre pouces, dont le centre commençait à se ramollir.

L'incision donna issue à un liquide grisâtre, floconneux ; c'était de l'urine contenant des débris de matières fongueuses. Il y en avait environ 35 grammes.

Lorsque la vessie eut été lavée, sa capacité se trouva très-réduite ; la surface, d'un blanc grisâtre, était molle, dépressible, hérissée de nombreuses fongosités. Les recherches les plus minutieuses n'ont fait découvrir aucune trace de concrétions pierreuses ou calcaires.

Le col de la vessie et la prostate sont très-volumineux et également frappés de dégénérescence squirrheuse.

Remarques sur cette observation. — Depuis la ponction vésicale, les douleurs n'ont pas cessé dans la région hypogastrique, surtout du côté droit. Le malade avait peine à se redresser, et la vessie ne se vidait pas naturellement. Les désordres qu'a révélés l'autopsie rendent raison de ces faits.

Dans les cas simples, et c'est là un fait acquis à la pratique, la santé générale s'améliore dès le début du traitement ; et l'amélioration se confirme à mesure que les séances se renouvellent.

Cet heureux résultat s'est produit chez notre malade, quoique le cas fût compliqué. J'ai eu l'occasion de le constater dans d'autres cas graves, et notamment dans celui dont je vais m'occuper.

J'ai rarement recours aux anesthésiques dans l'opération de la lithotritie. Dans le cas qui nous occupe, l'état des poumons permettait d'obtempérer au désir du malade. Du reste, comme j'étais sûr de ma main, je n'avais pas besoin des sensations de l'opéré. Un opérateur peu exercé aurait tort de s'en priver, et d'employer le chloroforme dans ces cas compliqués, où il est si facile de saisir, au lieu de la pierre ou en même temps que la pierre, une tumeur de la vessie.

On comprend que lorsque la vessie est déformée, hérissée d'aspérités, bosselée, il est difficile de saisir les derniers débris de la pierre. C'est alors qu'il faut redoubler de soins et recourir aux explorations que j'ai tant recommandées. Le cas de M. Van Kerckowen confirme une vérité depuis longtemps acquise à la pratique, à savoir que les dernières explorations vésicales suffisent pour débarrasser entièrement la vessie.

Malgré la persistance de la lésion organique et du catarrhe vésical, la pierre, ainsi que l'a démontré l'autopsie, ne s'est point reproduite.

Il est vrai qu'on faisait régulièrement tous les jours des injections, que le malade appelait des lavages; pendant deux mois on fit de petites injections additionnées de deux ou trois gouttes d'acide chlorhydrique.

CHAPITRE VI

EFFETS DES INSTRUMENTS LITHOTRITEURS SUR LES ORGANES. — ACCIDENTS.

Article Ier. Action ordinaire des instruments lithotriteurs sur les organes non déformés. — Action ordinaire des instruments lithotriteurs sur l'urèthre et le col vésical. — Article II. Action des instruments sur les fonctions de l'économie et sur la santé générale. — Article III. Action des instruments lithotriteurs dans les cas où des productions morbides opposent des obstacles à la manœuvre. — Article IV. Effets extraordinaires des applications de la lithotritie, attribués à tort à cette méthode. — Pincement de la vessie. — Article V. Fracture, déformation des instruments lithotriteurs dans la vessie.

Après avoir exposé l'action des instruments lithotriteurs sur la pierre, il nous reste à parler des effets de l'opération sur les organes urinaires et sur l'ensemble de l'économie, et des accidents médiats et immédiats qui peuvent se présenter. Je me suis déjà occupé de cette double étude, qui est d'un grand intérêt pour la connaissance précise de la méthode, de ses divers modes d'application et même des fautes qui peuvent être commises; car elle exige des conditions particulières dont beaucoup de chirurgiens n'ont pas tenu compte, persuadés qu'ils sont qu'on peut apprécier une méthode sans s'être donné la peine de l'étudier et de l'appliquer selon les règles. Nous avons eu mainte occasion de montrer que la plupart des chirurgiens, guidés par des théories illusoires, ont suivi une mauvaise voie dans les applications de la lithotritie.

Ils se sont bornés à énumérer, sous le titre d'*Accidents de la lithotritie,* non pas les effets véritables de l'opération sur les organes, mais une foule de désordres et d'accidents qui, dépendant de causes différentes, n'ont souvent aucun rapport entre eux. Or, l'expérience m'avait appris dès 1836 à distinguer ce que l'on a tort de confondre.

Les phénomènes que l'on comprend sous la dénomination d'accidents doivent se rapporter, les uns à l'opération elle-même, les autres à la manière d'opérer (1). La plupart des accidents sont du fait de l'opérateur.

C'est pour avoir méconnu cette distinction importante, ainsi que l'action réelle des instruments sur les organes urinaires, que des chirurgiens de mérite ont réuni très-confusément, sous le titre d'accidents, des masses de faits disparates.

J'ai protesté souvent contre une doctrine sans fondements, en discutant un à un les faits particuliers dont on prétendait grossir la liste pour décréditer la lithotritie (2).

Je me borne aujourd'hui à présenter quelques remarques pratiques, afin de prémunir les jeunes chirurgiens contre de vieilles erreurs et contre les doctrines erronées de ces profes-

(1) *Parallèle,* p. 147; *Traité de la lithotritie,* p. 272-275.

(2) En 1827, dans mon premier ouvrage sur la lithotritie; en 1828, à l'Académie des sciences (voir *Revue médic.* de la même année, *Deuxième et Troisième Lettres sur la Lithotritie*; critique sur le rapport de la commission du prix Montyon), dans le *Parallèle* (1836), p. 144 et 314; en 1847, à l'Académie de médecine. Voir encore *Traité de la lithotritie,* p. 222 et la *Sixième Lettre,* où se trouve résumée la discussion académique sur la taille et la lithotritie. C'est dans ce dernier ouvrage qu'on trouvera en abrégé les doctrines excentriques sur les prétendus accidents et les résultats pratiques de la lithotritie, soutenues à l'Académie de médecine par les chirurgiens encyclopédistes.

seurs en chirurgie, qui ne peuvent pas comprendre que tous les opérateurs ne pratiquant pas la lithotritie de la même manière, ne doivent pas obtenir les mêmes résultats.

ARTICLE PREMIER

Action ordinaire des instruments lithotriteurs sur les organes non déformés. — Les instruments lithotriteurs agissent sur la surface de la vessie par pression et par frottement, et non pas, comme on l'a dit, en contusionnant, pinçant, distendant et déchirant les tissus. Déterminons les nombreuses variétés d'action des instruments lithotriteurs.

Dans les circonstances les plus favorables, l'action des instruments régulièrement appliqués se réduit à un simple contact, à un léger frottement de peu de durée, qui a pour effet principal d'agacer la surface de la vessie et d'en augmenter la contractilité.

Cette action est facile à apprécier pour l'observateur expérimenté qui connaît la manœuvre opératoire, les faits acquis à la pratique, notamment la tolérance de la vessie et de l'urèthre résultant du traitement préparatoire et disposant les organes à supporter sans fatigue le contact des instruments.

En résumant l'exposé des cas de la première section, j'ai dit que les malades de cette classe guérissent presque toujours facilement et assez vite, et que la manœuvre ne provoque point de phénomènes de réaction. Ce résultat s'explique très-bien. L'instrument fonctionne dans une vessie saine, au milieu d'une quantité suffisante de liquide qui tient les parois écartées ; la pierre est petite et saisie instantanément sans être déplacée ; elle est brisée sans grands efforts ;

les mouvements sont peu étendus, et, dans tous les cas, on peut éviter les frottements douloureux. Par conséquent, point de réaction. Il est facile, en opérant suivant les règles, de détruire la pierre tout en ménageant les organes.

Quand il s'agit d'un calcul plus volumineux, dans une vessie dont la capacité est réduite, les mouvements sont gênés faute d'espace ; il y a des frottements douloureux, et par suite de fortes contractions de la vessie. Après la séance, on observe de fréquents besoins d'uriner, des douleurs vives durant et après la miction dans les cas graves. L'urine est quelquefois sanguinolente.

Dans les circonstances les moins favorables, l'irritation locale se généralise ; il survient des troubles fonctionnels, surtout du côté du tube digestif ; on observe même cette fièvre uréthro-vésicale dont il sera question plus loin.
• En présence de ces phénomènes, le chirurgien se souviendra que trois circonstances principales concourent à les produire et à les aggraver.

Ce sont, indépendamment des difficultés qu'éprouve l'opérateur à saisir la pierre, l'oubli du traitement préparatoire, le défaut de ménagements et de régularité dans la manœuvre, enfin la durée de la séance.

L'efficacité du traitement préparatoire est hors de contestation.

Quant à la manière d'opérer, dès le début de ma pratique, je me fis une loi de procéder avec lenteur et ménagement à l'introduction et à la manœuvre des instruments lithotriteurs. J'ai exposé bien des fois les avantages de cette pratique (1).

(1) Voir le *Traité pratique*, p. 282, et les *Lettres sur la Lithotritie.*— Dans les cas les plus favorables, lorsqu'on opère avec les précautions voulues, le malade se trouve soulagé dès la première séance, et l'amélioration augmente à mesure qu'avance la destruction de la pierre. Si l'on

Rappelons encore une fois que le contact mesuré et peu prolongé des instruments avec l'urèthre et la vessie cause peu de douleur et ne provoque point de réaction. Dans ces conditions, la sensibilité des surfaces s'émousse ; elle augmente au contraire si le contact est brusque et prolongé ; il y a vive douleur et réaction consécutive.

C'est là une vérité pratique d'une importance extrême.

Quand je faisais, dans les premiers temps de la lithotritie, des séances de vingt à vingt-cinq minutes, presque tous les opérés souffraient beaucoup ; ils avaient des accès de fièvre qui duraient quelquefois plusieurs jours, ils maigrissaient. Dans certains cas, il fallait ajourner l'opération ou y renoncer.

Ce fut l'expérience qui redressa ce qu'il y avait de défectueux dans ma pratique. J'avais observé que chez les malades extrêmement irritables, qui ne pouvaient supporter la manœuvre opératoire au-delà de quelques minutes, le traitement se terminait heureusement, sans qu'il se produisît des phénomènes de violente réaction. Partant de ce fait d'observation clinique, je réduisis à cinq minutes la durée des séances dans tous les cas indistinctement, et j'eus sujet de m'applaudir de ce changement.

Action ordinaire des instruments lithotriteurs sur l'urèthre et le col vésical. — Avec des instruments construits selon les règles et appliqués de même, la manœuvre opératoire est presque inoffensive pour la vessie ;

voit, au contraire, les souffrances locales augmenter et la santé générale dépérir pendant le traitement, on peut en conclure que le cas n'est pas favorable à l'application de la lithotritie ou que l'opérateur n'a pas procédé régulièrement. Voir le *Traité de la lithotritie*, p. 278 et suiv. — Dans quelques cas exceptionnels, les malades supportent toutes les manœuvres sans qu'il y ait réaction, et ils guérissent. On trouvera, dans ce genre, des faits intéressants dans mes *Lettres* et mon *Traité sur la lithotritie*.

mais elle ne l'est pas autant pour l'urèthre et le col vésical, ce qu'on ne sait pas assez.

Or c'est de l'urèthre surtout et du col vésical que proviennent les douleurs et les phénomènes de réaction qu'on observe à la suite de l'opération.

Il est constant qu'on ne peut introduire dans la vessie un instrument droit ou courbe, algalie, forceps ou trilabe, sans produire un tiraillement sur le ligament antérieur de la verge, un frottement et une pression douloureuse à la surface interne de l'urèthre, sous l'arcade pubienne.

Les mêmes effets, beaucoup plus intenses, se produisent à la face inférieure du col vésical, qui se trouve forcément refoulé en bas vers le rectum, toutes les fois qu'on pénètre dans la vessie.

Ces effets sont inévitables, même dans les cas simples, quel que soit l'instrument employé; mais ils varient suivant les circonstances dans lesquelles on opère et suivant la manière d'opérer. Ces effets me frappèrent d'autant plus chez mes premiers opérés que, par l'emploi du trilabe droit, le redressement de l'urèthre est plus difficile et plus douloureux. En général, l'intensité de ces effets est proportionnée à la rigidité des tissus, au volume de l'instrument et à la promptitude qu'on met à l'introduire.

Si l'opérateur introduit l'instrument avec douceur et le laisse peu de temps dans le canal, l'effet est presque nul (1).

L'indication principale est donc de procéder lentement, avec des instruments appropriés à la capacité du canal, et d'abréger la durée du contact. C'est dans ces conditions que

(1) La courbure de la sonde et du forceps, favorable à l'introduction de ces instruments, modifie peu leur action sur les organes. Une fois en place, ils agissent, tant sur l'urèthre que sur le col vésical, comme les instruments entièrement droits.

la pratique de la lithotritie, appliquée aux cas simples, est devenue de plus en plus inoffensive.

ARTICLE II

Action des instruments sur les fonctions de l'économie et sur la santé générale. — Il y a deux séries de cas. Dans l'une, l'opération a été bien supportée, et peu de temps après, l'opéré se trouve dans l'état le plus satisfaisant, ainsi qu'on l'observe dans les cas simples. Cependant il peut survenir, au moment où l'on s'y attend le moins, un accès de fièvre. J'y reviendrai.

Dans l'autre série (cas insidieux), les malades sains en apparence, mais dont les fonctions sont troublées et la sensibilité pervertie, ne supportent pas également bien les manœuvres de la lithotritie, alors même que la pratique est conforme aux règles et qu'il n'y a point de lésion organique apparente. C'est là une série de cas intermédiaires entre ceux dont je viens de m'occuper et ceux qui se compliquent de déformation des organes par des productions morbides. Les organes, chez ces malades, sont devenus tellement sensibles et irritables, qu'on n'y peut toucher sans provoquer une explosion subite de phénomènes variés, insolites, très-graves.

Ces cas, ai-je dit, forment deux catégories. Dans l'une la maladie est générale, il n'y a pas d'organe particulièrement attaqué ; le mal est dans toute l'économie et se traduit par la fièvre.

Dans l'autre catégorie, les phénomènes morbides se manifestent aussi par la fièvre; mais le mal se localise aussitôt, la fièvre change de caractère, et on ne tarde pas à observer des phlegmasies spéciales dans les articulations, les masses musculeuses et quelquefois dans les viscères.

De ce que ces phénomènes éclatent pendant le traitement par la lithotritie, on a conclu qu'ils devaient être attribués à la méthode opératoire. Et cependant les mêmes phénomènes se produisent avec une égale intensité après le simple cathétérisme ordinaire, quand on introduit des bougies molles dans l'urèthre, et même dans le cours des maladies urinaires, sans qu'une opération ou une manœuvre quelconque les ait provoqués. Ainsi, la coïncidence de ces phénomènes avec le traitement par la lithotritie ne prouve aucunement que la réaction consécutive ait la provenance qu'on indique. Mais enfin, puisqu'ils se produisent quelquefois, il faut que le praticien donne toute son attention à ces faits d'un caractère exceptionnel, qui ne sont connus que depuis quelques années. J'en ai fait ailleurs une étude spéciale. Je ne puis ici traiter la question qu'en abrégé (1).

Faisons d'abord une distinction fondée sur la gravité des phénomènes :

1º Chez les opérés par la lithotritie, il survient quelquefois un véritable accès de fièvre intermittente. Dans les cas moins graves, le frisson dure une ou deux heures. Il est suivi d'une chaleur sèche, incommode, à laquelle succède une sueur abondante qui termine l'accès. Celui-ci revient-il le lendemain, les mêmes symptômes se succèdent dans le même ordre ; seulement, la sueur est plus franche, plus abondante. Le malade se sent rafraîchi, et la fièvre ne reparaît point. L'art n'est intervenu que pour favoriser la sueur.

Voilà ce qui a lieu accidentellement dans les cas simples, après une séance de courte durée.

Les mêmes phénomènes, encore une fois, se présentent après l'uréthrotomie et le simple cathétérisme ou l'introduc-

(1) Voir *Traité pratique*, tome III, p. 533 (3ᵉ édition); *Parallèle*, p. 174 et 364.

tion d'une bougie. La sueur est presque toujours critique.

Quand les séances de lithotritie se répètent, il est rare que la fièvre reparaisse après chacune d'elles.

Il y a donc grande apparence que l'accès résulte du premier contact des instruments avec les organes.

2° La fièvre de réaction présente trop souvent un type moins régulier, surtout dans les cas d'inertie de la vessie. Quelquefois le frisson est très-irrégulier et se prolonge au-delà du terme ordinaire. On observe en même temps un abattement, une prostration, une angoisse qui deviennent inquiétants. Dans les cas les plus graves, l'urine est supprimée, ou bien elle est fortement colorée et rendue en petite quantité, avec difficulté et douleur. La position du malade s'aggrave rapidement. Les traits de la face sont profondément altérés. Ces phénomènes annoncent une terminaison fatale.

Dans les séries de cas que je viens de rappeler brièvement, la manœuvre étant régulière, les effets consécutifs diffèrent en intensité, d'après la vitalité et la sensibilité des organes.

Il résulte de cette uniformité d'action, que dans la plupart des cas, la thérapeutique doit être fort simple.

Il peut se présenter toutefois des indications particulières. Ainsi, lorsque la fièvre persiste au delà du deuxième jour, avec faiblesse générale, trouble des fonctions, il est utile de prescrire les toniques et surtout les purgatifs réitérés, avec la quinine à dose modérée.

Dans quelques cas plus graves, j'administre la quinine à haute dose, avec des résultats variables.

Quelquefois, la contractilité de la vessie, plus ou moins engourdie, se réveille subitement et avec énergie. Il en résulte ordinairement de vives douleurs dans la miction et des désordres généraux qui peuvent rendre la taille indispensable, ou qui se terminent par la mort.

Dans la majorité des cas, la vessie reste inerte et se vide incomplétement. C'est alors que l'intervention de l'art est utile. La sonde et les injections sont la base du traitement. Dans ces circonstances, il faut redoubler de soins, aider la vessie à se débarrasser de l'urine, au moyen de la sonde introduite toutes les deux ou trois heures, avec de grandes précautions. On prévient ainsi les suites graves du séjour forcé et prolongé de l'urine dans son réservoir.

Sous l'influence de ce traitement, auquel on associe les injections d'eau tiède d'abord, et puis à une température moyenne, l'urine, qui était foncée en couleur, plus ou moins épaisse et chargée de muco-pus, s'éclaircit, devient plus abondante, les douleurs cessent et le calme se rétablit ; la santé revient. Lorsqu'il survient des abcès, le cas se complique et le traitement varie selon les circonstances. Je l'ai exposé en détail dans le *Traité pratique.*

ARTICLE III

Action des instruments lithotriteurs dans les cas où des productions morbides opposent des obstacles à la manœuvre. — Dans les cas simples, on suppose que le diagnostic est complet, que les organes conservent leur forme et leurs dispositions normales. Dans ces circonstances favorables, toute manœuvre régulière est facile et inoffensive.

Il n'en est pas ainsi dans les cas où les organes présentent des dispositions anomales de forme et de capacité, d'autant plus fâcheuses qu'elles ne sont pas connues du chirurgien avant l'opération. C'est pendant la manœuvre qu'il les découvre. Ces productions morbides du col et du corps de la vessie changent la forme des organes, gênent les mouvements, les rendent toujours douloureux et quelquefois impossibles.

En exposant les applications de la lithotritie dans ces cas difficiles, je me suis appliqué à préciser les difficultés que chacun d'eux peut présenter, et les effets particuliers de la manœuvre.

Il importe de se souvenir dans la pratique des rapports qui existent entre la vessie et les autres organes. C'est là un point de pratique négligé jusqu'ici, sur lequel je n'ai cessé d'appeler l'attention des chirurgiens depuis 1827.

Mes principales observations sur ce sujet se trouvent résumées dans le dermier chapitre du *Traité pratique* (1). Je dois ajouter que, depuis quelque temps, plusieurs praticiens s'occupent des rapports de l'uréthrite et du rhumatisme. Il me semble que la question devrait être élargie et embrasser les faits analogues à ceux que j'ai réunis dans mon travail. Je ne parle pas de l'écoulement uréthral, mais des états et des lésions morbides de ce canal.

C'est en étudiant plus attentivement ces faits dans leurs rapports et leurs conséquences, qu'on achèvera de se convaincre que les accès de fièvre, les abcès multiples, les phlegmasies des articulations et des masses musculeuses, ne doivent pas être mis légèrement sur le compte de la lithotritie ou de toute autre opération pratiquée dans la vessie et les voies urinaires.

(1) 3e édition (1860).

ARTICLE IV

**Effets extraordinaires des applications de la li-
thotritie, attribués à tort à cette méthode.** — Le
chirurgien n'opère pas comme l'oiseau chante. Les travaux
préliminaires, l'exercice et l'expérience font l'opérateur, surtout dans l'application d'une méthode opératoire qui se
trouve en dehors des pratiques ordinaires de la lithotritie.

Dans les cas les plus simples, les conditions les plus favorables sont réunies ; c'est de l'opérateur que dépend presque
tout le succès. Ici l'habileté ne peut pas se passer de la prudence. Il faut se tenir en garde contre la témérité. Ce n'est
pas en procédant d'emblée à l'opération, suivant les doctrines
propagées par la chirurgie officielle et avec les instruments
défectueux que recommandent nos professeurs de clinique
chirurgicale, qu'on obtient les heureux résultats qu'on peut
attendre du judicieux emploi de la méthode.

Si les précautions sont utiles dans les cas simples, elles
sont indispensables dans les cas compliqués ; et ce n'est qu'à
force de précautions et par des manœuvres délicates qu'on
évite les écueils, les revers, les fautes et les conséquences
fâcheuses d'une opération faite à l'aventure. Les désordres
immédiats qu'on observe à la suite de ces opérations, tels que
la contusion, la distension, les déchirures du col et de la face
interne de la vessie, tous ces désordres dépendent des manœuvres précipitées, brusques, empreintes de violence, ou
prolongées sans mesure.

J'ai tracé le tableau de ces désordres, dans le *Parallèle* et
dans le *Traité de la lithotritie*. Je me bornerai à répéter ici
qu'on ne les observe pas dans la pratique régulière, et dans
les cas où la lithotritie est indiquée. On n'est donc pas fondé

à rapporter ces désordres, sous le titre d'accidents, à l'art de broyer la pierre. Celse a dit que l'art n'est point responsable des fautes de l'artiste.

Les violences qu'exerce l'opérateur pendant la manœuvre (il est à peine besoin de le répéter) ont toujours des conséquences fâcheuses, quand elles n'entraînent pas la mort. Quelquefois, l'irritation qu'elles produisent est si grande, qu'il faut renoncer à continuer le traitement par la lithotritie. Dans les cas plus favorables où l'irritation et l'agacement consécutif viennent à cesser, le broiement de la pierre peut être repris et mené à bien ; mais le malade n'est pas toujours guéri. J'ai été consulté par un très-grand nombre d'opérés qui éprouvaient des douleurs profondes et opiniâtres dans la région du périnée; quelques-uns ne pouvaient plus uriner naturellement. Au commencement, le fait, qui était nouveau pour moi, me surprit. Je recherchai en conséquence la cause de cette perturbation, en explorant avec soin le col et la cavité de la vessie. J'ai constaté le plus souvent une grande rigidité du col et de la partie profonde de l'urèthre, et c'est à cette rigidité que j'ai cru devoir attribuer la rétention d'urine. En effet, une sonde étant introduite dans la vessie, l'urine est expulsée avec force ; preuve évidente que la vessie n'est point inerte.

Quelquefois j'ai découvert des débris pierreux dont l'extraction a complété la guérison du malade.

J'ai aussi appelé l'attention sur les effets de la contractilité exagérée de la vessie, à la suite de manœuvres violentes. Cette exagération de vitalité de la vessie suffit pour arrêter le traitement (1).

C'est aux manœuvres violentes que Sr. B. Brodie attribue la

____

(1) *Voir* dans l'Introduction : *La lithotritie à l'Hôtel-Dieu et à l'Hôpital des cliniques.*

plupart des revers qu'on observe dans la pratique de la lithotritie.

Quoi qu'il en soit, les effets consécutifs aux manœuvres irrégulières sont d'autant plus dignes d'être étudiés, qu'ils sont encore assez mal définis et qu'on ne les rapporte pas à leurs véritables causes.

Nous ne devons pas passer sous silence quelques reproches sans fondements qu'on a adressés à la lithotritie.

On a prétendu que les applications de la lithotritie étaient plus douloureuses que l'opération de la taille.

Il faut bien qu'on ait observé des douleurs violentes, puisqu'on en parle. Mais je ne crains pas d'affirmer que ces douleurs ne proviennent que des violences exercées au col de la vessie par des opérateurs qui n'observent point les règles prescrites pour la manœuvre. Ce n'est donc pas à la lithotritie qu'il faut les attribuer.

Encore une fois, dans toute manœuvre régulière, les douleurs sont très-tolérables. L'opération n'est réellement très-douloureuse que dans les cas où la lithotritie n'est point applicable.

On a parlé aussi du danger des hémorrhagies, en abusant de ce dernier mot.

Je ferai remarquer simplement, que chez quelques adultes et un grand nombre de vieillards, le plus léger contact d'un instrument inoffensif à la surface de l'urèthre, du col et du corps de la vessie, produit une exhalation sanguine, quelquefois très-abondante. On a eu tort de comparer cette exhalation sanguine à l'hémorrhagie qui se produit pendant ou après l'opération de la taille. Du reste, que cette exsudation sanguine vienne du col ou du corps de la vessie, elle mérite de fixer l'attention, dans les cas en particulier où la vessie contient des fongosités. L'écoulement de sang peut devenir considérable et former des caillots, qui, en même temps qu'ils font obstacle à l'expulsion de l'urine, deviennent fort gênants, surtout vers la fin du traitement, alors qu'il faut extraire les débris pierreux (1).

Ce sont là, du reste, des cas exceptionnels. La disposition des parois de la vessie aux épanchements sanguins oblige d'abréger la durée des séances et de multiplier les injections, afin de prévenir la formation des caillots ou de les entraîner une fois formés.

On a voulu aussi donner comme un accident des plus formidables de la lithotritie, la phlegmasie aiguë de la vessie. Mais on paraît avoir confondu la cystite avec la dysurie. Le fait est qu'on observe très-rarement la cystite, après la lithotritie pratiquée régulièrement ; tandis que la dysurie est assez fréquente dans les cas d'hypertrophie et d'inertie de la vessie.

Quant à l'orchite, qu'on observe aussi dans certains cas de lithotritie, c'est là un accident qui se produit presque toutes les fois qu'on porte un instrument dans l'urèthre, ou que ce conduit est enflammé. Je n'ai pas à y revenir.

Pincement de la vessie. — Encore un de ces prétendus accidents dont l'opérateur est uniquement responsable.

---

(1) La simple introduction d'une très-petite bougie en gomme ou en cire molle peut donner lieu à une perte de sang considérable. Au moment où ceci est écrit, j'ai sous les yeux, à l'hôpital Necker, un cas des plus étranges. Il s'agit d'un rétrécissement sous l'arcade pubienne. Les plus fines bougies ne passent point. En retirant une de ces bougies molles, le sang a coulé par l'urèthre, en jet, pour ainsi dire. A la fin, il coulait en bavant, mais en assez grande quantité pour que j'aie cru devoir faire surveiller le malade, et donner ordre de comprimer au besoin la partie profonde du périnée. Le sang s'est arrêté de lui-même, comme cela avait eu lieu déjà trois jours auparavant, pour une hémorrhagie moins considérable. Les écoulements de sang ont fait pâlir le malade sans l'affaiblir.

La vessie a été pincée quelquefois, à ce qu'il paraît, dans la pratique des chirurgiens qui emploient pour broyer les calculs, la pince lithoprione le brise-pierre à cuvette, l'instrument fenêtré et d'autres appareils dont les branches sont disposées de telle sorte que leurs bords se touchent lorsqu'on rapproche les branches. Ajoutons que les chirurgiens qui se servent d'instruments dangereux opèrent souvent sans avoir injecté préalablement dans la vessie une quantité d'eau suffisante pour en écarter les parois. En négligeant cette précaution indispensable, ils s'exposent à pincer la vessie et à la meurtrir s'ils rapprochent les branches avec vivacité. C'est donc l'opérateur qui est responsable de l'accident, et non pas la méthode opératoire, qu'il applique en dépit des règles fondamentales.

Des milliers de faits prouvent que les craintes exprimées au sujet de cet accident grave ne sont pas fondées. Dans les cas simples, la lithotritie étant pratiquée selon les règles, avec des instruments appropriés, au milieu d'une quantité de liquide suffisante pour écarter les parois vésicales, la vessie n'est point lésée par les instruments. Avec un peu d'habitude, et cette habitude s'acquiert par quelques expériences préalables, l'opérateur n'a point à craindre cet accident.

Sans doute il est difficile de manœuvrer avec sûreté, lorsque l'instrument lithotriteur agit dans une vessie qui ne retient ni l'urine ni le liquide injecté, et dont la surface interne, plus ou moins altérée, présente des saillies et des anfractuosités. La manœuvre est alors difficile, et l'instrument peut saisir autre chose que le calcul. Dans ces cas, l'opérateur redoublera de soins: il procédera avec les plus grandes précautions, tiendra surtout compte des sensations de l'opéré au moment où il ferme l'instrument. S'il emploie le trilabe, il fera tourner lentement l'instrument sur lui-même, au moment d'en rapprocher les branches. S'il se sert du lithoclaste, au lieu de pousser brusquement une branche contre l'autre, il les rapproche avec lenteur et il s'arrête avant qu'elles ne se touchent; ces modifications de la manœuvre n'apportent aucun obstacle à la préhension du calcul et des fragments pierreux.

ARTICLE V

Fracture, déformation des instruments lithotriteurs dans la vessie. — On connaît un grand nombre d'exemples de fracture et de déformation des instruments lithotriteurs dans la vessie, pendant l'opération (1). Ces graves accidents sont généralement étrangers à la méthode appliquée selon les règles.

Ces deux accidents, plus fréquents depuis qu'on se sert des instruments courbes, ne doivent pas être confondus. La fracture est beaucoup moins grave que la déformation. Je l'ai observée deux fois dans les milliers d'opérations que j'ai faites. Le traitement a été continué, comme à l'ordinaire, par la lithotritie dans le premier cas, et par la taille, dans le second, à cause du volume de la pierre. Dans les deux cas, les opérés ne se sont pas aperçus de l'accident, lequel ne peut avoir de suites qu'autant qu'on éprouverait des difficultés à retirer l'instrument de la vessie.

On peut s'étonner que ces accidents ne se soient pas présentés plus souvent, surtout au début de la lithotritie, alors que les fabricants et les opérateurs manquaient également d'expérience. Il faut aussi noter des circonstances particulières sur lesquelles je dois insister.

(1) Voir le *Parallèle*, p. 144 et suiv.; *Traité de la Lithot.*, p. 307 et suiv.; les *Lettres deuxième, troisième, sixième,* et particulièrement la *troisième*, p. 83.

Les fabricants, outre qu'ils ne savent pas toujours faire de bons instruments, oublient trop souvent qu'il s'agit d'instruments de précision, et négligent les soins que réclame la fabrication. D'autre part, beaucoup d'opérateurs ont cru pouvoir pratiquer la lithotritie sans l'avoir étudiée ; ils ont brisé ou forcé les instruments, faute de connaître la manœuvre.

Il dépend des mécaniciens et des chirurgiens que ces accidents ne se produisent pas. Déjà ils sont plus rares que par le passé.

Les accidents qui nous occupent peuvent être occasionnés par une pierre dure et irrégulière, mal placée entre les branches de l'instrument, ce que j'ai observé depuis peu de temps. Les branches portant à faux, l'une d'elles s'est brisée (la branche postérieure) en produisant un bruit différent de celui que produit la pierre en se cassant.

L'accident se produit très-souvent sans que le malade en ait connaissance. L'instrument est retiré, et l'opération se termine comme à l'ordinaire. Si l'extraction de la branche cassée présentait des difficultés, on pratiquerait la cystotomie, dont la gravité n'est pas augmentée par cette circonstance.

Lorsque l'extrémité vésicale de l'appareil est déformée, le plus souvent l'instrument ne peut pas être retiré. La situation de l'opérateur est alors critique, et il en augmente la gravité par des manœuvres intempestives, qui paralysent les ressources de l'art.

Je ne me suis jamais trouvé dans cette grave situation, mais j'ai cherché à remédier aux suites d'une semblable éventualité.

Dès que l'opérateur s'aperçoit que l'instrument ne fonctionne plus, que les mouvements en sont gênés et douloureux, il doit chercher à le retirer, mais sans exercer de fortes tractions. Il doit s'arrêter à la moindre résistance au col de la vessie. Il cherchera, par l'exploration de l'anus, à déterminer le mode de la déformation ; puis, il reportera l'instrument vers la face postérieure de la vessie, et pratiquera immédiatement la taille sus-pubienne, pour faire sortir l'extrémité de l'instrument qui peut être ensuite vu par la plaie, redressé ou scié suivant l'indication ; et enfin, on le retire sans difficulté.

Lorsqu'on a fait tout d'abord, pour retirer l'instrument, des tentatives prolongées qui ont distendu outre mesure le col vésical et la portion membraneuse de l'urèthre, et amené dans ces parties l'extrémité déformée de l'instrument, ce n'est point la taille hypogastrique qu'il faut pratiquer, mais la taille périnéale médiane, de manière à mettre l'instrument à découvert et à le faire sortir par la plaie. On agira alors directement sur l'extrémité déformée, soit en la sciant, soit en la redressant.

Chaque cas a ses règles, qui se tirent des circonstances et dont l'opérateur est juge.

La règle fondamentale est de s'abstenir de toute manœuvre pour forcer l'obstacle qui s'oppose à la sortie de l'instrument.

CHAPITRE VII

DE LA LITHOTRITIE CHEZ LA FEMME ET CHEZ L'ENFANT

Article Ier. Application de la lithotritie à la femme. — Article II. Application de la lithotritie à l'enfant.

ARTICLE PREMIER

Application de la lithotritie à la femme. — Dans les premiers temps de la lithotritie, on croyait que cette opération était d'une application plus facile chez la femme, parce que l'urèthre de la femme est large, court, extensible, dépourvu de courbure, de prostate, d'orifices séminifères, et qu'il se prête admirablement au passage des instruments.

Je n'ai pas besoin de répéter ici qu'on s'est étrangement mépris à ce sujet (1).

Il y eut ensuite un revirement d'opinion ; et il fut décidé que les femmes ne devaient pas être opérées par la lithotritie. Cette doctrine d'exclusion est encore professée par beaucoup de chirurgiens de la Faculté de Paris.

(1) Voir *Traité de la Lithot.*, p. 156.

Quelques chirurgiens anglais, et parmi eux, le célèbre B. Brodie, s'abstiennent d'opérer la femme par la lithotritie, sous le prétexte que la vessie de la femme ne peut retenir une quantité d'eau suffisante pour la manœuvre.

C'est là une erreur, dans la majorité des cas. Du reste, si la vessie est racornie, on opère sans injection, avec la petite quantité d'urine qu'elle contient. Et quand même le liquide injecté ou l'urine s'écoulerait pendant la manœuvre, ce ne serait pas une raison pour renoncer à la lithotritie (1).

En France, la taille est adoptée de préférence pour opérer la femme, parce que la cystotomie réussit mieux chez la femme que chez l'homme. Le fait est vrai ; mais on a tort d'en déduire des conséquences erronées.

En premier lieu, les résultats ne sont pas tels exactement qu'on les donne. Prenons des exemples dans la pratique des grands maîtres.

Sur 46 femmes opérées par frère Côme, on compte 33 guérisons et 8 morts. Dans 7 cas, le résultat n'est pas indiqué. On sait seulement qu'une de ces femmes conserva une infirmité à la suite de la taille. Remarquons à ce propos que les infirmités consécutives à la taille sont plus graves que l'affection calculeuse elle-même, et qu'on les observe souvent chez la femme.

(1) En Angleterre, on a fréquemment recours à la dilatation du col de la vessie et de l'urèthre pour extraire la pierre chez la femme. Ce moyen très-connu a été remis en honneur par M. Bryant dans un récent mémoire, (Two cases of Stone in the bladder of the female, treated by rapid urethral dilatation ; with remarks on the operation. *Med.-chir. Transact.*, t. XLVII, p. 151-157. 1864), où l'on trouve les détails de deux nouveaux cas et une appréciation des divers modes de dilatation de l'urèthre et du col de la vessie, ainsi que des autres procédés pour extraire les calculs de la vessie chez la femme, etc.

Au rapport de M. Roux, sur six femmes taillées, M. Caylus en a perdu deux (1).

Dans un relevé d'opérations de taille chez la femme, sur 175 cas, j'ai trouvé 145 guérisons, 4 fistules, 4 incontinences d'urine, 19 morts et deux résultats inconnus (2).

Dans un récent mémoire de M. Bryant, sur l'extraction des calculs vésicaux chez la femme, nous avons remarqué quelques relevés qui se résument ainsi :

A. Treize cas de calculs expulsés par les efforts naturels ;

B. Vingt-huit cas de calculs extraits après la dilatation de l'urèthre ;

C. Vingt et un cas de calculs extraits après incision de l'urèthre par les procédés connus ;

D. Treize cas de calculs extraits par la lithotritie. M. Bryant est partisan de la dilatation rapide de l'urèthre, en faveur de laquelle il cite des faits et des autorités.

Quant aux faits d'expulsion spontanée, nous remarquerons que la plupart des femmes qui rendent de gros calculs ont eu le col de la vessie et l'urèthre progressivement dilatés par la pierre. A un moment donné, il a suffi, pour l'expulser, d'un effort extraordinaire. Cette dilatation lente et progressive du col vésical qu'on observe aussi, mais à un moindre degré chez l'homme, n'a rien d'étonnant pour les praticiens expérimentés.

Il n'est pas rare de voir des pierres engagées dans le col et l'orifice de l'urèthre fortement dilatés, faisant saillie au dehors, chez la femme, et occupant chez l'homme les régions prostatique et membraneuse de l'urèthre.

(1) *Gaz. des hôp.*, 1836, p. 214.
(2) *Traité de l'aff. calc.*, p. 681.

Il y a loin de cette dilatation spontanée et progressive à la dilatation brusque qu'on obtient, sous l'influence du chloroforme, par des procédés mécaniques. Cette dilatation forcée n'est pas aussi inoffensive qu'on le croit généralement. Je ne puis, à la vérité, en juger que par analogie, n'ayant jamais eu recours à ce procédé ; mais je sais par expérience que la dilatation rapide de l'urèthre et du col de la vessie peut entraîner de graves désordres.

A l'exception de quelques grosses pierres que j'ai dû extraire par la taille hypogastrique, et de quelques cas particuliers, où j'ai extrait la pierre entière après avoir débridé le col de la vessie, c'est toujours par la méthode ordinaire de la lithotritie que j'ai opéré depuis 1825 les femmes attaquées de la pierre (1). L'opération a été généralement facile et heureuse.

Je n'ai pas eu l'occasion d'observer les obstacles dont on parle ; et j'ai pu surmonter heureusement les difficultés qui avaient arrêté d'autres chirurgiens (2). Ces difficultés ne provenaient que d'une manœuvre opératoire peu régulière. Ce n'est pas la première fois que les difficultés et les dangers de l'opération ont été attribués à la méthode, au lieu de l'être à l'opérateur.

Répétons encore une fois, que si quelques femmes attaquées de la pierre ont peine à retenir l'urine ou le liquide injecté, on opère sans injection, comme chez l'homme, dans le cas où la vessie est racornie.

La manœuvre opératoire est, à peu de chose près, la même. Il faut se rappeler que la vessie de la femme a souvent un double fond. Si les parois vésicales sont minces, dépressibles, il n'est pas toujours facile de découvrir les petits calculs et

(1) Voir *Traité de la Lithot.*, p. 144.
(2) Voir *Traité de la Lithot.*, p. 261.

les fragments pierreux derrière le col de la vessie. Il importe en conséquence, pour éviter toute erreur, de se souvenir de cette disposition particulière.

ARTICLE II

Application de la lithotritie à l'enfant. — La lithotritie est applicable aux enfants : il faut seulement proportionner les instruments à la capacité des organes et conformer la manœuvre opératoire aux dispositions anatomiques.

En général, les enfants ont de petites pierres qu'il est facile de broyer quand elles ne sont pas trop dures; dans ce dernier cas, il faut multiplier les séances et ne pas se hâter. Il faut surtout procéder avec douceur et éviter les moyens de contrainte, qui n'ont d'autre effet que de provoquer des mouvements désordonnés et des contractions du diaphragme et des muscles de l'abdomen, très-contraires à l'opération.

Il suffit de prévenir les mouvements brusques qui pourraient donner lieu à des accidents ou gêner la manœuvre. Outre l'inconvénient des séances répétées, lorsque la pierre est dure, il y en a une autre qui tient à l'extrème dilatabilité du col vésical : de gros fragments peuvent s'engager dans l'urèthre et occasionner des accidents graves. Il faut donc redoubler de précautions en broyant la pierre chez les enfants. Les hématuries sont très-rares dans l'enfance, soit avant, soit après l'opération, sans doute par suite du peu de développement des capillaires du col et du corps de la vessie. Mais les hémorrhagies peuvent être produites chez les enfants, aussi bien que chez les adultes, par des manœuvres violentes. L'hématurie consécutive à l'opération résulte presque toujours de la maladresse de l'opérateur. Chez l'enfant aussi il convient de procéder avec beaucoup de soin aux explorations vésicales. Il faut constater la présence de la pierre dès le début, et ne pas attendre qu'elle ait acquis un volume considérable (1).

(1) Voir *Traité pratique et historique de la Lithotritie*, p. 266-272 ; *Traité pratique sur les maladies des organes génito-urinaires*, tome I, p. 685.

Nota. Cet article n'était pas entièrement rédigé lors de la mort de l'auteur. C'est tout ce que l'on a pu extraire de ses notes. (L'éditeur.)

CHAPITRE VIII

LA LITHOTRITIE PRATIQUÉE PAR UNE VOIE ARTIFICIELLE

Ponction de la vessie par l'hypogastre. — Ouverture pratiquée au périnée.
— De la boutonnière pour extraire les calculs et les fragments pierreux
de l'urèthre et de la vessie. — Combinaison de la taille et de la lithotritie.

Quand la lithotritie entra dans la pratique chirurgicale,
on croyait que l'urèthre ne se prêterait point au passage des
instruments volumineux et droits qui devaient broyer la
pierre, après avoir pénétré dans la vessie par la voie naturelle. On se proposa, en conséquence, de les introduire par
une ouverture pratiquée au périnée ou à l'hypogastre.

Ponction de la vessie par l'hypogastre. — Le
projet de ponctionner la vessie par l'hypogastre ayant été
soumis au célèbre professeur Boyer, ce chirurgien répondit
avec sa finesse habituelle : « Agrandissez un peu cette ouverture, et vous retirerez la pierre entière. »

Quoique le projet fût absurde, la réponse malicieuse de
Boyer ne l'empêcha pas d'être poursuivi et mis à exécution.
Il est vrai que la pierre ne put être morcelée; après de vaines
tentatives, on renonça à l'opération, et l'opéré marcha désormais courbé en deux, sans pouvoir se redresser. J'ai ob-

servé un effet analogue de la ponction de la vessie par l'hypogastre, chez deux malades; ils souffraient en se redressant.

Quand même ce projet eût été applicable, on n'en aurait retiré que peu de profit dans la pratique. Il me souvient de deux malades traités de la pierre par la cystotomie, et qui avaient conservé une fistule hypogastrique, à la suite de la taille sus-pubienne (1). La pierre s'étant reproduite, j'essayai de la broyer par cette voie artificielle ou accidentelle. L'instrument pénétra dans la cavité vésicale, et la pierre fut saisie, mais difficilement et avec douleur. Je jugeai à propos de continuer l'opération par la voie naturelle.

Chez un autre calculeux, également porteur d'une fistule hypogastrique, à la suite d'une ponction de la vessie par la région sus-pubienne, j'éprouvrai les mêmes difficultés à saisir la pierre.

Ouverture pratiquée au périnée. — C'est surtout par le périnée qu'on a cherché à faire pénétrer les instruments lithotriteurs dans la cavité vésicale. Les uns se sont bornés à élargir ou à dilater des trajets fistuleux préexistants; d'autres n'ont pas hésité à pratiquer la boutonnière.

Dans les cas ordinaires, si l'on se propose uniquement de faciliter l'introduction des instruments lithotriteurs, ce dernier procédé n'est pas acceptable. On peut néanmoins l'utiliser dans quelques circonstances, pour remplir d'autres indications.

Supposons un malade qui soit atteint à la fois d'une coarctation uréthrale grave et d'un calcul vésical dont il souffre beaucoup. Le calcul pourra, à la rigueur, être extrait ou broyé par la voie artificielle; il y en a des exemples.

______

(1) MM. les docteurs Oudet (1826) et Padilla (1852).

Quand l'opérateur peut procéder ainsi, les douleurs du calcul disparaissent avant la guérison du rétrécissement. J'ai opéré trois fois par ce procédé. D'autres chirurgiens ont opéré de même avec succès.

L'ouverture qu'on pratique au périnée pour établir une communication entre les téguments externes et la partie membraneuse de l'urèthre est d'un usage plus général.

De la boutonnière pour extraire les calculs et les fragments pierreux de l'urèthre et de la vessie. — La boutonnière a été pratiquée un grand nombre de fois pour remplir cette indication, qui se présente souvent dans la pratique par suite de l'arrêt des fragments.

Ainsi, un malade est opéré de la pierre par la lithotritie. Des fragments s'arrêtent dans la partie profonde du canal, et on ne peut les repousser dans la cavité vésicale. L'extraction par l'urèthre présente des difficultés et des dangers. Cependant les douleurs augmentent, et il devient urgent de débarrasser le canal.

Il faut dans ce cas pratiquer sans délai la boutonnière, c'est-à-dire la première partie de la taille médio-bilatérale, et se hâter d'extraire les fragments.

On procède de même lorsqu'il s'agit d'un calcul qui a grossi lentement dans le canal, sans occasionner de graves désordres. Si des troubles viennent à se manifester tout d'un coup, il faut extraire le calcul par une boutonnière (1).

Le volume, la forme et le nombre des corps étrangers à extraire obligent à modifier, en conséquence, le procédé opératoire. En général, je ne pratique la boutonnière que dans les cas d'arrêt et d'accumulation de débris pierreux à la partie

____

(1) Voir *Troisième Lettre : Lithotritie uréthrale,* et *Traité de la Lithot.*, p. 339 et suiv.

profonde de l'urèthre et au col de la vessie, après avoir essayé sans résultat de les faire rentrer dans la vessie.

Après avoir extrait ces fragments, j'essaye de retirer ceux qui restent dans la vessie ; lorsque le col vésical est très-dilatable, il cède sans trop de résistance, mais si le sphincter est fortement contracté, si la pierre à extraire est volumineuse, je divise le col vésical ; en d'autres termes, la boutonnière devient une ouverture semblable de tous points à celle que l'on pratique dans la taille médio-bilatérale. J'ai souvent employé ce procédé.

En général, l'opération de la boutonnière est facile, toutes les fois du moins qu'un cathéter cannelé peut être introduit dans la vessie.

Dans les cas où l'opérateur est privé de ce guide et réduit à diviser les tissus sur le corps étranger immédiatement, la manœuvre est longue, pénible, douloureuse.

Combinaison de la taille et de la lithotritie. — On pratique quelquefois la boutonnière chez les calculeux pour réaliser la combinaison de la taille et de la lithotritie.

Le premier essai que j'ai fait de cette opération mixte eut lieu en 1828 ; elle fit assez de bruit. Il est surprenant que ce fait qui a été exposé dans tous ses détails, et un grand nombre d'autres que j'ai publiés également, aient échappé à MM. Dolbeau et Bouisson, qui ont tenté récemment de rajeunir ce procédé opératoire en se l'attribuant, et de lui donner une extension dont l'utilité n'est pas encore démontrée.

Je vais rappeler brièvement le fait en question :

A la fin de 1827, on me présenta un enfant de sept ans qui souffrait depuis sa naissance. La pierre me parut dure et volumineuse, et je pensai que la taille serait préférable à la lithotritie. Néanmoins les parents insistèrent pour l'emploi de la nouvelle méthode. Voulant écarter les difficultés de l'opération, abréger le traitement et diminuer les dangers de la cystotomie, je proposai de combiner les deux méthodes ; en autres termes, d'ouvrir la portion membraneuse de l'urèthre et de porter dans la vessie, par cette voie artificielle et le col vésical, très-dilatable chez les jeunes enfants, un fort trilabe, de façon à morceler sûrement la pierre et à terminer l'opération en une séance.

Ce projet, longuement mûri, fut soumis au célèbre professeur Antoine Dubois, qui l'approuva. Je me décidai alors à le mettre à exécution. Voici l'opération, en abrégé :

Premier temps. — La portion membraneuse de l'urèthre fut divisée longitudinalement : une sonde flexible fut introduite par la plaie dans la vessie et fixée à demeure.

Deuxième temps. — Peu de jours après, je me disposai à procéder au broiement de la pierre par cette voie.

Dupuytren, consulté dans l'intervalle, blâma la combinaison des deux méthodes, et persuada à la famille qu'il guérirait l'enfant en l'opérant à sa manière, c'est-à-dire par la taille bilatérale, pour laquelle il était alors plein d'enthousiasme.

Dupuytren opéra par la taille bilatérale, avec son habileté ordinaire, et le malade mourut le septième jour après l'opération (1).

Sans juger ici la conduite de Dupuytren, nous pouvons affirmer que la combinaison des deux méthodes a son utilité dans la pratique ; je l'ai appliquée un assez grand nombre

(1) Voir *Troisième* et *Quatrième Lettres sur la Lithotritie* et le *Traité pratique*, p. 217 et 450.

de fois avec succès. Quant aux détails de ce procédé mixte, je les ai fait connaître il y a plus de trente ans (1).

Dans des cas parfaitement déterminés, cette combinaison est utile; elle a trouvé sa place dans la pratique. Il s'agit seulement de ne pas en abuser et surtout de ne pas la dénaturer, sous prétexte de la perfectionner.

(1) Voir *Troisième Lettre*, p. 75, la *Quatrième Lettre* et le *Traité de la Lithotritie*, p. 216, où j'ai présenté le tableau des principaux cas de ce genre jusqu'à l'année 1846. *Voir* plus loin le *Morcellement des grosses pierres dans la cystotomie.*

CHAPITRE IX

RÉCIDIVES DE L'AFFECTION CALCULEUSE

La reproduction de la pierre, après l'opération de la taille
ou de la lithotritie, a été l'objet de beaucoup de recherches
depuis quelques années. Malheureusement, la question a été
réduite par esprit de système, et dans ce fait important de
pathologie, on n'a vu qu'un prétexte pour attaquer la lithotritie. On a prétendu que la pierre se reproduisait, parce
que la nouvelle méthode ne peut complétement délivrer les
calculeux (1). Les débris qui restent dans la vessie forment,
dit-on, le noyau de nouveaux calculs. Ainsi raisonnent les
théoriciens prévenus. Voyons les résultats de l'observation.

Quel que soit le traitement appliqué à l'affection calculeuse,
la pierre peut se reproduire une ou plusieurs fois, dans un
certain espace de temps. Cela n'a rien d'étonnant. De fait,
la lithotritie, aussi bien que la taille, n'agit que sur la
pierre, laquelle n'est qu'un produit, les organes de l'appareil
urinaire restant les mêmes, après l'opération.

Tous les cystotomistes citent des exemples de récidive, et
parlent de calculeux opérés plusieurs fois. Colot parle d'un
homme qui fut opéré trois fois, pour des calculs multiples,
et qui finit par succomber aux atteintes répétées d'une affec-

(1) V. *Exploration finale.*

tion que l'art ne pouvait pas guérir radicalement. Deschamps a vu un calculeux qui avait subi six opérations. Chaque fois on avait retiré une pierre sablonneuse d'une once et demie. Un autre calculeux, d'après le même observateur, mourut avec une pierre dans la vessie, après avoir été taillé quatre fois dans l'espace de quatre ans. Delaunay cite le cas d'un jeune homme qui fut opéré trois fois dans trois ans, les deux premières par Tolet, qui retira d'abord quatre pierres grosses comme un œuf de pigeon, puis, six autres d'égal volume, et la troisième par Maréchal, qui retira six pierres. Atteint de nouveau, l'année d'après, le malade mourut avant d'avoir subi l'opération. On sait que l'anatomiste Riolan fut taillé deux fois. Panthot parle d'un calculeux qui fut taillé trois fois en six mois ; de Haen, d'un malade qui subit autant d'opérations en dix-sept mois. Un enfant, dont parle Pallucci, fut de nouveau atteint de la pierre deux ans après l'opération. Goodrick rapporte qu'on retira quatre-vingt-seize pierres de la vessie d'une fille, et que l'affection ayant reparu, on trouva à l'autopsie une pierre énorme. M. Bignon, excellent praticien de Rouen, a été taillé plusieurs fois. Scarpa cite deux calculeux qui ont subi trois opérations. M. Belmas a cité aussi plusieurs cas de récidive, un entre autres d'un malade qui fut opéré deux fois en sept mois. Séraphin, directeur des Ombres Chinoises, fut taillé en 1779, pour plusieurs calculs ; il le fut de nouveau en 1800, pour deux pierres ; on en retira autant peu de temps après ; on trouva, après la mort, une pierre enkystée.

Citons encore un malade de la Charité qui fut taillé le 14 février, le 13 juin et le 1ᵉʳ août 1829 ; le cas de M. Aubertot, rapporté par Roux, et qui fut taillé deux fois en deux mois ; une série de cas analogues recueillis dans plusieurs hôpitaux français et étrangers. Souberbielle a eu bien des faits semblables dans sa pratique. Il a donné les noms des malades : Huet fut taillé en 1819 et en 1823 ; Suwiter, taillé d'abord dans un hôpital de Paris, le fut ensuite par Souberbielle ; le comte de Luçay subit deux opérations en moins d'un an ; Damny fut successivement taillé en 1818, en 1822, en 1823, en 1825, en 1827 et en 1828. J'ai parlé ailleurs du nommé Labarre, taillé cinq fois en quinze années ; de Soisson, taillé en août 1826 et lithotritié en janvier 1827 ; de Gervais, opéré trois fois en dix-huit mois ; du docteur Clever, jeune homme de vingt-six ans, taillé en 1816, en 1818, en 1820, en 1823 et en 1824, et opéré de nouveau par la lithotritie ; enfin, du docteur Oudet, dont l'observation complète figure dans un autre ouvrage. M. Crosse rapporte qu'un soldat fut taillé en 1816. L'opération dura plus d'une heure ; elle fut suivie d'une fistule, avec écoulement de matières fécales par l'urèthre ; au bout d'un an, nouvelle opération ; la division de la cicatrice causa de vives douleurs ; on fut obligé d'extraire le calcul par fragments ; le malade fut guéri en six semaines, et la fistule rectale disparut. Un ecclésiastique, taillé en 1829 à l'infirmerie de Marie-Thérèse, fut obligé de se soumettre à l'opération de la lithotritie, au bout d'une année. Sur cinq cas rapportés par M. Leroy, en 1832, il y en avait trois dans lesquels une nouvelle pierre se forma au bout de quelques mois. Un malade a été taillé trois fois en six mois.

Récidives après la lithotritie. La pierre se reproduit aussi après la lithotritie. On peut en voir la preuve dans les relevés que j'ai présentés en 1828, 1836, 1838, 1846, et qui résument les faits de ma pratique jusqu'à cette date. Depuis cette époque, j'ai recueilli d'autres faits de récidive, et en plus grand nombre ; ce qui n'a rien d'extraordinaire, en dépit des inductions que des chirurgiens prévenus contre la lithotritie ont prétendu tirer de cette particularité. Ils n'ont pas réfléchi que la taille donne lieu à un nombre moindre de récidives, parce qu'elle cause souvent la mort; dans les cas malheureux, il n'y a point de récidive. Les adversaires de la lithotritie n'ont pas tenu compte de cette différence entre les deux méthodes, dont l'une tue souvent, et l'autre très-rarement. L'expérience a démontré d'ailleurs, que sous l'influence de causes diverses, la pierre se reproduit indifféremment après la taille comme après la lithotritie. Dans les deux cas, il n'est pas juste de compter parmi les récidives, les nouvelles pierres formées par des débris ou fragments laissés dans la vessie après l'opération. Il est évident que si la vessie n'est pas entièrement vidée, la récidive est imminente. On trouvera un résumé de cette question de pratique dans deux de mes ouvrages, qui présentent en abrégé les opinions que j'ai soutenues à ce sujet devant l'Académie de médecine (1).

La récidive de la pierre, par rapport à la pathologie des voies urinaires, est une question d'un puissant intérêt. J'entends parler seulement des cas où la nouvelle pierre s'est formée de toutes pièces.

Quelquefois, la pierre nouvelle est de même composition que l'ancienne. Dans les cas les plus favorables, la santé générale du calculeux est bien conservée, et la pierre se reproduit longtemps après le traitement. Le plus souvent, la pierre de nouvelle formation est du phosphate calcaire ou ammoniaco-magnésien, quelle que soit d'ailleurs la nature de la première. En général, la formation de ces nouveaux dépôts est assez rapide, et presque toujours précédée et accompagnée d'un état morbide ou phlegmasique de l'appareil urinaire.

(1) **V.** ma *Sixième Lettre* et le *Parallèle.*

Quant à la marche que suivent ces reproductions de la pierre, j'ai constaté des différences notables. Chez le calculeux Clever (1), la pierre s'est reproduite sept fois, de 1816 à 1827. Le malade fut taillé sept fois ; je l'opérai par la lithotritie en 1827. Depuis lors, il n'y a pas eu de récidive. J'ai opéré également par la lithotritie, tous les neuf mois, pendant quatre années consécutives, pour des amas de matière calcaire d'un blanc de nacre, un homme rachitique et d'une constitution épuisée. A la suite de chaque traitement, ce malade se portait bien pendant quatre ou cinq mois, et après cet espace de temps, les douleurs reparaissaient.

Un officier qui s'était trouvé à la retraite de Moscou eut la pierre, il y a une vingtaine d'années. Il fut opéré avec succès par la lithotritie. Le bien-être dura douze années, au bout desquelles survint un catarrhe vésical. La pierre se reproduisit et fut facilement détruite. Il fallut recommencer six mois après ; et le traitement fut repris ensuite tous les huit mois, pendant trois ans. Le brave officier subissait toutes ces opérations avec beaucoup de courage. Depuis deux ans et demi la pierre ne s'est pas reproduite ; la santé générale est excellente. Je pourrais citer beaucoup de cas analogues.

Encore quelques remarques essentielles dans l'étude de la récidive de la pierre.

Lorsque le traitement par la lithotritie est interrompu ou suspendu pendant quelque temps, ce qui reste de la pierre dans la cavité vésicale se recouvre d'une couche grise ou cendrée, dont l'épaisseur est proportionnée à l'intensité de la phlegmasie de la vessie.

Beaucoup de malades atteints de la gravelle rendent de petits calculs d'acide urique et d'oxalate calcaire. Survient-

(1) *Deuxième Lettre*, p. 75.

il une phlegmasie vésicale, les graviers qui restent dans la vessie se recouvrent d'une couche semblable.

On observe quelque chose d'approchant, chez quelques-uns de ces malades qui vont aux eaux de Vichy : la pierre ou la gravelle augmente de volume et se recouvre d'une couche grise. Une sonde placée en permanence dans leur vessie ne tarde pas à se recouvrir d'une couche de même composition.

Les bornes de cet ouvrage ne me permettent pas de m'étendre plus longuement sur ces faits curieux, et si propres à expliquer les récidives de la pierre. Je renvoie pour de plus amples détails à mes écrits antérieurs (1).

(1) *Deuxième Lettre* (1828), p. 62 et suiv.; *Parallèle* (1836), p. 383 ; *Traité de l'affect. calcul.*, p. 689; *Sixième Lettre*, p. 85 ; *Traité de la lithot.*, p. 371.

CHAPITRE X

LA LITHOTRITIE PEUT-ELLE OCCASIONNER LA MORT?

L'examen de cette question tant de fois soulevée servira de complément au chapitre des accidents. Remarquons tout d'abord que la mort peut survenir à la suite de la plus insignifiante opération chirurgicale. L'introduction d'une bougie molle dans l'urèthre a provoqué quelquefois des accidents mortels. Qui ne se souvient du fait cité par Deschamps, d'un homme qui mourut pendant la section du filet du prépuce?

Mais, de ce que la lithotritie peut être suivie de la mort, comme n'importe quelle opération de chirurgie, il n'est pas permis de conclure que l'application de la nouvelle méthode soit souvent mortelle. Les adversaires de la lithotritie, qui ont raisonné de la sorte, n'ont pas raisonné juste (1).

Il ne s'agit que de bien poser la question. La lithotritie est-elle, de sa nature, une opération dangereuse jusqu'à compro-

(1) Un triste spectacle a été donné à l'Académie de médecine de Paris en 1835 et 1847 : l'élite des chirurgiens de la capitale réunit ses efforts pour attaquer la lithotritie, et à force d'interprétations et de commentaires plus fautifs les uns que les autres, on vint nous dire que la lithotritie occasionnait la mort plus souvent que la cystotomie. Il faut lire dans chaque bulletin de l'Académie les arguments présentés à l'appui de cette thèse. Jamais, sans nul doute, on ne vit se produire autant d'erreurs. (Voir le *Parallèle* et la *Sixième Lettre* sur la lithotritie.)

mettre la vie de l'opéré ? Répondons sans hésiter négativement.

La lithotritie, pratiquée suivant les règles et dans les cas où elle est applicable, ne produit point de ces lésions organiques, de ces troubles fonctionnels qui sont des causes de mort.

Les faits sont là pour attester la vérité de cette assertion.

C'est l'expérience qui a prononcé ; et on verra par les quelques considérations suivantes combien il est peu raisonnable d'aller, par esprit de système, contre ses décisions.

Un opérateur expérimenté et habile, pratiquant la lithotritie chez un malade placé dans des circonstances favorables et ayant une petite pierre sans complication, peut garantir l'heureux succès de la cure.

Il y a toutefois des réserves dont on se rendra facilement compte :

1° Il y a des cas exceptionnels qui sortent de toutes les règles. On ne peut toucher aux organes urinaires sans produire des désordres. (Voir *Traité pratique*, 3me édition, p. 208-209.)

2° La lithotritie n'a pas un champ d'action illimité, et parce que les moyens d'exploration ne suffisent pas toujours pour tracer ses limites d'une manière rigoureuse, et parce que le chirurgien est exposé à appliquer la méthode dans de mauvaises conditions et hors de sa sphère d'action. (*Parallèle*, p. 174 et 264 ; *Traité de lithotritie*, p. 330-339. — Voir plus haut, *Cas compliqués.)*

A moins qu'il ne survienne un de ces accidents imprévus et extraordinaires, le pronostic sera vrai. L'essentiel est de savoir que l'opération n'entraînera point de conséquences fâcheuses, ou que les accidents qui pourront intervenir ne seront pas assez graves pour mettre l'existence du malade en péril.

Ajoutons à ces considérations quelques développements, tirés de l'analyse des faits cliniques.

On pourra demander pourquoi les calculeux qui sont opérés par la lithotritie ne guérissent pas toujours, et pourquoi cette opération a été suivie quelquefois d'accidents mortels.

Les deux questions sont connexes. Une seule réponse suffira pour toutes les deux.

Il faut se rappeler que la lithotritie n'a point un champ d'action illimité, et qu'elle ne présente tous ses avantages que dans les cas favorables. Appliquée dans de mauvaises conditions, elle ne produit point le résultat désiré; et c'est quand elle agit hors de sa sphère que les résultats peuvent être fâcheux.

Le diagnostic étant maintes fois insuffisant, l'opérateur peut rencontrer des difficultés insurmontables, des obstacles imprévus, un état organique de la vessie de nature à nuire au succès.

D'un autre côté, l'état des organes étant connu, les conditions peuvent être fâcheuses; et l'opérateur se voit alors obligé d'intervenir par humanité, tout en doutant du bon effet de l'opération. Dans ces cas difficiles, il est plus aisé de prévoir les accidents graves que de les conjurer.

Les calculeux se présentent souvent à l'opérateur dans des conditions peu favorables : grosse pierre, lésions organiques plus ou moins sérieuses, affection chronique, état général peu satisfaisant, etc. Dans les cas de cette espèce, le succès est incertain, et toutefois la lithotritie présente beaucoup plus de chances que la taille.

Le devoir du chirurgien est d'opter pour la méthode la moins dangereuse; il pratiquera la lithotritie de préférence à la cystotomie, parce que les conséquences de la première sont infiniment moins graves. D'ailleurs, il est toujours temps de recourir aux moyens extrêmes. La cystotomie tue ou guérit; il n'y a point de milieu. Il n'en est pas de même de la lithotritie.

En résumé, pour apprécier les résultats de la lithotritie en toute équité, il faut tenir largement compte de la nature des cas, des conditions favorables ou contraires, des limites de son action efficace, et de la différence qui existe entre les deux méthodes.

Il nous reste maintenant à traiter des causes de la mort après la lithotritie.

On a vu, par ce qui précède, que ces causes ne sont pas en grand nombre. De ces causes, les unes tiennent à l'opération, et les autres à la constitution de l'opéré. En d'autres termes, l'opération peut être considérée, suivant les cas, comme une circonstance tantôt essentielle, tantôt accessoire.

Parlons d'abord des causes inhérentes à l'opération elle-même. Celle-ci peut avoir pour effet d'exciter les contractions de la vessie et d'exaspérer les accidents ordinaires de la pierre, accidents qui peuvent amener la mort, s'ils ne sont conjurés à temps. Un fragment de calcul arrêté au col de la vessie ou dans la portion membraneuse de l'urèthre peut provoquer une irritation locale, qui, s'irradiant et se propageant aux organes voisins, pourra troubler toute l'économie, et produire des désordres fonctionnels capables de produire la mort. Quant aux causes de mort plus particulièrement inhérentes à quelques procédés opératoires de la lithotritie, elles agissent surtout par les lésions profondes de la vessie ou de l'urèthre. Mais je ne puis pas invoquer, pour expliquer les faits de ce genre, les souvenirs de ma pratique. Pour ce qui est de l'état antérieur de l'opéré, la plupart des causes de mort, dans l'opération de la lithotritie, ont leur

centre d'action dans les reins. Ces organes sécréteurs peuvent être profondément altérés et désorganisés, sans que des
signes extérieurs ni l'excrétion des urines puissent fournir
les moindres indices. C'est là un fait d'observation. Les altérations chroniques des reins, quand elles sont très-avancées,
entraînent la perte du malade, même sans opération. Or, si la
mort survient dans ces circonstances, quelle que soit d'ailleurs l'opération pratiquée, il serait injuste de l'attribuer
soit à la cystotomie, soit à la lithotritie. L'une ou l'autre de
ces deux opérations ne peut être, dans ces cas, qu'une circonstance occasionnelle. J'ai perdu nombre de malades dans
ces conditions. Les phlegmasies profondes des parois vésicales produisent le plus souvent des désordres consécutifs
dans toute l'étendue de l'appareil urinaire. Hâtons-nous de
dire qu'il est rare d'observer ces inflammations de la vessie à
la suite des applications de la nouvelle méthode. Je les signale ici à cause de la fâcheuse influence qu'elles exercent
sur les reins, de façon à compromettre le succès de l'opération.

Quelques calculeux, indépendamment des lésions profondes
que je viens de signaler, se trouvent dans un état général
qui rend dangereuses les opérations les plus simples. Il est
évident que les résultats malheureux qui sont la conséquence immédiate d'une disposition morbide, ne doivent pas
être attribués à la méthode. Il faut bien distinguer les causes
purement occasionnelles des causes efficientes. Il faut tenir
compte aussi des conditions d'application de la lithotritie.
Quand le traitement se prolonge, la répétition des séances
peut, par exemple, exagérer la sensibilité ou l'impressionna-
bilité de l'opéré, sans que la manœuvre opératoire exerce
d'ailleurs aucune fâcheuse influence sur un appareil particulier d'organes. Dans de telles dispositions, une cause occasionnelle complétement étrangère à l'opération peut provo-

quer des accidents formidables. Un de mes opérés a succombé par suite d'un refroidissement subit et d'un simple écart de régime. Il y a grande apparence que sans l'excès d'irritabilité qu'avait produit un long traitement, ces causes n'auraient pas suffi pour produire la mort. Je ne m'arrêterai pas à l'examen des causes de mort qu'on a cru trouver dans quelques dispositions spéciales des instruments, ou dans quelques particularités de l'opération et des procédés opératoires. La lithotritie, pas plus que la cystotomie, ne saurait échapper à des explications futiles qu'on a mises en avant pour rendre raison des succès ou des revers. C'est assez de nous être arrêté à l'examen des causes sérieuses.

CHAPITRE XI

OBSERVATION CURIEUSE

Observation. — Remarques sur cette observation. — Récidive de la pierre.
— Traitement.

Le cas suivant mérite à tous égards de fixer l'atten-
tion. Il s'agit du roi des Belges, Léopold Ier, dont j'exposerai
l'observation avec quelques développements. Elle ne sera pas
inutile pour rectifier bien des erreurs que la grande et la
petite presse ont accueillies légèrement et mises en circu-
lation.

Le fait est capital, à ne considérer que les applications de
la lithotritie; et comme la pierre n'est pas, après tout, une
de ces maladies que l'on cache, j'ai cru que je pouvais communiquer aux chirurgiens le cas le plus difficile et le plus
instructif en même temps que j'aie rencontré dans ma longue
pratique.

Quand le roi fut sondé la première fois, pour une rétention
d'urine, il s'était manifesté depuis quelque temps des troubles fonctionnels, dont on ignorait la cause, du côté du
rectum et de la vessie. Un petit gravier se trouva engagé
dans les yeux de la sonde. D'autres furent expulsés avec
l'urine.

En se rendant à Biarritz, Sa Majesté fut obligée d'interrompre son voyage. L'urine, muqueuse et sanguinolente,
coulait avec difficulté; les fonctions digestives étaient forte-

ment troublées. Ces symptômes diminuèrent d'intensité, et le voyage fut repris ; mais ils ne tardèrent pas à se reproduire.

Les exercices prolongés occasionnaient des épreintes vésicales, des troubles de la digestion et de la miction, qui cessaient par le repos et les sédatifs.

Le malade étant à Londres, vers la fin de 1861, survint une nouvelle crise plus grave.

Des chirurgiens réunis en consultation crurent à l'existence d'une pierre. Sr. B. Brodie conseilla au roi de me faire appeler (1).

Observation. — Le 1ᵉʳ mars 1862 je fis ma première visite au château de Laecken. Aux renseignements qu'on m'avait donnés, le roi ajouta quelques explications au sujet d'un rétrécissement, pour lequel on avait employé la dilatation et la cautérisation.

Les accidents survenus en dernier lieu reconnaissaient évidemment d'autres causes que les coarctations de l'urèthre ; mais ils n'avaient point de caractère assez précis pour qu'on pût s'accorder sur leur véritable origine. On les rapportait à l'urèthre, à la vessie, au rectum, au cœur, avec quelque raison, car tous ces organes étaient intéressés.

Le pouls était intermittent. Le rectum fonctionnait irrégulièrement ; la miction était fort troublée, la santé générale profondément atteinte.

On ne doutait pas de la présence d'une pierre.

Pour moi, je me préoccupais davantage des autres causes

---

(1) Je ne fais qu'indiquer les antécédents. Les renseignements que j'ai pu recueillir ne s'accordent pas entièrement. Ce qu'il y a de certain, c'est que la pierre existait depuis plusieurs années. Ce qui le prouve, c'est son volume et sa consistance extraordinaire. On avait craint sans doute d'affliger le roi en lui parlant d'une maladie qu'il redoutait extrèmement.

de désordre, qu'il importait de déterminer, autant que cela était possible, dans un cas aussi compliqué.

Une exploration complète était indispensable; elle fut proposée et acceptée.

La sonde pénétra aisément et sans douleur vive jusqu'au col de la vessie, où elle se trouva arrêtée. Sans la pousser, j'en relevai l'extrémité vésicale; et elle s'engagea dans le col, non sans difficulté. Le moindre mouvement produisait une sensation pénible. Il s'écoula un peu d'urine sanguinolente.

Deux injections d'eau tiède furent bien supportées.

Je ne découvris pas la pierre, que je ne cherchais point, à vrai dire. Il y aurait eu de l'imprudence à prolonger cette première exploration.

Je proposai de renvoyer au surlendemain la suite des recherches; ce qui fut accepté.

Il y eut un petit accès de fièvre, dont le frisson dura une demi-heure. La sueur fut abondante. L'accès ne revint pas.

L'exploration complète m'apprit qu'il y avait plusieurs calculs dans la vessie et une production morbide au col vésical, notamment du côté droit. Elle était douloureuse et saignait au simple contact de l'instrument.

La prostate était un peu tuméfiée; l'orifice interne de l'urèthre refoulé en arrière et dévié en haut. Par suite de la petite capacité de la vessie, les mouvements de la sonde étaient gênés.

On demandait que l'opération fût commencée immédiatement; mais il y avait des précautions à prendre. Les phénomènes observés et l'exploration annonçaient un cas compliqué.

Le contact prolongé des instruments pouvait provoquer une grave perturbation.

La lésion du col vésical devait être prise en grande considération. Le pouls était misérable et intermittent. Les nuits étaient agitées ; la faiblesse était grande.

En soumettant toutes ces observations au docteur Koepl, premier médecin du roi, je désirais que l'état du malade fût constaté d'une manière authentique. Mon habile confrère me fit entendre qu'on ne voulait point de consultation.

C'était donc à nous deux de résoudre les questions suivantes :

Est-il urgent d'opérer ?

Quel procédé faut-il adopter ?

La durée des dernières crises, leur fréquence , l'aggravation progressive de l'état local, la santé générale compromise, tout indiquait la nécessité de débarrasser la vessie.

Différer l'opération, c'était en augmenter les difficultés et les périls.

Nous fûmes parfaitement d'accord sur ce point et sur l'utilité des remèdes internes.

Le point à discuter, c'était le choix de la méthode opératoire.

J'avais été appelé pour pratiquer la lithotritie.

Etait-elle possible ? Sans doute.

Devait-on la préférer à la taille ? Oui.

Mais il y avait plusieurs pierres et des lésions organiques, et partant la durée du traitement pouvait se prolonger beaucoup. Les suites de l'opération étaient à craindre.

Ce n'est point une question indifférente que celle de la multiplicité des pierres. L'opérateur qui ne s'en inquiète point se jette dans l'inconnu, il se prépare des regrets.

Il faut se préoccuper aussi de la durée du traitement. S'il dépasse la limite ordinaire de quinze à trente-six jours, chez

un malade dont les fonctions ne s'exécutent pas régulièrement, il est à craindre que la cure ne soit interrompue par
des accidents ou que le malade ne se décourage.

Il fallait songer aussi aux lésions du col vésical qui oppo-
seraient un obstacle à l'expulsion des débris.

La vessie était racornie et d'une capacité très-réduite,
conditions fâcheuses pour la facilité de la manœuvre. Le catarrhe vésical et la disposition de la vessie à saigner ajou-
taient encore aux difficultés.

Dans de pareilles circonstances, la lithotritie n'était pas
sans danger. On ne pouvait pas répondre que l'opération serait terminée.

Cependant elle était l'unique ressource. On ne voulait pas
de la cystotomie, contre-indiquée d'ailleurs par l'état géné-
néral du malade.

Il fut décidé qu'on aurait recours à la lithotritie, en procédant comme j'ai l'habitude de le faire dans les cas analogues.
Il fallait prévoir, par de petits essais ménagés, comment les
organes supporteraient le contact des instruments.

En général, je commence par faire une, et au besoin plusieurs tentatives de lithotritie. Si elles ne sont pas bien
supportées, si la manœuvre est laborieuse et trop pénible
faute d'espace, si la pierre résiste à la pression du lithoclaste,
si à chaque tentative succède une réaction fébrile, je renonce
à la lithotritie pour la taille.

Si, au contraire, les organes tolèrent les instruments, si
les douleurs diminuent avec les difficultés, à mesure que
les séances se renouvellent, je poursuis le traitement commencé.

Il n'y avait pas d'autre parti à prendre, dans un cas mal
déterminé, où les indications précises manquaient.

Après la préparation ordinaire, je fis une première séance de lithotritie le 12 mars 1862. Elle dura deux minutes. L'extraction de quelques débris avec le lithoclaste et l'expulsion d'autres éclats avec l'urine produisirent une impression très-favorable.

La seconde séance, qui eut lieu le 14, fut aussi courte et aussi bien supportée que la première. De nouveaux débris furent expulsés. Point de réaction sensible (1).

Le 20 et le 22 mars, nouvelles opérations ; même tolérance, même résultat.

Loin d'augmenter, comme on s'y était attendu, par la répétition des séances, les douleurs locales diminuèrent progressivement ; l'état général s'améliorait à vue d'œil, si bien qu'on se croyait au terme du traitement (2).

La cinquième opération fut pratiquée le 3 avril. De nouveaux débris furent expulsés. Un de ces fragments, arrêté au col vésical pendant quelques heures, détermina une crise de douleur de courte durée. L'amélioration progressive ne fut point interrompue. Le roi sortait et faisait même de longues promenades.

Le 13 avril, sans avoir consulté personne, le roi se rendit à Bruxelles, roulant sur un pavé infernal. Il donna des au-

---

(1) « Notre malade va à merveille, m'écrivait M. Koepl le 17 mars. La fièvre et les palpitations ont cessé, les douleurs sont réduites à leur plus simple expression ; les besoins d'uriner sont peu fréquents. Le roi vous attend pour l'opération, jeudi. »

(2) M. Koepl m'écrivait le 27 mars : « Le malade va très-bien, la vessie s'est comportée de la manière la plus admirable ; les spasmes ont cessé, le mucus diminue, les douleurs même, après l'excrétion de l'urine, sont nulles ; il n'y a ni épreintes, ni frisson : des fragments pierreux, très-anguleux, ont été rendus sans la moindre souffrance, à différentes reprises. Depuis avant-hier, un coryza s'est établi ; j'ai été chargé de vous prier d'ajourner votre voyage à la semaine prochaine. » — Je fus appelé le 2 avril. Le coryza avait cessé.

diences, reçut les félicitations de la Cour, et ne rentra à Laecken que plusieurs heures après, toujours par le même chemin.

Les suites d'une pareille imprudence ne se firent pas attendre.

Le lendemain, 14 avril, un fragment se présentait au col. Je le retirai facilement. Mais l'opération ne fut pas continuée. Le malade était sous une influence fâcheuse. Le 16 avril éclatèrent des phénomènes assez graves pour donner de l'inquiétude (1).

Je fus appelé le 20. Des douleurs semblaient annoncer la présence de quelque gravier ; mais ce n'était pas le moment d'introduire des instruments dans la cavité vésicale.

Les choses en étaient au même point le 23. Cependant on insistait pour que l'opération fût reprise. « Les douleurs sont intolérables, disait M. Koepl, l'appétit se perd, la faiblesse augmente. » Je fis observer à mon habile confrère, qu'il n'y avait pas urgence, la pierre se trouvant dans la vessie et non engagée dans le col ; de manière que l'urine pouvait s'écouler librement.

Je représentai qu'il serait imprudent d'agir par une nouvelle manœuvre sur des surfaces irritées, enflammées. On insista, et je refusai formellement d'opérer.

Sa Majesté apprécia les motifs de mon refus, et se résigna à attendre un moment plus favorable. L'opération fut ajournée.

Une nouvelle séance eut lieu le 4 mai. Plusieurs éclats

(1) M. Koepl écrivait le 26 avril : « La journée d'hier était bonne, ainsi que la première moitié de la nuit. Il n'en a pas été de même ensuite : les douleurs sont intolérables et continues. Des spasmes vésicaux, des évacuations fréquentes par l'anus, qui sont d'une nature particulière. Elles sont muco-sanguinolentes, et n'accompagnent pas les selles ordinaires, comme antérieurement. C'est du sang pur. Outre cela, il y a des mouvements fébriles, de l'abattement, de la faiblesse. Pas de frissons. »

furent extraits sans douleur trop sensible. Tout alla pour le mieux. Quelques heures après, je revenais à Paris, où m'appelaient d'impérieux devoirs.

Cependant l'état général du malade laissait beaucoup à désirer : malaise, mauvais appétit, sommeil agité, faiblesse considérable.

Le 5 mai, à 2 heures de l'après-midi, il survint inopinément une sorte de suffocation, avec gonflement spontané de la région épigastrique. Je fus frappé de cette complication nouvelle. Le roi s'en aperçut ; il chercha à me rassurer en disant qu'il avait éprouvé la même chose plusieurs fois, et sans en avoir ressenti des effets fâcheux.

En présence de ces événements, je résolus de suspendre le traitement par la lithotritie. Sur mes instances, la huitième opération fut ajournée.

Ce fut fort bien fait ; car ces suffocations répétées précédèrent de bien près des troubles graves qui éclatèrent dans les poumons, et qui mirent en péril les jours de Sa Majesté.

Mandé de nouveau le 7 mai, je passai à Laecken le 8 et le 9, uniquement pour être agréable au roi, car il ne fallait pas songer à l'opération.

Le 14, bien que l'état du poumon se fût amendé, il y avait encore de la matité. L'opération fut encore ajournée.

Le rectum, le cœur, le poumon étaient successivement affectés, sans cause appréciable ; et les douleurs de la vessie recommençaient dès que ces organes cessaient de souffrir.

« Nous allons bien du côté de la poitrine, m'écrivait M. Koepl, le 6 mai, mais il y a eu ce matin une crise vésicale effroyable. »

Il écrivait le 13 : « La vessie va très-bien, et depuis trente-six heures les urines sont abondantes et de meilleure nature. »

Le 17, je trouvai un mieux sensible du côté des poumons. Une nouvelle pierre, placée derrière le col vésical, occasionnait de violentes douleurs, Malgré sa dureté, elle fut brisée sans difficulté.

Nouvelle séance le 20. Même résultat. Le lendemain, ténesme vésical, qui se termina par l'expulsion d'un fragment de pierre.

Depuis un mois, le roi était dans son lit, couché sur le dos.

Il essaya de se promener dans sa chambre ; mais le ténesme de la vessie reparut aussitôt, avec des besoins fréquents d'uriner et des douleurs en urinant. C'était, en petit, ce qu'on avait observé le 14 avril, à la suite de la course à Bruxelles (1).

Le 5 juin, un fragment de calcul est saisi, broyé et extrait avec facilité.

Le 6 juin, nouvelle séance, excellent résultat. Les organes supportent sans fatigue ces deux opérations faites coup sur coup. Le roi nous disait le 15, que pendant les trois jours qui suivirent, il n'avait pas souffert de la vessie, qu'il n'avait éprouvé ni frisson ni réaction fébrile. Les souffrances locales n'avaient recommencé que le quatrième jour (2).

(1) « L'urèthre et la vessie ont été très-malades, écrivait M. Koepl le 1ᵉʳ juin ; mais les douleurs se calment, les urines sont moins sanguinolentes et rendues plus facilement et en plus grande quantité ; les besoins ne reviennent que toutes les deux ou trois heures. »

(2) A cette date, M. Koepl m'écrivait : « J'ai le regret de vous annoncer que le roi a été pris subitement d'une violente douleur au côté droit de la poitrine, avec oppression, toux, crachats sanguinolents, fièvre, etc. C'est une complication dans le genre de celle du mois passé. » Il écrivait quelques jours après : « Les douleurs sont moindres, mais elles n'ont pas tout à fait cessé. Plusieurs fragments de pierre ont été expulsés avec l'urine ; mais un point douloureux vient de se manifester du côté gauche, avec les symptômes ordinaires : fièvre, oppression, toux, crachats sanguinolents. »

Le 23 juin, état général notablement amélioré ; douleurs locales moindres. L'aspect et le maintien du malade étaient plus satisfaisants. Nous entrions dans une nouvelle période.

Dans une nouvelle séance de lithotritie, qui fut très-bien supportée, plusieurs éclats furent saisis, broyés et en partie extraits.

Le 25, nouvelle opération très-heureuse et à peu près sans douleur. La manœuvre est moins gênée ; le lithoclaste est porté sans difficulté sur divers points de la vessie.

Le 27, on observe des phénomènes qui indiquent la présence d'un fragment au col de la vessie. J'en fis l'extraction. C'était la dernière. Je m'assurai par six opérations pratiquées dans l'espace de quinze jours, avec la plus minutieuse attention, qu'il ne restait plus de matière calculeuse dans la vessie. L'exploration finale fut faite le 17 juillet.

Dans l'intervalle, il survint des troubles fonctionnels de la vessie. Le rectum était douloureux ; le malade et son médecin se préoccupaient beaucoup de cette douleur.

Il était cependant facile de comprendre qu'un organe malade depuis plusieurs années, soumis à des manœuvres douloureuses, et dans les conditions où se trouvait le roi, ne pouvait passer subitement d'un état chronique très-grave à l'état normal. L'art avait détruit les calculs ; mais l'organe restait tel qu'il était auparavant. L'extraction et l'expulsion des débris n'avaient pas modifié les parois de la vessie, dont les altérations profondes donnaient lieu aux troubles fonctionnels.

M. le premier médecin du roi n'envisageait pas les choses à ce point de vue ; il ne se rendait pas compte des phénomènes morbides, après l'expulsion des débris pierreux. Il m'écrivait le 2 août : « Notre malade va mieux ; depuis quelques jours, les douleurs vésicales sont moins continues... Le

malade sort ; son état général se consolide. » Il m'annonçait,
quatre jours après, que cette amélioration ne se soutenait
pas, bien que l'urine eût éprouvé un changement favorable
et que l'état général continuât de s'améliorer (1).

Le premier médecin m'écrivait le 22 septembre 1862 :
« C'est après-demain que le roi fera son entrée à Bruxelles.
Son état général est très-satisfaisant ; il n'en est pas tout à
fait de même de l'affection vésicale. »

Cette affection vésicale, qui avait pris tant de formes,
n'était pas aussi sérieuse qu'on le disait ; et la preuve en est
que Sa Majesté put prendre une grande part aux fêtes publiques qui ont lieu tous les ans en Belgique, à la fin de septembre, et recevoir les délégués de toutes les communes du
royaume, qui venaient lui présenter leurs félicitations sur
son rétablissement. Ce sont là des faits de notoriété publique (2).

(1) Lettre du 22 août : « Les injections et les moyens que nous sommes
convenus d'administrer chaque jour ne réussissent pas. Je n'ai pas encore
exploré la vessie avec l'explorateur. Il faut craindre les accidents. Je ne
suis pas sûr qu'il y ait encore une pierre ; mais je suis convaincu que d'ici
à peu de temps il y en aura une, si la production des phosphates continue
ainsi. Les urines changent parfois de nature, sans rime et raison appré-
ciables. Elles sont alcalines et muco-purulentes. »

(2) Bien que je fusse moralement convaincu, par des explorations répétées, que la vessie ne contenait plus de débris pierreux, le retour obstiné
et la persistance des troubles fonctionnels de la vessie me déterminèrent
à proposer de nouvelles recherches. Je disais à M. Koepl, le 2 août, dans
une lettre confidentielle qui fut communiquée au roi : « Permettez-moi de
parler de l'auguste malade. Le mieux qui s'est opéré dans son état était
prévu, et j'ai la certitude qu'il se consolidera de plus en plus, à mesure
qu'on s'éloignera de l'époque du traitement.

« Vous ne me parlez pas des injections que nous sommes convenus de
faire. Il serait d'autant plus regettable de les négliger, que la quantité des
débris rendus peut donner à penser qu'il y a lieu de s'assurer si de nouveaux dépôts ne se forment pas. Je me mets pour cela à la disposition de
Sa Majesté. » Je ne reçus point de réponse.

Remarques sur cette observation. — Dans le traitement du roi des Belges, il y a trois périodes distinctes :

La première, qui s'étend du 1er mars au 13 avril 1862, comprend le traitement préparatoire et les six premières séances de lithotritie. Elle ne présente rien d'extraordinaire.

Le diagnostic de ce cas compliqué était incomplet. Il fallait procéder un peu à tâtons. La manœuvre, néanmoins, a été régulière, bien supportée ; il n'y a pas eu d'accidents sérieux ; la santé générale, fort ébranlée, s'est notablement améliorée à dater du 12 mars, jour où fut pratiquée la première opération.

La deuxième période commence le 16 avril et finit le 17 juillet. Dans l'intervalle il s'est produit des phénomènes généraux très-divers, dont quelques-uns fort graves. Les médecins se sont préoccupés spécialement du cœur, du rectum et surtout du poumon. L'application de la lithotritie, dans cette période, n'a été qu'accidentelle et tout à fait secondaire.

La complication des phénomènes morbides, provenant d'organes, autres que la vessie, donnait lieu à une confusion inévitable. Ceux qui n'ont pas été témoins des faits ne peuvent s'en faire une idée. Ce qu'il y a de certain, c'est que les témoins de tous les jours et de toutes les heures, qui ne perdaient pas le malade de vue, cherchèrent vainement à débrouiller cette confusion, qui persista même après le traitement par la lithotritie, ainsi que l'atteste la lettre de M. Koepl alléguée ci-dessus.

A ne considérer que le traitement local, trois circonstances des plus défavorables étaient réunies dans ce cas : le nombre des pierres ne permettait pas d'en déterminer la durée ; les lésions organiques et la déformation de la cavité vésicale rendaient les manœuvres difficiles et douloureuses; les désordres dans les principales fonctions obligeaient d'interrompre le traitement. J'ai essayé de faire la part de chacune de ces influences.

Dans ce long traitement, il y a eu seize séances de lithotritie et huit explorations préliminaires et finales.

La durée de chaque opération n'a pas dépassé deux minutes. Si on additionne ces fractions de temps, on voit que l'instrument lithotriteur n'a pas séjourné dans la vessie plus de 50 minutes.

Les opérations ont été supportées avec un courage admirable. L'opérateur recevait souvent les encouragements du malade.

Quand on procède avec prudence et douceur, les souffrances sont tolérables, et l'on prévient les phénomènes de réaction. Si l'on excepte la première séance, les malades se trouvent généralement mieux, pendant quelques heures et même plusieurs jours de suite, après l'opération. M. Kœpl a remarqué qu'après chaque séance, les souffrances étaient notablement moindres, pendant 24 ou 36 heures.

La troisième période comprend les suites du premier traitement, la récidive de la pierre et la deuxième opération.

Si le roi eût été un simple mortel, il y a grande apparence que cette troisième période serait passée inaperçue. Du moins ne présente-t-elle qu'un intérêt secondaire, au point de vue des applications de l'art et de la marche des phénomènes morbides.

Le calcul était petit et friable. Il a suffi de trois séances pour le morceler. La manœuvre a été parfaitement supportée, comme il arrive, toutes les fois que le malade a subi un premier traitement. Le calme ne tarda pas à se rétablir après l'extraction de la pierre, parce que les organes étaient dans de meilleures conditions, et sous l'influence du traitement primitif. C'est un fait connu de tous les chirurgiens, qu'un calculeux guérit plus facilement à la seconde opération, soit par la taille, soit par la lithotritie.

Récidive de la pierre. — Traitement. — Nos prévisions étaient fondées. La pierre se reproduisit. Neuf mois après le premier traitement, le roi éprouva, non plus des troubles passagers dans les fonctions de la vessie et du rectum, mais les symptômes d'une seconde pierre. L'art fut obligé, d'intervenir de nouveau. Un habile chirurgien de Berlin fut consulté. On n'a pas dit ce qu'il avait tenté. Ce qu'il y a de certain, c'est que les phénomènes morbides persistèrent et s'aggravèrent de jour en jour.

Déjà Sr. J. Clark, envoyé à Bruxelles par la reine d'Angleterre, pendant le premier traitement, m'avait demandé mon opinion motivée sur l'état du roi. Ma réponse a peut-être suggéré l'idée d'envoyer auprès de Sa Majesté mon ami le docteur Henri Thompson. Ce dernier découvrit aussitôt, près du col de la vessie, un petit calcul friable.

On laissa croire au malade, pour calmer ses inquiétudes, qu'il s'agissait d'un fragment échappé à la première opération, et qui *s'était fixé dans les parois de l'urèthre* (1).

M. Thompson, dans une lettre qu'il m'écrivait le 12 juin 1863, à l'époque même de l'opération, déclare que son opinion personnelle, conforme à celle des docteurs Koepl et Vimmer, médecins du roi, est que ce calcul était de formation nouvelle. La présence de ce calcul dans la vessie occasionnait les accidents habituels, qui s'aggravèrent rapidement, comme il arrive dans les cas de récidive.

____

(1) Un ancien a dit : « Il faut, autant qu'on le peut, éviter le commerce des princes ; mais, si l'on est appelé auprès d'eux, il faut leur dire la vérité. » Je n'ai point à regretter d'avoir suivi ce conseil.

Deux séances de lithotritie, avec le lithoclaste à mors plats, à quatre jours d'intervalle, suffirent pour morceler ce petit calcul friable. Les principaux débris furent expulsés avec l'urine. Les autres furent brisés six jours après, le 18 juin. Les manœuvres opératoires ne présentèrent pas de difficultés sérieuses; du moins M. Thompson n'en fait pas mention dans sa lettre, qu'il termine ainsi : « J'espère, mon cher maître, que vous approuverez les procédés de votre élève ; je désire seulement fournir une nouvelle preuve de l'efficacité de la lithotritie dans un cas qui n'est pas des plus faciles. » Naturellement la convalescence fut moins longue après le deuxième traitement. L'état local étant moins grave, et les opérations ayant été moins nombreuses, la vessie devait reprendre plus facilement ses fonctions normales. Cette déduction paraît avoir échappé à la sagacité de quelques médecins.

Quelques journaux anglais se sont singulièrement mépris en rendant compte du second traitement sous ce titre : *Honours to english Surgery*. Le journal *The Lancett*, du 16 juillet 1864, raconte de quelle manière le roi Léopold a récompensé M. H. Thompson, et il ajoute: « Le cas, comme on se le rappelle, était des plus difficiles et entraînait une grande responsabilité; et l'on sait enfin dans toute l'Europe, que M. Civiale, de Paris, et le célèbre chirurgien allemand Langenbeck avaient été tous deux mandés quelque temps auparavant, et avaient échoué, après de patients efforts. » Les détails qui précèdent nous dispensent de toute rectification. En reprenant la thèse qu'elle avait soutenue un an auparavant pour établir la supériorité de la chirurgie britannique sur celle des nations voisines, la feuille anglaise a oublié que la véracité est d'obligation pour ceux qui écrivent l'histoire.

Lorsque je me suis trouvé auprès de grands personnages, je me suis rappelé Solon qui dit : « Il ne faut pas approcher les princes, mais quand ils vous appellent il faut toujours les conseiller le mieux qu'on peut et ne leur dire jamais que la vérité. »

On peut s'offenser d'un langage qui est peu connu dans les hauts lieux, mais il ne faut pas moins le respecter, surtout lorsqu'il s'agit de la vie.

On m'a fait presque un crime de lèse-majesté d'avoir dit que la pierre pourrait se reproduire si l'on négligeait les moyens propres à l'expulser. La pierre s'est reproduite un an après : une nouvelle opération est devenue nécessaire. Ce fait a eu plus d'influence que mes paroles. Le roi, passant à Paris en 1864, me fit dire qu'il ne négligeait pas le régime que je lui avais prescrit, et qu'il n'y avait manqué que deux ou trois fois.

FIN DE LA PREMIÈRE PARTIE

Sceaux (Seine). — Typographie de E. Dépée.

DEUXIÈME PARTIE

DE LA CYSTOTOMIE

Considérations préliminaires.

Comme tous les calculeux ne peuvent être traités par la lithotritie, j'ai dû, dès le début de ma pratique, m'occuper aussi des anciennes méthodes. Mes premières recherches sur la cystotomie se trouvent résumées dans deux ouvrages antérieurs (1).

J'ai étudié surtout cette opération au point de vue pratique, comme une méthode restreinte, mais utile dans les cas réfractaires à la lithotritie. C'est parce que j'ai compris de bonne heure l'utilité qu'il y aurait pour les praticiens à étudier comparativement les deux méthodes, que j'ai mis en regard, dans le *Parallèle*, les moyens respectifs d'explorations

---

(1) Voir le *Parallèle* et le *Traité de l'Affect. calcul.*; mon premier *Traité de la Lithotritie*, 1827; un Mémoire lu à l'Académie de médecine en 1826; un autre Mémoire lu à l'Académie des sciences en 1831, et le Catalogue de ma collection.

préliminaires, d'application aux cas simples et aux cas compliqués, aux femmes et aux enfants, ainsi que les accidents immédiats et consécutifs, et les résultats qu'on obtient, sans oublier la mortalité et les causes de mort. Pour compléter le parallèle, j'ai aussi comparé les deux opérations sous le rapport des erreurs et des fautes qui peuvent être commises, de la durée du traitement et des récidives.

Après avoir comparé les deux méthodes, la taille et la lithotritie, j'ai fait le parallèle des divers procédés de cystotomie périnéale et hypogastrique ; et je me suis efforcé de caractériser chaque méthode en particulier, d'après les déductions tirées de ce parallèle.

J'ai mis aussi en pleine évidence un fait pratique qui m'avait frappé dans plusieurs opérations, mais dont l'importance ne s'est révélée qu'à la suite de l'étude comparative des deux méthodes.

Il est incontestable que la cystotomie s'est perfectionnée considérablement depuis l'introduction de la lithotritie dans la pratique chirurgicale. Les procédés et les instruments de la lithotritie fournissent aux chirurgiens des moyens d'exploration qui n'étaient pas connus il y a cinquante ans.

Les chirurgiens qui nous ont précédé n'avaient d'autre moyen d'exploration directe, pour établir le diagnostic, que le cathétérisme ordinaire, dont j'ai déjà cent fois prouvé l'insuffisance. Les nouveaux moyens d'explorer la vessie ont facilité tout ensemble le diagnostic et la manœuvre opératoire. Les explorations régulières et complètes dévoilent des complications qui échappaient autrefois, et font connaitre, avant l'opération, les principaux caractères de la pierre, les dispositions de l'urèthre et de la cavité vésicale ; elles fournissent par là aux cystotomistes des indications essentielles sur l'opportunité du traitement et pour le choix du procédé opératoire ; en outre, les instruments lithotriteurs donnent le moyen d'extraire par l'urèthre, après l'opération, les débris pierreux qui échappent quelquefois aux tenettes (1).

En dernier lieu, le morcellement des grosses pierres dans la vessie, d'après le principe fondamental de la lithotritie, a écarté les difficultés majeures et les dangers les plus redoutables de la cystotomie.

La lithotritie a eu pour effet d'attirer plus particulièrement l'attention des chirurgiens sur les maladies des organes urinaires, et notamment sur les moyens de traiter les calculeux.

Depuis que la cystotomie n'est pas la méthode unique de traiter les calculeux, elle a été l'objet d'un nombre infini de recherches. Jamais on ne vit autant de moyens et de procédés divers pour l'opération de la taille, qu'on nous en a proposé depuis quarante ans. Dupuytren disait en 1812, dans sa remarquable thèse sur la cystotomie : « Les méthodes et les procédés de taille paraissent être arrivés au degré de perfection dont ils sont susceptibles : de nouvelles méthodes et de nouveaux procédés ne seraient que des recherches superflues et inutiles. » Combien ce chirurgien se trompait !

Quelques années après parut la taille recto-vésicale, dont l'idée remonte à Végétius, et que Dupuytren lui-même considéra comme un progrès. Plus tard ce fut la taille bi-latérale, d'origine très-ancienne, qui fixa particulièrement l'attention de Dupuytren. A ses yeux, cette nouvelle méthode réalisait un progrès considérable. Vinrent ensuite la taille quadrilatérale, qui a eu ses promoteurs, la taille médio-bilatérale, qui a sa raison d'être, et la taille prérectale, ainsi nommée parce que c'est à travers la paroi antérieure du rectum qu'on arrive jusqu'au sommet de la prostate.

(1) Voir le *Parallèle*, p. 371.

Les procédés de taille, et partant les moyens imaginés sont en si grand nombre, qu'il en résulte une grande confusion dans la pratique. On trouve à peine deux cystotomistes qui opèrent d'après le même procédé, non-seulement à Paris, mais à Londres, à Saint-Pétersbourg, à Berlin et à Vienne. Cette richesse de procédés ne tourne pas toujours à l'honneur et au profit de l'art (1).

Les nouvelles combinaisons portent en général sur la manière de pénétrer dans la vessie par une voie artificielle; mais ce n'est là qu'une partie de la cystotomie, la mieux connue, la plus sûre et la mieux réglée.

On s'est beaucoup moins occupé des derniers temps de l'opération, qui sont assurément les plus difficiles et les plus graves. C'est ainsi qu'on a négligé la manière d'introduire les instruments par la plaie, de saisir la pierre et d'en faire l'extraction, comme si ces derniers temps de la manœuvre n'étaient pas ceux qui présentent les principales difficultés et qui peuvent occasionner les plus graves accidents. Or, ce sont ces manœuvres qui avaient surtout besoin d'être réglées.

Les proportions de cet ouvrage ne me permettent pas de reproduire, même en abrégé, les principales manières de pratiquer la cystotomie. Je m'arrêterai seulement à celui des procédés connus qui me parait mériter la préférence dans l'état actuel de la chirurgie ; et j'exposerai en même temps les améliorations qui ont été introduites récemment dans cette branche de la médecine opératoire.

La taille périnéale latéralisée n'a pas subi d'amélioration notable depuis trente ans. J'en dirai autant de la taille sus-

____

(1) La taille périnéale a été appliquée d'après la méthode de l'écrasement linéaire. Un enfant de trois ans a été opéré ainsi. (*France médicale,* 1861, p. 213.)

pubienne. Pour les deux, je ne puis que renvoyer le lecteur à mon Exposé de 1836 (1).

Je consacrerai un article spécial à l'examen d'un nouveau procédé de cystotomie, qui a reçu la dénomination de *taille prérectale*, après avoir exposé brièvement les procédés les plus recommandables de la cystotomie périnéale et hypogastrique.

(1) Voir *Parallèle*, p. 187-202 et 392-398.

CHAPITRE PREMIER

CYSTOTOMIE SUS-PUBIENNE

Utilité de cette méthode. — Manœuvre compliquée. — Simplification. — Instruments. — Procédé opératoire. — Appréciation de la taille sus-pubienne. — Avantages de cette méthode. — Objections. — Suites de l'opération. — Infiltration urineuse. — Sonde à demeure. — Injections. — Autres accidents.

Utilité de cette méthode. — La cystotomie hypogastrique, en tant que méthode chirurgicale, a éprouvé bien des vicissitudes. L'inventeur de cette opération la considérait lui-même comme une témérité (1).

Cent fois, depuis son origine, elle a été adoptée et défendue avec ardeur, puis repoussée et attaquée avec acharnement. Appliquée suivant les règles par d'habiles opérateurs, elle a donné des résultats merveilleux. En des mains tout aussi habiles, mais dans d'autres conditions sans doute, elle a produit des accidents formidables. A peu près proscrite de la pratique actuelle, elle occupe une très-petite place dans l'enseignement de la chirurgie.

Malgré les succès obtenus par le morcellement des grosses pierres dans la vessie, après la taille périnéale, l'opération de la cystotomie sus-pubienne doit être conservée.

(1) « Le patient fust guary, et la playe consolidée. Combien je ne conseille à personne d'ainsi faire. » (Franco, *Traité des hernies*, p. 139.)

Manœuvre compliquée. — En 1825 et 1826, j'eus souvent l'occasion d'assister à des opérations de taille pratiquées d'après cette méthode par un praticien exercé (Souberbielle). Je les suivais avec d'autant plus d'intérêt que cette méthode me semblait applicable aux cas réfractaires à la lithotritie.

Je ne tardai pas à m'apercevoir que les manœuvres compliquées de cette opération pouvaient être simplifiées. On pratiquait le plus souvent au périnée une incision appelée boutonnière, pour introduire et placer plus commodément la sonde à dard et faciliter. l'écoulement de l'urine après l'opération.

Cette incision préalable, considérée jusque-là comme un perfectionnement, me parut inutile.

Il suffisait de rendre la courbure de la sonde à dard plus courte et plus brusque, pour la faire glisser entre la pierre et la face antérieure de la vessie, de manière à en faire saillir l'extrémité derrière le pubis.

Simplification. — Une sonde flexible, de moyen calibre, placée convenablement et fixée dans l'urèthre, suffit très-bien pour l'écoulement des urines. Lorsque l'urèthre a été préparé à ce séjour, la sonde est très-bien supportée pendant quatre ou cinq jours, et fonctionne parfaitement. Par conséquent il n'y a pas à redouter les accidents de l'infiltration urineuse.

On se servait, pour diviser la ligne blanche et pour soutenir les parois de la vessie pendant la manœuvre, d'instruments imparfaits, qui sont avantageusement remplacés par l'aponévrotome et le gorgeret suspenseur.

Comme la manœuvre opératoire de la taille hypogastrique n'a pas subi, que je sache, depuis 1838, de changements importants, je n'ai pas besoin de reproduire ici ce qui a été exposé dans le *Parallèle* (1).

Mes premières recherches m'amenèrent à supprimer la *boutonnière* qu'on pratiquait alors au périnée, avant l'opération, pour le passage de la sonde à dard et l'écoulement consécutif de l'urine.

Aux malades opérés d'après cette méthode, j'appliquai le traitement préparatoire de la lithotritie ; la présence de la sonde en permanence dans le canal de l'urèthre, après l'opération, fut beaucoup mieux supportée. Ces opérés étaient couchés sur un plan incliné, de façon que le bassin fût plus haut que les lombes. Cette position est particulièrement indiquée chez les malades très-gras.

Instruments. — Il faut ajouter ici quelques remarques sur les instruments employés dans cette opération.

La sonde à dard que j'ai adoptée diffère en plusieurs points de celle de frère Côme. La courbure de l'ancienne sonde est d'un rayon beaucoup plus étendu. Introduite dans la vessie par une boutonnière au périnée, on réussit toujours, en la poussant le long de la face postérieure du pubis, à la placer entre la pierre et la face antérieure de la vessie. En ponctionnant celle-ci au point correspondant au bec de la sonde, on pénètre forcément dans la cavité abdominale. De là les lésions du péritoine.

La sonde à dard dont je me sers a une courbure d'un rayon beaucoup plus court. Il suffit d'abaisser son extrémité externe entre les cuisses du malade : elle chemine le long de la face antérieure de la vessie, et son bec vient faire saillie vers le milieu de la plaie tégumentaire ; on la reconnaît par

(1) P. 194 et 394, pl. III.

le toucher quand elle n'est pas visible, et l'on évite ainsi la lésion du péritoine.

L'ancienne sonde à dard, d'un volume à peu près pareil à celui des sondes ordinaires, est trop faible, et peut ployer ou se rompre : elle a de plus l'inconvénient grave de laisser le liquide de l'injection s'échapper entre le dard et la canule. J'ai évité ce double inconvénient en augmentant le volume de la sonde et en ajoutant à son extrémité externe une boîte à cuir, semblable à celle qu'on voit à l'extrémité externe du trilabe.

Dans l'ancienne sonde, le dard sort du centre même de son extrémité vésicale. Scarpa et d'autres se sont préoccupés de cette disposition vicieuse. En faisant sortir le dard du côté de la concavité de la sonde, on obtient du côté opposé une saillie qui offre un point d'appui aux doigts du chirurgien, et qui soutient en même temps les parois de la vessie. L'expérience a confirmé l'utilité de ces dispositions.

Le gorgeret suspenseur présente aussi des avantages réels. La gouttière, large et évasée, qu'on remarque sur la portion droite de sa tige, facilite l'introduction du doigt et des tenettes dans la vessie, en même temps qu'il préserve l'angle supérieur de la plaie des lésions que pourraient occasionner la manœuvre et l'extraction de la pierre.

Le manche en bois, adapté à son extrémité externe, offre à l'aide chargé de le tenir un point d'appui solide.

S'il est nécessaire de refouler en haut l'angle supérieur de la plaie, pour en allonger les lèvres et agrandir l'ouverture, la forme unie et arrondie de la convexité correspondant à la gouttière permet d'employer une forte pression sans léser les tissus.

L'aponévrotome à lame courte, fortement courbée, à bouton olivaire aplati, dont je me sers pour diviser la ligne blanche, de bas en haut et de dedans en dehors, remplace avantageusement d'autres moyens d'une efficacité problématique. L'aponévrotome, guidé par une connaissance exacte des dispositions anatomiques du péritoine derrière le pubis, contribue à donner à la manœuvre la régularité et la précision qui lui manquaient.

Le chirurgien déterminera, avant d'opérer, la disposition de la face antérieure et du sommet de la vessie. Il n'oubliera pas surtout que ce viscère peut être incliné à droite ou à gauche, et qu'on peut faire l'incision à côté.

Procédé opératoire. — Les temps essentiels de la manœuvre sont : la division de la ligne blanche, la ponction de la vessie, l'incision de sa face antérieure et le placement du gorgeret suspenseur.

L'opérateur, placé à la droite du malade, fait une incision de 5 centimètres de longueur, dont la profondeur varie ainsi que l'étendue, suivant l'embonpoint du patient. Il divise par cette première incision les téguments et les tissus qui recouvrent la ligne blanche. L'aponévrose mise à nu, l'indicateur de la main gauche étant sur le bord du pubis, le long de ce doigt il dirige un bistouri droit avec lequel il divise l'aponévrose de bas en haut, dans une étendue de 10 à 15 millimètres ; puis, remplaçant le bistouri par l'aponévrotome, sans déplacer le doigt, il introduit par l'ouverture ainsi pratiquée l'extrémité olivaire de l'instrument derrière la ligne blanche.

La concavité de la lame et l'olive qui la surmonte étant tournées en haut, vers l'ombilic, il les pousse dans cette direction, et, par de petits mouvements saccadés, il divise la ligne blanche sans crainte de léser le péritoine, que l'extrémité olivaire de l'aponévrotome refoule et chasse devant le tranchant de la lame. Une incision de quatre à cinq centimètres suffit le plus souvent. L'opérateur saisit alors, de la main droite, le pavillon de la sonde à dard qui était confié à un aide ; il l'abaisse encore entre les cuisses du malade, et petit à petit l'extrémité vésicale de l'instrument se rapprochant de plus en plus du pubis, fait, vers le milieu de la plaie, une saillie que l'œil ou le doigt constate facilement.

Avec le pouce, l'indicateur et le médius de la main gauche, l'opérateur saisit l'extrémité interne de la sonde, en ménageant un espace pour la sortie du dard, de façon à n'être point blessé. On emploie quelquefois une canule conoïde recourbée pour coiffer l'extrémité du porte-dard (1). C'est une ressource précieuse dans les cas de plaie profonde.

Pour résumer, l'opérateur tient de la main droite le pavillon de la sonde à dard, dont l'extrémité vésicale est fixée entre les doigts de la main gauche. Sans déplacer ses mains, il porte cette extrémité en avant vers le pubis, ou en arrière, vers l'angle supérieur de la plaie, suivant la nécessité, et, tout étant prêt, il commande à l'aide placé entre les jambes du malade, de pousser le dard, qu'il fait sortir de la gaîne de 6 à 8 centimètres, selon la profondeur de la plaie.

Cela fait, l'opérateur remet de nouveau à l'aide le pavillon de la sonde, et de la main droite il prend un bistouri ordinaire dont il insinue la pointe dans la rainure du dard ; puis, le poussant d'arrière en avant et de haut en bas, il divise la face antérieure de la vessie, depuis le point où elle a été piquée jusqu'au voisinage du col ; après quoi, il quitte le bistouri et il introduit, à côté du dard et de sa gaîne, l'indicateur de la main droite dans la cavité vésicale, tourne sa face palmaire en haut, vers l'angle supérieur de la plaie, et, en le fléchissant, il forme un crochet qui suspend solidement la paroi de la vessie. Alors l'aide fait rentrer le dard dans sa

(1) Voir le *Parallèle*, pl. III, fig. 8, p. 486.

gaîne et retire l'appareil. De la main gauche, l'opérateur saisit le gorgeret suspenseur, le fait glisser le long de l'indicateur de la main droite et le place à l'angle supérieur de la plaie, à côté du doigt, qu'il retire au fur et à mesure. Dans certains cas, on trouve plus commode d'intervertir les rôles des deux mains. Lorsque le suspenseur est placé dans la vessie, un aide, placé à la gauche du malade, le prend et le tient immobile dans une direction perpendiculaire et légèrement inclinée en haut, ou sur le côté, de façon à ne pas gêner la manœuvre pour l'introduction des tenettes et l'extraction de la pierre.

Revenons un moment sur la division de la face antérieure de la vessie, division qui offre des difficultés, alors même que le sommet de la vessie est fixé solidement par les doigts de l'opérateur appliqués sur le bec de la sonde. Si le volume de la pierre exige une grande ouverture, l'incision sera faite en deux temps. Dans le premier, la vessie est ouverte de manière à permettre l'introduction du doigt dans la cavité pour y placer le suspenseur ; dans le second, le doigt est de nouveau introduit le long de la gouttière du suspenseur, pour apprécier le volume de la pierre. Si la première incision est insuffisante, la pulpe du doigt appuyée fortement sur la gouttière du suspenseur porte en haut, vers l'ombilic, l'angle supérieur de la plaie et allonge la face antérieure de la vessie : la portion de cette face voisine du col, non encore divisée, est portée en arrière, et, au moyen d'un bistouri droit et boutonné, l'incision est prolongée en avant autant qu'il est nécessaire.

Il faut se garder de toucher au plexus veineux qui existe au-dessus du col vésical. Le tissu cellulaire qui recouvre cette portion de la vessie peut être divisé sans inconvénient. L'important, c'est que le sommet de la vessie reste entre les doigts du chirurgien ; s'il lui échappe, le viscère

s'affaisse et l'extrémité du porte-dard fait saillie au milieu
de la plaie. Cet accident, parfois très-sérieux, a surtout fixé
l'attention de Scarpa. Ce chirurgien propose, pour l'éviter,
de commencer la division de la face antérieure de la vessie à
quelques millimètres du point où le dard fait saillie. Mais on
aurait ainsi deux ponctions : l'une dé dedans en dehors par
le dard, l'autre de dedans en dehors par le bistouri, qu'on
pousse dans la rainure de la sonde. De plus, lorsque la plaie
est très-profonde, on peut manquer la rainure, même en la
supposant élargie. D'autres ont proposé d'augmenter la surface de l'extrémité du porte-dard, qui est alors formé de
deux parties mobiles, ou de l'armer de pointes que l'on en-
fonce dans le tissu de la vessie.

Revenons à la manœuvre. Le chirurgien, qui a ses deux
mains libres, introduit le doigt indicateur dans la vessie, reconnait la position de la pierre, constate encore une fois son
volume et s'assure que l'ouverture est suffisante. Puis il
choisit des tenettes convenables, les introduit dans la vessie,
le long de la gouttière du suspenseur, et après avoir chargé le
calcul, il s'assure, au moyen du doigt, qu'il est bien placé dans
l'instrument, et que rien ne s'oppose à son extraction. Celle-ci
exige moins d'efforts que dans la taille périnéale, les lèvres
de la plaie hypogastrique étant plus dilatables. Cependant,
des parois vésicales épaisses et dures offrent une grande
résistance. On a même proposé d'inciser la vessie en travers,
soit d'un seul, soit des deux côtés. Comme la ligne blanche
peut aussi faire obstacle au passage de la pierre, on a proposé de pratiquer l'incision transversale des muscles droit et
pyramidal (1).

Hormis les cas de grosse pierres et de tension exagérée des
tissus, l'extraction est facile et sans danger, pourvu qu'elle

____

(1) Voir *Leçons orales* de Dupuytren, liv. II, p. 367.

soit pratiquée lentement. En dilatant la plaie graduellement, on évite les déchirures, en même temps qu'on obtient un plus grand écartement des lèvres.

Appréciation de la taille sus-pubienne. — La cystotomie sus-pubienne, malgré tous ses avantages, doit être considérée comme un procédé exceptionnel, et non comme une méthode générale de traiter les calculeux.

Avant la lithotritie, la cystotomie sus-pubienne était réservée pour les cas où l'on présumait que la pierre ne sortirait point par le périnée. Mais, comme les moyens d'exploration étaient insuffisants, on n'obtenait que des notions imparfaites sur le volume de la pierre et l'état des organes.

Aujourd'hui l'opérateur n'a recours à la taille sus-pubienne que lorsque le volume de la pierre ou les lésions du col vésical s'opposent à l'application de la lithotritie.

Si l'on compare les deux procédés, la taille hypogastrique l'emporte de beaucoup sur la taille périnéale par la simplicité des préparatifs : le malade est libre, et c'est un avantage que Deschamps a justement apprécié : « Il serait à désirer, dit ce célèbre chirurgien, que l'on pût épargner au malade l'horreur de se voir lié et garrotté comme un criminel. Mais peut-on assez compter sur sa fermeté pour espérer qu'il ne troublera pas l'opération ? Quel homme, dans de pareils moments, est assez sûr de son courage (1) ? »

Mêmes avantages pour l'ouverture qui doit mettre la vessie à la portée des instruments. Le chirurgien est guidé par le toucher et par la vue dans la plupart des cas. Dans la taille périnéale, au contraire, après l'incision tégumentaire, l'opérateur est réduit aux notions de son expérience et du

(1) *Traité de la Taille*, t. III, p. 61.

mécanisme des instruments. Toute sa dextérité n'empêche pas qu'il puisse léser les organes importants.

J'ai cité dans un autre ouvrage des exemples d'accidents graves, tels que la lésion des parois postérieure et inférieure de la vessie, des uretères, du péritoine (1). Quoique la division du col vésical soit effectuée par des procédés mécaniques, il n'est pas moins vrai que, malgré toute la précision des instruments, l'ouverture ainsi pratiquée ne réunit pas toujours les conditions voulues, et que l'intervention ultérieure de la main armée du bistouri pour agrandir la plaie n'est ni aussi facile ni aussi sûre que dans la taille sus-pubienne. Sans compter que chez les calculeux d'un âge avancé, le col vésical, outre ses altérations habituelles, est le siége de productions morbides, qui changent totalement ses dispositions normales. Le chirurgien n'en sait rien avant l'opération. De là tant de graves méprises.

Dans la taille hypogastrique, on ne divise que les téguments, la ligne blanche et les tissus cellulaires. Les fibres principales de la couche musculeuse de la vessie sont seulement écartées, et il n'y a de divisés que quelques faisceaux musculeux de sa couche intérieure.

Dans la taille périnéale, après avoir divisé les tissus du périnée et ouvert le canal de l'urèthre, il faut, pour pénétrer dans la cavité vésicale, porter l'instrument tranchant sur la partie la plus profonde de l'urèthre, où la réunion des organes les plus importants forme le col de la vessie. Ce col, qui reste intact dans la taille hypogastrique, et qui est divisé, tiraillé, déchiré même dans la cystotomie périnéale, forme la partie la plus importante de l'appareil urinaire; il est le siége des principales lésions organiques.

La taille sus-pubienne ouvre une voie large à travers des

(1) *Parallèle*, p. 229.

tissus dilatables ; l'introduction des instruments et des doigts de l'opérateur est généralement facile.

Quant à l'extraction du calcul, avec de l'expérience et de l'habileté, l'opérateur peut la régler à son gré, écarter ou prévenir tous les obstacles.

Dans la taille périnéale, au contraire, l'ouverture est petite, il faut dilater la plaie pour introduire le doigt et les instruments. On ne sait jamais si la pierre est bien placée dans les tenettes ; il faut la lâcher et la reprendre, et exercer, quand on la tient, des tractions violentes qui produisent inévitablement des désordres.

La recherche de la pierre au moyen des tenettes n'est pas aussi simple, dans les tailles périnéales, que les auteurs le prétendent. Dans les cas les plus simples, il se présente des difficultés qui renversent toutes les prévisions de la théorie. Rien de pareil dans la taille sus-pubienne ; le chirurgien peut explorer à son aise et écarter toutes les difficultés qui se présentent.

Voici une autre particularité qu'il faut noter pour éviter des méprises, lorsqu'on pénètre dans la vessie par le périnée, surtout quand on s'approche de l'anus, comme on le conseille dans la taille prérectale.

Les tenettes, introduites de bas en haut et d'avant en arrière, en pénétrant dans la vessie, refoulent vers la concavité du sacrum la saillie que forment la prostate tuméfiée, les tumeurs fongueuses et le soulèvement du rebord postérieur du trigone. En déprimant cette saillie, qui prend quelquefois la forme d'un rideau transversal, on couvre la pierre logée dans le fin fond de la vessie, où elle échappe aux tenettes, ainsi que Delpech l'a éprouvé. Cette disposition du col vésical est à considérer dans la lithotritie aussi bien que dans la cystotomie périnéale. On peut la négliger ou l'annuler dans la taille hypogastrique.

Avantages de cette méthode. — Objections. —
A ne considérer que l'application, la taille sus-pubienne réunit les meilleures conditions : la manœuvre est facile, une large voie est ouverte à la pierre, on n'intéresse point d'organes essentiels, et l'on évite bien des difficultés inséparables de la taille périnéale. Pourquoi donc cette méthode est-elle comme frappée de réprobation ?

Les accidents consécutifs seraient-ils de nature à justifier l'aversion des chirurgiens ? Peut-être. Les principaux accidents qui se présentent dans le cours de l'opération sont l'hémorrhagie et la lésion du péritoine. On a tout fait pour prévenir l'hémorrhagie ; mais l'hémorrhagie est très-fréquente dans la taille sus-pubienne. La lésion du péritoine peut avoir lieu dans la taille hypogastrique. Je l'ai observée deux fois ; et de même d'autres chirurgiens des plus habiles qui avaient pris toutes sortes de précautions pour l'éviter. Cette lésion se produit surtout lorsqu'on opère sans conducteur, ou encore lorsqu'avec une sonde à dard d'une courbure trop prononcée, on incise la paroi antérieure de la vessie trop près du sommet de ce viscère. Il peut aussi y avoir rupture ou déchirure de la membrane péritonéale pendant l'extraction de la pierre. J'en ai observé un cas ; Morand en cite un autre. Il faut garantir en conséquence l'angle supérieur de la plaie.

La lésion du péritoine est de tous les accidents le plus grave. Une masse intestinale, qui fait saillie dans la plaie, trouble nécessairement l'opérateur et peut mettre obstacle à l'opération. Dans ce cas, le sacrum fortement relevé facilite la rentrée des intestins, ainsi que la compression qu'un aide intelligent doit exercer aussitôt sur l'ouverture péritonéale. La lésion est moins grave lorsqu'on empêche l'urine de pénétrer dans la cavité abdominale. Une femme dont parle Scarpa vécut pendant quarante jours avec une pareille lésion. Un de mes opérés, dans le même cas, guérit parfaitement. Le Dr Oudet, dont j'ai rapporté l'observation, et plusieurs malades opérés dans les hôpitaux, se sont rétablis après une longue convalescence.

Suites de l'opération. — Dans tout procédé opératoire, ce sont les suites de l'opération qu'il faut avant tout considérer.

Elles diffèrent notablement dans la taille, suivant la méthode qu'on applique. Signalons les désordres qui résultent de l'infiltration de l'urine. Il faut distinguer, parmi les causes de cet accident, celles qui sont inhérentes à la méthode, celles qui tiennent au procédé employé, et celles qui sont du fait de l'opérateur. Sans cette distinction, on ne saurait déterminer la valeur réelle des méthodes opératoires.

Notons d'abord qu'on attribue souvent à l'infiltration urineuse la phlegmasie vague du tissu cellulaire pelvien. On confond encore avec l'infiltration urineuse l'inflammation de la vessie, que Boyer et d'autres chirurgiens regardent comme le plus grave accident de la taille.

Il est certain que le contact de l'urine avec la plaie contribue à la production des désordres ; mais il faut en chercher l'origine dans la manœuvre même, dans les recherches réitérées pour saisir la pierre et dans les violences exercées sur les lèvres de la plaie pendant l'extraction. Quoi qu'il en soit, le chirurgien doit s'attacher surtout à détourner un pareil accident. J'ai dit que plusieurs chirurgiens, après avoir divisé la ligne blanche, portent le doigt derrière le pubis entre cet os et la paroi antérieure de la vessie, et qu'ils décollent la masse du tissu cellulaire adhérent. Cette manœuvre inutile favorise notablement l'infiltration d'urine.

Au lieu donc de confondre et déchirer ce tissu lâche, il faut le diviser simplement avec un bistouri, en prolongeant vers le pubis l'incision pratiquée à la face antérieure de la vessie.

Si la manœuvre est irrégulière et pénible, ou trop prolongée, si les tissus sont violentés, une réaction inflammatoire se produira, sous l'influence de laquelle se fera l'infiltration urineuse.

Infiltration urineuse. — L'infiltration d'urine, avec ses conséquences, dépend en grande partie du traitement consécutif à l'opération. Ici quelques observations seront opportunes.

Je disais, en 1836 (1), que dans la taille hypogastrique, le malade n'est pas aussi favorablement placé pour l'écoulement de l'urine que dans la taille périnéale. Dans celle-ci, l'ouverture répondant au point le plus déclive de la vessie, favorise l'écoulement de l'urine; à moins qu'il n'y ait des contractions des lèvres et des tissus environnants ou des caillots sanguins et des masses de mucus, une grosse sonde fixée dans la plaie soustrait celle-ci au contact de l'urine, abrége la durée de la convalescence et assure le succès de l'opération. On prévient ainsi l'accumulation de l'urine dans la vessie et les efforts de contraction que fait l'opéré pour l'expulser.

Dans la taille hypogastrique, la vessie reste inerte ou se contracte irrégulièrement. Dans la partie la plus déclive séjourne une certaine quantité d'urine qui baigne la plaie. Ce contact permanent entraîne des désordres dont Douglas et d'autres chirurgiens avaient entrevu la gravité, mise hors de doute par la pratique de nos jours.

Il ne faut pas toutefois se hâter de conclure, avec quelques chirurgiens, que l'infiltration urineuse n'est pas à craindre dans les tailles périnéales, et qu'elle est presque inévitable à

(1) *Parallèle*, p. 397.

la suite de la taille sus-pubienne. Les causes de cette infiltration nous échappent le plus souvent.

Je reconnais que le contact de l'urine avec une plaie récente produit toujours des effets extraordinaires et des phénomènes alarmants. Le même contact ne produit point du tout ces effets sur une plaie qui date de quelques jours. Si l'urine est en contact avec la plaie peu de temps après l'opération, il survient une série d'accidents fébriles et nerveux qui constituent une complication fâcheuse. Que si la plaie hypogastrique n'est baignée par l'urine que quelques jours après l'opération, le malade ne souffre point et se plaint seulement d'être mouillé. Il ne résulte de là qu'un ralentissement du travail de cicatrisation. En se multipliant, les faits ont démontré toute l'importance de mon observation (1).

Sonde à demeure. — Injections. — J'ai été conduit à faire une injection d'eau tiède dans la vessie avant l'opération, au lieu d'opérer lorsque ce viscère est rempli d'urine, et à instituer un traitement consécutif qui consiste à empêcher tout contact de l'urine avec la plaie. Pour cela, je place une sonde dans l'urèthre, suivant le principe du traitement préparatoire que j'ai exposé dans mon *Traité de la lithotritie*. Je choisis une sonde de six millimètres, assez grosse pour donner passage à l'urine, assez petite pour ne pas fatiguer le malade. Je la fixe solidement et de manière qu'elle fasse dans la vessie une saillie de deux à trois centimètres. La verge et le bout de la sonde doivent pouvoir être abaissés entre les cuisses du malade, où se trouve un vase pour recevoir l'urine, qui s'échappe continuellement. S'il y a obstruction de la sonde, il faut injecter de l'eau tiède.

(1) Voir *Traité pratique*, liv. I et III. (3ᵉ édit.)

Le plus souvent la sonde, ainsi placée, ne produit aucune douleur, et les pièces de pansement peuvent rester en place trois ou quatre jours, et même davantage. Dans les cas les plus heureux, la plaie est fermée au bout de dix jours (1).

Chez quelques opérés, la présence de la sonde occasionne des douleurs au bout de deux ou trois jours. Dans ce cas, on trouve la charpie mouillée par l'urine. On ne sait comment cela se fait, et l'on ne sait pas davantage pourquoi on réussit très-rarement alors à rétablir le passage de l'urine par la sonde. Quoi qu'il en soit, l'urèthre est le siége d'une légère phlegmasie, et il y a parfois un peu d'écoulement puriforme. Il faut retirer la sonde sans retard, sauf à la remettre quelques jours après. Si l'urine passe de nouveau par la sonde, le traitement suit son cours ordinaire, et la plaie se ferme vers le vingtième ou le vingt-cinquième jour.

Chez quelques malades, on ne réussit pas à détourner l'urine, et la sonde n'est pas supportée. Ce sont les faits de ce genre qui avaient convaincu Dupuytren de l'inutilité, et même du danger des précautions qui ont pour but de détourner l'urine de la plaie (2).

Heureusement, ce qui était la règle pour Dupuytren, n'est que l'exception.

J'ai vu, en effet, un petit nombre d'opérés chez lesquels

(1) Après la taille hypogastrique, j'applique sur la plaie un plumasseau de charpie enduit de cérat; on met un linge par dessus, et le tout est maintenu par un bandage de corps. — Quelques chirurgiens, Dupuytren entre autres (*Leçons orales*, tome II, p. 370), placent une mèche de charpie entre les lèvres de la plaie et jusque dans la vessie. Ainsi procédait frère Côme. Cette pratique me paraît au moins inutile; Scarpa la croyait dangereuse (p. 68, trad. d'Ollivier). Nous ne dirons rien des divers tubes et canules qu'on a essayé de placer dans la plaie pour faciliter l'écoulement de l'urine. On y a renoncé aussi bien qu'à la sonde à siphon, dont Souberbielle disait avoir obtenu de bons effets.

(2) *Leçons orales*, tome II, p. 378.

l'urine a toujours passé par la plaie; après avoir coulé facilement et en totalité par la sonde, l'opéré restant dans la
même position, l'urine prenait la voie de l'ouverture hypogastrique; et l'on a beau faire alors, l'urine ne reprend pas
son cours à travers la sonde, et celle-ci devient de plus en
plus incommode au malade. On observe quelque chose d'analogue en dehors de la cystotomie : une injection est poussée
dans la vessie, et le liquide ne revient pas ou ne revient que
très-incomplétement par la sonde. On pratique le cathétérisme évacuatif, et l'on ne réussit à retirer qu'une partie du
liquide injecté. Il y a donc là une inconnue.

Autres accidents. — Il y a encore dans la cystotomie
sus-pubienne d'autres accidents à noter. L'hémorrhagie peut
se présenter, par suite de la lésion du plexus veineux du col
vésical, lorsque l'incision de la paroi antérieure a été prolongée trop près du col. Cet accident est très-rare.

Les fistules sont plus fréquentes : outre les cas mentionnés
dans les auteurs, j'en ai vu trois exemples. Le Dr Oudet, dont
j'ai publié l'observation (1), fut lithotritié en 1827. La pierre
s'étant reproduite, on fit la taille hypogastrique, et le malade conserva une fistule. Une nouvelle pierre s'étant formée,
on conseilla à M. Oudet de se faire opérer suivant la même
méthode, présumant que l'opération le débarrasserait à la
fois de la pierre et de la fistule; mais celle-ci persista, avec
des embranchements. De nouvelles pierres s'étant produites,
le malade réclama les secours de la lithotritie.

M. Padilla fut taillé à la Havane et conserva une fistule
hypogastrique. La pierre s'étant reproduite, le malade vint
à Paris, où je l'opérai par la lithotritie. J'ai observé une troisième fistule hypogastrique à la suite d'une ponction vésicale.

(1) *De la Lithotritie*, p. 103; *Troisième Lettre*, p. 131.

Ces cas présentent quelque analogie avec d'autres, dans lesquels la cicatrice de la plaie sus-pubienne s'étant faite d'une manière irrégulière, il en est résulté une rétraction des tissus telle que pendant longtemps les malades ne pouvaient pas se redresser. Ces effets, heureusement très-rares, sont apparemment la conséquence des violences exercées pendant l'opération.

Ainsi, dans les accidents, tant primitifs que consécutifs, rien ne justifie l'exclusion de la taille hypogastrique. On a prétendu que cette méthode était plus meurtrière que les autres. Dans un relevé publié en 1836 (1), sur 75 opérés, on trouve 35 guérisons, 35 morts et 5 fistules. Sur 100 autres opérés, 25 morts et 75 guérisons. Les mêmes faits ajoutés à d'autres que j'ai réunis dans mon *Traité de l'affection calculeuse*, en 1838 (p. 683), forment un total de 230 opérés, sur lesquels 137 guérisons, 7 fistules, 1 incontinence d'urine, 7 fistules, 2 récidives et 83 morts.

Ces résultats ne sont pas encourageants, sans doute. Mais les chirurgiens qui en ont fait la base de leurs appréciations se sont gravement mépris. Ils ont conclu trop vite, sans connaissance suffisante des choses, oubliant que nos grands maîtres ont apprécié cette méthode comme une ressource dans les cas désespérés, puisqu'elle sauve la moitié des opérés. C'est à ce double point de vue de la nécessité et des circonstances qu'il faut se placer pour juger sainement la taille hypogastrique. Quant aux applications de cette méthode, il faut bien se garder de suivre les moyens et procédés indiqués dans nos manuels et traités élémentaires de chirurgie.

(1) *Parallèle,* p. 350.

CHAPITRE II

CYSTOTOMIE MÉDIO-BILATÉRALE (1).

Considérations préliminaires. — Procédé opératoire. — 1° Position du malade. — 2° Choix d'un cathéter; manière de l'introduire. — 3° Division des téguments. — 4° Introduction du cystotome, division du col de la vessie. — Remarques sur les applications de la taille médio-bilatérale.

En adoptant la cystotomie médio-bilatérale pour des cas exceptionnels, je me suis appliqué à écarter les inconvénients qui m'avaient frappé dans l'opération de Dupuytren.

(1) Synonymes : taille *pararaphéale*, *sous-pubienne* membraneuse, *à boutonnière*. L'avantage de la dénomination que nous adoptons et qui est généralement reçue, c'est d'indiquer la direction de la plaie à l'intérieur et à l'extérieur.

La taille médio-bilatérale n'a point été adoptée par les professeurs de chirurgie de la Faculté de Paris, qui la mentionnent à peine dans leurs Traités élémentaires. Elle a été mieux accueillie à Montpellier. Le professeur Lallemand a souvent opéré d'après cette méthode. « Il pratiquait, dit M. le professeur Bouisson, une taille mixte, qui était médiane dans l'incision extérieure, depuis la peau jusqu'à l'urèthre, et bioblique dans le débridement prostatique. » Le procédé suivi par Lallemand est exactement celui que j'employais dans ma pratique. (Voir le *Parallèle*, p. 192, 1836.) Je disais alors : « Il s'agit de combiner le procédé de manière à écarter cet accident (l'hémorrhagie). La réunion du procédé médian pour les téguments, les tissus sous-jacents et la partie membraneuse de l'urèthre, et du procédé bilatéral pour la divisison du col de la vessie, offre sous ce rapport toutes les garanties que l'on peut désirer. »

« La courbure du cystotome, disais-je en 1836, dans le *Parallèle*, n'est d'aucune utilité pour le placer et le faire glisser dans la rainure du cathéter. Le mouvemement de rotation nécessaire pour retourner l'instrument au moment de l'incision et en placer la concavité du côté de l'anus est douloureux, et prolonge la durée de l'opération (1). L'expérience a appris aussi que les instruments tranchants courbés sur leur plat coupent mal. De là une résistance fâcheuse ;

Le professeur Bouisson a désigné la taille médio-bilatérale sous la dénomination de taille *pararaphéale*, parce qu'après avoir divisé longitudinalement l'urèthre et les tissus qui le recouvrent, il porte la pointe du bistouri dans la cannelure, le dirige d'avant en arrière, le long de la saillie gauche du cathéter, de manière à faire l'incision directe plutôt sur le côté de la paroi uréthrale que sur la ligne médiane. C'est ce qui constitue l'un des points essentiels du procédé de M. Bouisson. (*Gazette des hôpitaux*, 31 juillet 1858.)

M. Bouisson, qui a mentionné la pratique de M. Lallemand, ne dit pas un mot du passage si explicite de mon *Parallèle*, où se trouve exposée théoriquement et pratiquement la méthode médio-bilatérale. Il déclare qu'à Paris et dans les autres grands centres de population, il ne s'est encore manifesté aucune tendance en faveur de cette méthode (*). Il ne parle pas non plus de la critique de mon travail par M. Lenoir (**). Il paraît n'avoir pas eu connaissance des nombreux faits pratiques recueillis dans mon service et dans ma pratique, et qui ne sont pas passés inaperçus. Ma première opération de cystotomie médio-bilatérale, pratiquée en 1829, eut un certain retentissement.

Cette méthode est appliquée publiquement depuis 35 ans ; elle a été successivement modifiée et perfectionnée ; et les heureux résultats de son application ont attiré l'attention des chirurgiens nationaux et étrangers. Ces derniers, qui l'ont adoptée et qui en ont fait ressortir l'utilité, n'ont oublié ni mon exposé de 1836, ni les faits cliniques qui sont depuis longtemps dans le domaine de la publicité. (*Voir*, entre autres, Thompson, *Pract. Lithot. and Lithotr.* London, 1863, in-8°, p. 66. — Warren, *Recent Progress in Surgery*. Boston, 1864, in-4°.

(1) *Voir* les Instruments de ma Collection et la partie correspondante du Catalogue.

(*) *Voir* dans le tome II du recueil intitulé : *Tribut à la chirurgie*, un travail de 115 pages sur la matière.

(**) *La Presse médicale* (journal), 29 avril 1837.

les lames, manquant de force, ploient ; leurs extrémités se rapprochent, et l'on fait en réalité une incision moins profonde qu'on ne le dit. Cet inconvénient du lithotome courbe est d'autant plus grave que la division du col de la vessie exige souvent une certaine force. On a vu quelquefois l'instrument se fracturer (1).

« D'ailleurs, il ne faudrait pas moins que la précision du compas pour obtenir de cet instrument une incision parfaitement régulière. Quelques essais suffiront pour convaincre de la difficulté d'y réussir avec la main seule. Or, si l'on ne décrit pas la courbe voulue, la plaie manque de la régularité nécessaire. Il y a plus encore : le système de Dupuytren fait toujours commencer l'incision du col vésical trop près de la face inférieure de la vessie.

« En livrant ces remarques aux praticiens, j'ai proposé un autre cystotome droit, à lames plus résistantes et coupant mieux, dont la gaîne se termine par une crête dirigée obliquement en haut, et servant à guider l'instrument dans la rainure du cathéter (2).

« J'ai fait encore un changement plus essentiel. En divisant les tissus du périnée par la taille transversale, on risque d'ouvrir de gros vaisseaux ; pour éviter cet inconvénient, j'ai combiné ce procédé avec la taille médiane, de telle sorte que l'urèthre et les tissus qui le recouvrent sont divisés longitudinalement sur le raphé même, tandis que le sphincter de la vessie, la portion prostatique de l'urèthre et les lobes laté-

----

(1) Le corps de cet instrument (deux lames et deux tiges) est assez volumineux pour devenir gênant dans la pratique. On a proposé de supprimer l'une des tiges. L'instrument, ainsi modifié, a été présenté à l'Académie de médecine le 1er avril 1862, comme un perfectionnement. Or, cette modification, au lieu de perfectionner l'instrument, en a diminué la résistance déjà trop faible.

(2) *Voir*, dans le *Parallèle*, la planche III, fig. 1 et 2.

raux de la prostate sont divisés par côté, de dedans en dehors, d'arrière en avant et un peu obliquement. Voilà ce qui distingue la taille médio-bilatérale. »

A quelque série qu'appartienne le malade qui consulte pour la pierre, il faut savoir avant tout si un cathéter pénètre dans la cavité vésicale. Lorsque cet explorateur est arrêté dans l'urèthre, la pratique du chirurgien est livrée à l'aventure.

Les explorations par l'anus, qui paraissent infaillibles en théorie, laissent presque toujours l'opérateur dans une complète incertitude sur le volume réel de la pierre, sa forme, ses dispositions et ses rapports avec les tissus au milieu desquels elle s'est développée, et qu'elle a tiraillés, déformés en tous sens ; en un mot, sur tout ce qu'il doit savoir pour opérer régulièrement.

Procédé opératoire. — L'incision du périnée commence à 30 millimètres de l'anus, plus loin même, si la pierre est volumineuse ; on peut la prolonger jusqu'au voisinage de cette ouverture. Le premier trait divise la peau et les tissus sous-jacents. Le second commence au niveau du bulbe, que l'opérateur relève avec le pouce et l'indicateur de la main gauche pour le préserver.

Par ce second trait le bistouri pénètre dans la région membraneuse de l'urèthre et divise les tissus qui recouvrent immédiatement ce canal, dans une étendue de 12 millimètres. Le cathéter est mis à nu ; on y introduit la crête du cystotome et on la fait glisser jusqu'à la vessie. Le cathéter est retiré, et sans changer le cystotome de place, sans exécuter aucun mouvement de rotation, on écarte les lames au degré déterminé d'avance. En tirant à soi l'instrument ouvert, on divise le col de la vessie et la portion prostatique de l'urèthre. Ainsi faite, l'opération est plus facile et plus sim-

ple que dans le procédé où la première incision a la forme
d'un croissant au-devant de l'anus. Dupuytren lui-même en
avait peut-être senti les avantages ; du moins a-t-il opéré à
l'Hôtel-Dieu, dans les derniers temps, par un procédé différent de celui qu'il suivait d'habitude.

Tel est le procédé que j'applique et sur lequel j'appelle
l'attention des praticiens depuis 1829. J'ai recueilli un grand
nombre de faits cliniques qui en démontrent l'utilité.

Entrons maintenant dans quelques détails pratiques, et
précisons les divers temps de l'opération :

1° **Position du malade.** — Le malade est placé comme
à l'ordinaire ; ses membres sont assujettis par des bandes.
Sous le sacrum on roule un coussin, moins gros que pour
l'opération de la lithotritie, de façon à refouler la masse intestinale et à ramener la pierre vers la paroi postérieure de
la vessie. Il vaut mieux que le malade soit attaché que contenu par des aides. On prévient ainsi les mouvements involontaires qni pourraient gêner la manœuvre (1).

2° **Choix d'un cathéter ; manière de l'introduire.**
— On prend un cathéter à large gouttière, à courbure déterminée. (V. le *Parallèle*, pl. III, fig. 7). Au moment de l'opération, il est introduit lentement dans la vessie. On tiendra
compte des changements que la position forcée du malade
imprime aux muscles et aux aponévroses du périnée.

Malgré toutes les précautions requises, l'introduction du

(1) Deschamps a écrit fort sensément : « Il serait à désirer que l'on pût
épargner au malade l'horreur de se voir lié, garrotté comme un criminel ;
mais, peut-on assez compter sur sa fermeté pour espérer qu'il ne troublera
point l'opération ? Quel homme, dans de pareils moments, est sûr de son
courage ? » (Tome III, p. 61.)

cathéter présente .quelquefois des difficultés. Dans certains cas, il a fallu délier le malade, et dans d'autres il est survenu des accidents graves (1).

3° Division des téguments. — J'ai dit comment doit être pratiquée l'incision. Quelques opérateurs incisent en allant de l'anus vers le bulbe. Ce procédé, entre autres inconvénients, a celui de présenter des difficultés pour découvrir l'urèthre et introduire le cystotome dans la rainure du cathéter. C'est ce que j'ai eu lieu de constater encore une fois dernièrement.

4° Introduction du cystotome et division du col de la vessie. — Après la division de la partie membraneuse, le chirurgien met le doigt dans la plaie, et place la crête du cystotome dans la rainure du cathéter. Il tient de la main droite le manche du cystotome ; il saisit de la gauche la plaque du cathéter, en abaisse l'extrémité externe entre les cuisses du malade. Par une pression mesurée, le cystotome avance dans la rainure du cathéter ; les deux instruments marchent ensemble et pénètrent dans la vessie.

Le cystotome reste libre une fois le cathéter relevé ; il porte sur la crête uréthrale et la face inférieure du col vésical, entre les lobes latéraux de la prostate et les côtés du sphincter.

L'opérateur, avec la main gauche, tient le cystotome immobile, tandis qu'avec la droite il pèse sur la bascule, et l'instrument est ouvert au degré fixé d'avance. En sortant de la gaine, les lames longent le plancher du col vésical, et leur tranchant s'applique contre les lobes latéraux de la prostate. L'opérateur tire à lui horizontalement sur le man-

(1) Voir le *Paralelle*, p. 223.

che du cystotome, et pratique une incision bilatérale, qui ne sera pas prolongée jusqu'aux téguments.

Dès que le col vésical et la portion prostatique de l'urèthre sont divisés, les lames doivent rentrer dans la gaîne. Dans mon cystotome, les tranchants sont émoussés du côté du talon, de sorte que, pendant l'opération, les tissus voisins des téguments, déjà divisés par le bistouri, se trouvent garantis.

Remarquons qu'en procédant de la sorte, on évite de léser des organes essentiels, et que le cystotome droit fait au col de la vessie une ouverture régulière, sans tirailler ni froisser les surfaces avec lesquelles il est en contact.

Dans le procédé de Dupuytren, pour introduire l'instrument, la courbure doit être appliquée contre la convexité du cathéter; dès qu'il est parvenu dans la vessie, on exécute un demi-mouvement de rotation, de façon à porter cette même courbure de haut en bas, vers le rectum. C'est alors seulement qu'on procède à la division des tissus. Le mouvement de rotation de l'instrument au col de la vessie, sans parler du temps perdu, produit des froissements douloureux. De plus, l'extrémité des lames peut blesser la surface vésicale. Aussi a-t-on prescrit d'abaisser le manche de l'instrument pour ce temps de l'opération.

En résumé, dans notre procédé, on fait sur la ligne médiane du périnée une incision longitudinale, superficielle, sans intéresser le bulbe; on divise ensuite les tissus profonds, ainsi que la portion membraneuse de l'urèthre, dans une étendue de 12 millimètres; tous les tissus qui séparent l'urèthre de la peau sont divisés par couches ou d'un seul trait; dans ce cas, le canal est ponctionné derrière le bulbe. Le bistouri, après avoir parcouru l'espace de 12 millimètres en suivant la rainure du cathéter, d'avant en arrière, sort de cette rainure, et divise de haut en bas et d'arrière en avant tous les tissus recouvrant l'urèthre et les téguments, depuis le point ponctionné jusqu'au bord de l'anus. Ce procédé est expéditif et brillant; l'autre est préférable, étant plus sûr. On commencera donc par diviser successivement les tissus avant de ponctionner l'urèthre.

Par l'ouverture pratiquée à l'urèthre, on introduit le cystotome jusqu'à la vessie, et les lames étant écartées, on tire à soi l'instrument armé, et l'on divise le col vésical, les lobes latéraux de la prostate et la partie profonde de l'urèthre.

La division longitudinale du périnée sur la ligne médiane et l'ouverture de la portion membraneuse de l'urèthre dans le sens de sa longueur ne présentent ni difficultés ni danger. L'opérateur suit, en quelque sorte, la voie tracée par la nature; d'un homme il fait une femme, comme disait Antoine Dubois. La plaie en voie de cicatrisation ressemble au vagin d'une jeune fille.

Je n'ai pas remarqué que la manœuvre ultérieure fût gênée par le défaut de parallélisme des deux ouvertures de la plaie, verticale au dehors, horizontale au dedans. Faisons remarquer toutefois que l'aponévrose profonde du périnée n'est pas divisée avec l'urèthre dans une étendue suffisante, et la manœuvre est pénible. L'opérateur ne doit pas perdre cela de vue en pratiquant l'incision verticale. Quant aux tissus qui se trouvent au point de rencontre des deux incisions, ils sont tellement lâches, qu'il n'y a pas lieu de s'en occuper; l'essentiel est de connaitre les rapports du cystotome avec les organes. Rappelons que la tige d'un cystotome droit, introduit et ouvert dans la vessie, porte sur le plancher formé par la portion prostatique de l'urèthre et le col vésical, en déprimant l'angle antérieur du trigone.

En général, j'ouvre le cystotome de manière à produire un écartement de trois centimètres entre les deux lames, j'entends entre les deux extrémités (1).

Remarques sur les applications de la taille médio-bilatérale. — Quelque simple et facile que paraisse ce procédé, il a fallu beaucoup d'essais pour le rendre sûr et exempt de danger.

On se souviendra que des opérateurs très-exercés, parmi lesquels figure Dupuytren, ont éprouvé les plus grandes difficultés à trouver la rainure du cathéter et y placer le bec du lithotome double. Ajoutons que le cathéter a été utilement modifié ; la rainure a été agrandie, et la courbure augmentée à l'endroit du bulbe.

Avant de pratiquer l'incision du périnée, l'on introduit le cathéter conducteur dans l'urèthre jusqu'à la vessie. Un aide le maintiendra, de façon que l'extrémité interne pénétrant de deux ou trois centimètres dans la cavité vésicale, la partie voisine de cette extrémité porte sur le plancher inférieur du col, tandis que la plaque est à peu près perpendiculaire à l'hypogastre.

Pour rendre plus saillante la courbure du cathéter au périnée, on imprime à la plaque un mouvement qui la rapproche de l'abdomen, en prenant garde toutefois que l'extré-

(1) On exagère le plus souvent les diamètres des ouvertures pratiquées pour l'extraction de la pierre. Je faisais remarquer, des 1827 (*De la Lithotritie*, p. xxxi), qu'il y a deux procédés pour la taille périnéale. Dans l'un, l'incision ne dépasse pas 13 lignes, et dans l'autre 18 ; soit une ouverture de 9 lignes de diamètre dans le premier cas, et de 12 dans le second.

Deschamps avait dit (liv. IV, p. 55) : « Quelque grande qu'on l'ait faite (cette incision), en supposant même presque toute l'épaisseur de la prostate incisée, chez un adulte, cette ouverture n'aura que 7 lignes de diamètre. » Il s'agissait de la taille latéralisée.

mité interne ne sorte de la vessie, pour se loger dans la portion membraneuse de l'urèthre.

Il est à peine besoin de remarquer que la position de la plaque du cathéter varie forcément, suivant que le col vésical est refoulé en arrière, dévié en haut ou de côté, ou aplati d'arrière en avant, ce qui arrive dans les cas d'atrophie de la prostate.

Ces petits détails de pratique ne sont pas inutiles. Il est bon de savoir que les positions de la plaque du cathéter répondent à un état particulier du col vésical, dont il convient de tenir compte, au moment de l'opération.

Je dois aussi appeler l'attention des praticiens sur les lésions organiques et les productions morbides de la vessie. J'en ai fait une étude spéciale dans le *Traité de l'affection calculeuse* et dans le *Traité pratique*.

A l'aide des figures qui accompagnent cet ouvrage, on se rendra facilement compte des difficultés de l'opération, dans les cas de lésion morbide du col de la vessie.

Le cathéter conducteur peut se trouver arrêté à la partie profonde de l'urèthre par une production morbide qui fait dévier le col de la vessie. Dans ce cas, on relève l'extrémité vésicale de l'instrument, qu'on dirige ensuite de manière à franchir le passage, en l'inclinant de côté. Si l'on réussit à tourner l'obstacle, l'extrémité du cathéter s'éloignera du bas-fond vers le sommet de la vessie, et la plaque ou l'extrémité externe se trouvera abaissée entre les cuisses du malade. La division du col par le cystotome ne s'effectuera pas comme à l'ordinaire.

Si, d'autre part, le col vésical est aplati d'avant en arrière, s'il est ramolli, dépressible, comme il arrive dans certains cas d'atrophie de la prostate, l'introduction du cathéter est généralement facile. Quand l'instrument est en place, sa plaque est inclinée en haut, vers l'abdomen, tandis que l'extrémité interne est plus ou moins rapprochée du rectum.

Dans toutes ces circonstances, la manœuvre est difficile. Ajoutons que les difficultés qui se rencontrent dans la taille médio-bilatérale sont inhérentes aux autres méthodes de la cystotomie périnéale.

C'est surtout au moment de diviser le col vésical avec le cystotome à une ou deux lames, qu'il importe de se rappeler les dispositions morbides de cette région. A l'état normal, la manœuvre pour diviser les tissus est parfaitement réglée; l'opérateur connaît les rapports de l'instrument avec les organes, et il peut mesurer la profondeur et l'étendue de l'incision.

Il n'en est pas de même dans les cas qui nous occupent, et nous verrons bientôt que les difficultés ne se bornent pas à gêner l'action de l'instrument tranchant.

Quelques chirurgiens anglais, qui ont adopté la cystotomie médio-bilatérale, l'ont désignée sous le nom de *taille simplifiée*. Notre but a été de simplifier en effet, et nous avouons ne rien comprendre au luxe de tous les procédés opératoires, qui n'ont pour unique effet que de compliquer la manœuvre.

Cette concentration des travaux cystotomiques a lieu de surprendre de la part de tant de chirurgiens éminents, qui se sont évertués à trouver les difficultés la plupart imaginaires, pour se donner le mérite de les écarter.

De quoi s'agit-il, en effet? D'ouvrir une voie entre les téguments du périnée et la cavité vésicale, en choisissant le point où les tissus sont les moins épais, offrent le moins de résistance, et présentent le moins de parties essentielles; c'est la voie périnéale que j'ai adoptée dans ma pratique , c'est la plus sûre, la plus courte et la plus directe.

Pourquoi les incisions obliques, à côté du raphé , semi-lunaires , en croix , multiples, que les chirurgiens de notre siècle se sont crus obligés d'établir, sans songer qu'ils n'ont pas toujours respecté les lois de la nature ?

CHAPITRE III

PRÉHENSION DE LA PIERRE

Temps de l'opération. — Introduction de la tenette dans la vessie. — Préhension de la pierre. — Cas compliqués. — Déformation de la vessie.— Manœuvre opératoire dans les cas compliqués. — Contractilité, relâchement de la vessie.

Temps de l'opération. — Il y a dans la cystotomie deux parties distinctes. Nous venons d'étudier la première, qui a pour objet d'ouvrir à la pierre une issue artificielle. C'est précisément celle qui a provoqué le plus d'investigations, la plupart des chirurgiens s'étant proposé spécialement de modifier et perfectionner la division des tissus pour arriver jusque dans la vessie.

La deuxième partie a été moins étudiée. Elle consiste à porter dans la vessie, par la plaie, les instruments nécessaires pour saisir et fixer la pierre, et pour l'extraire et la morceler au besoin.

Les indications à remplir exigent des manœuvres nombreuses et variées, et le plus souvent difficiles. « C'est ici, comme dit Deschamps, que le chirurgien, doit faire usage de toute sa dextérité, de sa prudence et de son habileté opératoire. » Faut-il ajouter que ces manœuvres sont à peu près les mêmes dans tous les procédés de taille périnéale?

Introduction de la tenette dans la vessie (1).— Les tissus étant divisés, l'opérateur introduit dans la plaie le doigt indicateur de la main droite. Cet instrument naturel, comme dit Deschamps, est le meilleur des dilatateurs; il ouvre un passage suffisant aux tenettes. Ce n'est que par exception qu'on a recours au gorgeret, et pour la première introduction seulement Le doigt pénètre doucement dans la cavité vésicale, et devient un explorateur précieux, surtout lorsque le périnée a peu d'épaisseur. Remarquons ici que lorsque le col vésical est très-rigide et l'incision peu étendue, la pression d'avant en arrière pour faire pénétrer le doigt et les tenettes refoule le col en arrière : il en résulte une cavité artificielle, qui est un obstacle à la manœuvre; des désordres peuvent s'ensuivre. Pour les prévenir, après le doigt qui commence la dilatation, on se sert d'une petite tenette, dont on écarte les mors dans la vessie, et qu'on retire sans être entièrement fermée. Cette manœuvre sera répétée au besoin. On peut employer un dilatateur spécial. Lorsque le doigt a pénétré dans la vessie, on introduit avec précaution une tenette moyenne, en relevant légèrement son extrémité, lorsqu'elle a atteint le sommet de la prostate. Si la tenette était poussée en bas, comme le pratiquent quelques chirurgiens, son extrémité occasionnerait des désordres dont j'ai indiqué les principaux dans le *Parallèle*.

Préhension de la pierre (2). — La tenette, introduite dans la vessie, rencontre presque toujours la pierre, surtout si les mors en sont écartés.

Pour saisir la pierre, on procédera lentement, en évitant tout mouvement brusque.

(1) *Parallèle*, p. 444.
(2) Voir *le Parallèle*, p. 232 et 444.

Un point essentiel à noter, d'abord, c'est qu'une pierre moyenne, et, à plus forte raison, une pierre volumineuse, n'entre dans l'instrument que par les ouvertures latérales, et non par l'ouverture antérieure qui résulte de l'écartement des mors.

L'opérateur qui suit les règles établies, une fois les bords de la tenette écartés, exécute des mouvements de quart ou de demi-rotation; il sent la pierre, et l'instrument va la saisir sur place. Si les mors, en se rapprochant, glissent sur la pierre, on les écarte davantage afin de l'embrasser complétement.

Quand on pratiquait la taille pour des pierres très-petites, celles-ci étaient expulsées quelquefois par la plaie même, à l'insu de l'opérateur. On a cherché souvent dans la vessie une pierre qui n'y était plus.

L'incertitude de la manœuvre, dans ces circonstances, tient à l'impossibilité d'apprécier, par le cathétérisme ordinaire, le volume de la pierre. On voit cependant des chirurgiens distingués, sur le point de pratiquer la taille ou la lithotritie, annoncer le volume de la pierre à quelques lignes près, avec une confiance qui étonne, et se décider pour tel ou tel procédé opératoire, d'après ces mesures de fantaisie. Ce n'est pas là une pratique rationnelle; encore une fois, la sonde et le cathéter ne peuvent servir à préciser le volume du calcul, quoi que prétendent certains chirurgiens.

Cas compliqués. — Ici l'introduction de la tenette est souvent difficile, par suite du refoulement du col de la vessie en arrière, ou d'autres anomalies ou productions morbides, qui s'opposent d'autant plus à l'introduction du doigt et des tenettes, que le col est presque toujours rigide. On trouve parfois au col vésical une tumeur attachée par un pédicule étroit, assez long pour que la tumeur fasse saillie hors de la plaie et soit réséquée. J'ai observé plusieurs cas de ce genre.

Ces mêmes productions morbides peuvent former une masse derrière le col vésical, et produire des obstacles qui compliquent d'autant une manœuvre le plus souvent très-confuse. La pierre occupe quelquefois le bas-fond de la vessie. D'autres fois, il est impossible de la découvrir, ainsi que le prouvent les intéressantes observations de Delpech.

La vessie a quelquefois une grande capacité, s_s parois sont minces, molles, dépressibles. Dans ce cas, toute manœuvre régulière est facile. Point de résistance; à peine quelques légers frottements. Mais, après l'écoulement de l'urine, les parois de l'organe s'affaissent, et la pierre, enchâssée dans leurs replis, se dérobe aux recherches. Il faut alors redoubler d'attention. Dans un cas semblable, Deschamps suspendit l'opération; au bout d'un quart d'heure, la vessie se contracta, et la pierre fut extraite.

On conçoit que le chirurgien ne peut toujours compter sur une pareille éventualité. Les parois vésicales restant dans un état d'affaiblissement, on est très-exposé à laisser dans la vessie des fragments ou des pierres entières. Les auteurs en citent un grand nombre d'exemples.

Déformation de la vessie. — Il n'est pas rare de voir la vessie perdre sa forme normale, lors même qu'il n'existe ni cellules ni tumeurs.

J'ai traité par la lithotritie un malade dont la vessie allongée remontait jusqu'au voisinage de l'ombilic, et cependant elle ne contenait pas une grande quantité de liquide. A la première séance, je constatai facilement la présence de la pierre près du col, au moyen du cathéter, et ensuite avec le trilabe. Je fis une première séance de lithotritie, qui réussit très-bien. Ayant recommencé quelques jours après, je ne sentis plus la pierre, et je reconnus à la fin que le sommet de la vessie s'allongeait vers l'ombilic. Je portai le trilabe dans cette direction, et la pierre fut saisie et de nouveau attaquée avec succès (1).

Un calculeux, opéré à Londres par B. Cooper, eut à subir, pendant 55 minutes, des recherches qui amenèrent finalement la découverte d'une pierre au sommet de la vessie.

Le compte rendu de cette opération dans un journal devint l'occasion d'un procès, dans lequel comparurent comme témoins les chirurgiens anglais les plus éminents; et il demeura établi que la position inusitée du calcul justifiait parfaitement la longueur de l'opération, par suite des difficultés dont l'opérateur n'était point responsable.

Toutes les fois que la pierre se trouve dans une cavité de la vessie (cellules, coque, etc.), elle peut échapper à l'exploration de la tenette. Les faits de ce genre ont une grande importance pratique. J'en ai cité un bon nombre dans quelques-uns de mes ouvrages (2).

Dans un grand nombre de cas, la vessie est racornie, ses parois sont épaisses, dures, fortement contractées. Après l'écoulement des urines, elles s'appliquent avec force sur la pierre, et celle-ci est poussée en même temps vers le col.

Manœuvre opératoire, dans les cas compliqués. — L'espace manque pour la manœuvre; de là tant de difficultés. Elles sont d'autant plus considérables, que la pierre est plus grosse et la vessie plus contractée.

Pour se créer un espace suffisant entre la pierre et les parois vésicales, on écarte graduellement les mors de la te-

(1) Voir *De la Lithotritie*, p. 176.
(2) V. *Traité de l'affect. calc.*, p. 263-302; *Parallèle*, p. 288-299; *Traité prat.*, 1re part. du tome II (3e édition).

nette, au moment où elle pénètre dans la vessie, glissant le long de la pierre, qu'on tâche de pousser vers la paroi postérieure de la vessie. Le corps étranger se trouve naturellement engagé entre les mors de la tenette, poussé qu'il est par l'action des parois vésicales. Si les mors de la tenette rapprochés glissent sur la pierre, c'est un indice qu'ils n'ont pas été suffisamment écartés. Il faut recommencer. Le plus souvent on réussit à saisir la pierre. Mais les parois vésicales se contractent parfois si fortement sur la pierre, qu'il n'est pas possible de bien placer les mors de la tenette. Je n'ai jamais eu de cas semblable dans ma pratique.

J'ai parlé ailleurs d'un malade dont la vessie s'appliquait avec tant de force sur la pierre, grosse comme un œuf, que les aspérités de celle-ci pénétraient dans les tissus de l'organe. J'eus bien de la peine à rompre cette adhérence, à l'autopsie (1).

En pareil cas, il faut, je le répète, refouler le calcul vers la paroi postérieure, ce qui ne peut se faire sans efforts ni douleur.

Dans des cas encore plus ardus, la vessie, grande ou petite, contient, en même temps que la pierre, des masses de productions morbides, telles qu'on les voit dans les figures que j'ai reproduites dans la première partie de cet ouvrage. On comprend que la difficulté de l'opération est en raison de ces complications multiples. Tantôt les tumeurs empêchent de saisir la pierre, tantôt elles sont saisies en même temps et extraites avec elle.

Quelquefois, le calcul se dérobe, et la tenette se trouve en arrière. Dans ce cas, sans déplacer la tenette, on en écarte

____

(1) *Voir* mon premier ouvrage sur la lithotritie (1827), p. 13, et *Traité de l'affect. calc.*, p. 277.

les mors, et en tirant dessus, on la ramène en avant jusqu'à ce que le calcul se trouve pris entre les mors.

Ces tractions sur la tenette ouverte, dans un espace trop resserré, produisent des distensions et des meurtrissures.

J'ai réussi quelquefois, après de longues tentatives, à placer successivement les branches de l'instrument sur les deux côtés de la pierre (1). Ces manœuvres sont difficiles, et il n'y a pas de règle à suivre. Il y a des cas encore plus difficiles, où la tenette, arrêtée par la pierre, ne peut ni refouler celle-ci, ni pénétrer plus avant. Dès 1829, j'avais constaté l'insuffisance des ressources de l'art en pareil cas. La position de l'opérateur est très-délicate, dans ces circonstances où il n'a pour se conduire que ses sensations tactiles.

Contractilité. — Relâchement de la vessie. — Il est digne de remarque que, dans les cas où la vessie se contracte avec violence, il se produit un phénomène qui peut être d'une grande conséquence. A la suite des premières manœuvres avec les tenettes, les parois vésicales passent d'ordinaire d'un état de rigidité contractile à un état de relâchement qui s'étend même aux tissus voisins; et les bords de la plaie livrent passage aux plus fortes tenettes. On peut alors saisir et retirer des pierres dont l'extraction eût été impossible quelques minutes auparavant. L'opéré se trouve, par suite de cette modification physiologique, dans un état analogue à celui qui est consécutif à l'inertie primitive de la vessie.

(1) Voir *le Parallèle*, p. 44 et suiv., et la planche III qui représente la tenette.

CHAPITRE IV

EXTRACTION DE LA PIERRE

Cas simples. — Pierres friables. — Morcellement des fragments par la lithotritie. — Pierres d'une forme irrégulière. — Pierres volumineuses. — Exemples.

Cas simples. — Lorsque l'ouverture qu'on a pratiquée au périnée pour retirer la pierre est en rapport avec le volume de celle-ci, l'extraction se fait presque toujours sans grands efforts. Grâce à l'élasticité des tissus divisés, on fait disparaître la disproportion réelle qui existe souvent entre le volume du calcul et le diamètre de la plaie. Les tissus sont quelquefois distendus, tiraillés, froissés même; mais il n'y point de déchirure. Ce sont là les cas simples de cystotomie.

Lorsque la pierre se trouve entre les mors de la tenette, l'opérateur constate que les parois vésicales n'ont pas été pincées, et aussitôt, il procède à l'extraction avec lenteur, en mesurant ses mouvements (1). Si la pierre peut

(1) Le pincement de la vessie, pendant la manœuvre qu'exécute l'opérateur pour saisir la pierre, est un fait très-réel. Tant que la vessie conserve sa forme ordinaire, il est facile d'éviter un pareil accident. Il n'en est pas de même lorsque la vessie présente des dispositions anomales et des productions morbides qui en changent la forme. Il est facile de pincer la vessie, lorsqu'on cherche à saisir un calcul aplati, allongé, dans une vessie à parois molles et dépressibles. Dans tous les cas, il est prudent de rapprocher les mors de la tenette avec précaution, et de s'assurer, avant de procéder à l'extraction, si l'instrument est libre dans la vessie.

passer à travers la plaie, il la retire avec ménagement.

Si l'écartement des branches de la tenette l'avertit de la disproportion qui existe entre la pierre et l'ouverture artificielle ; s'il reconnait de plus que le col vésical est très-rigide, que la prostate est indurée et tuméfiée, il s'arrête, sans multiplier d'inutiles tentatives.

Il importe ici d'établir quelques distinctions qui ont une importance considérable dans la pratique.

Pierres friables. — 1° Il y a des pierres friables, du moins en partie. Une forte pression avec la tenette détache aisément les couches superficielles de l'écorce. Ainsi réduite, la pierre peut être extraite comme dans les cas simples. On retire ensuite les débris.

2° On voit aussi des pierres très-grosses, qui se désagrégent pendant qu'on cherche à les fixer entre les mors de la tenette. Ces cas sont assez fréquents. Comme les débris peuvent être assimilés à autant de petits calculs, l'opération est longue et fatigante ; il faut de toute nécessité introduire plusieurs fois les tenettes, multiplier les recherches. Des fragments pierreux s'arrêtent dans la plaie. L'opérateur doit alors redoubler de prudence et procéder avec les plus grands ménagements. Il faut prévenir les désordres, et retirer tous les débris.

Le morcellement spontané de la pierre, très-favorable quand il prévient un danger imminent, est considéré, non sans raison, dans les cas ordinaires de cystotomie, comme un événement fâcheux qui rend la manœuvre plus longue, plus douloureuse et moins sûre, puisque des débris peuvent rester dans la vessie.

Des calculs entiers sont restés dans la vessie, après l'opération.

Comme les plus grands maîtres n'ont pas évité cette faute ou cette erreur, la plupart des chirurgiens ont accusé la méthode, et moi-même, j'ai un moment abondé dans leur sens (1). Cependant à force d'examiner sans prévention les faits connus, j'ai été conduit, en m'aidant aussi de mes propres observations, à modifier ma première manière de voir.

Je suis convaincu aujourd'hui, qu'en général, les ressources dont l'art dispose suffisent, et que l'opérateur peut retirer de la vessie tous les calculs, fragments et débris qu'elle renferme.

Les recherches sont peu douloureuses, quand on procède avec douceur. On fait des injections répétées à grande eau, qui entraînent les menus débris et surtout les caillots sanguins, en provoquant des contractions vésicales, généralement utiles. Avec ces précautions, on sent les fragments et les éclats; et l'on peut nettoyer complétement la vessie.

Morcellement des fragments par la lithotritie. — Si, par suite des conditions particulières de la vessie ou de productions morbides, quelques fragments ayant échappé aux recherches, la convalescence se prolonge, la plaie reste ouverte, le catarrhe persiste, et la lithotritie devient une ressource précieuse. Au lieu de recommencer la taille, comme on l'a fait jusqu'ici, on introduit un petit lithoclaste dans la vessie, on saisit les fragments, on les retire, on les brise au besoin. Le succès est certain.

Pierres d'une forme irrégulière. — Il y a des pierres d'une configuration particulière, qui se placent mal entre les mors de la tenette. Ainsi, une pierre oblon-

(1) Voir *Parallèle*, p. 275.

gue et plate, saisie dans le sens de sa longueur, paraît beaucoup plus grosse qu'elle n'est en réalité. De même, une petite pierre placée entre les mors de la tenette, près du bouton de jonction, peut être prise pour une grosse pierre.

Ces éventualités sont d'autant plus fâcheus:s, que souvent l'opérateur, se servant des anciennes tenettes, ne peut réussir ni à changer les rapports de la pierre avec la tenette, ni à donner au calcul une position différente; et il n'est pas peu étonné d'avoir fait de très-grands efforts pour retirer un tout petit calcul. Avec les nouvelles tenettes dont il sera question ci-après, on évite de pareilles méprises.

Pierres volumineuses. — Nous avons enfin à considérer les cas où la pierre est trop volumineuse pour être écrasée au mors de la tenette. Ces deux circonstances sont graves; elles présentent des difficultés qui se trouvent résumées dans le *Parallèle*.

Exemples. — Nous ne pouvons mieux faire que de reproduire deux faits très-curieux, qu'on trouve dans cet ouvrage. Le premier appartient à Covillard. Il s'agit de l'extraction d'une grosse pierre après la taille latéralisée. « La pierre, dit cet auteur, échappa plusieurs fois à la tenette; l'incision n'était point proportionnée à son volume; elle fut agrandie en vain, la pierre ne put point passer; on faussa plusieurs tenettes; plusieurs chirurgiens s'y fatiguèrent; un des spectateurs, homme de l'art, représenta qu'on devait adhérer à la prière du malheureux malade, qui suppliait, à grands cris, qu'on le laissât et qu'on le remît dans son lit. Je joignis mes prières à celles de mon confrère, nous rappelâmes le témoignage des bons praticiens, qui en agissaient toujours ainsi; mais l'opérateur ne voulut abandonner ni l'autel ni la victime. On apporta les instruments de tous les chirurgiens de la ville ; les plus fortes tenettes ne purent résister. Enfin, le malade épuisé ne poussait plus que de faibles cris ; sa vie allait s'échapper avec le reste de son sang, quand, après deux heures d'horribles tourments, on voulut bien le délier et le remettre dans son lit, où il expira au bout d'une heure environ. La pierre, retirée après la mort par l'hypogastre, pesait quatorze onces et demie. »

Le deuxième fait est plus récent. En voici l'analyse d'après la *Clinique des hôpitaux* (1).

Dupuytren fut consulté par un homme de 50 ans, chez lequel on avait constaté l'existence d'une pierre volumineuse. La sonde introduite dans le canal de l'urèthre ne pénétrait guère au delà du col. Le malade urinait toutes les cinq minutes. Le doigt introduit dans l'anus donnait la sensation d'un corps dur très-volumineux distendant le bas-fond de la vessie. On évaluait l'épaisseur de la pierre à plus de deux pouces. Dupuytren se décida à opérer d'après le procédé de Sanson. Un cathéter presque droit et dont la pointe était recourbée dans l'étendue d'un pouce, fut placé entre le calcul et le bas-fond de la vessie. Le doigt, placé dans le rectum, sentait parfaitement la cannelure du cathéter. On incisa avec un bistouri droit les sphincters de l'anus et le périnée, dans l'étendue d'un pouce et demi. L'urèthre fut incisé sur la cannelure du cathéter. Au lieu d'inciser verticalement le canal, le col et le bas-fond de la vessie, l'opérateur introduisit son lithotome double, l'ouvrit à 15° et le retira ensuite. Il obtint ainsi une section transversale du col de la vessie, qui ouvrait une large voie au calcul, mais dans un sens peu avantageux. On introduisit des tenettes, la pierre fut saisie. mais elle se trouva trop grosse pous passer. En outre, les mors ne ser-

(1) Tome III, n° 44.

raient pas suffisamment ; en vain l'hypogastre fut comprimé, il fallut laisser la pierre en place. Deux jours après, on agrandit l'incision, on fit de nouveaux essais, on parvint à saisir la pierre, et les efforts réunis de plusieurs personnes finirent par triompher de l'obstacle. La pierre fut donc retirée, mais le malade mourut quelques instants après.

Nous pourrions citer d'autres faits analogues.

L'art a fait heureusement des progrès, et, sans recourir à la taille en deux temps, il est aujourd'hui possible d'extraire une très-grosse pierre sans tuer le malade. C'est ce que l'on verra dans un article subséquent. Ajoutons, pour ne rien oublier d'essentiel, que dans ces cas difficiles, on a pensé qu'il serait possible de diminuer les obstacles en multipliant les débridements du sphincter vésical, soit avec le bistouri, soit avec un cystotome à quatre lames. La taille quadrilatérale n'a pas été adoptée.

Lorsque dans les tentatives d'extraction d'une grosse pierre, les tenettes lâchent prise, la pierre peut rester engagée dans la plaie ; il faut, dans ce cas, repousser la pierre dans la vessie, et recommencer les manœuvres.

CHAPITRE V

DERNIERS TEMPS DE L'OPÉRATION.
SOINS CONSÉCUTIFS.

Recherches des débris pierreux dans la cystotomie. — De la sonde placée
dans la plaie. — Régime des opérés.

**Recherches des débris pierreux dans la cysto-
tomie.** — Si des débris pierreux restent dans la vessie,
après la cystotomie, l'opération est incomplète. De ce fait, je
pourrais citer un grand nombre d'exemples (1).

Il faut donc s'attacher à bien nettoyer et vider la vessie
de tous les fragments et débris qu'elle renferme.

Lorsqu'on a extrait une pierre lisse, unie, sans facettes,
on a la chance de découvrir, si l'on cherche bien, d'autres
calculs ou de gros graviers. 11 convient, dans tous les cas, de
terminer l'opération par une perquisition soigneuse.

Il y a des pierres qui se fragmentent spontanément dans la
vessie; d'autres sont morcelées par la tenette ou autrement.
Or, il faut que toutes les parties composantes de la pierre se
retrouvent. On ne saurait donc trop recommander les explorations finales.

Lorsqu'on ne découvre plus rien dans la vessie, au moyen
des tenettes creuses, droites ou courbes, et du bouton, il faut

(1) Voir *Sixième Lettre sur la Lithotritie; Parallèle*, p. 371.

faire de grandes injections qui entraînent le plus souvent les débris restants et surtout les caillots sanguins. Ces injections lavent la vessie et excitent sa contractilité. On recommence ensuite les recherches, pour revenir encore aux injections. Il faut laver aussi le trajet de la plaie, qu'on explore avec le doigt après l'avoir nettoyé.

L'opérateur n'oubliera pas que la cavité vésicale est souvent déformée, que le bas-fond de la vessie est souvent déprimé, que sa surface est quelquefois inégale, bosselée, que les colonnes charnues qui font saillie à la surface interne sont séparées par des enfoncements. Ces anomalies méritent d'autant plus de considération de la part du chirurgien, que pendant les explorations qui se pratiquent dans la cystotomie les parois vésicales sont rapprochées et en contact, et non écartées par un liquide, comme dans la lithotritie.

Dans les cas où la vessie a des cellules, l'opérateur le plus expérimenté ne peut pas se promettre de retirer tous les calculs et les débris. Nichés dans les cellules, emprisonnés et comme enchâssés, ils échappent aux plus minutieuses recherches (1).

De la sonde placée dans la plaie. — Quand la vessie est complétement débarrassée, on nettoie les bords et les environs de la plaie, pendant qu'on délie le malade. Immédiatement après, on introduit soit par la plaie, soit par l'urèthre, jusque dans la vessie, une sonde flexible de 8 à 12 millimètres de diamètre, à grands yeux. La sonde pénétrera dans la vessie de 4 à 5 centimètres. Extérieurement, à 2 centimètres de la plaie, un lien est fixé autour de la sonde par un

(1) Voir *Parallèle*, p. 290, 371; *Traité de la Lithotritie*, p. 172; *Traité de l'affection calculeuse*, p. 279; *Traité pratique* (3ᵉ édition), tome III, p. 5.

nœud, de manière à faire connaître ultérieurement la position de la sonde dans la vessie. Dans la taille périnéale, cette manœuvre est des plus simples, elle n'occasionne pas de douleur. Dans la taille hypogastrique, la sonde est placée dans le canal et, si elle est difficilement supportée, dans la plaie. Son extrémité externe, en saillie au-dessus du pubis, est inclinée entre les cuisses du malade ; en ajoutant une allonge, on obtient une sorte de siphon.

La sonde étant en place, le malade est transporté sur un lit qu'on a préparé pendant l'opération. Une toile cirée se trouve sous le drap. La partie du lit correspondante au bassin est plus élevée que les autres. On cherche à favoriser ainsi l'écoulement de l'urine par la sonde. Sous le sacrum, un drap plié en alèze est placé transversalement. Le bout excédant est roulé et placé sous le matelas, pour soulever plus facilement le malade, quand il le faudra. Le malade installé dans son lit, on s'assure que la sonde n'a pas été dérangée, et que l'urine coule par cette voie goutte à goutte et d'une manière continue.

Si la sonde se dérange, et ne fonctionne plus, on se hâte de la remettre en place ; et on la fixe de nouveau, après s'être assuré par une petite injection qu'elle a été bien placée. On se sert de rubans de fil, qui font le tour du corps et embrassent les cuisses. Entre celles-ci, un vase est disposé pour recevoir l'urine. Tout cela demande des soins minutieux. Il ne faut rien négliger.

Dans les premiers moments qui suivent l'opération, le chirurgien restera auprès du malade, pour s'assurer, en examinant l'appareil, à de courts intervalles, que la sonde fonctionne régulièrement. Le malade ne se plaint pas de la présence de la sonde, qui offre le grand avantage de soustraire la plaie au contact de l'urine et de prévenir l'infiltration urineuse. De plus l'urine s'écoule par la sonde sans effort, et l'opéré urine sans changer de position.

La sonde reste débouchée. Je n'ai pas remarqué qu'il en résultât le moindre inconvénient. Au bout de deux ou trois jours, elle devient quelquefois gênante ; on peut supposer que son extrémité vésicale s'incruste. Il faut la changer ou la nettoyer.

Si l'on introduit la nouvelle sonde immédiatement après avoir retiré la première, elle passe sans difficulté et sans douleur. Il n'en est pas ainsi lorsque la plaie reste longtemps sans sonde. L'introduction devient alors pénible et douloureuse, et souvent il faut s'abstenir, d'autant mieux qu'à partir du deuxième ou du troisième jour, le contact de l'urine avec la plaie n'a plus d'aussi graves inconvénients. Seulement, dans ce cas, la convalescence est plus longue.

Mon but principal, dans cette pratique, est de soustraire la plaie périnéale au contact de l'urine et de prévenir les désordres qui en résultent.

Si la sonde fonctionne régulièrement, le malade est soustrait aux contractions vésicales, aux besoins d'uriner ; il reste sec, et ne souffre pas de la plaie. Celle-ci présente d'ailleurs l'aspect le plus favorable. On ne touche pas à la sonde avant le cinquième ou le sixième jour.

Lorsque la présence de la sonde devient incommode, et que l'urine passe entre elle et les lèvres de la plaie, la sonde est renouvelée et fixée comme je l'ai dit. J'insiste sur ces détails, parce qu'il importe de ne rien négliger dans le traitement consécutif de la taille. Encore une fois, si l'urine s'écoule par la sonde, il n'y a point d'accident, et la plaie marche naturellement vers la cicatrisation, avec une régularité et une promptitude merveilleuses. Ici la sonde introduite dans la plaie agit exactement comme la sonde introduite dans l'urèthre après l'uréthrotomie interne. Son emploi transforme, pour ainsi dire, en une plaie simple, l'incision longue et profonde des téguments.

Régime des opérés. — Hormis les cas où la manœuvre entraîne une commotion violente, qui réclame l'intervention de la thérapeutique médicale, la diète, telle qu'on la prescrit d'ordinaire, ne me parait pas nécessaire. Elle pourrait même nuire, surtout dans les cas d'atonie de la vessie, avec épuisement des forces.

Si l'on réussit à soustraire la plaie au contact de l'urine et à ne pas laisser séjourner ce liquide dans la vessie, les accidents inflammatoires se présentent rarement, tant sur le trajet de la plaie que dans les tissus voisins. Les soins qu'on prend pour les prévenir me paraissent superflus. Prescrivez, sans hésiter, le premier et surtout le second jour, du bouillon, des potages, un peu de vin. On augmente graduellement ce régime, et on passe bientôt à une alimentation plus substantielle. Il faut surveiller très-attentivement les fonctions du rectum. Les lavements sont indiqués dès le troisième jour; s'ils ne produisent pas l'effet désiré, on emploie les laxatifs pris par la bouche.

Je me borne à de courtes indications sur le traitement des calculeux par la taille médio-bilatérale, telle que je la pratique depuis 35 ans, sans modifications essentielles.

CHAPITRE VI

CYSTOTOMIE PÉRINÉALE. — ACCIDENTS (1).

Réflexions. — 1º Hémorrhagie. — 2º Amputation de la prostate. — 3º Dysurie et rétention d urine. — 4º Incrustation de la sonde, de la plaie, de la partie interne des cuisses par des dépôts urineux. — 5º Fistules urinaires.

Réflexions. — On a distingué les accidents de la cystotomie en primitifs et consécutifs. Sous ces deux chefs, on a rangé sans ordre ni discernement nombre de phénomènes qui diffèrent autant par leur nature que par leur origine. J'ai mis en évidence, dans un autre ouvrage, l'incohérence et l'arbitraire de cette classification informe (2).

(1) Voir *Parallèle*, p. 222-254 (1836).

(2)

ACCIDENTS

PRIMITIFS	CONSÉCUTIFS
A la suite des difficultés d'introduction des instruments et de l'extraction de la pierre.	Collapsus.
	Défaut de réaction vitale.
Hémorrhagies.	Perversion du travail de cicatrisation.
Lésions du rectum.	
— de la vessie.	Inflammation de la vessie et des tissus voisins.
Lésion des conduits éjaculateurs.	Infiltration d'urine.
— des uretères.	Ecchymoses du scrotum.
— du péritoine.	Orchite.

On ne trouvera ici qu'un exposé de ce qu'on a observé de plus remarquable pendant et après l'opération ; surtout depuis l'époque où, par un traitement préparatoire bien ordonné, on est parvenu à mettre le malade dans des conditions favorables, en même temps que, par l'exécution de la manœuvre et les soins consécutifs, on a pu écarter de grands dangers. J'appellerai aussi l'attention des praticiens sur l'*amputation* de la prostate, constituant un nouvel accident primitif, et sur la complication qui reconnaît pour cause un changement particulier des urines.

1° **Hémorrhagie.** — On a proposé de nombreux moyens contre cet accident qui est en effet très-redoutable. Heureusement il est moins fréquent depuis qu'on s'applique à pratiquer l'incision de manière à ne point léser les gros vaisseaux. On n'observe pas, après la taille médio-bilatérale, ces hémorrhagies formidables qui sont si communes quand on pratique des incisions latéralisées ou semi-lunaires, et qu'on s'éloigne plus ou moins du raphé. Si l'on intéresse les artérioles et les veinules, ce qu'il est bien difficile d'éviter, l'hémorrhagie qui s'ensuit n'est pas de nature à compromettre la vie (1).

Dilatation de la plaie.	Impuissance.
Syncopes.	Incontinence d'urine.
Convulsions.	Suppression d'urine.
	Fistules urinaires.
	Dilatation de la portion membraneuse de l'urèthre.
	Accidents sympathiques.
	— vermineux.
	Infection purulente.

(1) On s'est exagéré la gravité de la lésion du bulbe. Il est d'ailleurs facile de l'éviter en opérant d'après mon procédé. En cas d'accidents, l'hémorrhagie est arrêtée sans difficulté par la compression que facilite la sonde maintenue dans la plaie. Je reviendrai sur ce sujet.

L'écoulement cesse de lui-même, ou bien par l'application de la glace ou des astringents.

Les hémorrhagies consécutives ont lieu particulièrement à la suite de manœuvres laborieuses ; et souvent elles ont de funestes conséquences. Mais cet accident peut être conjuré et prévenu, grâce aux ressources de l'art (1).

2° Amputation de la prostate. — La résection d'une partie de la prostate par les branches du cystotome, pendant l'incision du sphincter vésical et de cette glande, est un accident qui doit fixer l'attention des praticiens.

Il ne sera pas inutile de rappeler ici sommairement les rapports d'un cystotome double porté dans la vessie, pour pratiquer l'incision bilatérale du sphincter et de la prostate, avec les organes.

Le porte-lame, soit le corps de l'instrument, appuie sur la crête uréthrale et sur le plancher formé par le trigone vésical et la face inférieure de la portion prostatique de l'urèthre. Ces parties se trouvent légèrement déprimées vers le rectum. Quand on tire sur le manche du cystotome, les lames s'écartent, se portant à droite et à gauche, d'une étendue qui se mesure d'après celle de leur saillie hors de la tige, et divisant les deux côtés du col vésical vers le plancher inférieur. Cette division se fait d'arrière en avant, de dedans en dehors, un peu de haut en bas. Telle est l'opération, dans les cas simples.

Dans cette manœuvre, aucun organe essentiel n'est lésé. Ni la crête uréthrale, ni les conduits qui y aboutissent ne sauraient être lésés.

Quand il existe au col de la vessie des productions morbides, telles que barrières, tumeurs médianes ou latérales de

(1) Voir *le Parallèle.*

la prostate ou des fongus, les rapports habituels de l'instrument avec les organes s'en trouvent altérés. On ne peut pas
alors diriger avec précision, comme dans les cas simples,
l'action des lames tranchantes sur les tissus à diviser. Il y a
là un problème dont la solution dépend beaucoup de la sagacité et de la dextérité de l'opérateur (1).

Les tumeurs formant saillie au col de la vessie peuvent
être incisées et même coupées en deux. Le fait peut avoir
lieu alors même qu'on se sert d'un cystotome simple. Panthot, célèbre cystotomiste lyonnais, appelé dans un cas
grave, coupa par le milieu un *fongus* du col vésical, avant
de retirer les pierres (2). Chez trois de mes opérés, la recherche des débris pierreux au milieu des caillots sanguins
a fait découvrir des portions de tumeur nettement coupées
et paraissant provenir de la prostate, ainsi que l'a démontré
deux fois l'examen microscopique. Deux de ces opérés ont
néanmoins guéri, l'un le quinzième, l'autre le vingt-septième jour après l'opération. Rien de particulier durant la
convalescence, si ce n'est un trouble léger des fonctions de
la vessie.

Il ne faut pas confondre ces cas avec ceux dans lesquels des
tumeurs sont extirpées de la vessie avec la pierre ou pendant
la manœuvre d'extraction.

On a prétendu que ces portions de tumeurs vésicales
« étaient tombées par suite de l'inflammation de la vessie. »
Mais il n'y a pas ici lieu d'équivoquer. Il s'agissait bien, dans
les cas que nous venons de citer, de portions de la prostate
coupées par le lithotome et qui sont sorties avec les caillots

(1) On verra, dans l'Appendice, deux cas de division de la prostate
plus haut qu'à l'ordinaire. Voir le *Bulletin de thérap.*, 15 juin 1864.

(2) Voir *Traité de l'affect. calc.*, p. 148.

sanguins. La nature de ces tumeurs a été constatée par M. Ch. Robin.

3° **Difficulté d'uriner et rétention d'urine.** — On observe souvent dans la cystotomie, surtout à la suite des injections qu'on pratique à la fin, après le retrait de la sonde, un resserrement notable du trajet de la plaie. De là difficulté ou irrégularité de l'écoulement des urines, et, par suite, dans des circonstances toutes différentes, les tissus de la plaie, tiraillés, meurtris, et la vessie elle-même, sont tellement relâchés, que l'urine ne s'écoule pas; elle n'est pas chassée. La rétention d'urine qui peut s'ensuivre se manifeste, non par la sensation ordinaire ni par une tumeur à l'hypogastre, mais par un état général de malaise et d'angoisse. C'est à peu près ce qu'on observe chez les femmes après un accouchement laborieux. La plaie baigne dans l'urine. Celle-ci est résorbée et donne lieu à des phlegmasies suivies d'infection purulente ou de désordres graves et le plus souvent mortels.

Dans ces cas, l'autopsie révèle des collections purulentes, soit dans l'excavation pelvienne, soit dans les organes internes, les membres et les articulations.

Les derniers faits de cet ordre ont été étudiés ailleurs sous les noms de *fièvre* ou *phlegmasie spéciale* (1).

Il suffit de placer dans la plaie une sonde à demeure pour prévenir ces graves désordres. J'ai donné tous les détails indispensables au sujet de cette partie importante du traitement consécutif. Sauf quelques cas exceptionnels, la plaie soustraite au contact de l'urine ne s'enflamme pas.

Quant à la fièvre d'accès dont je me suis aussi occupé, on l'observe chez presque tous les malades traités pour une

(1) *Traité prat.* (3e édit.), tome III, chapitre dernier.

affection des voies urinaires. En général, cette fièvre est peu grave lorsque la période algid · n'excède pas une certaine mesure et qu'on la traite suivant les règles. Mais on a vu des opérés succomber en quelques heures dans un état de prostration progressive, pendant cette période.

4° Incrustation de la sonde, de la plaie, de la partie interne des cuisses par des dépôts urineux. — Dans certains cas, l'urine est tellement chargée de matière lithique, cristalline ou amorphe, qu'elle se prend en masses consistantes, plâtreuses. J'en ai cité plusieurs exemples dans le *Traité de l'Affection calculeuse* (1).

Pareil fait se produit quelquefois après l'opération de la

(1) Pages 26 et suiv. — Dès le début de ma pratique, j'ai trouvé dans la vessie des pierres tellement molles, que leur présence n'était pas perceptible au moyen de la sonde ; il fallait les saisir avec un trilabe. — Willis a vu des malades qui, après avoir uriné, expulsaient avec de grands efforts et beaucoup de douleur une matière épaisse, visqueuse, qui se transformait bientôt en écailles dures. Dolœus, Schurig, Deschamps, citent des faits analogues. Le dernier parle d'un calculeux qui rendit en quinze jours une quantité de cette matière plâtreuse, dont le volume, après dessiccation, égalait celui d'un œuf de poule. « Quelquefois, dit Baillet, la vessie est tellement remplie d'une substance qui ressemble à du mortier, qu'on ne peut l'enlever entièrement, parce qu'il en reste toujours une portion considérable qui adhère aux parois internes de l'organe. Cette matière, ajoute t-il, est accompagnée de l'inflammation chronique de la membrane muqueuse de la vessie ; l'urine en entraîne quelquefois des parcelles enveloppées d'un mucus visqueux teint de sang. »

Dans quelques cas de catarrhe vésical, l'épaississement des mucosités peut donner naissance à d'énormes dépôts pierreux. F. Plater dit avoir lui-même rendu, tous les soirs, pendant vingt années, des urines troubles et en quelque sorte lactescentes, qui formaient un épais sédiment blanc. La dessiccation donnait à cette matière l'aspect d'une substance cristalline, transparente, de saveur salée. Le nombre de malades qui se trouvent dans le même cas est considérable. — Chopart parle d'une sexagénaire qui éprouva, sans cause manifeste, une difficulté d'uriner avec pesanteur à la vessie et douleur dans l'urèthre. Il s'aperçut qu'à la fin de chaque émission l'urine entraînait beaucoup de mucosités blanchâtres qui s'épaissis-

taille, et constitue un accident sur lequel je dois appeler l'attention des praticiens.

Ledran parle d'un homme à qui l'on avait extrait une pierre ronde et dure, de 8 onces, et dont l'urine, après l'opération, entraînait une telle quantité de matière graveleuse, que le périnée, les fesses et même les linges de pansement en étaient incrustés comme d'un mortier qui aurait durci. L'incrustation, de couleur brune, devint si épaisse et si dure, qu'elle bouchait en partie le trajet de la plaie, et qu'en introduisant une sonde pour les injections, il semblait qu'on traversait un aqueduc de pierres de taille. Ce ne fut qu'au bout de vingt-deux jours qu'on put détacher une partie de cette croûte ; on ôta petit à petit toutes celles qui se trouvaient à la portée du doigt. Il en sortit ensuite par la plaie, avec des lambeaux membraneux provenant du col et même de l'intérieur de la vessie.

Sr. B. Brodie parle de deux malades,— l'un des deux était un enfant, — dont l'urine entraîna, pendant le traitement, une si grande quantité de phosphate triple, que le périnée, la face interne des cuisses et les draps semblaient avoir été saupoudrés d'une poussière blanche. On avait beau l'enlever,

saient par la seule action de l'air, et formaient une substance sèche semblable à de la craie. Après plusieurs années de durée, cet état cessa.

Une femme eut un accouchement laborieux, et à la suite une fistule vésico-vaginale. Le vagin, constamment baigné par l'urine, se rétrécit ; des concrétions terreuses se formèrent dans le trajet fistuleux. Je les ai extraites. C'était une pâte grise et molle qui durcissait et blanchissait au contact de l'air. Lorsque la malade marchait, les gouttes d'urine qui tombaient sur le carreau durcissaient aussitôt. C'est en particulier chez les goutteux qu'on observe les urines crétacées, qui se solidifient à l'air ; on peut en recueillir des quantités considérables. Fabrice de Hilden cite un cas analogue. L'urine coulait dans le vagin et y produisait des concrétions ou végétations semblables à de la pierre ponce, enveloppées de filaments et de membranes. On en fit l'extraction ; il s'en produisit de nouvelles qui finirent par faire saillie au dehors. On les retira.

au bout de quelques heures, il y en avait autant. Chez le second malade, cette matière se présentait en masses blanches irrégulières, comme des fragments de mortier. Chez deux de mes opérés par la cystotomie sus-pubienne, la presque totalité de l'urine se convertissait en une matière terreuse qui ne tardait pas à durcir. On était obligé de changer la sonde plusieurs fois par jour ou de la retirer pour la désobstruer.

Fr. Côme cite quatre de ses opérés chez lesquels l'urine plâtreuse se prenait en masse et durcissait rapidement, obstruait la plaie, incrustait la sonde, etc.

Drelincourt donne la relation de l'ouverture du corps d'un homme de soixante cinq ans, mort après la taille. On ne put extraire la pierre qu'après avoir arraché une portion du fongus, au milieu duquel elle était enclavée. La vessie était pleine de tumeurs saillantes, blanches et dures. « Je ne pus, dit cet auteur, me lasser d'examiner avec une attention toute singulière des tas d'une matière blanche, granuleuse, solide et friable comme du tartre blanc. Et, ce qui surpassa toute mon admiration, c'est que ce tartre n'était pas simplement amoncelé, mais qu'il était comme cimenté par cette substance squirrheuse de la vessie. Le vrai tartre n'a pas d'union plus intime avec les douves d'un vieux tonneau de vin, que le mucilage pétrifié en avait avec ces calculs de la vessie. Toute cette vessie me représentait une grotte ou plutôt une mine d'où se détachaient des pierres ou des minéraux ; et véritablement c'était une féconde minière qui n'eût cessé ni de produire de nouvelles pierres, ni d'accroître celles qu'on venait de tailler dans ce roc effroyable. »

Dans certains cas, la matière incrustante est mêlée à des mucosités épaisses, concrètes, ou unie à des lambeaux membraneux qu'on trouve dans la vessie, ou rendus par les malades avec les urines. Ainsi que Ledran, frère Côme, Chopart en citent des exemples, et comme on a souvent occasion de le constater dans la pratique, quelquefois cette matière adhère à la surface interne, non-seulement de la vessie, ce qui se voit souvent, mais aussi des reins et de l'urèthre, ainsi que l'a observé Ch. Bell.

Comme dans la plupart de ces cas la surface vésicale est enflammée, on a attribué à l'inflammation les lambeaux incrustés et l'adhérence des dépôts pierreux à la face interne de la vessie. C'est là un point qui sera examiné lorsque nous traiterons de l'adhérence des pierres à la vessie.

5° Fistules urinaires. — Lorsque les phénomènes de réaction ont cessé, commence le travail de réparation. La plaie diminue graduellement, elle se ferme, et au bout de quelques jours l'urine commence à suivre la voie naturelle, et le malade est guéri. Cependant il arrive que la plaie se rouvre une ou plusieurs fois à de courts intervalles; mais elle finit par rester fermée.

Dans les cas les plus favorables, la cicatrice de la plaie commence à l'intérieur. L'urine cessant de passer par la plaie, celle-ci se ferme de dedans en dehors; la cicatrisation se termine par la réunion des bords extérieurs.

Dans des cas trop nombreux, la plaie se rétrécit, mais elle laisse passer l'urine. Si celle-ci continue de s'écouler par cette voie, il y a fistule consécutive. Ces fistules, assez fréquentes, présentent de nombreuses variétés; dès l'antiquité, elles ont fixé l'attention des chirurgiens.

Des recherches auxquelles je me suis livré, il résulte ce fait capital, que la fistule, en général, ne persiste que dans les cas de lésions graves du col de la vessie et de la partie profonde de l'urèthre. De sorte que tout traitement qui n'a pas pour objet de remédier à ces lésions, est inutile. On n'a, du reste, qu'à se rappeler les vaines tentatives qui ont été faites depuis Tolet (1).

(1) Voir *Traité pratique*, liv. II, p. 436-467. (3e édit.) — *Bulletin de thérap.*, tome XVIII, p. 204, 15 mai 1863. *Voir* plus loin deux chapitres sur les *Fistules urinaires*.

CHAPITRE VII

DE LA TAILLE PRÉRECTALE

ARTICLE PREMIER

Réflexions. — Je ne parlerais pas de ce procédé, s'il
n'avait été proposé par un chirurgien de grande autorité,
enseigné et appliqué dans une clinique officielle, prôné par
des amis de l'auteur, qui affirment que le nouveau procédé
a fait ses preuves, et qu'il restera dans la médecine opératoire (1).

Ce procédé consiste à ouvrir l'urèthre à l'endroit où le
canal pénètre dans la prostate ; la division des tissus s'opère
d'une manière inusitée. Ecoutons l'auteur :

Procédé opératoire. — « Trois temps composent l'o-
pération de la taille prérectale : 1° incision des parties molles
jusqu'à l'urèthre exclusivement ; 2° ponction de l'urèthre ;
3° introduction du lithotome double et incision de la prostate.

(1) *Arch. gén. de méd.*, avril 1864, p. 502.

« **Premier temps**. — On peu pratiquer l'incision de la peau en ayant le doigt dans l'anus, ou bien sans cette précaution. Nous pensons que l'on peut, avec avantage, introduire le doigt dans l'anus dès le commencement de l'opération, pour faciliter l'incision de la peau, puisqu'on tend facilement ainsi la partie postérieure du périnée au moyen d'une petite traction; mais, du moment qu'on arrive au sphincter anal, il est indispensable que le doigt soit placé dans le rectum, la face palmaire en avant, et qu'il reste là jusqu'à ce que le lithotome soit introduit dans la vessie.

« L'incision peut se faire de deux manières : 1° incision courbe dont la partie moyenne, qui correspond au raphé périnéal, tombe à un centimètre et demi au devant du bord antérieur de l'anus, et dont les extrémités arrivent à deux centimètres des parties latérales de cet orifice ; 2° au lieu de faire cette incision de la peau en un seul temps, on peut, pour agir avec plus de précision et éviter le froncement de cette membrane à la partie moyenne de la région, faire d'abord une incision transversale de trois centimètres de longueur, et à un centimètre et demi de la partie antérieure de l'anus, et, à mesure qu'on avance en profondeur, c'est-à-dire à mesure qu'on coupe les diverses couches du sphincter, on fait partir des deux extrémités de cette incision transversale deux incisions obliques qui se terminent à deux centimètres des parties latérales de l'anus.

« On donne trois centimètres d'étendue à l'incision transversale pour qu'elle déborde de quelques millimètres les parties latérales de l'extrémité antérieure du sphincter anal, car, autrement, on ne serait jamais bien sûr de le couper comme il faut. De cette façon, on distingue très-bien les fibres de ce muscle du tissu cellulaire adipeux qui l'environne de chaque côté, et l'on voit ce qu'on fait à chaque coup de bistouri.

« La peau coupée, on saisit la lèvre postérieure de la plaie avec le pouce de la main gauche appuyé contre l'index de la main qui se trouve dans le rectum. Cela se fait pour tendre le sphincter et faire la section de sa pointe d'une manière facile. Le sphincter est coupé avec lenteur et, pour ainsi dire, couche par couche ; à ce moment l'opérateur fait, s'il le juge convenable, pour se mettre plus à son aise et pratiquer, pour ainsi dire, en plein jour, une incision verticale, c'est-à-dire suivant le raphé même, d'une étendue de trois centimètres environ, et qui viendra tomber au milieu de la lèvre antérieure de la plaie. Chaque coup de bistouri doit être suivi d'un coup d'éponge, et, pendant cette section des fibres du sphincter, l'opérateur doit avoir soin de s'éloigner du bulbe et de se rapprocher du rectum, dont il constate la position exacte à l'aide du doigt introduit dans l'anus.

« On agira avec lenteur pendant cette section, afin de bien surveiller l'action de l'instrument.

« Lorsque les fibres du sphincter sont coupées, toute la paroi antérieure du rectum s'abaisse avec facilité et le fond de la plaie se met à découvert; on arrive facilement sur le sommet de la prostate et sur l'urèthre.

« **Deuxième temps**. — Cela fait, on attaque les voies urinaires. On introduit dans la plaie un bistouri à lame longue et étroite, à pointe un peu mousse et à dos très-gros, de façon que le tranchant regarde la lèvre antérieure de la plaie. Le dos de cet instrument vient s'appuyer contre la paroi antérieure du rectum soutenue par le doigt introduit dans cet organe. L'extrémité de ce doigt et l'œil de l'opérateur reconnaissent la pointe de la prostate, et l'on ponctionne l'urèthre précisément dans le point où il va traverser cette glande. Cette ponction se fait à ciel ouvert si le sujet n'a qu'un embonpoint médiocre; si le périnée est très-épais, on la fait avec la même facilité, il n'y a qu'à préciser avec le doigt introduit dans le rectum le sommet de la prostate ; on sent le cathéter très-bien dans cette partie de la glande, comme nous l'avons déjà dit. Cela fait, on repousse avec ce doigt, à travers la portion antérieure du rectum, la portion du dos du bistouri qui avoisine la pointe, de manière à couper l'urèthre en s'aidant d'un léger mouvement de bascule de l'instrument qui agit comme un levier du premier genre. Cette partie de la manœuvre est si facile que, malgré l'épaisseur du périnée, on la fait toujours aussi bien qu'à ciel ouvert.

« **Troisième temps**. — On glisse par la cannelure du cathéter la pointe du lithotome double, et tout se passe dans la taille prérectale comme dans la taille bilatérale de Dupuytren. »

ARTICLE II

Remarques sur ce procédé. — 1° Dans toute taille périnéale, l'incision est longitudinale, ou oblique, ou transversale, ou semi-lunaire ; mais, dans tous les cas, cette incision simple est pratiquée avec précision et sûreté.

Dans la taille prérectale on pratique successivement sur le même malade des incisions courbes, transversales, obliques, longitudinales, avec variantes. En outre, l'on coupe le sphincter externe de l'anus et l'on dissèque la paroi antérieure du rectum qu'on détache de la partie correspondante de l'urèthre.

Le périnée est ainsi tailladé dans une étendue de 8 centimètres pour le moins. Le rectum est mis à nu, non pour ouvrir une plus large issue à la pierre, ainsi qu'on le dit, mais afin de mettre à jour le sommet de la prostate et de pouvoir ouvrir l'urèthre à son entrée dans cette glande. C'est le second temps de l'opération.

2° Dans tous les autres procédés de taille, y compris la simple boutonnière, on pénètre dans le canal, derrière le bulbe, en prolongeant l'incision d'avant en arrière, et quelquefois d'arrière en avant, d'une étendue réglée d'avance. Cette voie est la plus directe et la plus sûre. C'est le lieu d'élection indiqué par l'anatomie. Les tissus qui recouvrent l'urèthre ont peu d'épaisseur, le canal est large. On y loge la partie la plus saillante de la courbure du cathéter ; la position de l'instrument rend la saillie encore plus apparente. On sent le cathéter très-distinctement, et le doigt introduit dans la plaie marque le point précis qu'il faut ponctionner.

Dans la taille prérectale, on ouvre l'urèthre à la partie la plus profonde (voy. le deuxième temps de l'opération), et l'on affirme que l'opération est des plus simples, qu'on agit à ciel ouvert. Ici la pratique n'est pas d'accord avec la théorie. D'ailleurs, il faut procéder avec mille précautions et commencer par une série d'opérations difficiles, douloureuses, qui compliquent la manœuvre et la rendent plus longue et plus douloureuse.

Exemples. — Pour déterminer la valeur de cette méthode, interrogeons la pratique. Je n'ai jamais pratiqué la taille prérectale ; mais j'ai vu opérer d'après cette méthode, une fois un chirurgien très-habile, et quatre fois un élève particulier de M. Nélaton, M. Dolbeau.

J'ai été frappé tout d'abord de la longueur et des tâtonnements du premier temps de la manœuvre, c'est-à-dire de la série d'opérations préalables qu'on ne fait que dans cette espèce de taille. On commence par chercher le point de l'urèthre à ponctionner, et l'on y arrive après une dissection minutieuse. L'urèthre ouvert, il faut encore tâtonner pour

introduire le bout du cystotome dans la rainure du cathéter.

Notons aussi la manière de tenir le cathéter préalablement
introduit dans la vessie, au moment où l'on cherche à découvrir l'endroit qu'il faut ponctionner, au sommet de la prostate. Contrairement à toutes les règles, on rapproche la
plaque du cathéter de la paroi abdominale, au point que
l'extrémité opposée sort quelquefois de la vessie et vient se
placer juste au sommet de la prostate, à l'endroit où l'on
ouvre l'urèthre ; de sorte que la crête du cystotome étant
introduite dans la rainure du cathéter conducteur, il s'agit
de retrouver le chemin de la vessie. On y arrive souvent ;
mais on peut prendre aussi la route indiquée par Scarpa, au
sujet du gorgeret de Hawkins.

Je ne pus m'empêcher, en voyant opérer mon jeune confrère, de lui représenter à quels dangers on expose le malade
par ce procédé ; il ne tint compte de mon observation, et
bientôt l'accident prévu eut lieu dans une autre opération,
et les conséquences en furent funestes. Instruit par l'expérience, notre jeune chirurgien a renoncé à la taille prérectale
pour la taille médio-bilatérale.

Le formidable accident que nous signalons peut se produire de bien des manières. On peut manquer la rainure du
cathéter. Les plus habiles opérateurs, même dans les tailles
ordinaires, s'y trompent et font l'incision à côté. Le cystotome, placé dans la cannelure du cathéter, peut en sortir.
C'est ce qui est arrivé dans une des opérations que j'ai vues :
heureusement, l'opérateur s'en aperçut à temps ; il aurait pu
faire l'incision en dehors de la vessie.

Nous avons dit que le cathéter, tenu dans la vessie, est ramené au sommet de la prostate au moment où l'on cherche
à pénétrer dans l'urèthre ; et que, dans l'effort que l'on fait

pour rendre l'extrémité cannelée plus saillante dans le rectum, cette extrémité se trouve en aval de la vessie et vient se placer à la fin de la portion membraneuse de l'urèthre. L'opérateur ayant placé la pointe du cystotome dans la rainure du cathéter conducteur, pousse aussitôt et en même temps les deux instruments dans la vessie, et continue l'opération comme à l'ordinaire. Malheureusement, les choses ne se passent pas toujours ainsi; et l'on a vu plus haut que l'erreur de direction peut entraîner les plus funestes conséquences.

Ce qu'il y a de particulièrement grave dans.ce procédé opératoire, c'est que dans le cas où le cystotome manque la rainure du cathéter et fait fausse route, l'opérateur pratique l'incision comme s'il était dans la vessie (1).

Illusions. — L'extraction des grosses pierres est, comme on sait, un des plus difficiles problèmes de la cystotomie; et il faut applaudir aux efforts que l'on fait pour le résoudre. Gardons-nous toutefois des illusions qui pourraient introduire dans la pratique des procédés dangereux.

C'est sans fondement que l'on a prétendu que la taille prérectale facilitait beaucoup l'extraction des grosses pierres. On a sans doute oublié que la difficulté principale vient du col de la vessie, qui n'est pas atteint, dans la taille prérectale, autrement qu'il l'est dans la taille médio-bilatérale. L'ouverture pratiquée au col de la vessie est la même dans les deux procédés. Par conséquent, le nouveau procédé ne facilite aucunement l'extraction des grosses pierres.

Quant au résultat final de l'opération, les données manquent pour l'appréciation définitive de la taille prérectale,

(1) Voir le *Parallèle*, p, 323.

attendu que les chirurgiens qui continuent d'opérer d'après ce procédé ne donnent point les résultats obtenus. M. Nélaton, en particulier, ne fait pas connaître les faits de sa pratique.

Je puis donner les résultats des six opérations dont j'ai été témoin : quatre morts et une fistule.

Difficultés et inconvénients de cette opération. — En résumé, dans la taille prérectale, il n'y a de nouveau que la division des téguments et la manière de pénétrer dans l'urèthre. Pour tout le reste on procède exactement comme dans la taille bilatérale. Ce procédé ne présente pas les conditions requises pour qu'une opération soit reçue dans la pratique. Le procédé prérectal complique inutilement l'opération de manœuvres douloureuses, difficiles, qui, en prolongeant la durée du traitement, exposent la vie des malades.

Cette opération ne saurait être pratiquée que par un petit nombre de chirurgiens. Elle n'a pas le caractère de généralité qui distingue les opérations vraiment utiles. En bonne chirurgie, le perfectionnement consiste à simplifier les moyens de l'art et à les rendre plus facilement applicables. Il faut donc se garder, surtout dans l'enseignement clinique, de propager des innovations qui séduisent l'inexpérience et que repousse la pratique.

On connaît un grand nombre de cas de taille dans lesquels se sont présentés des accidents extraordinaires et plus graves les uns que les autres, alors même que les opérateurs étaient des plus habiles et qu'on employait les procédés les plus réguliers et reconnus les plus utiles.

Je m'arrêterai un moment sur une série de ces accidents, ou, si l'on veut, de ces malheurs dont le chirurgien est plus particulièrement responsable, je veux dire de tailles manquées dans lesquelles on ne pénètre pas dans la vessie, on fait l'incision à côté du conducteur.

Je ne saurais trop redire combien les auteurs sont mal inspirés en présentant les opérations qu'ils préconisent comme simples et faciles, alors même qu'elles sont pleines d'erreurs et d'incertitudes. C'est ainsi surtout que les jeunes praticiens sont conduits dans une mauvaise voie.

CHAPITRE VIII

DU MORCELLEMENT DES GROSSES PIERRES DANS LA CYSTOTOMIE

Considérations préliminaires. — Premiers essais. — Méthode simplifiée. — Article I. Le casse-pierre. — Résumé de la méthode opératoire. — Rapports entre la lithotritie et la cystotomie mixte. — Instruments pour la nouvelle opération. — Explication des figures. — Article II. Appareil pour morceler la pierre. — Casse-pierre, détails. — Article III. Application de la méthode. — Manœuvre opératoire. — Premier temps. — Deuxième temps. — Avantages du nouvel appareil. — Morcellement. — Premier procédé. — Deuxième procédé. — Article IV. Faits cliniques. — Résultats.

Considérations préliminaires. — L'extraction d'une pierre vésicale dure et volumineuse par le périnée ou par l'hypogastre est une opération généralement grave, qui a exercé la sagacité des chirurgiens les plus éminents. Les uns ont cherché à casser la pierre par la percussion (1); les autres ont eu l'idée de la faire éclater dans la vessie.

La pratique n'a point consacré ces divers essais.

On a imaginé aussi de modifier les incisions périnéales;

(1) On sait qu'un chirurgien de l'antiquité, Ammonius d'Alexandrie, brisait dans la vessie, au moyen d'un ciseau de statuaire, en frappant dessus avec un marteau, la pierre qu'il ne pouvait extraire. De là son surnom de *lithotomos* ou casseur de pierres.

mais tout ce qui a été dit en leur faveur ne prouve pas qu'elles détruisent le principal obstacle à la sortie de la pierre ; car la grande difficulté existe au col de la vessie. Les succès allégués tiennent à d'autres causes. Ici la gravité est en raison de la disproportion entre le volume de la pierre et le diamètre de la plaie (1).

Quiconque a opéré ou vu opérer dans ces conditions se rend aisément compte des tentatives qui ont été faites en vue de faciliter une manœuvre capable de compromettre la vie du malade et la réputation de l'opérateur.

Premiers essais. — En 1826, j'eus à extraire par la taille bilatérale une pierre énorme, pesant plus de 180 grammes. Le malade succomba.

Ce fut à la suite de cette opération, que je fis construire, en prévision des cas analogues, un fort instrument pour morceler les grosses pierres dans la vessie (2).

Cet appareil, construit d'après le trilabe ordinaire, ne servit que pour des expériences. Il ne fut pas appliqué à l'homme. Plus tard j'imaginai d'autres combinaisons qui n'eurent pas plus de succès. Cependant les faits de ce genre se multipliaient (3). Dans l'espace de quelques années, on en

(1) Voyez *Parallèle*, p. 442 et suiv.

(2) Voyez *De la Lithotritie*, 1827, in-8, p. xxx de l'Introduction et pl. **V.**

(3) On trouvera dans mon *Traité de l'affection calculeuse*, p. 126 et suivantes, les principaux cas de grosses pierres extraites par la taille ou trouvées dans la vessie après la mort. Je me contenterai ici d'une énumération sommaire, en ayant soin de noter que les auteurs cités se sont rarement astreints à des mesures précises. Le plus souvent ils ont simplement indiqué le poids des pierres volumineuses qu'ils avaient sous les yeux, ou donné approximativement leur volume, en les comparant à des objets connus, des fruits, des œufs, etc. Quelques praticiens distinguent les calculs en petits, moyens et gros. C'est de ces derniers qu'il s'agit ici. Les pierres pesant 3 onces (90 grammes) sont quelquefois difficiles à extraire.

observa douze des plus graves, qui mirent en pleine évidence l'insuffisance des ressources de l'art (1).

Ce fut à la suite d'une de ces opérations laborieuses, qui eut de funestes conséquences, que je repris mes anciens

Lawrence en a retiré une de 4 onces 3 gros. Viricel, Belmas, Marcel, Prosinus, Lentillus, Scultet citent des cas de calculs de 5 onces et demie. J'en ai retiré un de 5 onces par l'hypogastre. Scultet, Brugnatelli citent des pierres de 6 onces. J'en ai extrait par le périnée une de 6 onces 3 gros. Béclard en a retiré une de 6 onces. Frère Côme en a extrait une de 7 onces 3 gros. Les pierres de 8 onces ne sont pas rares. Salmuth, Rosinus, Lentillus, Detharding, Ledran, Smith en citent des exemples. Jean Collot guérit un homme en le débarrassant d'une pierre de 9 onces. Barbantini (taille recto-vésicale) a extrait un calcul de 9 onces, et un autre de 9 onces et demie fut extrait par le haut appareil; d'après M. Belmas, Fabrice de Hilden, Hagendorf en ont vu de 9 onces. Tolet retira une pierre de 10 onces; la mort survint le neuvième jour. Smith en retira une de 17 onces et demie; le malade guérit. M. Rigal dit avoir extrait avec succès une pierre de 10 onces 3 gros (taille vésico-vaginale, fistule). Brugnatelli, Helwig, Horst ont vu des pierres du même poids. Colot retira une pierre de 11 onces (mort). Chéselden, Kleine ont retiré des pierres de 12 onces, et les malades ont survécu. Une pierre de ce poids fut extraite par Travus; le malade succomba. On cite d'ailleurs, Bonet entre autres, des pierres trouvées dans la vessie, après la mort, pesant 12 à 13 onces. Dalignon a extrait, chez une femme, une pierre de 14 onces (incontinence d'urine). Blancard, Schroeck, Patin ont vu des pierres du même poids. Thomassin en a retiré une de 14 onces et demie de la vessie d'un homme mort à la suite d'affreuses tentatives d'extraction, dans lesquelles on avait faussé les plus fortes tenettes sans succès. Textor et Noël ont vu des pierres aussi volumineuses qui n'ont pu être extraites ni par le périnée ni par l'hypogastre. Gooch a extrait une pierre de 15 onces; l'opéré a survécu avec une fistule. Astley Cooper a retiré une pierre de 16 onces (j'en ai extrait une du même poids à l'hôpital Necker): le malade est mort peu de temps après l'opération. Dans les cas analogues cités par Helmont, Borellus, Zacutus Lusitanus, l'extraction de pierres de 18 onces a été suivie promptement de la mort. Ainsi des malades opérés par Græfe, Vivencio, Deschamps, de Guise, pour des pierres encore plus volumineuses. La pierre énorme de 44 onces, que Earle ne parvint pas à extraire de la vessie, a été pour ce chirurgien l'occasion d'un travail intéressant sur le danger de l'extraction des grosses pierres. (*Medico-chirurg. Transact.*, t. I, p. 94.)

(1) Voyez *Parallèle*, p. 446.

essais, en suivant toujours la voie tracée par nos maîtres (1). Mais je ne tardai pas à changer de système.

Méthode simplifiée. — On s'était borné jusqu'alors à imaginer des instruments spéciaux, autres que les tenettes. Introduits dans la vessie, ils devaient servir uniquement à morceler les calculs. Pour terminer l'opération, on employait les tenettes.

Le problème consistait à simplifier la manœuvre en se servant du même instrument, c'est-à-dire de la tenette, pour remplir toutes les indications, pour saisir, fixer la pierre pendant le morcellement, et ensuite pour l'extraire.

Sans entrer ici dans les détails des expériences préliminaires, je donnerai une idée sommaire du nouveau procédé et des résultats obtenus jusqu'à ce jour.

On ne se rendrait pas compte des succès mentionnés danc les cas qui précèdent, si l'on ne se rappelait deux particularités importantes, que j'ai indiquées à plusieurs reprises, et qu'on oublie trop souvent :

Quelques gros calculs sont tellement friables, qu'ils se désagrégent au moindre contact des tenettes pour les saisir.

Dans plusieurs cas de grosses pierres, le col vésical et la prostate qui l'entoure en grande partie, sont aplatis d'arrière en avant; le col se dilate par suite de la pression exercée par la pierre ; la prostate subit une sorte d'atrophie; la pierre s'engage dans le col, et un débridement par côté suffit pour l'extraire.

Ce n'est pas pour les cas de cette espèce qu'a été institué le nouveau procédé qui consiste à perforer et à faire éclater dans la vessie les pierres trop volumineuses pour sortir par la plaie, et trop dures pour céder à la pression des tenettes.

(1) M. le docteur Dolbeau a reproduit (p. 373 et 375) en 1864, deux instruments que j'expérimentais à cette époque (1833) : l'un est un gros percuteur que M. Charrière m'avait confié à titre d'essai; l'autre est un fort lithoclaste.

ARTICLE PREMIER

Le casse-pierre. — Mon premier appareil, le *casse-pierre*, est de 1827. J'en ai reproduit la figure à côté de celle de l'instrument dont je me sers aujourd'hui (1). Ces deux instruments diffèrent peu en apparence, et cependant le premier est resté inapplicable, tandis que l'autre est appliqué avec succès.

Dans les deux, les moyens d'attaquer et morceler la pierre sont identiques, à savoir : le foret simple, le foret à éclatement, le cuivrot, le support coudé et ses accessoires. La différence essentielle est dans la manière de saisir la pierre dans la vessie et de la fixer. C'est sur ce point que s'est portée toute mon attention.

Au trilabe dont je me servais dans mes premiers essais, j'ai substitué la tenette ordinaire, modifiée selon la nécessité.

C'est de cette substitution que date la série de nouvelles recherches dont j'ai présenté les résultats à l'Académie le 18 octobre 1865 (2).

Résumé de la méthode opératoire. — Par la plaie du périnée, on introduit dans la vessie la nouvelle tenette, avec laquelle la pierre est saisie et fixée.

Si l'extraction n'est pas possible, on adapte aux branches de la tenette, pour opérer le morcellement de la pierre, une griffe conductrice qui permet de rendre immobiles les branches de l'appareil et de porter dans la vessie les forets simple et conique sans léser les organes.

(1) *Voyez*, plus loin, fig. 32-33.
(2) *Bullet. de l'Acad. de méd.*, tome **XXXI**, n° 1, p. 33.

Ces instruments accessoires constituent un appareil distinct, qu'on tient en réserve dans le premier temps de l'opération, et qui, adapté à la tenette, en cas de besoin, est retiré avec facilité, dès qu'il a servi. Cet appareil s'ajuste aux branches de la tenette, sans rien changer à la position de celle-ci, sans déplacer la pierre, et sans inconvénient pour l'opéré. Sous son action, la pierre perforée se désagrége, si elle est friable, et elle éclate, si sa consistance est grande.

Cela fait, l'appareil est enlevé, les branches de la tenette restent libres; et l'opérateur écrase, par la pression, les fragments placés entre les mors. Il les retire sans changer d'instrument.

Tel est, en substance, le nouveau procédé pour morceler la pierre dans la cystotomie.

Rapports entre la lithotritie et la cystotomie mixte. — Dans les applications de ce procédé, ainsi que dans mes expériences préliminaires, la pratique de la lithotritie m'a été d'un puissant secours.

C'est qu'il y a des rapports frappants entre les deux opérations, savoir : le broiement des calculs par la lithotritie et le morcellement des grosses pierres dans la cystotomie. Dans la première, on brise le calcul entre la tête du perforateur et les crochets du trilabe; s'il résiste, on fait des perforations pour vaincre la résistance.

Dans la seconde, on essaye d'abord d'écraser la pierre entre les mors de la tenette par la compression; et si elle résiste, on la percute, on la perfore, on la fait éclater, et avec la tenette on écrase les fragments.

Instruments pour la nouvelle opération. — Les figures ci-contre représentent très-exactement les nouveaux instruments. J'y joins quelques observations explicatives.

Le premier instrument avec lequel j'ai essayé de briser la
pierre dans la vessie, après la taille, est construit sur le mo-

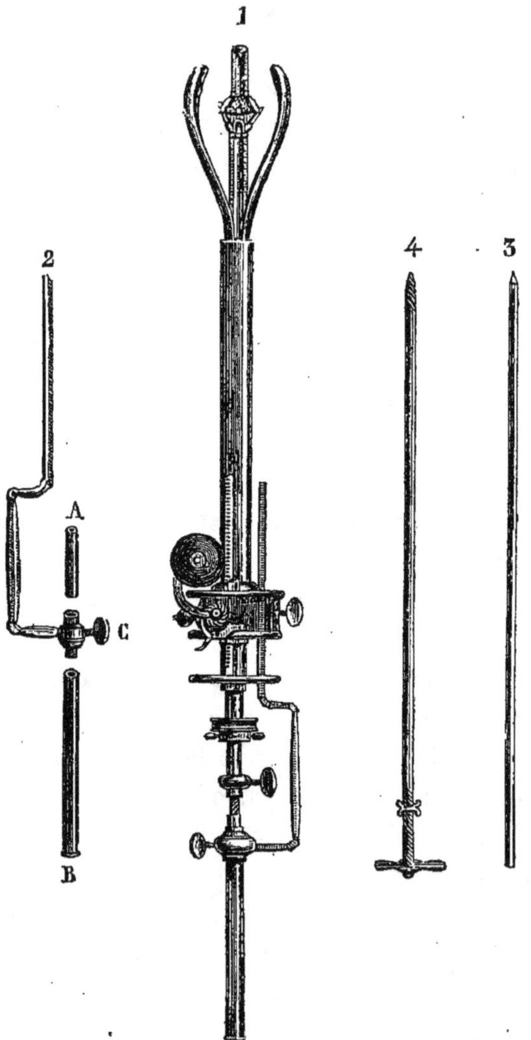

FIG. 32. — Casse-pierre, 1er modèle.

dèle du trilabe. J'en ai reproduit la figure ci-après, comme
point de départ, et en même temps comme terme de com-

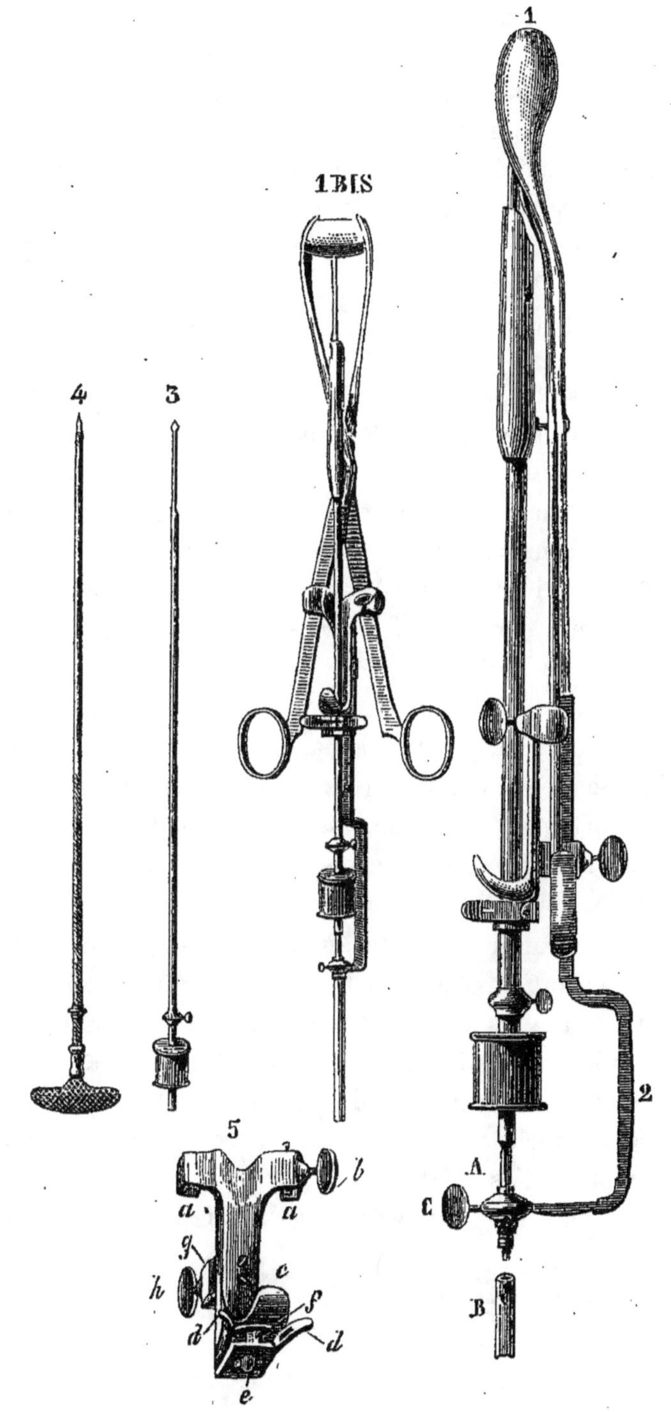

FIG. 33. — Casse-pierre, 2e modèle.

paraison avec l'instrument dont je me sers aujourd'hui.

La figure représente l'instrument monté. Entre les branches du trilabe ouvert, on voit un foret à éclatement. A l'autre extrémité, sont les rondelles servant de poignée, le pignon, avec la manivelle, la tête du foret, avec la poulie, enfin le tour-en-l'air, dont je reproduis les pièces séparément :

N° 2 A, la broche ; B, le poussoir ; C, la vis de pression.

1° *Tenette modifiée.* — En modifiant la tenette, j'en ai respecté le principe; j'ai seulement visé à remplir les principales indications.

La nouvelle tenette fonctionne dans la vessie exactement comme l'ancienne. Les changements portent sur l'extrémité des mors, qui est recourbée en dedans de telle sorte que les mors étant rapprochés, les parties courbes se placent l'une au devant de l'autre.

Les mors sont plus longs, et leur partie aplatie se termine du côté du talon, par une tige arrondie (v. fig. 34, partie 2) qui présente une courbure (fig. 33, partie 1). Ces mors sont plus courts pour les enfants; larges et forts pour les grosses pierres. Du reste, c'est la seule partie de la tenette qui soit modifiée.

Dans la pratique ordinaire, une grosse pierre échappe souvent pendant l'extraction. Pour prévenir cet accident, il suffit d'aplatir les mors de la tenette et d'en rapprocher légèrement les extrémités (1). Dans les cas qui nous occupent, il faut en outre recourber en dedans l'extrémité des mors sous forme de crochets; disposition importante dont les variétés sont représentées pl. III et IV.

Cette disposition existe dans mes trilabes, et son utilité est

______

(1) Voyez *Parallèle,* pl. III.

de toute évidence. Les crochets des mors de la tenette ne s'opposent point à la préhension du calcul et le fixent de manière à le rendre immobile. J'ai morcelé à grands coups de marteau de grosses pierres très-dures, retenues entre les mors d'une tenette de force moyenne. La percussion s'opère parfaitement, et j'en aurais étendu les applications si ce n'étaient les secousses que produisent les coups de marteau.

Les branches de la tenette ordinaire sont trop courtes et trop faibles, les anneaux sont petits. Ainsi construit, l'instrument se déforme ou se rompt dans les cas de grosse pierre, et la main de l'opérateur est meurtrie pendant la manœuvre. La nouvelle tenette ne présente point ces inconvénients.

Explication des figures. — La figure 32 représente mon premier appareil, le *casse-pierre*. Elle est tirée de l'ouvrage intitulé : *De la Lithotritie*, Paris, 1827, in-8, avec planches.

La partie 1 représente l'instrument monté. On y voit la gaîne, le trilabe ouvert, et, entre ses branches, un foret à éclatement.

A l'extrémité opposée sont les rondelles servant de poignée ; le pignon avec sa manivelle pour rapprocher les branches et fixer la pierre ; l'extrémité de la tige du foret avec la poulie ou cuivrot ; enfin, le support coudé ou tour-en-l'air, dont je reproduis les pièces séparément :

Partie 2, A, la broche ; B, le poussoir ; C, la vis de pression.

Partie 3, perforateur simple, sans poulie.

Partie 4, foret conique muni de son écrou et de sa poignée.

La figure 33, nouvellement gravée, représente l'appareil dont je me sers aujourd'hui, avec ses accessoires, tout monté, vu de profil et de face. Chaque pièce est en place. Trois pièces sont représentées séparément :

Dans la partie 1, le nouveau casse-pierre est vu de côté et réduit au tiers de son volume; dans la partie 1 *bis*, il est vu de face et réduit au cinquième. La pierre est fixée entre les mors de la tenette; le foret simple, sortant de la douille, attaque la pierre.

Au-dessus de la douille, on voit la griffe conductrice fixée sur les branches de la tenette par deux crochets et une vis de pression sur la branche droite : le foret à poignée, le foret à écrou, la griffe conductrice.

Au niveau des anneaux de la tenette se trouve la première douille avec l'écrou brisé; au-dessous de la griffe, vers le milieu de sa face inférieure, se trouve la douille carrée, avec une vis de pression pour fixer le support coudé.

Entre les branches, au-dessus de la griffe, on voit la tige du perforateur simple, à l'extrémité duquel est fixée une poulie.

La partie 1 représente le même instrument vu de côté et réduit au tiers de sa longueur. Les mors de la tenette sont rapprochés; ils présentent, pour la facilité de la manœuvre, une courbure qu'on aperçoit distinctement.

Le foret passant dans les douilles est engagé entre les deux mors.

On voit très-distinctement, dans cette figure, la position du support coudé (partie 2) avec ses accessoires : A, la broche; B, le poussoir; C, la vis de pression, qui règle l'action du poussoir.

Partie 3, foret simple avec sa poulie.

Partie 4, foret conique avec sa poignée et un écrou d'arrèt.

Partie 5, la griffe conductrice, munie de sa douille carrée pour recevoir l'extrémité du support coudé, et deux vis de pression. La première *b* est destinée à immobiliser les branches de la tenette au moyen des griffes *aa*. L'extrémité opposée du porte-griffe est aplatie et recourbée en forme de crochet, qui offre un point d'appui à la main du chirurgien pour rapprocher les branches. *dd* indiquent les deux moitiés de l'écrou brisé, et la lettre *f*, la tige horizontale et mobile pour les maintenir rapprochées à l'aide d'un crochet. *e* indique l'ouverture de la première douille pour l'introduction des forets. La douille carrée *g* est adaptée et fixée à la face inférieure du porte-griffe par la vis de pression *h*.

La figure 34 représente les pièces principales de l'instrument séparément.

A partir de leur entrecroisement, les branches présentent une légère courbure à concavité supérieure pour les besoins de la manœuvre (1).

Le bouton de jonction est saillant et supporte une douille mobile, destinée à maintenir les perforateurs dans la direction convenable, pour attaquer la pierre par le centre. Une allonge placée derrière cette douille, protége l'angle supérieur de la plaie. Du bouton aux anneaux, les branches sont aplaties, plus longues et plus fortes que dans la tenette ordinaire. Cette disposition augmente le volume apparent de l'appareil; mais, en réalité, la partie qui pénètre dans la vessie diffère à peine par le volume des tenettes ordinaires. L'augmentation de longueur et de volume de la partie externe, sans gêner la manœuvre, permet à l'opérateur d'exercer une vigoureuse pression, sans forcer les branches et sans se meurtrir les doigts.

L'introduction des tenettes dans la plaie est généralement facile. On se sert d'un gorgeret à large gouttière; quelquefois on s'en passe sans inconvénient. Les tenettes les plus

(1) Voyez fig. 33, partie 5.

petites, celles qui servent pour les enfants, pénètrent sans effort. Mais dans ces cas il importe de manœuvrer avec précaution pour saisir la pierre. Si on la serrait brusquement, elle roulerait, et les branches pourraient chevaucher.

Les tenettes à mors allongés et à crochets sont spécialement réservées pour les grosses pierres. Cependant il est difficile de les saisir quand elles sont d'un volume énorme; il faut alors employer les tenettes dont les branches sont séparables comme celles des forceps pour les accouchements. Quelle que soit d'ailleurs la force des mors, la partie externe ne change pas. Les branches extérieures sont longues et larges, de façon que la même griffe puisse les serrer et les maintenir.

ARTICLE II

Appareil pour morceler la pierre. — La pièce principale de cet appareil est la griffe conductrice (1), dont les branches ont la forme d'un T, et dont les extrémités sont garnies de deux crochets qui s'appliquent sur le côté externe des branches pour les rapprocher et les fixer au moyen d'une vis.

Dans les cas de très-grosses pierres dures, on peut se servir d'une griffe double avec deux vis de pression (2).

C'est au moyen de crochets latéraux de la griffe et de la vis de pression que les mors de la tenette sont fixés sur la pierre, de manière à prévenir tout déplacement.

Elle se décompose ainsi : une tige plate, médiane, qui s'appelle porte-griffe, dont l'extrémité postérieure, recourbée en haut, fournit un point d'appui à l'opérateur pour tirer sur

(1) Fig. 33, partie 5.
(2) Fig. 34, partie 4.

la griffe. Les branches de celle-ci ont la forme d'un T, et à ses extrémités sont deux crochets qui s'appliquent sur le côté externe des branches, pour les rapprocher et les fixer au moyen d'une vis. Dans les cas de très-grosses pierres dures, je me sers d'une griffe double avec deux vis de pression.

A l'extrémité coudée de la tige porte-griffe, se trouve une ouverture arrondie, c'est-à-dire la première douille, semblable à la seconde douille placée sur le bouton de jonction des branches de la tenette, et destinée au passage des forets; et un écrou brisé qui reste muet, comme dans le lithoclaste ordinaire, tant que son action est inutile, et qui fonctionne pour faire éclater la pierre.

A la face inférieure de la tige porte-griffe, est une ouverture carrée ou collier pour recevoir et fixer au moyen d'une vis la tige du support coudé ou tour-en-l'air, lorsqu'il est utile de pratiquer une proforation préalable. A ce support sont adaptés une broche, un poussoir et une vis de pression qui en règle l'action; un foret simple avec sa poulie ou cuivrot; un autre foret à manche, à vis conique et à tige taraudée du côté du manche.

On fixe la pierre en tirant sur la griffe conductrice qui rapproche les branches. Quand la main ne suffit pas, on a recours à un pignon ou à une vis de rappel dont la tige s'applique sur la deuxième douille, et qui fonctionne à l'aide de l'écrou brisé. Ce puissant moteur fait avancer sans le moindre effort la griffe sur les branches.

L'archet est un moteur qui doit être préféré dans certaines circonstances. Nous en dirons un mot plus loin.

Quand la main du chirurgien ne suffit pas pour rapprocher les branches de la tenette et fixer la pierre, en tirant sur la griffe, il faut se servir du pignon ou de la vis de rap-

pel, qui s'applique contre la deuxième douille (1). La partie
taraudée de cette vis, d'une longueur de 4 à 5 centimètres,
fonctionne au moyen de l'écrou brisé. Cet appareil a une
telle puissance, que si l'on n'en usait pas avec mesure, les
tenettes pourraient fléchir ou se rompre.

Le pignon ne présente rien de particulier (2). C'est le
même dont on se sert pour la lithotritie. Il s'engrène dans la
douille qu'on remarque sur le crochet de la branche droite
de la griffe double, avec la surface cannelée de la branche
correspondante de la tenette (3).

Le pignon agit de manière à rapprocher de la branche opposée de la tenette le corps de la griffe, qui doit être ramené
vers le milieu de l'appareil, entre les deux branches, avant
de serrer la deuxième vis de pression. Je n'ai employé le
pignon qu'avec la griffe double.

Cette griffe, dont on voit ici la figure, est applicable
dans les cas particuliers de grosse pierre, lorsqu'il faut agir
avec une grande puissance. Quand la griffe est double, il y
a deux vis de pression (4).

Un mot d'explication au sujet de la figure représentant le
foret simple (5). Il faut savoir, avant tout, que du côté de la
pointe, dans une étendue de 8 centimètres, la tige est beaucoup plus mince; la perforation de la pierre en devient plus
facile et plus prompte; elle est toujours suffisante pour assurer l'action du foret conique.

Comme l'archet est un instrument usuel dans les arts, je
me suis dispensé d'en reproduire la figure. Notons seulement
l'imperfection de l'archet brisé qu'on trouve dans les boîtes

(1) Fig. 34, partie 1.
(2) Fig. 34, partie 2.
(3) Fig. 34, partie 3.
(4) Fig. 34, partie 4.
(5) Fig. 34, partie 5.

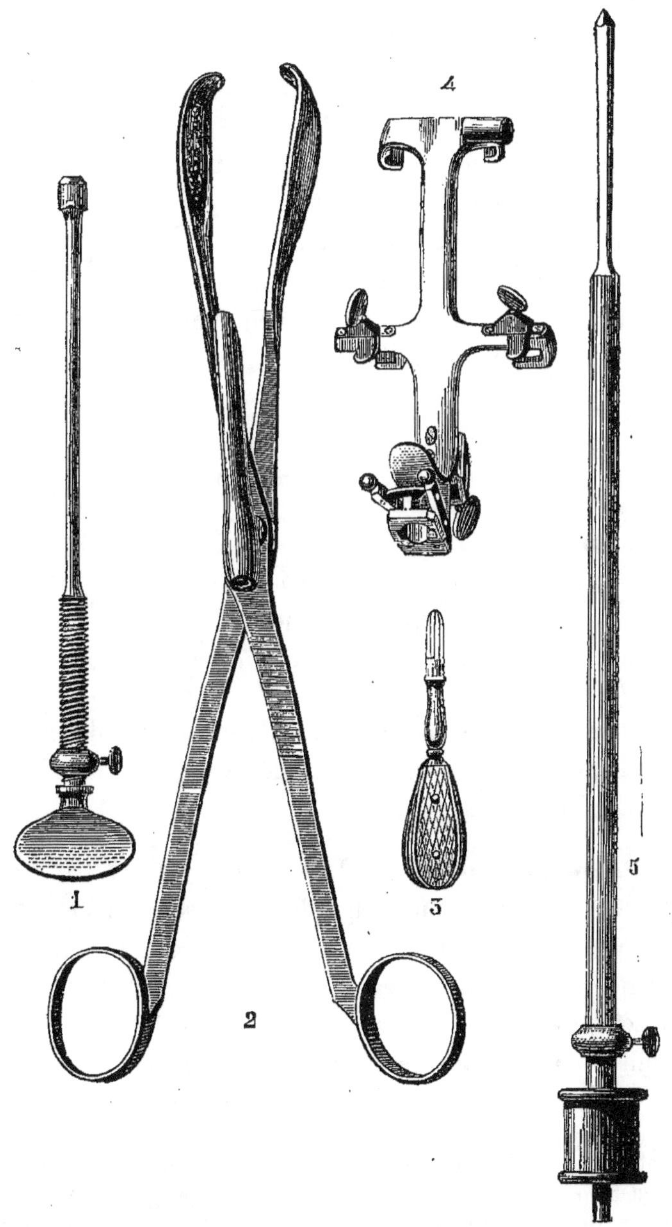

FIG. 34. — Casse-pierre, détails.

d'instruments de chirurgie. Il fonctionne difficilement; il vaut mieux se servir d'un fleuret, dont la pointe sera munie d'un crochet, et le manche d'un anneau. Cet archet peut être placé dans une canne.

Sur la tige du foret, du côté du manche ou du cuivrot, sont disposés des moyens d'arrêt qui empêchent la pointe de l'instrument de léser la vessie.

Il ne sera pas inutile de faire observer au praticien qu'il s'agit ici d'instruments de précision dont la fabrication exige les soins les plus minutieux.

ARTICLE III

Application de la méthode (1). — Toute amélioration se produit lentement. Il faut considérer comme très-incomplet ce qui a été publié au sujet de cette opération par de jeunes chirurgiens impatients et indiscrets.

Manœuvre opératoire. — L'application des nouveaux instruments au morcellement de la pierre constitue deux manœuvres distinctes :

Premier temps. — Dans l'une, qui est parfaitement réglée, le chirurgien dirige de l'œil les mouvements qu'il exécute pour attaquer le calcul. Elle se résume ainsi : Placer la griffe sur les branches, serrer celle-ci avec la main, et, au besoin, avec une vis de rappel; placer la tige porte-griffe au milieu de l'espace compris entre les branches; introduire les

(1) La manœuvre opératoire n'était pas tout à fait inconnue avant la publication de ce mémoire. J'ai eu maintes fois l'occasion de l'exposer dogmatiquement et pratiquement dans ma clinique ; de telle sorte qu'on a pu suivre à vue les applications de l'appareil et ses perfectionnements successifs.

forets, fixer le support, si l'on emploie l'archet; faire fonctionner l'écrou brisé, si l'on se sert du foret à poignée, retirer les forets, enlever la griffe. L'opérateur fait tout cela avec précision, pourvu que des essais préalables l'aient mis au courant du mécanisme de l'appareil et de l'ensemble de la manœuvre cystotomique.

Deuxième temps. — La manœuvre qui consiste à saisir et fixer la pierre pour la morceler est bien différente.

En introduisant par la plaie une tenette dans la cavité vésicale, le chirurgien ne connaît exactement ni le volume, ni la configuration de la pierre, ni la disposition des parois de la vessie. On ne se met guère en peine d'acquérir ces notions dans la pratique ordinaire, et les moyens dont l'art dispose ne sont guère propres à éclairer le praticien. De là tant de méprises graves, de là les tailles doubles, qui ne sont pas rares, et des procédés de cystotomie insuffisants.

Ce n'est pas tout de saisir la pierre, il faut savoir comment elle est placée entre les mors, si elle peut être fixée, et quel est son volume réel.

Avantages du nouvel appareil. — Dans la pratique de la cystotomie, c'est par l'écartement des branches qu'on juge du volume de la pierre saisie. Mais la pierre peut être embrassée par le talon de l'instrument, et, dans ce cas, elle paraît beaucoup plus grosse qu'elle n'est en réalité. Les plus habiles y sont trompés : on retire quelquefois, après de grands efforts, un petit calcul engagé entre les branches de la tenette, près du bouton.

La pierre peut être saisie par une extrémité, et cependant elle est solidement fixée ; mais l'extraction en est difficile, impossible même.

Dans le nouvel appareil, une tige cylindrique la pousse, et

la pointe du foret sert à repousser la pierre vers les crochets des mors et à la placer de telle sorte qu'elle puisse être fixée solidement. C'est par les mêmes moyens qu'on retourne la pierre lorsqu'on veut renouveler les perforations. Après avoir adapté la griffe à la tenette, pour avoir les mains libres, l'opérateur saisit avec la gauche les branches et la griffe, et avec la droite il pousse la tige jusqu'à la pierre et fait effort pour la chasser; il a, au besoin, recours à la percussion.

Quand la pierre est mal placée, on se sert, pour la retourner, d'un perforateur simple, à tige mince dans toute sa longueur, jouant librement dans la douille, de façon que son extrémité puisse être portée loin du centre et faire rouler la pierre entre les mors de le tenette, légèrement écartés. ·

Pour introduire la tenette, l'opérateur place un gorgeret mousse à large gouttière à l'angle supérieur de la plaie. Cette précaution est de rigueur, quand on se sert d'une forte tenette.

Morcellement. — Le morcellement peut s'effectuer par deux procédés :

Premier procédé.— Quand la pierre a une configuration régulière et une consistance moyenne, on l'attaque directement par le foret conique. L'opérateur a les mains libres. De la gauche il tient la griffe et les branches ; de la droite, il saisit le foret conique et l'introduit jusqu'à la pierre. Il imprime alors au perforateur des mouvements gradués de rotation, jusqu'à ce qu'il ait pénétré à une certaine profondeur. La perforation s'achève au moyen de l'écrou brisé. On agit sur le foret par saccades, et non en tournant d'un mouvement continu. ·

A peine la pointe a-t-elle pénétré à la profondeur d'un centimètre, que des éclats se détachent. Quand on n'éprouve plus de résistance, le foret est retiré, la griffe enlevée; l'opérateur exerce ensuite une pression avec les tenettes. Les branches étant assez rapprochées, il retire l'instrument chargé d'une masse de détritus ou d'éclats, suivant la consistance de la pierre. L'extraction se fait avec les mêmes tenettes, dont on se sert aussi pour briser les gros fragments.

Deuxième procédé. — Il y a des pierres qui ne sont friables qu'à la surface. La perforation se ralentit après les premières couches, et le foret ne peut pénétrer plus avant que par une forte pression. Dans ces cas, on suspend l'action du foret conique, qui est remplacé par le foret simple, et l'on pratique, à l'aide de l'archet, une perforation pour frayer la voie au foret conique dont la déviation n'est plus à craindre, si forte que soit la pression. Ce procédé est préférable. Je l'ai appliqué avec succès à de nombreux malades.

La plaie, pendant la manœuvre, est protégée par le prolongement de la douille en arrière. Ainsi maintenus, les tissus ne peuvent s'interposer entre les branches de l'instrument.

Il serait trop long d'entrer dans les détails pratiques. Je me borne à produire ici les résultats matériels de ce procédé. La trace de la manœuvre est visible sur ces fragments de pierres morcelées qui donneront une idée de l'action énergique de l'appareil (1).

ARTICLE IV

Faits cliniques. — J'ai traité dix-huit calculeux par le nouveau procédé. Bien que ces cas ne soient pas très-nom-

______

(1) Voir *Collection de calculs urinaires et d'instruments de chirurgie*, p. 143. (Carton n° 24.)

breux, ils suffiront, je l'espère, pour la démonstration.

Je les ai classés de manière à montrer la gradation des difficultés que présente la manœuvre opératoire, et à mettre en évidence l'action des agents mécaniques, d'après la pratique.

Résultats. — N°s 1 et 2. — Deux pierres moyennes, très-dures. La première appartient à un adulte, la seconde à un enfant. Soumises à l'action du casse-pierre, l'une et l'autre ont été légèrement écornées. Peu volumineuses d'ailleurs, elles furent extraites comme à l'ordinaire, non sans difficulté, mais avec succès.

N° 3. — Pierre plate, très-large, très-dure, à structure mixte, avec prédominance de lamelles. Bien placée dans la tenette, elle fut attaquée par le foret simple du côté de la petite extrémité. Le perforateur suivit la ligne médiane jusqu'au noyau, et ouvrit ainsi la voie au foret *éclateur*, dont l'action fut instantanée. On voit les traces de l'instrument. Le malade guérit.

N° 4. — Très-grosse pierre oblongue, aplatie, à structure mixte, granulée au centre, lamellée à l'extérieur. Çà et là des vides séparent les couches épaisses et résistantes. Mal placée d'abord dans la tenette, la pierre se déroba deux fois; elle fut attaquée par les forets dans une troisième tentative. L'écartement des anneaux de la tenette frappa les assistants. On pouvait à peine placer la griffe. Il fallut sept minutes pour pratiquer la perforation préalable. Le foret *éclateur* fut substitué au foret simple; à mesure qu'il pénétrait dans la pierre, on entendait le bruit que faisait celle-ci en éclatant. L'appareil accessoire étant enlevé, les premiers fragments furent retirés avec la tenette à crochet. Pendant qu'on nettoyait cet instrument, le gros fragment fut saisi au moyen d'une tenette ordinaire et extrait non sans difficulté.

J'étais moins préoccupé du volume de la pierre que de sa forme. Les pierres plates, heureusement rares, se dérobent ou échappent à l'action de l'instrument avec une grande facilité.

Le foret attaque rarement le centre, et son action est à peu près nulle sur les points voisins de la circonférence. Aussi le plus sûr est-il de commencer la perforation avec le foret simple pour frayer la voie au foret conique. C'est en procédant ainsi que j'ai réussi chez les malades dont je viens de parler, et tout récemment chez un général russe, à fixer dans les tenettes la pierre plate. Le dernier cas est démonstratif; la pierre a été reconstituée par le rapprochement des éclats.

N° 5. — Débris d'une énorme pierre de consistance moyenne qui remplissait la vessie. La perforation préalable a été faite au centre, et l'éclatement s'est opéré dans tous les sens. Le morcellement n'offrit pas de difficulté; mais la manœuvre fut très-longue. La malade succomba quelques jours après. On voit très-bien les traces du foret sur deux des fragments.

N° 6. — Portion d'une grosse pierre murale, très-dure, attaquée plusieurs fois par la lithotritie et extraite par la taille après avoir été morcelée. Le foret simple et le foret à éclatement furent tour à tour appliqués. Le malade guérit.

Dans les cas cotés n°s 4, 5 et 6, le morcellement n'a pas été complet et les gros éclats qui restaient n'ont pas été extraits sans difficultés. C'est en méditant sur ces difficultés que j'ai compris l'utilité de continuer l'extraction des éclats avec la tenette-forceps, afin d'être toujours en mesure de recourir au morcellement.

N° 7. — Fragments d'une pierre murale fort dure, mamelonnée à la surface. La perforation n'a pas présenté plus de difficulté que l'éclatement. Quand la pierre à perforer est dure, il n'y a que la première perforation à l'aide de l'archet qui soit longue et fatigante pour l'opérateur, sinon pour les malades. L'éclatement au moyen du foret conique est toujours facile.

N°ˢ 8 et 9. — Débris partiels de deux grosses pierres morcelées dans la vessie par le foret à éclatement, sans perforation préalable. Le premier contact des instruments semblait indiquer qu'elles étaient friables. Je fis de vains efforts pour les écraser avec la tenette. Le foret conique n'avait pas pénétré d'un centimètre qu'elles se brisèrent ; la pression de la tenette suffit pour réduire ces éclats en débris. Les pierres dont la croûte seule est résistante ne sont pas rares. Malgré des lésions graves de la vessie, les deux malades ont guéri.

Un fait analogue s'est présenté à moi le 19 avril 1864, à l'hôpital Necker. La pierre était volumineuse. Une grosse tenette à crochet fut introduite. La pression restant sans effet, j'appliquai le foret conique. Dès qu'il eut pénétré à la profondeur d'un centimètre environ, la pierre fut morcelée instantanément. La griffe enlevée, je brisai les éclats par la pression avec la main et j'en fis l'extraction.

La masse que je mets sous les yeux de l'Académie représente à peu près la moitié de la quantité extraite. La plaie était cicatrisée le quatorzième jour ; le malade n'a éprouvé aucun accident.

N°ˢ 10, 11 et 12. — Trois grosses pierres arrondies, à structure mixte, médiocrement serrée. Deux de ces pierres ont un noyau distinct ; l'autre présente une masse centrale de cristaux rougeâtres, semblable à ce qu'on observe dans les grosses pierres granulées.

Grâce à la forme arrondie et à la faible consistance de ces pierres, le morcellemeut a été facile. Une seule a exigé la perforation préalable. Le malade qui portait la pierre n° 10 est mort, les deux autres sont guéris.

N° 13. — Une pierre moyenne et des débris considérables d'une autre pierre très-volumineuse. Ce calcul et tous ces fragments ont été extraits de la vessie d'un malade opéré avec succès à l'hôpital Necker en juillet 1865.

N° 14. — Deux pierres· entières ; deux autres pierres à moitié morcelées. Le plus gros fragment de la dernière porte la trace du foret simple, qui a pénétré jusqu'au cœur du noyau. La plupart des fragments proviennent d'une pierre plus volumineuse, qui a été morcelée la première. On remarquera la ressemblance de ces éclats avec les calculs fragmentés spontanément dans la vessie. Ces pierres sont dures et cassantes ; tant qu'elles sont entières, leur résistance est grande à la pression ; mais elles se fragmentent aisément, dès qu'elles sont entamées ou soumises à la percussion.

La multiplicité des calculs est une circonstance défavorable dans l'application du nouveau procédé. La manœuvre n'est pas nette. C'est ce que j'ai eu lieu d'observer en opérant en 1862 le malade Stow, qui succomba deux semaines après l'opération.

N°ˢ 15 et 16. — Petites portions de deux pierres que j'ai morcelées, il n'y a pas longtemps, dans mon service. Dans les deux cas la guérison ne se fit pas attendre. Les deux opérations n'offrirent point de difficultés. Tous ces débris sont d'une texture très-serrée. Le calcul du malade Stow manque à la collection (1). C'est le dix-huitième cas.

---

(1) Les pierres fragmentées que j'ai présentées à l'Académie seront déposées dans ma collection de l'hôpital Necker. — Ces pièces figurent sur le carton n° 24. *Voir* la p. 143 du Catalogue de ma collection.

N° 17, — Pierre plate, longue, à surface granulée et fort dure. Sa longueur est de 6 centimètres deux tiers, sa largeur de 5 centimètres et demi, et son épaisseur de 3 centimètres. Placée favorablement entre les mors et fixés solidement, le foret simple pénétra à 3 centimètres et demi ; il fut remplacé par le foret *éclateur*, la pierre fut morcelée en huit morceaux. C'est le résultat le plus prompt et le plus satisfaisant.

CHAPITRE IX

MANŒUVRE OPÉRATOIRE PAR LE PROCÉDÉ MIXTE

Préliminaires de l'opération. — 1° Introduction de la tenette-forceps. — 2° Préhension de la pierre. — Précautions importantes. — Position de la pierre dans la tenette. — Morcellement de la pierre. — Perforations successives. — Emploi du foret conique. — Ecrasement de la pierre.— Nouvelle application.

Préliminaires de l'opération. — Je n'ai pas à revenir ici sur ce qui a été dit, à l'article *Cystotomie*, de l'incision du périnée, de l'urèthre et du col vésical. Nous n'avons à parler que de la deuxième partie de l'opération.

A part la division des tissus et l'ouverture d'une voie pour pénétrer dans la vessie, l'application de la nouvelle méthode comprend deux parties distinctes : l'introduction de l'appareil, et la perforation de la pierre.

Quelques mots d'abord sur les préliminaires de l'opération.

Le chirurgien range d'abord sur une table les instruments dont il a fait choix.

Il commencera par s'assurer si la griffe, l'écrou brisé, les forets fonctionnent régulièrement, et si les curseurs sont en rapport avec la longueur de la tenette et le volume présumé de la pierre.

Comme on suppose que la pierre est grosse, il est prudent de se munir, pour la briser, des moyens les plus puissants dont l'art dispose.

Aux instruments ordinairement en usage dans la taille périnéale, le chirurgien ajoute comme accessoires trois tenettes-forceps du nouveau modèle, d'une puissance graduée.

La griffe conductrice, avec l'écrou brisé, le tour-en-l'air, le poussoir, l'archet s'appliquent à toutes les tenettes.

Il faut se munir aussi de deux forets simples et d'un foret à éclatement.

Si l'opérateur et les deux aides principaux manquaient d'expérience, il serait bon de faire un essai préalable de la manœuvre. Il est essentiel pour le chirurgien d'avoir des aides intelligents.

Après la division des tissus, on procède à la deuxième partie de l'opération, qui est la plus importante. Les remarques pratiques qui suivent compléteront mon exposé de la taille médio-bilatérale.

1° **Introduction de la tenette-forceps.**— La première introduction d'une forte tenette-forceps présente quelques difficultés. On les écarte par la dilatation préalable de la plaie avec le doigt, et avec une petite tenette introduite dans la vessie et dont on écarte les mors pour la relever, on place un gorgeret à large gouttière à l'angle supérieur de la plaie. La tenette est dirigée de bas en haut, d'avant en arrière, de façon à ne pas peser sur la face inférieure du col, ainsi que je l'ai dit à l'article *Taille médio-bilatérale.* Les introductions subséquentes sont plus faciles.

2° **Préhension de la pierre.** — Il est rare, ai-je dit, qu'une pierre vésicale soit saisie sans difficulté, surtout si elle a un certain volume ; d'autant que le chirurgien ne connaît, quand l'instrument pénètre dans la vessie, ni la configuration, ni le volume de la pierre, ni la disposition des parois vésicales; il n'est et ne peut être guidé que par ses sensations tactiles. Ce qu'on ne saurait trop lui recommander, c'est de procéder avec lenteur et ménagement dans les mouvements qu'il exécute et qui varient nécessairement, selon les cas.

Dans les cas qui nous occupent, la manœuvre que l'opérateur exécute pour saisir la pierre, a aussi ses dangers, ce qu'il ne faut pas perdre de vue.

Ou les parois vésicales sont appliquées fortement contre la pierre, ou elles s'affaissent seulement; et dans les deux cas elles peuvent être pincées par la tenette, surtout si la pierre est petite.

Précautions importantes. — Pour prévenir cet accident, l'opérateur doit rapprocher lentement les mors de la tenette; au moment où ils s'appliquent sur la pierre, il redoublera de précautions et aura soin de ne pas appuyer avec force l'instrument contre la surface vésicale. La pierre étant saisie, il exécute avec l'instrument chargé un mouvement de demi-rotation. Quand il retire l'instrument sans avoir saisi la pierre, il doit en rapprocher doucement les mors, sans les serrer. Les tenettes doivent être à crochets, placés l'un devant l'autre, de manière à ne pas se toucher, et d'une longueur modérée.

Une fois que la pierre est saisie, il faut savoir comment elle est placée dans la tenette, cette question est essentielle.

Position de la pierre dans la tenette. — Les instruments ordinaires de la taille ne peuvent donner aucune indication à cet égard. Les nouvelles tenettes ont l'avantage de pouvoir éclairer l'opérateur sur la position de la pierre, et elles lui offrent le moyen de modifier cette position.

La pierre peut avoir été saisie par le talon ou par l'extrémité du mors. L'opérateur introduit le poussoir par la douille, pousse la pierre et l'applique contre la partie recourbée des mors.

Dans le cas où les branches de la tenette sont très-écartées, si le poussoir pénètre à une grande profondeur, c'est un indice que la pierre est plate.

Lorsque la pierre a été saisie dans le sens de sa longueur par une de ses extrémités, l'autre extrémité fait saillie hors de la tenette, et il est à peu près impossible de faire tourner l'instrument sur lui-même (1).

Quand il en est ainsi, les mors de la tenette doivent être écartés doucement, sans toutefois lâcher la pierre, mais sans la serrer, de façon qu'elle soit libre pour ainsi dire entre les mors de la tenette. On porte alors ceux-ci vers l'extrémité de la pierre qui est restée en dehors, on réussit souvent à la mieux placer et à l'attaquer plus près du centre.

Si la pierre reste mal placée dans les tenettes, elle peut être fixée assez solidement pour être attaquée; mais l'action du foret est limitée, il n'y a qu'une sorte d'écornement, parce que la portion non embrassée resterait intacte; il faut la saisir et l'attaquer de nouveau.

Morcellement de la pierre. — Je ne fais qu'indiquer ici les points principaux de ce temps de la manœuvre.

Soit une pierre d'un volume médiocre et de consistance moyenne bien placée entre les mors, et qu'on ne peut ni extraire tout entière, ni briser par la pression. Après l'avoir fixée dans la tenette, au moyen de la griffe, on introduit le foret simple, on adapte le tour, on manœuvre avec l'archet, et le foret pénètre jusque vers le centre de la pierre. On

(1) Fig. 33, partie 1 bis.

remplace alors le foret simple par le foret à éclatement, dont la pointe s'engage dans le trou déjà pratiqué. Le nouveau foret, tourné par saccades, à l'aide de l'écrou brisé, doit avancer jusqu'à ce que la pierre éclate.

Cela fait, on rend l'écrou muet, on retire le foret, on enlève la griffe ; l'opérateur exerce ensuite une forte pression avec la tenette ; si la pierre se brise, il retire l'instrument chargé de détritus ou d'éclats, suivant la consistance de la pierre. Ce qui reste dans la vessie doit être retiré comme à l'ordinaire.

Perforations successives. — Au moment d'opérer, le chirurgien n'a que des notions confuses sur la dureté et la consistance de la pierre ; il est donc prudent de commencer l'attaque par le foret simple, et de ne se servir qu'en second lieu du foret à éclatement. Si la manœuvre est ainsi plus longue et plus fatigante pour l'opérateur, en revanche elle est plus sûre : une première perforation ayant été pratiquée, l'on ne risque pas d'engager le forêt à éclatement dans une fausse voie. Ajoutons que la perforation, qui varie suivant la dureté de la pierre et surtout d'après sa structure, a des limites dans les cas usuels ; l'éclatement occasionne peu de douleur.

Si la pierre n'éclate pas, de nouvelles perforations deviennent nécessaires ; il faut la retourner pour la perforer dans un autre sens. (V. plus loin, *Remarques sur les faits.*)

Quand la pierre est grosse et très-friable, elle se désagrége sous la simple pression de la tenette. J'ai morcelé ainsi une énorme pierre, grosse comme la tête d'un fœtus à terme.

Emploi du foret conique. — Si la tenette ne suffit pas pour opérer le morcellement, on a recours à la vis conique ; et le morcellement se produit, dès que l'écorce est entamée.

Plusieurs malades, ayant de grosses pierres murales ou uriques, granulées, ont été opérés de la sorte, avec succès et en peu de temps.

Si la pierre résiste, l'opérateur, tenant de la main gauche la griffe et les branches, saisit de la droite le foret conique et le fait pénétrer dans la pierre, par des mouvements répétés et gradués de rotation. La perforation s'achève au moyen de l'écrou brisé. On agit sur le foret éclateur par saccades et non par un mouvement de rotation continu.

Ecrasement de la pierre. — Lorsque la pierre a cédé, on relève la griffe et le foret, et, en rapprochant les anneaux avec force, on écrase la pierre, et l'on retire ce qui est resté entre les mors. On réintroduit ensuite la tenette dans la vessie, et l'on charge les éclats, qui sont retirés immédiatement, à moins que par leur volume ils n'exigent un nouveau morcellement.

La pierre étant morcelée, on doit continuer à se servir de la tenette-forceps, afin de pouvoir au besoin briser les éclats trop volumineux qui résisteraient aux efforts de la pression. C'est là le moyen de prévenir des difficultés et des accidents que j'ai observés dans mes premières opérations.

Nouvelle application. — En communiquant mon travail à l'Académie de médecine, le 10 octobre 1865, je mis sous les yeux de mes collègues la collection des débris et des éclats pierreux provenant des dix-huit opérations que j'avais faites par la nouvelle méthode.

Comme nouvel exemple, je dois rappeler ici une pierre extraite de la vessie d'un général russe. Cette pièce remarquable porte le n° 1 sur la tablette supplémentaire. J'en ai rassemblé les principaux fragments.

Au centre de cette grosse pierre on voit une énorme masse

de matière grise, terreuse, formant à peu près la moitié de la concrétion. Autour de cette partie centrale, une épaisse croûte d'acide urique, d'une teinte rouge brique. La structure de cette croûte est compacte, très-dense, à stries divergentes. A la surface extérieure, on voit de nombreux mamelons arrondis, légèrement aplatis par places, peu saillants, séparés les uns des autres par des lignes légères qui correspondent aux stries. L'aspect singulier de cette structure dépend de la manière dont la pierre a été morcelée dans la vessie.

Le malade fut opéré d'après la méthode médio-bilatérale. La pierre était trop grosse pour passer à travers la plaie. J'appliquai à la tenette-forceps l'appareil supplémentaire, et la pierre éclata sous l'action de la vis conique, dont la trace est très-visible. L'effet se produisit du centre à la circonférence.

La cassure ne présente pas partout le même aspect. Les stries, très-visibles en certains endroits, sont à peine perceptibles en d'autres. On remarquera sur plusieurs points de la surface des granulations plus saillantes que les autres, comme surperposées, qui proviennent de dépôts récents. Ces granulations ressemblent beaucoup à la petite gravelle que le malade rendait de temps en temps. L'écorce rouge de l'écorce est peu commune dans les grosses pierres ; mais elle n'est pas rare dans le sable et dans la gravelle. Cette pierre présente, comme quelques autres pièces de la collection, deux parties bien distinctes, qui diffèrent à la fois par la couleur et par la structure.

Quoique l'écorce soit très-résistante, la pierre fut aisément morcelée et extraite.

CHAPITRE X

NOUVELLES OPÉRATIONS DE TAILLE PAR LA MÉTHODE MIXTE

Résultats obtenus par le procédé mixte. — Conditions défavorables à l'opération. — Perforations multiples. — Etat des organes. — Résection de la prostate. — Fongosités de la vessie. — Introduction des instruments. — Extraction de la pierre. — Observations nouvelles. — 1° Pratique privée. — Premier fait. — Deuxième fait. — Troisième fait. — Quatrième fait. — 2° Opérations pratiquées dans le service des calculeux.

Résultats obtenus par le procédé mixte. — En exposant, il y a deux ans, devant l'Académie de médecine les procédés par lesquels les pierres trop volumineuses pour être extraites entières dans la cystotomie sont morcelées dans la vessie, je rapportai dix-huit cas favorables pour démontrer l'utilité pratique d'une opération nouvelle qui est une combinaison de la taille et de la lithotritie.

J'ai pratiqué depuis six nouvelles opérations. Sur les 24 calculeux qui ont été opérés par la méthode mixte, il y a eu 5 morts et 19 guérisons. Ce résultat mérite de fixer l'attention des praticiens ; en effet, dans tous ces cas, l'état des organes, aussi bien que le volume de la pierre auraient rendu la lithotritie impossible, et l'extraction du calcul par la méthode ordinaire très-dangereuse.

Les témoins de ces opérations ont vu combien est simple l'application du procédé. Hormis le temps de la manœuvre opératoire qui consiste à placer régulièrement la pierre dans la tenette, les mouvements s'exécutent avec une grande précision. Pour l'opérateur expérimenté, la taille mixte est presque aussi facile que la taille ordinaire.

Conditions défavorables à l'opération. — Résumons les principales particularités de la nouvelle méthode opératoire.

Le nouvel appareil a été construit en vue des grosses pierres plus ou moins arrondies : il n'est pas également applicable aux pierres moyennes et très-plates dont les éclats sont irréguliers et parfois difficiles à extraire.

La configuration et le volume de la pierre influent beaucoup sur le succès de l'opération. En effet, les pierres très-irrégulières sont le plus souvent mal placées dans la tenette, de sorte que le foret n'a d'action que sur la portion embrassée par les mors de l'instrument ; le reste lui échappe. Il faut en conséquence recommencer les perforations ; et c'est ce qui prolonge la manœuvre opératoire.

La consistance du calcul a aussi son importance. En effet, les pierres très-dures sont très-difficiles à perforer. Il est vrai que la plupart de ces pierres étant cassantes, éclatent facilement. A mesure que la vis conique avance, on entend des craquements, et des éclats se détachent. D'autres pierres dures n'éclatent qu'après que le foret a pénétré profondément, et dépassé le centre de la masse.

Perforations multiples. — C'est le cas des pierres murales à structure lamellée, des pierres d'acide urique impur et des calculs de cystine. La cassure de ces pierres n'est pas très-nette, et le morcellement en est difficile. Il faut retourner la pierre plusieurs fois pour pratiquer de nouvelles perforations.

Pour exécuter cette manœuvre délicate, on écarte les mors de la tenette et on les incline légèrement à droite et à gauche, et la pierre est déplacée. A l'aide d'un foret mince, qu'on introduit par la douille, on fait tourner la pierre sur elle-même et l'on s'assure qu'elle a été retournée. C'est ainsi que j'ai pu pratiquer plusieurs perforations sur la même pierre.

La plupart des calculs granuleux n'exigent pas des manœuvres aussi longues ; ils cèdent à la pression de la tenette, aussitôt que la croûte extérieure a été perforée.

Etat des organes. — Passons maintenant à l'état des organes.

Chez quelques-uns de mes opérés, il y a eu une sorte de résection de la prostate. Cet accident n'est pas aussi rare qu'on pourrait le croire dans la cystotomie.

Un de mes opérés, dont la pierre était grosse et friable, avait un catarrhe vésical et des tumeurs dans la vessie. La pierre céda à la simple pression des tenettes : le morcellement fut rapide. Après l'opération, un fragment de la prostate, très-nettement coupé, sans la moindre trace de déchirure, fut trouvé dans le caillot sanguin ; il avait le volume d'une noisette. Le malade était guéri le quinzième jour.

Chez un autre opéré, la pierre était très-volumineuse. Aussi l'opération fut-elle plus douloureuse et plus longue. Une portion de la prostate trouvée dans le sang fut également soumise à l'examen microscopique. Le malade était complétement guéri, le 27ᵉ jour.

Résection de la prostate. — Les changements que présente la prostate dans son développement morbide rendent compte des résections opérées par le lithotome. Il est probable qu'elles intéressent la tumeur médiane, qui correspond à l'angle antérieur du trigone, et qui peut aussi se placer entre les branches de la tenette, au devant de la pierre et en arrière de la douille.

J'ai observé cette particularité chez un de mes opérés, en 1864. La pierre étant saisie et fixée dans la tenette, le foret, en sortant de la douille pour pénétrer dans la vessie, rencontra un obstacle imprévu, un corps mou. Je retirai aussitôt le foret, et introduisis à sa place le poussoir, avec lequel j'exerçai une forte pression, sans provoquer de douleur. Il n'y avait qu'une production morbide, à l'angle antérieur du trigone, qui pût se placer ainsi au devant de la pierre, entre les branches des tenettes, de manière à s'opposer à l'introduction des forets. J'exécutai avec la tenette un mouvement de rotation, et la tumeur étant déplacée, la libre communication fut rétablie entre la douille et la pierre. L'opération se termina sans autre incident.

Fongosités de la vessie. — Les fongosités de la vessie ne sont que trop communes chez les calculeux. On en connaît de nombreux exemples; j'en ai observé trois cas parmi les malades opérés par la méthode mixte. Ces productions étaient particulièrement gênantes pendant l'extraction de la pierre. Quelques-unes furent saisies et amenées au dehors avec le calcul.

J'en ai réséqué une.

Introduction des instruments. — Passons maintenant à l'extraction de la pierre.

Comment doivent être extraites les grosses pierres dans la cystotomie? Tous les chirurgiens le savent. Je me bornerai à exposer quelques remarques que j'ai faites en opérant moi-même et en voyant opérer les autres.

Si l'on veut dilater sûrement le col de la vessie; il faut procéder de dedans en dehors et non d'avant en arrière ou d'arrière en avant, suivant la pratique habituelle.

Si l'on agit d'avant en arrière, les efforts que l'on fait pour introduire la tenette ou les dilatateurs refoulent le col de la vessie; de sorte qu'en avant du col, entre celui-ci et le rectum, il se forme une cavité qu'il est facile de constater.

Si l'on dilate d'arrière en avant, au moyen de la tenette chargée, les plus fortes tractions, sans agrandir beaucoup l'ouverture, amènent le col en avant et produisent des tiraillements fort douloureux. Ce déplacement du col de la vessie, qui a pour effet de faire obstacle au passage de la pierre, a fait croire à beaucoup de cystotomistes que la difficulté à la sortie de la pierre était dans le trajet de la plaie. C'est là une erreur que j'ai mise hors de doute en traitant de la taille prérectale.

Ces considérations s'appliquent à toutes les opérations de taille en général.

Extraction de la pierre. — Il me reste à parler plus particulièrement de l'extraction de la pierre dans la taille mixte, à décrire brièvement le procédé opératoire, et à présenter quelques remarques sur l'opération et ses suites.

Dans les opérations de taille, j'emploie les anesthésiques à dose modérée et seulement au début. Je n'attends pas pour opérer que la résolution soit complète. Tous mes opérés reprennent connaissance après les premiers temps de la manœuvre, c'est-à-dire lorsque la pierre est entre les mors de la tenette. C'est pendant la perforation que l'opéré reprend ses sens. En général, il souffre peu pendant la perforation et le morcellement de la pierre.

Dans mes opérations les plus récentes (30 décembre 1866, 26 février, 23 mars, 8 avril 1867), bien que le morcellement ait été long et fatigant pour l'opérateur, l'action du chloroforme avait cessé pendant la perforation de la pierre; et les opérés, loin de se plaindre, causaient avec les assistants.

On comprend que la manœuvre ne soit pas douloureuse : en effet, l'action du foret s'exerce sur la pierre isolée et ne se fait sentir que faiblement sur la vessie. Il suffit que l'appareil soit bien soutenu, pendant que l'archet fonctionne.

Observations nouvelles. — Depuis ma communication à l'Académie de médecine, j'ai opéré sept malades, dont la pierre a été morcelée dans la vessie, trois à l'hôpital, et quatre dans ma pratique privée. Cinq de ces opérations doivent être remarquées; j'aurai soin, en les rapportant, de signaler les analogies qu'elles présentent avec les faits déjà connus.

Dans le premier cas, que j'emprunte à ma pratique particulière, le volume de la pierre et l'état des organes rendaient la manœuvre périlleuse et difficile. Néanmoins l'opération dut être pratiquée, car il ne restait point d'autre ressource. Ces cas ne sont pas rares. Celui qui m'occupe n'est pas sans analogie avec un autre cas de la première série. (V. la pierre sur le carton n° 6.)

Les deux malades, l'un venant de Constantinople et l'autre de l'Inde, se ressemblaient par l'âge, la constitution, la période avancée de la maladie, le volume de la pierre et malheureusement aussi par le résultat de l'opération.

La pierre du premier opéré, quoique volumineuse, fut morcelée facilement; l'opération fut moins longue et moins laborieuse que chez le dernier opéré.

Premier fait. — M. J..., plus que sexagénaire, souffrait depuis trente ans; il avait la gravelle en même temps que la pierre. La gravelle avait disparu depuis cinq mois, et c'est de cette époque que le malade faisait dater sa pierre. Il avoua cependant, en rappelant ses souvenirs, que les symptômes du mal remontaient à 25 ans.

La pierre était volumineuse, la vessie racornie ne pouvait contenir que quelques cuillerées de liquide; les douleurs étaient atroces et se reproduisaient de demi-heure en demi-heure. Il fut décidé qu'on pratiquerait la taille; l'opération eut lieu le 26 février 1867.

Les premiers temps de la manœuvre ne présentèrent que quelques difficultés pour introduire le doigt et la tenette, par suite d'une rigidité extraordinaire du col vésical. J'eus de la peine à ouvrir la tenette et à saisir la pierre : le malade paraissait souffrir beaucoup. La pierre étant placée et fixée entre les mors de l'instrument, il fut impossible d'exécuter le mouvement de demi-rotation qui précède la perforation. La pierre résista aux plus grands efforts de pression. J'appliquai l'appareil pour le morcellement, et pratiquai la perforation, comme à l'ordinaire, mais très-lentement. Le foret ayant pénétré de deux centimètres dans la pierre, la résistance diminua. Je substituai alors la vis conique au perforateur simple : elle pénétra à la profondeur de trois centimètres environ. On entendait le bruit sourd que font en éclatant les pierres friables; mais l'éclatement fut incomplet; et la pierre morcelée en partie résista à la plus forte pression.

Il fallut adapter de nouveau l'appareil et faire fonctionner la vis conique, en la faisant pénétrer plus avant dans la pierre. Celle-ci céda à la fin, et un grand nombre d'éclats furent extraits, comme à l'ordinaire. Un éclat, beaucoup plus volumineux que les autres, fut très-difficile à saisir. Je changeai plusieurs fois de tenettes. Enfin, je finis par saisir, morceler et extraire ce fragment. Une masse de tissu fongueux et graisseux apparut dans la plaie, au devant de la pierre, et sortit en même temps que le fragment. Une autre portion de ce tissu fut ramenée avec les tenettes; et à la fin, les derniers débris de la pierre furent retirés.

L'opération avait duré près d'une heure.

Le malade, rapporté dans son lit, exprimait un sentiment d'angoisse qui ne se produit pas d'ordinaire, du moins au même degré. Survinrent des vomissements, les forces tombèrent, et la mort survint le deuxième jour.

Les difficultés extraordinaires que j'éprouvai à saisir la pierre avec la nouvelle tenette provenaient sans doute du volume de la pierre et de la capacité réduite de la vessie. Cependant j'ai opéré d'autres malades qui avaient des pierres plus volumineuses et la vessie plus petite, sans rencontrer les mêmes obstacles.

Ce sont surtout les productions morbides de la vessie qui rendent la manœuvre difficile et confuse. Néanmoins j'avais opéré avec succès, dans des circonstances analogues. Je suppose que la vessie présentait une disposition anomale, une sorte de cavité ou de grande cellule au côté gauche du bas-fond. C'est là que se trouvait le dernier fragment, qui fut si difficile à saisir. J'ai beaucoup regretté que l'autopsie n'ait pas été faite.

Deuxième fait. — La deuxième opération fut pratiquée le 24 mai 1866.

Un homme de soixante-huit ans, sujet à la gravelle pendant vingt ans, finit par avoir la pierre. Quand je le vis, les premiers symptômes dataient de cinq ou six ans. Je reconnus, au moyen de la sonde, que la pierre était grosse et dure. Après la préparation ordinaire du malade, je fis une exploration plus complète avec le lithoclaste, et cédant aux instances du malade, j'essayai sans succès de morceler la pierre. Il fallut en venir à la cystotomie, que le malade redoutait beaucoup; elle fut pratiquée, le 24 mai 1866, par le procédé médio-bilatéral.

Le premier temps de la manœuvre fut interrompu par la rupture d'un des liens de contention. Cet accident prolongea l'opération, dont la durée totale fut de quarante-cinq minutes. La pierre se trouvant bien placée dans l'instrument, j'employai le foret éclateur, et la pierre fut morcelée. Les fragments furent saisis et extraits sans effort; mais il fallut introduire la tenette plusieurs fois, et les deux derniers fragments me donnèrent un peu de peine.

De tous les calculeux à qui j'ai morcelé une grosse pierre dans la vessie, l'opéré en question est celui qui a perdu le plus de sang. Il me tardait que la manœuvre fût terminée, pour voir s'arrêter l'écoulement sanguin; ce qui eut lieu effectivement (1).

Le malade, remis dans son lit, fut réchauffé non sans difficulté. Je prescrivis des moyens légèrement toniques. Le calme revint; l'urine s'écoula par la sonde, et il n'y eut pas un mouvement de fièvre. La sonde fut retirée en temps utile, et l'urine passait par le canal dès le quinzième jour. Le dix-huitième jour le malade sortit à pied. Toutes ses fonctions s'exerçaient régulièrement.

La pierre avait éclaté de façon que tous les fragments purent être rapprochés; et ainsi fut reconstitué le calcul, ovoïde et légèrement aplati. On a pu en faire autant de deux autres

---

(1) Dans vingt-quatre opérations par la taille mixte, je n'ai pas observé une seule hémorrhagie provenant de la division des tissus. Cela tient au peu de longueur que je donne aux incisions et aux tissus qui sont divisés. Le sang, qui s'écoule quelquefois abondamment pendant la manœuvre, s'est toujours arrêté de lui-même après l'extraction des derniers débris, et sous l'influence de l'incision vésicale que l'on pratique pour faciliter les recherches.

pierres qui figurent sur les cartons. Toutes ces pierres sont fragiles, à stries irradiantes, à structure très-serrée, à cassure nette.

Troisième fait.—Le troisième malade qui a été opéré par le nouveau procédé se trouvait dans des conditions favorables. Cet homme, âge de vingt-neuf ans, souffrait de la pierre depuis l'âge de quatre ans. Les douleurs ayant augmenté dans ces derniers temps, il vint à Paris réclamer mes soins. Comme il redoutait beaucoup la cystotomie, j'ai dû commencer par faire une tentative de lithotritie. La pierre n'ayant pu être saisie avec un gros forceps, elle le fut avec un fort trilabe. J'acquis la conviction, en la perforant, qu'elle était très-dure; et j'insistai en conséquence sur l'utilité de la cystotomie. Le malade ne se décida toutefois à subir l'opération qu'après plusieurs tentatives de lithotritie, dont le résultat fut insignifiant.

La cystotomie fut pratiquée le 30 décembre 1866. Les essais antérieurs de lithotritie m'avaient renseigné sur l'état de la vessie et sur le volume de la pierre. Fixée entre les mors de la tenette, la pierre fut morcelée deux fois. L'extraction des débris ne présenta point de difficultés; et il n'y eut pas le moindre indice de réaction. La sonde placée dans la plaie fut enlevée le sixième jour et l'urine commença à s'écouler en partie par l'urèthre. Le 9 janvier 1867, le malade resta levé une partie de la journée. Il mangeait et dormait bien; les forces revenaient. Le 5 février, la plaie était cicatrisée. Les débris de la pierre pesaient 40 grammes; l'éclat le plus volumineux avait trois centimètres de long sur deux et demi de largeur et d'épaisseur.

L'opération a été des plus heureuses; la pierre a été saisie aisément, détruite et extraite sans effort ni violence.

Quatrième fait. — La quatrième opération de la seconde série, par le nouveau procédé, fut pratiquée le 8 avril 1867 dans une maison de santé.

Rien à noter dans les premiers temps de la manœuvre. La pierre, ayant été saisie sans difficulté, résista à la plus forte pression ; elle n'éclata qu'après avoir été perforée à la profondeur de trois centimètres, sous l'action du foret conique. Cette pierre, d'acide urique impur, d'une structure lamellée, à couches serrées, était excessivement dure et non cassante. L'extraction des débris se fit comme à l'ordinaire. La sonde, placée dans la plaie, fonctionna très-régulièrement. L'urine, muqueuse et sanguinolente les trois premiers jours, s'éclaircit ensuite ; il n'y eut point la moindre réaction fébrile ; et la convalescence marcha rapidement.

Tous ces cas sont empruntés à ma pratique privée. Je vais parler maintenant des malades qui ont été opérés par le nouveau procédé, dans mon service, à l'hôpital Necker.

2° Opérations pratiquées dans le service des calculeux. — Le premier de ces malades fut opéré à la fin de décembre 1865. La pierre, volumineuse, remplissait presque la vessie ; mais elle n'offrait point de résistance. A peine fut-elle attaquée par le foret conique, qu'elle se désagrégea.

L'opération ne présenta aucune difficulté, elle dura moins qu'à l'ordinaire ; et l'extraction fut facile. Toutefois la plaie se ferma très-lentement. Deux malades, opérés deux ans auparavant, dans des conditions analogues, avaient présenté des phénomènes tout différents.

Le deuxième malade fut opéré le 14 mars 1867. Il avait un gros calcul de cystine, ovoïde, légèrement aplati, long de cinq centimètres et demi, que je parvins à placer d'une manière assez favorable et à fixer solidement.

Je pratiquai aussitôt une perforation de trois centimètres et demi. J'introduisis ensuite le foret à éclatement, sans que la pierre éclatât. Le foret fut retiré, et j'essayai en vain d'écraser la pierre sous une forte pression de la tenette. Je la saisis alors par un autre côté, et introduisis de nouveau le foret à éclatement. Je pratiquai deux nouvelles perforations dont les traces sont très-visibles sur la coupe de la pierre. Enfin la pierre éclata avec un bruit distinct, mais non proportionné à la résistance du calcul. Les éclats d'un volume moyen furent extraits sans effort. Il en restait un plus gros, qui fut très-heureusement placé dans la tenette, et que j'essayai de retirer entier. Il avança sous une forte traction, et fut enfin extrait, non sans de vives douleurs. Je regrettai de ne l'avoir pas morcelé. L'opération n'offrit point d'autre incident, et se termina comme à l'ordinaire. La sonde, placée dans la plaie, fonctionna régulièrement, et la convalescence ne fut pas entravée. Cependant l'opération avait duré très-longtemps, et les mouvements de la tenette étaient gênés par la présence d'une production fongueuse qui se montrait à travers la plaie.

Au moment de subir l'opération, le malade se trouvait épuisé par les douleurs presque incessantes de la pierre; sa faiblesse était si grande, que j'hésitais à l'opérer. L'issue de l'opération a prouvé que tout le mal se réduisait à la pierre.

La pierre de ce malade est la dernière du carton n° 9, contenant les calculs de cystine.

Le dernier malade fut opéré à l'hôpital, le 13 avril 1867. C'était un homme de trente-neuf ans, qui souffrait horriblement de la pierre. Comme il redoutait beaucoup la taille, je me décidai à attaquer la pierre avec le forceps fenêtré. Elle était dure et volumineuse. La vessie, très-irritable, rendait la manœuvre douloureuse. En renouvelant la première ten-

tative de lithotritie, je trouvai les organes encore plus irrités; le moindre contact de l'instrument produisait les plus
vives douleurs, et des douleurs persistantes. La taille, que je
proposais au malade, fut d'abord refusée et enfin acceptée,
L'opération n'a rien présenté d'extraordinaire. La pierre,
déjà attaquée par le forceps, a été morcelée avec la tenette
seule. Les fragments en ont été extraits avec facilité. La
sonde, placée dans la plaie, fonctionne régulièrement; la
fièvre diminue sensiblement, le calme se rétablit, et le travail de cicatrisation est régulier. J'ai enlevé la sonde le 18,
c'est-à-dire le sixième jour de l'opération; et l'amélioration
se maintient.

Ici l'introduction était urgente. Il fallait. extraire sans
délai la pierre, dont la présence occasionnait de vives douleurs, et calmer l'irritation de la vessie, irritation qui avait
encore augmenté depuis les tentatives de lithotritie. Le résultat de cette opération a dépassé toutes mes espérances.

CHAPITRE XI

REMARQUES SUR CES FAITS

Forme, volume et dureté de la pierre. — Inégalité des fragments. — Pierres multiples. — Pierres dures et cassantes. — Productions morbides du col de la vessie. — Exemple. — Fongosités. — Conclusions.

Nous allons passer rapidement en revue les principales circonstances qui peuvent influer sur l'exécution et les résultats de la manœuvre opératoire dans la taille mixte.

Forme, volume et dureté de la pierre. — C'est en examinant de près les débris pierreux résultant de l'opération, qu'on se rendra compte de l'action des forets et de la tenette sur la pierre. Aussi ai-je eu le soin de conserver les débris et les éclats en grand nombre.

Citons seulement quelques faits.

— J'ai broyé avec l'appareil à morcellement deux grosses pierres murales lamellées, très-dures, à surface mamelonnée. Remarquons, à ce propos, que les grosses pierres sphéroïdales étant plus aisément saisies et mieux embrassées par les mors, sont plus sûrement perforées dans leur partie cen-

trale, de sorte qu'elles éclatent avec plus d'uniformité.
(Figure 35.)

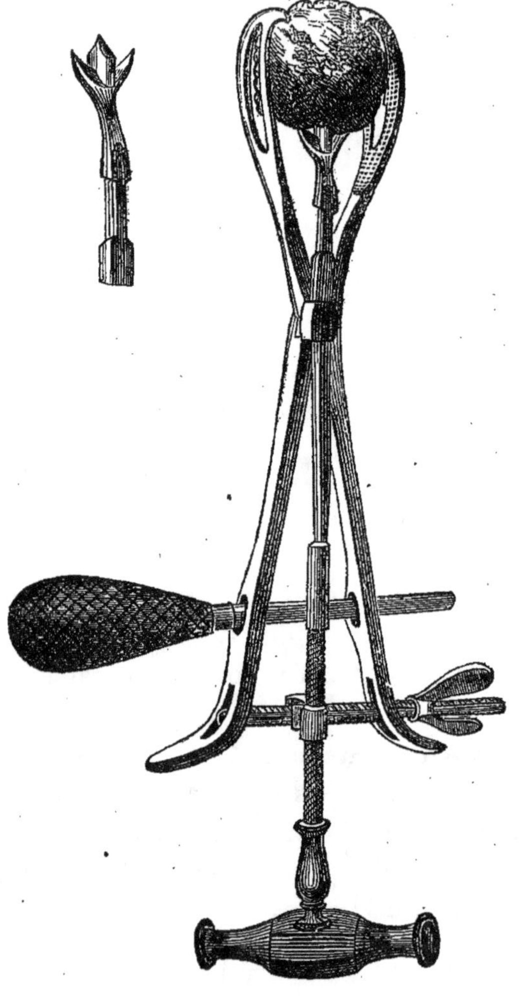

Fig. 35.

— Les grosses pierres plates, heureusement rares, sont
difficiles à saisir ; mal placées entre les mors, elles sont rarement perforées par le centre. Quelquefois le perforateur

glisse sur elles et ne fait que labourer leur surface (1).

— Quelquefois les pierres ovoïdes, si communes, sont légèrement aplaties ; on réussït, malgré cela, à les fixer so-

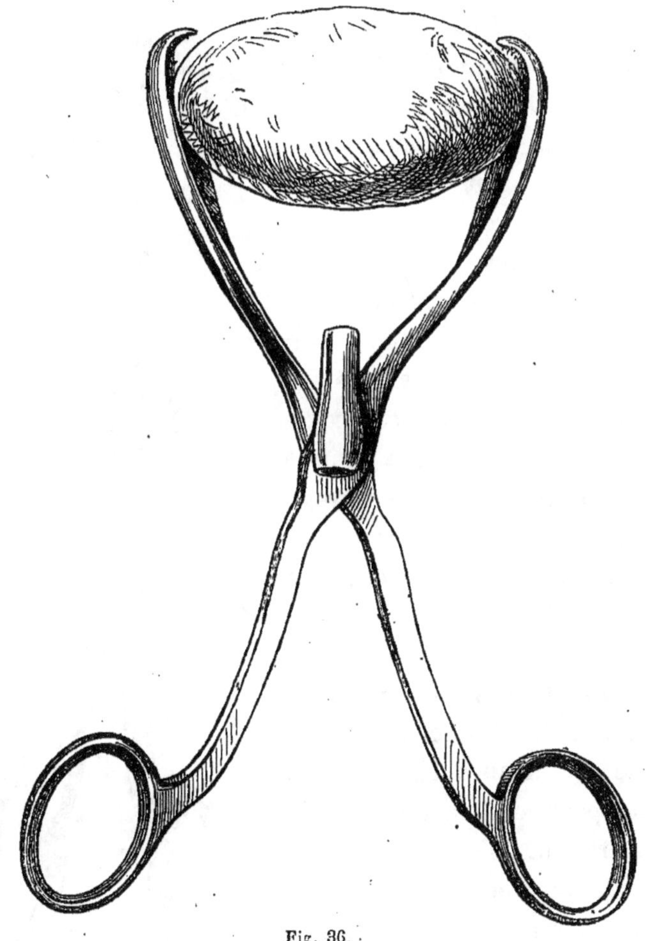

Fig. 36.

lidement dans la tenette, mais rarement à les saisir par le milieu.

(1) Il ne faut pas croire que les choses se passent toujours comme on le voit dans ces deux cas, où le foret, agissant sur une pierre plate, mais bien placée dans la tenette, a suivi la direction centrale.

Elles sont placées de telle sorte qu'une de leurs extrémités est beaucoup plus saillante que l'autre hors de la tenette (v. la fig. 37). Comme la portion qui fait saillie hors de l'instrument échappe à l'action des forets, on comprend pourquoi la plupart des cas de débris pierreux présentent un fragment plus volumineux que les autres, et forment le tiers ou la moitié de la pierre.

Lorsque la pierre est mal placée dans la tenette, on a recours à un instrument appelé *poussoir*, parce qu'il sert à pousser la pierre vers les crochets. L'instrument est poussé, soit avec la main, soit à coups de marteau frappés sur son extrémité extérieure. Au besoin, le poussoir sert à déplacer des éclats et à briser des fragments.

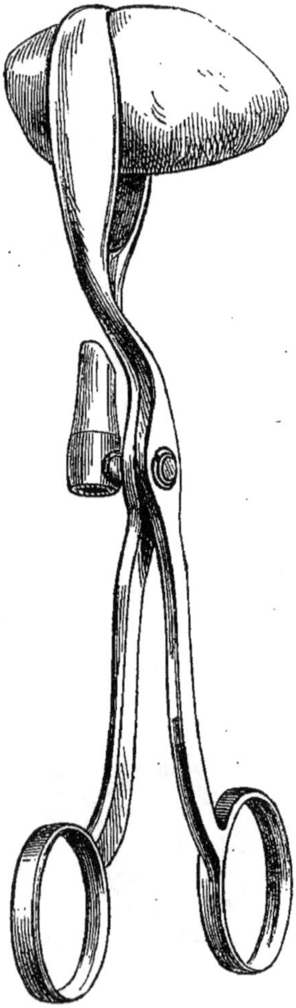

Inégalité des fragments. — L'inégalité des fragments pierreux est une circonstance défavorable qui atténue pour le malade les bénéfices de l'opération. En effet, l'extraction des gros fragments peut être très-laborieuse et avoir des suites graves, ainsi que je l'ai observé dans trois des premiers cas que j'ai observés.

Fig. 37.

Ces gros fragments doivent être morcelés comme la pierre entière.

Mais il est constaté que la tenette-forceps n'agit pas sur les pierres moyennes avec autant de puissance et de sûreté que sur les grosses pierres. Quand on saisit les fragments de la pierre pour les morceler à leur tour les branches de la tenette ne sont pas assez écartées pour que la griffe conductrice et les forets puissent fonctionner.

Il faut ou prendre une tenette dont les branches soient plus écartées, ou recourir à la percussion, procédé de morcellement qu'il serait souvent utile d'employer, si les coups répétés du marteau étaient sans inconvénient pour l'opéré.

J'y ai eu recours aussi pour chasser des éclats qui gênaient l'action de la tenette.

Ce temps de l'opération présente quatre-vingt-dix-neuf fois sur cent de la confusion.

Si l'on procède immédiatement à l'extraction des premiers débris, le gros éclat devient gênant, et si l'on attaque d'abord ce dernier, les débris rendent la manœuvre confuse. C'est ce que j'ai constaté pour la première fois le 4 janvier 1862, dans un cas remarquable.

Pierres multiples. — Les pierres multiples ne sont pas favorables à la taille mixte. J'ai opéré par ce procédé trois malades ayant plusieurs pierres, et j'ai toujours remarqué que la manœuvre manquait de précision.

On voit sur le carton nº 24 de la collection, deux pierres entières à côté de deux autres pierres à moitié morcelées. Le plus gros fragment de la dernière porte les traces du foret simple, qui a pénétré jusqu'au cœur du noyau. La plupart des fragments proviennent d'une pierre volumineuse, qui fut morcelée la première.

L'opération se termina heureusement. Chez un malade opéré le 26 mars 1863, une pierre fut saisie et écrasée par la pression ; l'extraction des éclats ne présenta point de difficulté. Je saisis ensuite une autre pierre beaucoup plus grosse, et fis de vaines tentatives pour l'extraire. J'eus recours au perforateur conique, mais je ne pus détacher que de petits éclats. L'extraction fut très-laborieuse, et des accidents généraux qui se manifestèrent quelques jours après l'opération enlevèrent le malade.

Pierres dures et cassantes. — Les pierres très-dures et cassantes sont difficiles à perforer, mais elles éclatent promptement. A mesure que le foret conique avance, on entend le craquement qui annonce que les éclats de pierres se détachent.

D'autres pierres dures n'éclatent qu'après que le foret a pénétré à une certaine profondeur, et que sa pointe a dépassé le centre de la pierre. C'est ce qui a lieu pour quelques pierres murales à structure lamellée, les pierres d'acide urique impur et les calculs de cystine. La cassure de ces pierres n'est pas très-nette. Ce n'est pas sans difficulté non plus qu'on parvient à les morceler. Il faut souvent retourner la pierre pour faire de nouvelles perforations.

Voici comment on exécute cette manœuvre : On écarte les mors de la tenette, on les incline légèrement à droite et à gauche. La pierre se déplace quelque peu ; on introduit alors par la douille un foret simple et mince, jusqu'à la pierre, on fait tourner celle-ci sur elle-même, et l'on s'assure avec le même foret qu'elle a été retournée. C'est ainsi que j'ai perforé en divers sens quelques-unes des pierres de la collection.

Il est à peine besoin de répéter que la plupart des calculs granuleux cèdent à la pression de la tenette, aussitôt que la croûte extérieure a été perforée.

Productions morbides du col et du corps de la vessie. — Chez quelques opérés par la cystotomie, il y a eu une sorte de résection de la prostate. Cet accident, dont il a été déjà question, n'est pas aussi rare qu'on pourrait le croire.

L'un des deux opérés, dont la pierre était grosse et friable, avait un catarrhe vésical et des tumeurs dans la vessie. La pierre céda à la simple pression des tenettes. Le morcellement fut rapide et ne présenta rien d'extraordinaire. Après l'opération, un fragment de la prostate, très-nettement coupé, sans la moindre trace de déchirure, fut trouvé dans le caillot sanguin ; il avait le volume d'une noisette. Le malade n'en ressentit aucun effet fâcheux ; il était guéri le quinzième jour.

Au bout d'un mois il sortit de l'hôpital.

Chez le deuxième malade, la pierre était très-volumineuse. L'opération fut plus douloureuse, le morcellement plus long. La portion de prostate réséquée fut trouvée dans le sang et soumise à l'examen microscopique. Le malade était guéri le vingt-septième jour.

En se rappelant les divers changements que présente la prostate dans son développement morbide, on se rend compte des résections opérées par le lithotome. On peut supposer qu'elles intéressent ordinairement la tumeur médiane, située à l'angle antérieur du trigone.

Exemple. — Cette tumeur peut se placer aussi entre les branches de la tenette, au-devant de la pierre et en arrière de la douille.

J'ai observé cette particularité chez un de mes opérés, à la fin de 1864. La pierre étant saisie et fixée dans la tenette, le foret, en sortant de la douille pour pénétrer dans la vessie, rencontra un obstacle imprévu, un corps mou. Je retirai aussitôt le foret, et introduisis à sa place le poussoir, avec le-

quel j'exerçai une forte pression, sans provoquer de douleur.
Il n'y avait qu'une production morbide, à l'angle antérieur
du trigone, qui pût ainsi se placer au devant de la pierre,
entre les branches des tenettes, de manière à s'opposer à l'introduction des forets. J'exécutai, avec la tenette chargée, un
mouvement de quart de cercle; la tumeur étant déplacée,
la libre communication fut rétablie entre la douille et la
pierre. L'opération se termina sans autre incident.

Fongosités. — Les fongosités de la vessie ne sont que
trop communes chez les calculeux ; on en connaît de nombreux exemples. J'en ai observé trois cas, parmi les malades opérés par la taille mixte. Ces productions étaient
particulièrement gênantes pendant l'extraction de la pierre.
Quelques-unes furent saisies et amenées au dehors avec le
calcul.

J'en ai réséqué une.

Conclusions. — Tous les malades que j'ai opérés par le
nouveau procédé, hormis un enfant et un adulte, avaient des
calculs trop volumineux pour franchir la plaie périnéale sans
occasionner de graves désordres.

Dans aucun cas je n'ai observé ces réactions formidables
qui suivent trop souvent l'extraction laborieuse de la pierre.

Sur 18 opérés, j'en ai perdu 4, et j'en ai guéri 14.

La convalescence a marché vite et régulièrement. Dans
8 cas des plus favorables, l'urine a repris son cours par l'u-
rèthre, du onzième au seizième jour. Dans 3 cas seulement,
l'urine a continué de s'écouler par la plaie au delà du trentième jour. Dans tous les cas, la plaie s'est fermée.

J'attribue ces heureux résultats au peu d'étendue de l'incision médio-bilatérale, à l'absence de toute manœuvre vio-

lente pour l'extraction de la pierre, et aux précautions que je prends toujours pour que la plaie ne soit pas en contact avec l'urine.

Voilà des faits acquis à la pratique qui fournissent les éléments d'une méthode rationnelle, régulière, applicable à un grand nombre de cas.

Sans doute il faut des observations en plus grand nombre pour élucider complétement la question complexe du morcellement des grosses pierres dans la vessie. En attendant, mon expérience personnelle m'autorise à penser dès à présent que ce nouveau procédé opératoire rendra d'utiles services.

Il n'est pas certes exempt de difficultés; peut-être est-il inapplicable dans quelques cas exceptionnels. Mais il offre une précieuse ressource, dans les cas graves, où tous les autres moyens font défaut.

Les instruments placés sous les yeux de l'Académie ont été successivement perfectionnés et soumis aux épreuves les plus décisives.

Il n'est point de cystotomiste exercé qui ne puisse s'en servir avec avantage. Il suffit de se familiariser avec la manœuvre. J'en parle par expérience, ayant surmonté par l'exercice les difficultés qui m'avaient arrêté dans mes premières tentatives, lorsque je procédais à tâtons et sans règles fixes.

A l'exception de trois, tous mes opérés étaient dans des conditions défavorables, surtout eu égard au volume de la pierre. Dans la plupart de ces cas, les ressources de l'art sont peu de chose; presque tous les opérés succombent.

Je soumets cette réflexion au chirurgien anglais qui a critiqué ma méthode, et je ne doute pas qu'il ne modifie sa manière de voir, s'il veut bien consulter les relevés publiés par son compatriote Earle.

Examinons les résultats de mes opérations.

Sur vingt-quatre malades opérés par la taille mixte, il y a eu cinq morts. L'issue fâcheuse de l'opération, dans ces cinq cas, peut s'expliquer par le volume insolite de la pierre et le mauvais état des organes. Dans trois cas, un éclat volumineux a rendu l'opération très-laborieuse.

Des dix-neuf malades qui ont été sauvés, douze sont guéris du onzième au vingtième jour, sans fièvre, sans réaction d'aucune sorte ; la convalescence a été régulière et rapide.

Dans neuf cas, l'urine a continué de couler par la plaie au delà du trentième jour.

Dans un cas seulement, la plaie se rouvrit à plusieurs reprises et laissa suinter quelques gouttes d'urine.

Quatre de mes opérés, parmi ceux dont la guérison s'est fait le plus attendre, ont conservé pendant quelques mois un trouble fonctionnel de la vessie ; mais l'état local a fini par se modifier et s'améliorer complétement. On se souviendra que chez les vieillards, surtout lorsque les souffrances ont eu une longue durée, le rétablissement complet est assez lent.

Tous les chirurgiens qui ont suivi les malades après l'opération, ont été étonnés de voir les choses se passer aussi bien, à la suite d'une manœuvre longue et douloureuse.

Quelques chirurgiens qui ont sans doute plus d'imagination que d'expérience, séduits par ces résultats favorables, cherchent déjà à agrandir le cercle des applications de la taille mixte et se proposent de généraliser l'emploi de ce procédé, sous les dénominations de *lithotritie périnéale, lithotritie par une voie artificielle,* etc.

Aux remarques qui ont été faites plus haut sur les diverses méthodes opératoires, j'en ajouterai une autre : c'est que la lithotritie régulièrement appliquée dans les limites de son action, donne de si bons résultats, qu'il me semble inutile d'innover. D'autre part, la cystotomie ordinaire, après les perfectionnements qu'elle a reçus, satisfait aux besoins ordinaires de la pratique ; et il suffit de l'appliquer avec discernement. Enfin, la combinaison de la taille et de la lithotritie vient à bout des cas réfractaires à la cystotomie simple. Ainsi, l'art est pour le moment en possession de toutes les ressources indispensables.

CHAPITRE XII

CHOIX D'UNE MÉTHODE POUR TRAITER LES CALCULEUX

Article premier. Réflexions préliminaires.— Historique.— Insuffisance du cathétérisme ordinaire. — Explorations préliminaires. — Règle de conduite. — Cas compliqués. — Choix d'une méthode. — Article II. La cystotomie après des essais de lithotritie. — Première observation. — Deuxième observation. — Article III. Objections contre la taille mixte. — Durée de l'opération dans la taille simple et dans la taille mixte. — Extraction des débris pierreux.

ARTICLE PREMIER

Réflexions préliminaires. — Le choix d'une méthode opératoire pour le traitement des calculeux est une des questions qui ont le plus préoccupé les chirurgiens de notre pays.

Hâtons-nous de dire qu'elle a été envisagée au point de vue théorique plutôt que pratique, et dans l'intérêt d'une méthode plutôt que dans celui de la pratique en général. J'ai essayé, dans le *Parallèle*, de résoudre cette question, après avoir mis en regard la taille et la lithotritie dans leurs principaux rapports. Sans ce parallèle complet, on ne peut formuler que des opinions erronées.

Historique. — En 1835, cette grave question fut longuement agitée à l'Académie de médecine; mais la discussion, qui dura plusieurs séances, ne fut pas bien conduite, et l'on ne parvint pas à s'entendre. Les adversaires de la lithotritie prétendaient que cette opération devait être considérée comme une méthode exceptionnelle, et la taille comme la méthode générale.

Cette distinction, mise en avant pour les besoins de la cause que l'on voulait soutenir quand même, n'était point fondée sur les enseignements de la pratique.

Laissant de côté les faits cliniques, les défenseurs exclusifs de la cystotomie se bornèrent à discourir sur le volume de la pierre, sans tenir compte de l'état des organes qui la renferment. Partant de cette doctrine qu'on cherchait à établir, les adversaires de la lithotritie raisonnaient à peu près ainsi : Un calculeux se présente au chirurgien, celui-ci constate au moyen de la sonde la présence de la pierre, et, suivant que la pierre est grosse ou petite, il opte immédiatement pour l'une ou l'autre opération.

Insuffisance du cathétérisme ordinaire. — Ce raisonnement est spécieux ; on n'oublie seulement qu'une particularité essentielle, c'est que, sauf un très-petit nombre de cas, le cathétérisme ordinaire ne fournit que des renseignements insuffisants et des indications illusoires. Or, il importe beaucoup d'être bien renseigné, et sur la pierre elle-même, et sur l'état des organes, avant d'opérer, si l'on veut que l'opération soit régulièrement pratiquée.

Le cathétérisme simple n'apprend rien sur les productions morbides de la vessie. Quant à la pierre, il n'en fait connaître ni le volume exact, ni la configuration, ni la consistance. Conséquemment, l'opérateur qui se borne à cette exploration superficielle est réduit à procéder à tâtons, ou mieux, à l'aventure, en pratiquant une des opérations les plus difficiles de la chirurgie.

Ce n'est pas nous qui conseillerons une telle pratique aux jeunes chirurgiens.

Explorations préliminaires. — La voie la plus sûre, quand on veut se conformer aux exigences de la pratique, est celle des explorations méthodiques ; telles que je les ai exposées dans le chapitre consacré au traitement préparatoire. Ces explorations répétées sont le meilleur guide pour le choix d'une méthode, j'entends un choix judicieux et motivé.

Il importe de noter ici quelques distinctions. Laissons de côté pour le moment les cas où la lithotritie est manifestement contre-indiquée, et où il ne s'agit que de choisir parmi les meilleurs procédés en usage pour la taille. Ne parlons que des cas où la taille et la lithotritie sont également possibles. Il va sans le dire, que le devoir de l'opérateur, dans ces cas, est de choisir la méthode qui présente à la fois moins de danger et plus de chances de succès. Il est évident que le choix ne saurait être fait d'emblée et dès la première visite.

Règle de conduite. — Voici ma manière habituelle de procéder :

Après avoir acquis, à l'aide d'une exploration suffisante, toutes les notions dont j'ai besoin pour établir un diagnostic exact, j'ai recours à la lithotritie, toutes les fois qu'elle me paraît avantageuse. C'est la méthode la plus simple et la moins dangereuse pour le malade. Je continue le traitement jusqu'à ce que je sois arrêté.

Dans les cas simples, de pierre petite ou moyenne, la lithotritie réussit généralement. Il en est autrement dans les cas compliqués. Si la pierre est dure et volumineuse, si elle résiste à la pression du forceps, si la vessie ne tolère pas les manœuvres, si, en un mot, la lithotritie présente des diffi-

cultés majeures ou de graves inconvénients, après une ou
plusieurs tentatives, j'ai recours à la cystotomie, dont l'absolue nécessité m'est démontrée.

Un point essentiel à noter, c'est qu'il arrive souvent dans
ces circonstances difficiles, que les tentatives de lithotritie
provoquent des phénomènes de réaction, et surtout des contractions exagérées de la vessie qui aggravent la position du
malade et dont les suites peuvent être fâcheuses, si on ne
se hâte d'y remédier par l'extraction immédiate de la pierre
au moyen de la taille, laquelle présente généralement beaucoup de chances heureuses.

Cas compliqués. — Dans les cas compliqués, le choix
d'une méthode opératoire est une question bien plus difficile.
Les difficultés dépendent principalement de l'incertitude du
diagnostic avant l'opération. Il y a là un problème très-complexe. L'opérateur doit redoubler d'attention, et n'agir qu'à
bon escient; d'autant plus que les lésions organiques, dans
ces cas graves, ne contre-indiquent pas seulement la lithotritie; elles exercent aussi une influence considérable sur
l'opération de la taille.

Les praticiens ne sauraient trop méditer les faits exposés au
chapitre des cas compliqués, en s'aidant des figures qui sont
comme une démonstration pratique de ces faits.

L'âge mérite aussi quelque considération. Chez les enfants,
la cystotomie, ainsi que l'a appris l'expérience, offre des avantages incontestables, du moins dans les conditions ordinaires.
Chez les vieillards, au contraire, quelles que soient les difficultés de la manœuvre opératoire, par suite des déformations
que présente la vessie, sous l'influence d'un état morbide, on
doit, autant que possible, donner la préférence à la lithotritie.

Je ne pousserai pas plus loin ces remarques, parce que la

question du choix d'une méthode a été longuement traitée dans mon *Parallèle des moyens de traiter les Calculeux*; et d'ailleurs, on trouvera ce qui manque dans ce résumé, en parcourant quelques-uns des chapitres de cet ouvrage.

Choix d'une méthode. — Si on laisse de côté toute doctrine plus ou moins élaborée ou tiraillée et qu'on la renferme dans le cercle de la pratique, on arrive à un résultat satisfaisant; la manière de procéder est facile.

1° Toutes les fois que le volume du calcul le permet, il faut recourir à la lithotritie qui est l'opération la plus utile au malade et devient, par cela même, la méthode la plus générale.

2° Lorsque le malade ne se trouve pas dans sa sphère d'action, on doit recourir à la cystotomie, et plus particulièrement à celui de ses procédés qui convient le mieux à chaque catégorie de cas.

Par exemple, la taille médio-bilatérale pour les pierres multiples de moyenne grosseur ; la cystotomie suspubienne est réservée pour quelque grosse pierre. La taille périnéale, avec le procédé du morcellement se substitue heureusement à la taille hypogastrique. Tel est l'ordre que trace la pratique, par lequel les difficultés qui se présentent sont écartées. C'est pendant le traitement qu'on les constate.

Ce choix de la méthode ne peut être fait que pendant le traitement, à mesure que le diagnostic se fortifie et s'épure et qu'on est mieux fixé sur les difficultés qui se présentent. Mais faire ce choix, à l'exemple de beaucoup de chirurgiens, avant de connaître exactement le volume, la dureté de la pierre et l'état des organes, c'est vouloir juger une question que l'on ne connaît pas; aussi est-on souvent réduit à changer de méthode, la première qu'on avait choisie se trouvant inapplicable.

ARTICLE II

La cystotomie après des essais de lithotritie. —
Un grand nombre de calculeux que l'on opère par la taille
simple ou mixte ont été soumis préalablement à des essais
de lithotritie, ou tout au moins à des explorations vésicales
par les instruments lithotriteurs.

Ces explorations et ces tentatives de lithotritie ont été
blâmées par quelques chirurgiens, comme produisant des
douleurs inutiles et pouvant diminuer les chances de succès
de cystotomie. Il y a longtemps que j'ai combattu cette fausse
doctrine (1). Je ferai remarquer seulement que, dans toute
pratique régulière, on doit commencer par recourir aux explorations, qui facilitent le diagnostic, et par essayer la lithotritie, méthode moins douloureuse et moins dangereuse
que la taille. On a recours à la cystotomie, quand la lithotritie est impuissante, et à la cystotomie mixte, quand la taille
simple est insuffisante. Telle est la gradation naturelle qui
doit servir de règle à l'opérateur.

Il est évident que la pierre trop volumineuse et trop dure
pour céder à l'action des instruments lithotriteurs doit être
extraite par une ouverture artificielle, et que la pierre trop
grosse pour passer par cette ouverture doit être morcelée
dans la vessie. C'est ainsi qu'on peut arriver naturellement à
la meilleure méthode de traitement.

Cependant, il convient, en toute circonstance, de procéder
avec réflexion et mesure. Il ne faut pas se décider d'emblée
pour les moyens extrêmes. Telle pierre volumineuse, ou que
l'on juge telle, après une simple exploration avec la sonde,

(1) Voir la *Sixième Lettre* et le *Parallèle*.

n'est pas réfractaire à la lithotritie, car elle est friable, et elle se désagrége facilement sous l'action du trilabe.

Si la pierre résiste aux instruments lithotriteurs, la tentative équivaut dans tous les cas à une exploration plus complète et très-utile pour l'application d'autres moyens. Je n'ai jamais remarqué que les explorations préalables et les tentatives de lithotritie aient diminué les chances heureuses de la cystotomie. Je ne citerai qu'un seul fait.

Un malade que j'opérai le 4 février 1862 se trouvait dans des conditions exceptionnelles. Trois tentatives de lithotritie avaient eu lieu, sans que la pierre pût être saisie. Le chloroforme, auquel on avait eu recours une fois, avait produit des phénomènes inquiétants.

La vessie était racornie, la pierre grosse et dure. L'impossibilité d'introduire la sonde à dard me fit renoncer à la taille hypogastrique. Je pratiquai la taille mixte. L'opération fut longue et très-douloureuse, le malade n'ayant pas été chloroformé. La pierre, saisie, non sans peine, fut bien placée dans la tenette et morcelée en peu de temps. L'opéré se remit promptement, et un succès complet couronna cette grave opération. La sonde avait été placée dans la plaie, comme à l'ordinaire, mais elle fonctionnait mal ; je l'introduisis par l'urèthre, et elle livra passage à la totalité de l'urine.

Dans les caillots sanguins fut trouvée une portion de la prostate qu'avait coupée une des branches du lithotome. Cet accident n'amena aucune complication fâcheuse. Le malade, rapporté dans son lit, prit quelques cuillerées d'une potion cordiale, et peu après le calme se rétablit. La guérison était assurée dès le quatorzième jour.

Voici deux observations récentes qui prouvent clairement que les essais de lithotritie n'empêchent point le succès de l'opération de la taille :

Première observation. — M. le vicomte de Villeneuve, de Toulouse, âgé de vingt-neuf ans, demeurant à Paris, hôtel du Helder.

Opéré par la taille médio-bilatérale le 30 décembre 1866. — Guérison.

M. de Villeneuve fait remonter à l'âge de quatre ans ses premières souffrances de vessie; il y aurait vingt-cinq ans, par conséquent, qu'il aurait la pierre. Tentatives infructueuses de lithotritie à Toulouse.

Le 26 novembre 1866, premier essai de lithotritie à Paris. — Le lithoclaste à mors plats et celui à mors fenêtrés ne peuvent fixer la pierre. M. Civiale déclare au malade que sa pierre est grosse, dure, et que la lithotritie n'est pas applicable. M. de Villeneuve, qui a lu des ouvrages de médecine, se refuse absolument à la taille et demande à M. Civiale d'essayer le trilabe.

Le 29 novembre, le trilabe est employé et la pierre est immédiatement fixée et perforée incomplétement.

Le 2 décembre, une nouvelle tentative avec le trilabe ne réussit pas, la pierre ne peut être saisie.

11 décembre. — Le lithoclaste à mors fenêtré réussit à fixer la pierre qui est brisée avec beaucoup de peine. — Malgré la satisfaction du malade, M. Civiale insiste encore sur la nécessité de recourir à la taille, car il prévoit que la dureté de la pierre nécessitera un grand nombre d'opérations. — Le malade s'y refuse.

14 décembre, nouvelle séance. — Les urines sont fétides, troubles.

Le 15 décembre, douleur très-vive à huit heures du soir; à huit heures et demie, expulsion d'un fragment volumineux qui a 19 millimètres dans un sens, 10 dans sa largeur et 8 d'épaisseur; il pèse 1 gramme 30 centigrammes. Une légère couche phosphatique recouvre ce fragment. — Dans la même soirée, une autre fragment presque aussi volumineux est rendu avec beaucoup de douleur.

17 décembre, séance douloureuse. — Un fragment engagé dans le col a dû être repoussé avec la sonde et une injection d'eau tiède.

Deux séances de lithotritie ont encore lieu les 20 et 26 décembre. — Les urines deviennent de plus en plus glaireuses et fétides ; des fragments s'engagent dans le col, la fièvre s'allume, et M. Civiale déclare au malade qu'il n'y a plus à hésiter, qu'il faut de toute nécessité recourir à la taille qui est pratiquée le 30 décembre.

L'opération a été rapidement faite, la pierre a été saisie et le morcellement opéré à deux reprises. — Il y a peu de sang perdu. — Sonde à demeure sans chemise. — Pas d'hémorrhagie. — Le pouls, qui était au-dessus de 120 au moment de l'opération, se maintient fréquent pendant deux jours, et commence à tomber le troisième. Aucun accident ne survient.

Le 1ᵉʳ janvier 1867. — Quoique la sonde ne soit pas bouchée, le malade éprouve dans la verge des douleurs vives qui se terminent par l'expulsion violente, l'éjaculation, pour ainsi dire, d'un peu d'urine qui entraîne un caillot de sang. — Cet accident ne se reproduit pas.

Le 5 janvier, six jours après l'opération, la sonde est retirée.— L'urine sort tantôt par la verge, tantôt par la plaie ; elle est encore un peu glaireuse. L'appétit est redevenu bon. — La fièvre a tout à fait disparu. — Le sommeil est naturel.

Le 9 janvier, le malade est levé une partie de la journée sans fatigue. — Les urines sortent simultanément par la plaie et par la verge, mais ne sont pas perdues constamment. — La plaie est lavée deux fois par jour avec du vin aromatique. — Depuis cette époque jusqu'au 5 février, époque à laquelle l'urine a complétement cessé de passer par la plaie, l'amélioration a été progressive, plusieurs bourgeons charnus ont été réprimés avec le nitrate d'argent.

Quand M. de Villeneuve quitte Paris, le 15 février, sa plaie est tout à fait cicatrisée, et jamais sa santé n'a été aussi bonne. Une pollution nocturne a eu lieu avec érection sans douleurs.

Les fragments de la pierre retirée le 30 décembre pesaient 40 grammes.

Le plus volumineux pesait à lui seul 25 grammes : il avait 3 centimètres dans son grand diamètre, 2 centimètres et demi dans sa largeur, et 2 centimètres et demi dans son épaisseur.

Elle était composée d'acide urique et recouverte d'une légère couche phosphatique.

Deuxième observation. — M. Ancelle, soixante-huit ans, à Nogent-le-Roi, demeurant à Paris, rue de Grenelle-Saint-Germain, n° 70.

Opéré le 24 mai 1866 par la taille médio-bilatérale ; l'opération rendue difficile par la rupture de l'appareil de contention, dure environ quarante-cinq minutes. — Hémorrhagie considérable. — Refroidissement et affaiblissement du malade. — Sonde volumineuse garnie d'une chemise bourrée de charpie, mise à demeure. — Le malade, reporté dans son lit avec précaution, est entouré de bouteilles d'eau chaude, frictionné avec des flanelles chaudes, repassé avec des fers chauds. — De dix en dix minutes, une cuillerée de vin chaud est administrée. — Au bout d'une heure de ces soins assidus, la chaleur revient, le pouls se relève.

Dans la nuit, l'hémorrhagie se reproduit, ce qui nécessite un nouveau tamponnement. — A partir de ce moment, aucun accident n'est venu entraver la guérison, qui a été rapide. — Pouls à 68.

Le premier jour, les urines ont été mêlées de sang, mais elles se sont promptement éclaircies.— L'appétit, nul les premiers jours, s'est réveillé peu à peu. Un régime tonique, consistant en viandes noires grillées, vin de quinquina, eau ferrugineuse, fut institué. Le ventre tenu libre au moyen de lavements, et de temps en temps quelques verres d'eau de Pullna. Il n'y a pas eu un mouvement de fièvre. — La sonde est retirée le sixième jour.

Le dixième jour, le malade peut se lever et rester demi-habillé une partie de la journée.

Le quinzième jour, l'urine a commencé à passer par la verge.

Deux jours après, c'est-à-dire le dix-septième jour après l'opération, l'urine passe en totalité par la verge, sans qu'une seule goutte suinte par la plaie.

Le dix-huitième jour, le malade sort à pied. — Depuis ce jour, les forces reviennent, la cicatrisation marche rapidement.

Le 20 juin 1866, le vingt-septième jour après l'opération, M. Ancelle quitte Paris entièrement guéri.

Le 5 septembre (trois mois et demi après l'opération), M. Ancelle nous écrit pour nous dire qu'il n'a cessé de se porter parfaitement depuis qu'il a quitté Paris.

La pierre de M. Ancelle, de forme ovoïde, lamellée avec stries convergentes, était dure et cassante ; elle a été brisée en un grand nombre de morceaux par une seule perforation, au moyen de la vis conique, sans que l'archet et le foret simple aient été nécessaires.

Les différents morceaux recueillis pesaient 50 grammes.

En reconstituant la pierre par le rapprochement des fragments, on lui trouvait 5 centimètres et demi dans son grand diamètre, 4 centimètres et demi dans son petit diamètre, et environ 25 millimètres d'épaisseur.

Elle était composée d'acide urique.

Pendant une vingtaine d'années, M. Ancelle a rendu des graviers en urinant. — Il fait remonter ses douleurs de vessie à environ cinq ans. A cette époque, il a eu des hématuries et des souffrances vives qui ont nécessité le repos au lit et des calmants à l'intérieur et à l'extérieur. — Depuis cette époque, les crises douloureuses se sont reproduites plusieurs fois, ainsi que les hématuries, à l'occasion de fatigues, de courses en voiture, etc.

Arrivé à Paris au commencement du mois de mai 1836, M. Ancelle est soumis au traitement préliminaire consistant à introduire tous les jours une bougie de cire laissée en place quelques minutes; au bout de quelques jours, l'exploration avec la sonde d'argent ne laissa aucun doute sur la présence d'une pierre.

Mercredi 16 mai, première exploration avec un lithoclaste à mors plats de moyenne dimension. — L'instrument est introduit sans difficulté, malgré une hypertrophie assez considérable de la prostate. La pierre, immédiatement sentie, est saisie à trois reprises différentes, sans pouvoir être fixée. L'instrument est retiré, et un autre plus volumineux, également à mors plats, lui est substitué. Cette fois la pierre est saisie, fixée solidement ; mais, malgré tous ses efforts, M. Civiale ne peut parvenir à la briser, ni même à l'écorner... Après cette exploration qui dura en tout deux minutes, le malade prit un bain de trois quarts d'heure. — Aucun accident ne survient. — Pas de fièvre.

Le lendemain 17 mai, M. Civiale déclare au malade que

la pierre est grosse, dure, et qu'il ne croit pas pouvoir l'en
débarrasser par la lithotritie. Toutefois, comme il n'y a pas
eu de réaction après l'exploration de la veille, on décide
qu'une deuxième exploration sera faite le lendemain.

Vendredi 18 *mai*. — Un lithoclaste à mors fenêtré est introduit moins facilement que ceux à mors plats. — La pierre
ne peut être saisie. — Après trois minutes de recherches
assez douloureuses, pendant lesquelles la pierre échappe toujours, l'instrument est retiré; et M. Civiale insiste de nouveau sur la nécessité de recourir à la taille. — Le malade,
qui n'avait pas songé à une opération sanglante, est très-
ému de cette déclaration et demande à réfléchir quelques
jours. — Le soir il n'y a pas de fièvre, mais le malade est
abattu, découragé; son regard est sombre, inquiet.

Samedi 19 *mai*. — Le malade est plus abattu encore
qu'hier; il n'a pas dormi de la nuit, à cause de l'opération
qu'il redoute. Cependant, il est décidé à la subir et demande
qu'on la fasse promptement.— Le pouls est régulier à 64 pul-
sations. — Langue naturelle.

Dimanche 20 *mai*. — Frisson violent à neuf heures du
matin jusqu'à neuf heures et demie. Immédiatement le malade est bien couvert, boules d'eau chaude, boissons chaudes.
— Une transpiration abondante succède à la chaleur, le
malade mouille trois chemises et s'endort d'un sommeil
calme.

Lundi 22 *mai*.— Pouls à 64. Langue blanche, appétit nul.
— Eau de Pullna, deux verres. — On a vu quelles furent les
suites heureuses de l'opération.

ARTICLE III

Objections contre la taille mixte. — On a prétendu que la taille mixte ne satisfaisait pas complétement aux besoins de la pratique. Nous allons répondre brièvement aux objections qu'on nous a faites, en examinant deux points essentiels : la durée de l'opération et l'extraction des débris pierreux.

Durée de l'opération dans la taille simple et dans la taille mixte. — Quelques chirurgiens, Dupuytren entre autres, ont paru attacher une grande importance à l'exécution rapide des manœuvres opératoires. Tailler les calculeux en une minute, n'est pas toujours possible sans quelques inconvénients. J'ai soumis autrefois à Dupuytren quelques observations à ce sujet (1).

On a renoncé depuis à ces manœuvres précipitées, et la pratique de la taille est rentrée dans la tradition des grands maîtres. On ne saurait fixer précisément la durée de l'opération. Si quelques minutes suffisent pour l'extraction d'une pierre moyenne, dans certains cas de pierre volumineuse, l'opération peut durer, à ce qu'il paraît, une heure, et plus.

Dans la cystotomie mixte, la pierre est volumineuse, il faut la morceler pour l'extraire ; de sorte que l'opération est plus longue que dans la taille simple.

Si l'on excepte la taille prérectale, le premier temps de l'opération (division des tissus) ne diffère pas dans la taille simple et la taille mixte : ce sont les mêmes procédés. Il en

(1) Voir la *Quatrième Lettre sur la Lithotritie* (1833).

est de même pour la recherche et la préhension de la pierre
malgré la différence de la tenette. Nous ne parlons pas des
difficultés imprévues qui peuvent influer sur la durée de la
manœuvre.

C'est donc dans les derniers temps de la cystotomie qu'il
faut chercher les raisons de la différence qu'on remarque entre les deux opérations, quant à la durée et aux dangers de
la manœuvre.

Dans toute opération de taille, quel que soit le procédé employé, c'est l'extraction de la pierre qui présente les principales difficultés; mais le procédé dont on a fait choix peut
beaucoup influer sur la durée de l'opération et ses suites.

Répétons que, dans la taille simple, ce sont les efforts de
traction que fait l'opérateur avec l'instrument chargé, pour
franchir le col vésical, qui prolongent l'opération outre mesure, et qui exposent l'opéré à des accidents consécutifs.

Dans la taille mixte, c'est l'écrasement par la pression, ou
la perforation de la pierre, qui rend l'opération plus longue ;
mais la perforation, le morcellement, l'écrasement de la
pierre prolongent l'opération sans en augmenter la gravité,
attendu que ces manœuvres n'occasionnent presque point de
douleur.

Dans la taille mixte, l'opérateur ne multiplie pas ces efforts
de traction qui épuisent l'opéré ; il ne violente pas les tissus,
ne distend pas la plaie ; il n'agit, pour ainsi dire, que sur la
pierre, et la manœuvre n'a pour but que de prévenir les suites fâcheuses d'extraction en brisant la pierre et en respec-
tant le plus possible les organes.

Extraction des débris pierreux. — Voyons maintenant les objections qu'on nous fait relativement à l'extraction
des débris pierreux.

On a reproduit à l'occasion de la taille mixte une accusation spécieuse qui remonte à Dupuytren. Ce chirurgien prétendait que la lithotritie laissait toujours dans la vessie des débris de pierre. On a prétendu que la cystotomie mixte laissait aussi des fragments dans la vessie. Aux objections de cet ordre, j'ai répondu par une expérience de quarante années. Les quelques faits invoqués à l'appui d'une accusation aussi légère prouvent seulement qu'il y a des chirurgiens qui opèrent par la lithotritie, sans connaître à fond cette méthode. J'avoue que pour la taille mixte, mes preuves ne sont pas aussi décisives, les opérations que j'ai pratiquées d'après cette méthode étant peu nombreuses. Mais, sans invoquer l'autorité des faits nouveaux, je demande si l'on est bien venu à faire une pareille objection à la cystotomie mixte, lorsque la taille ordinaire n'y échappe pas davantage. En effet, combien de fois la pierre ne s'est-elle pas brisée dans la tenette, avant l'extraction? Et si des éclats sont restés dans la vessie, n'est-ce pas à l'opérateur qu'il faut s'en prendre, c'est-à-dire à son inexpérience ou à son incurie?

Qu'il me soit permis de citer un fait récent et très-remarquable.

Je fus invité naguère à assister à une opération de taille dans laquelle un nouvel instrument devait être employé. Le malade fut taillé par le procédé médio-bilatéral, et le nouvel instrument fut laissé de côté. La pierre ayant cédé à la pression de la tenette, les débris furent extraits comme à l'ordinaire ; et l'opérateur m'invita à constater que la vessie avait été entièrement débarrassée. Or, la vessie contenait encore une grande quantité d'éclats, que je parvins à extraire. Il n'y a dans ce fait rien qui puisse surprendre un chirurgien expérimenté. Les instruments dont on se servait n'étaient pas assez longs, de telle sorte qu'on ne pouvait pas explorer toute la surface vésicale. Je terminai l'opération en em-

ployant les moyens et procédés ordinaires, en présence de
MM. Richard, Phillips, Rengade et quelques autres témoins (1).

(1) Ce n'est là que l'extrait d'un fait extrèmement curieux, dont nous
trouvons le récit détaillé dans une des notes les plus piquantes de l'auteur, note que nous reproduisons ici, à titre d'anecdote chirurgicale. (Note
de l'éditeur.)

« Le brise-pierre de M. Nélaton est un instrument qu'on recommande
beaucoup dans les traités classiques de chirurgie. Beaucoup d'efforts ont
été faits pour introduire cet instrument dans la pratique ; mais jusqu'à
présent les recommandations et le savoir-faire sont restés inefficaces. Il
n'est pas inutile, pour la connaissance des mœurs chirurgicales de notre
temps, de parler de la dernière tentative, qui a échoué comme toutes les
précédentes.

« J'ai depuis longues années l'habitude de proposer aux jeunes chirurgiens, avec lesquels je me trouve en consultation, de pratiquer les opérations de taille qui se présentent, en leur offrant le concours de ma vieille
expérience, pour lever les scrupules du malade et de son entourage. Je
sais bien que ce n'est pas l'usage d'en agir ainsi dans la haute chirurgie,
mais je déroge volontiers à l'usage en vue de faire une chose utile. Les
jeunes chirurgiens ne pensent pas là-dessus autrement que moi, puisqu'ils
m'ont, pour la plupart, exprimé leur reconnaissance.

« J'ai eu dernièrement l'occasion de faire pratiquer par un de mes
confrères, une opération de taille dans ces conditions. J'avais promis à la
famille du malade d'y assister. Le chirurgien chargé de l'opération, pré-
voyant le cas où la pierre serait volumineuse, me pria de porter mon
casse-pierre, disant qu'il n'avait pas cet instrument.

« A l'heure convenue, je me rendis, accompagné de deux élèves, rue
de la Victoire, n° 89, où se trouvaient déjà un médecin belge, un chirurgien des hôpitaux de Paris et un autre médecin, parent du malade.

« Toutes les dispositions étant prises, l'opération fut pratiquée suivant
le procédé médio-bilatéral, avec cette variante toutefois, qu'au lieu d'inciser les téguments en partant du bulbe jusque vers l'anus, l'incision
commençait à ce dernier point et se prolongeait en avant. Cette modification n'est pas heureuse : l'opérateur eut bien de la peine à ouvrir l'u-
rèthre et à placer le lithotome double dans la rainure du cathéter.

« La pierre, facilement saisie, fut brisée par la pression de la tenette
ordinaire. Le nombre des fragments à extraire prolongea la manœuvre.
L'opérateur ne découvrant plus rien dans la vessie, je fus invité à faire
une exploration. Je trouvai encore de nombreux fragments dans la cavité

Bien que la recherche et l'extraction des débris pierreux ne soient pas aussi faciles et aussi sûres dans la cystotomie que dans la lithotritie, il n'y a en réalité qu'un très-petit nombre de cas où la vessie ne soit pas entièrement débarrassée.

vésicale. J'en fis l'extraction, et le malade étant remis dans son lit, une sonde flexible fut placée dans la plaie.

« Tous les assistants ne parurent pas satisfaits de cette opération complémentaire.

« Le mécanicien qui était là, avec son brise-pierre, dut remporter son instrument inutile. Le jeune chirurgien des hôpitaux paraissait mal à l'aise; il partit avant la fin de l'opération, et ne se soucia pas de répondre à l'invitation que je lui avais faite de vérifier s'il restait encore des débris de pierre dans la vessie. Quant à l'opérateur, il me remercia du concours que je lui avais prêté; mais je ne l'ai plus revu. Ce que j'ai eu quelque peine à comprendre, c'est que ce chirurgien, après m'avoir prié d'assister à l'opération avec mon casse-pierre, ait appelé un fabricant d'instruments, qui était là, muni d'un brise-pierre qu'il n'était pas possible d'appliquer. Tout cela ne m'a pas semblé très-conforme aux usages établis; mais enfin, s'il y avait un coup monté, le désappointement des complices a dû être grand. Il est certain qu'on a perdu l'occasion de faire une belle réclame en faveur de ce brise-pierre sans emploi, qu'il a fallu replacer derrière la vitrine du fabricant, tel qu'on l'en avait retiré. »

APPENDICES

APPENDICES

—

I

FISTULES URINAIRES

ARTICLE I

Remarques pratiques sur ce sujet. — Fistules urinaires au-dessus du pubis. — Premier fait. — Deuxième fait. — Troisième fait. — Quatrième fait. — Cinquième fait. — Sixième fait.

Remarques pratiques sur ce sujet. — J'ai reçu depuis quelque temps dans mon service de l'hôpital Necker un grand nombre de malades affectés de fistules urinaires. Ces cas ont fourni matière à quelques réflexions qne je crois utile de communiquer aux praticiens.

On a distingué les fistules urinaires en plusieurs variétés, d'après leur siége, les parties qu'elles intéressent et les communications qu'elles établissent entre les voies urinaires et les autres régions. Je ne traiterai ici que des fistules de la vessie et de l'urèthre, qui mettent ces organes en communication avec les téguments.

Je les partage en deux catégories : celles qui s'ouvrent au-dessus du pubis, et celles qui s'ouvrent au-dessous de cette région.

Les premières surviennent à la suite de la taille ou de la ponction de la vessie par l'hypogastre, ou de toute autre lésion de cette partie qui intéresse la cavité vésicale, et particulièrement des inflammations partielles de ses parois, dans l'épaisseur desquelles se forment des collections purulentes qui s'ouvrent, tantôt à l'intérieur de ce viscère ou dans un organe voisin, tantôt, et le plus souvent à l'extérieur, après qu'il s'est formé des adhérences avec les parois de l'abdomen.

Les autres, plus fréquentes, s'observent à la suite de la taille, de l'uréthrotomie externe, de plaies et de violences au périnée ; elles sont parfois la suite de quelques maladies de l'urèthre, de la prostate, de tumeurs, d'abcès urineux.

Fistules urinaires au-dessus du pubis. — J'ai vu deux cas de taille et de ponction de la vessie par l'hypogastre, suivies de fistules sus-pubiennes. Ces cas sont déjà anciens. Le premier a été publié dans le *Traité de la lithotritie* (1) et dans le *Traité pratique* (2). J'en donnerai plus loin un extrait. Le second remonte à 1852.

Premier fait. — M. Padilla, de la Havane, avait la pierre : il fut taillé par l'hypogastre ; on retira une pierre moyenne. La convalescence fut longue, et la plaie ne se cicatrisa pas complétement, la santé générale étant d'ailleurs rétablie. L'urine sortait en partie par l'urèthre, en partie par la fistule.

(1) Page 373.
(2) Tome II, p. 436, 3e édit.

Sept mois après l'opération, les douleurs de la pierre reparurent et augmentèrent rapidement. Le malade prit le parti de venir en France. Dans une consultation où se trouvaient MM. Velpeau, Michon, Ascarate et moi, il fut décidé que le malade serait traité par la lithotritie, et je fus chargé de l'opération. La pierre fut morcelée et extraite en quatre courtes séances. La vessie fut entièrement débarrassée; mais le malade conserva la fistule et le catarrhe vésical dont il souffrait avant l'opération. Une particularité à noter, c'est qu'après l'extraction des derniers débris, la quantité d'urine sortant par la plaie diminua progressivement.

Un des chirurgiens consultants proposait la taille hypogastrique, dans l'espoir qu'elle guérirait la fistule; je combattis cet avis en m'appuyant sur le cas de M. Oudet.

La troisième fistule dont nous avons dit l'origine existait depuis longtemps lorsque je fus consulté. C'est à la suite des abcès formés dans l'épaisseur des parois vésicales qu'ont été observées les communications entre la vessie et les organes voisins et les téguments.

Parmi les faits que j'ai recueillis, il en est d'anciens et de récents. J'ai publié les premiers dans mon *Traité pratique* (1), en les rapprochant des cas analogues déjà connus. Je ne puis reproduire ici les considérations et les remarques pratiques que m'ont suggérées ces faits curieux; mais je présenterai une analyse de trois de ces faits, afin de montrer combien il est difficile au praticien de se conduire sûrement en pareille circonstance.

Deuxième fait. — Un homme de quarante ans avait un rétrécissement de l'urèthre. Depuis longtemps il urinait avec peine. Le canal était fort irritable. Les premières bou-

(1) Pages 13, 47. (3e édit.)

gies furent difficilement supportées ; de légères applications de caustique n'ayant produit aucun effet, on introduisit des sondes à demeure.

Le malade entra à l'hôpital, et continua d'être traité par l'emploi des sondes : la santé générale s'affaiblit ; la fièvre qui survint s'accompagna d'anorexie et d'insomnie.

Le malade quitta l'hôpital et revint quelques jours après avec de nouveaux symptômes. Une douleur vive à la fesse gauche disparut après une application de sangsues. Au bout de quatre jours, douleur avec tuméfaction progressive à l'hypogastre. La tumeur fut bientôt grosse comme le poing. Cependant l'état général s'était amélioré ; le malade ne portait plus de sonde, et il urinait sans difficulté. La tumeur hypogastrique ne dépendait point d'une accumulation d'urine, puisqu'elle persistait, bien que moins saillante, après l'évacuation de la vessie par la sonde. Il était facile de déterminer à l'aide de la main, appuyant sur l'extrémité recourbée de l'instrument introduit dans la vessie, l'épaisseur des parties tuméfiées et d'en circonscrire l'étendue, du moins en avant. Sur les côtés et en arrière, on sentait seulement que la tumeur s'étendait. Il n'y avait point de proéminence notable dans l'intérieur de la vessie ; on sentait une dureté insolite vers le sommet. Les selles étaient régulières ; par conséquent le canal intestinal ne pouvait être fortement atteint. Je pratiquai une incision sur la tumeur à l'endroit où la fluctuation était manifeste, et il s'écoula une énorme quantité de pus très-liquide. Le ventre s'affaissa, et le malade fut soulagé. Le surlendemain, un stylet boutonné, introduit dans la cavité de l'abcès, parvint jusqu'au sacrum, et je promenai l'instrument sur une large surface du sommet de la vessie : l'abcès occupait une partie considérable du détroit supérieur du bassin. La suppuration, après avoir continué pendant plusieurs semaines, s'arrêta finalement, et la guérison fut complète. L'inflammation n'atteignit pas la membrane interne de la vessie : l'urine ne fut point altérée. Mais la capacité de l'organe était moindre : le malade éprouvait de plus fréquents besoins d'uriner, et la quantité d'eau qu'on pouvait introduire par les injections était petite. Il fut impossible de savoir précisément si l'abcès s'était formé dans l'épaisseur même des parois vésicales ou à leur circonférence.

Troisième fait. — Un tonnelier, âgé de cinquant -huit ans, fut admis à l'hôpital Necker le 6 mars 1840. Cinq mois auparavant, cet homme avait bu de l'eau très-froide, étant en sueur. Il ressentit aussitôt de vives coliques, qui cédèrent au repos et à la diète. Mais, à partir de ce moment, les besoins d'uriner devinrent très-fréquents, et chaque miction était suivie de vives douleurs du col de la vessie et de la région hypogastrique. Les reins étaient aussi le siége d'une vive douleur. Un séton fut placé au devant du pubis, et supprimé dix jours après.

Etat du malade à son entrée : faiblesse générale, peu d'appétit, langue blanche ; urines chargées de mucosités, et rougissant à peine le papier de tournesol ; mictions fréquentes, douleurs vives dans la vessie, le bas-ventre et les lombes.

Le cathétérisine ne m'ayant rien appris, je soumis le malade à une autre exploration. Au bout de quatre jours, les douleurs du bas-ventre augmentèrent ; un léger accès de fièvre. Suppression des bougies ; diète, cataplasmes laudanisés sur les parties douloureuses. Le lendemain, 11 mars, un besoin très-pressant d'uriner, accompagné de fortes contractions des muscles abdominaux, avec douleurs dans le bas-ventre. Une sonde introduite dans la vessie n'amena point d'urine. Vives douleurs dans les reins ; un bain et une potion opiacée pro-

curèrent quelque soulagement. Le 12, mêmes symptômes.
Le 13, à huit heures du soir, le besoin d'uriner s'étant manifesté, la sonde donna issue à une petite quantité d'urine trouble et fétide. Le 14, dévoiement. Le 15, hoquets, pouls très-
agité, langue sèche, peau moite, respiration gênée. Les jours
suivants, mêmes symptômes, avec affaiblissement progressif.
Le 19, dans la nuit, vomissements répétés. Le malade était
assoupi le matin : les douleurs et le dévoiement persistaient.
La mort eut lieu le 21.

Autopsie. — La face antérieure de la vessie avait contracté des adhérences avec la paroi de l'abdomen, au-dessus
du pubis, derrière le point correspondant au séton. Sous
cette adhérence était une cavité assez grande pour loger
un très-gros œuf de dinde, et communiquant avec l'intérieur de l'abdomen par une ouverture presque circulaire
de 4 centimètres de diamètre, à bords découpés et comme
frangés. La cavité contenait une grande quantité de pus
épais, fétide, gris, strié de noir. Cet abcès s'étendait à droite
et à gauche sous la face postérieure des pubis, au point de ga-
gner les anneaux inguinaux. La face correspondante au pubis était criblée de trous. Au centre de la partie en rapport
avec la paroi antérieure de la vessie, était une ouverture qui
mettait l'abcès en communication avec la cavité de cet organe. Ovale et lisse, cette ouverture ressemblait à l'orifice
d'une cellule. La vessie, ouverte par sa face postérieure, ne
laissait voir aucune trace du trigone, de la saillie prostatique,
ni du col vésical ; ce dernier n'apparut qu'après qu'une sonde
eut été introduite dans l'urèthre. Au-dessus de l'orifice uréthral, une dépression notable, comme si la vessie avait essayé de s'engager sous l'arcade pubienne. La face antérieure
de l'organe était accolée aux pubis, et avait contracté des
adhérences avec la paroi abdominale. Au rebord postérieur

du trigone, on voyait une petite bande ligamenteuse, isolée, détachée vers le milieu, implantée de chaque côté près des orifices des uretères ; la face interne de la vessie, livide et parsemée de points noirâtres, était bosselée, striée, granulée, offrant l'aspect d'une vaste surface cicatrisée ou d'une cavité purulente, autrefois parsemée de végétations.

Quatrième fait. — Un homme adulte, robuste, mais très-irritable, présentait depuis quelque temps tous les signes rationnels de la pierre. Il entra dans mon service, et après avoir été soumis au traitement préparatoire, il fut opéré par la lithotritie. J'employai d'abord un lithoclaste fenêtré, puis un instrument à mors plats. Les détritus étaient sortis en grande partie, lorsque des fragments assez volumineux s'arrêtèrent dans la portion membraneuse de l'urèthre. Il fallut extraire les uns et repousser les autres dans la vessie.

A la suite de ces manœuvres, il y eut des douleurs accompagnées d'un agacement général et quelques accès de fièvre.

Ces accidents ayant disparu, je me préparais à recommencer le broiement, lorsque survint à l'hypogastre une douleur vague et profonde. Je découvris, en palpant cette région, une induration très-étendue, surtout vers l'aîne droite, avec un léger gonflement ; la douleur était légère à la pression. J'introduisis une sonde ; il s'écoula une petite quantité d'urine, sans aucun changement dans la tumeur hypogastrique. J'injectai de l'eau, de façon à distendre la vessie pour faciliter l'exploration. Rien d'anomal ne fut découvert. La tumeur, plus saillante par la distension de la vessie, n'avait point changé de forme. J'en conclus qu'elle était la suite d'un épaississement des parois vésicales ou des tissus qui les recouvrent ; mais ces tissus ne présentaient aucune trace de lésion. Je présumai que les parois de la vessie étaient le siége d'un abcès. La tumeur ne tarda pas à grossir ; il se manifesta de la douleur et une sorte de fluctuation.

Je pratiquai sur la ligne médiane de l'hypogastre une incision qui donna issue à du sang et à quelques filets de pus. Point de suppuration les jours suivants. Mèches de charpie dans la plaie, cataplasmes sur la tumeur. Le malade résolut de quitter l'hôpital. A peine était-il monté en voiture, qu'il s'écoula une grande quantité de pus ; et la tumeur s'affaissa.

La suppuration dura plusieurs jours. Au bout d'un mois, le malade étant rentré dans mon service, la paroi antérieure de l'abdomen était aussi souple que s'il n'y avait jamais eu d'abcès. On n'apercevait qu'une cicatrice longue, mais moins profonde que celle que laisse la cystotomie. L'urine ne fut jamais altérée. Le malade supporta très-bien les quatre courtes séances qui suffirent pour le débarrasser de la pierre, et il sortit définitivement guéri.

Cinquième fait. — Voici maintenant, dans ses traits principaux, un fait que j'ai observé récemment :

Un homme adulte éprouvait depuis longtemps des troubles considérables dans les fonctions de la vessie. Il avait eu des rétentions d'urine, des abcès au périnée, suites d'un rétrécissement fibreux de l'urèthre. Entré dans le service très-affaibli, il présentait un rétrécissement, un catarrhe vésical, une fistule dont les bords étaient tuméfiés. Le rétrécissement ayant été attaqué, je reconnus un amas de calculs derrière le point rétréci. Le canal fut élargi et les calculs furent extraits, non sans difficulté. Déviation du col vésical ; inflammation de la surface de la vessie. Ni les difficultés d'uriner, ni les douleurs ne diminuèrent après l'extraction des calculs. La vessie contenait une pierre. Le malade avait be-

soin de repos; il fallait soutenir les forces, et préparer la
vessie par des injections répétées. On ne pouvait songer à la
taille.

Pendant la période de préparation, le malade souffrait
beaucoup pour uriner; le ventre devint sensible, dur, tumé-
fié, surtout au pourtour de l'ombilic. Les moyens appropriés
n'eurent point d'effet. Bientôt l'appétit diminua, le malaise
et les angoisses augmentèrent, et la fièvre survint. La tumeur abdominale pouvait être circonscrite; mais son examen
ne fournissait aucune lumière. Ni le palper, ni la pression
même ne produisaient de fortes douleurs ou des besoins d'u-
riner. La forme à peu près circulaire de la tumeur n'offrait
point de changement notable. L'urine ne présentait aucun
caractère particulier. Tous les moyens d'exploration étaient
épuisés, et le diagnostic restait très-incertain. On ne pouvait compter ici sur les explorations vésicales, si utiles dans
les cas précédents. Ce n'était que par induction que je pouvais
conclure à l'existence d'un abcès des parois vésicales. La
fluctuation était si confuse qu'on ne pouvait songer à une
incision.

En supposant le diagnostic exact, il restait à savoir où
étaient les adhérences probables entre les parois de la vessie
et celles de l'abdomen. Le plus sage était d'attendre.

Au bout de quelques jours, la fluctuation devint plus manifeste, les téguments rougissaient; la tumeur, moins sensible, gênait plus par le poids que par la douleur. Une ponction
exploratrice ayant été pratiquée au point le plus déclive, il
s'écoula une grande quantité de pus, lentement, puis l'urine
apparut dans la plaie et continua de sortir en partie par cette
voie. Le malade n'en était pas incommodé; l'état général s'a-
méliorait de jour en jour. Une canule était maintenue presque en permanence. La tumeur s'était affaissée, mais elle
restait dure. Au bout de deux mois les parois abdominales

avaient recouvré leur souplesse. La pression n'était point douloureuse. Bientôt l'urine cessa de couler par la voie artificielle, qu'on maintenait dilatée. Les fonctions vésicales étaient régulières. Le malade avait repris de l'embonpoint. La pierre vésicale fut morcelée en quelques séances, sans qu'il se manifestât la moindre réaction, quoique la manœuvre fût douloureuse. Le malade quitta l'hôpital dans un état très-satisfaisant.

Il revint, sur ma recommandation, deux ou trois mois après. La fistule était fermée, et les fonctions de la vessie s'exécutaient régulièrement. Cependant le rétrécissement de l'urèthre tendait à se reformer ; à l'endroit où il était on constate une rigidité qui doit gêner le passage de l'urine. L'état général du malade n'est pas aussi satisfaisant qu'à sa sortie.

Sixième fait. — Citons un dernier fait. Un malade admis dans mon service avait eu un rétrécissement de l'urèthre qui donna lieu à une rétention complète d'urine. Un gonflement considérable de la verge, du scrotum, de la partie interne des cuisses et de l'hypogastre étant survenu, on appliqua des cataplasmes. A la suite de cette application, un abcès se produisit au-dessus du pubis, lequel s'étant ouvert, livra passage à l'urine un mois ou deux. Le rétrécissement persistant, d'autres abcès se formèrent au scrotum, au périnée ; il y avait cinq fistules.

Le malade entra dans un hôpital : le rétrécissement fut dilaté, et les fistules se fermèrent.

Un an après, le rétrécissement s'étant reproduit, les anciennes fistules se rouvrirent et il s'en forma de nouvelles : deux à la face antérieure du scrotum, et quatre à la partie antérieure du périnée. Ces fistules se fermèrent à la suite du traitement de la coarctation ; une seule persista malgré tout. Le rétrécissement fut traité par la dilatation et par l'uréthrotomie interne. La fistule qui persiste encore est située à l'extrémité postérieure du périnée. A l'égard de la fistule hypogastrique, je n'ai point de renseignements assez précis pour savoir si elle communiquait directement avec la vessie. L'infiltration d'urine qui se faisait par cette voie, venait probablement de la rupture de l'urèthre. Il n'est pas rare de voir l'urine provenant de cette source, former des collections purulentes à l'hypogastre, aux aînes, aux lombes, et jusqu'à la région épigastrique. J'ai eu occasion d'observer des cas de ce genre.

ARTICLE II

FISTULES URINAIRES SOUS-PUBIENNES

Considérations préliminaires. — Fistules urinaires à la suite de la taille.
— Conséquences ordinaires des fistules périnéales. — Traitement illusoire des fistules. — Persistance des fistules périnéales. — Fistules
périnéales résultant d'abcès provoqués par des calculs arrêtés à la partie
profonde de l'urèthre. — Fistules urinaires à la suite de plaies, de
contusions et de violences exercées sur l'urèthre. — Fistules urinaires,
suite de désordres produits par les coarctations uréthrales. — Fistules
résultant d'un traitement défectueux. — Traitement. — Observation.
Traitement consécutif de l'uréthrotomie interne. — Déformation des
tissus par les fistules. — Opérations inutiles.

Considérations préliminaires. — Au point de vue
pratique, ces fistules se divisent en plusieurs catégories; elles
méritent d'autant plus d'attention, qu'on a propagé à ce sujet
des opinions erronées et des procédés que l'expérience n'a
pas consacrés.

Il faut considérer, dans toute fistule urinaire, les deux
orifices, le trajet, les causes qui la produisent, les désordres
consécutifs et les procédés curatifs.

Fistules urinaires à la suite de la taille. — Les
fistules urinaires consécutives ne sont pas rares après l'opération de la taille. J'ai eu depuis peu, dans mon service, trois
malades affectés de fistules urinaires survenues après la cys-

totomie. C'est un des accidents consécutifs les plus graves
de cette opération. Beaucoup de chirurgiens, qui reconnaissent ce fait, ne s'en servent que pour déprécier les procédés
qui ne sont pas de leur choix.

Je laisse de côté les fistules qui sont la suite de la taille
recto-vésicale. Il serait superflu d'examiner les conséquences
d'un procédé qui est à peu près abandonné.

Les autres procédés de taille périnéale peuvent donner lieu
aussi à des fistules. On s'accorde même à reconnaître qu'elles
sont fréquentes, et si l'on en parle peu, cela tient à la déplorable habitude qu'on a de nos jours de publier les observations avant la fin du traitement.

Je répète donc que les fistules urinaires, après la cystotomie, ne sont pas rares. A l'exemple de Deschamps, je les
attribue surtout aux contusions, aux meurtrissures, aux
déchirements causés par l'extraction de la pierre.

Conséquences ordinaires des fistules périnéales.
— Pour quelques individus, une fistule périnéale est une infirmité tolérable, qui les oblige seulement à des soins de
propreté. Un des malades qui étaient naguère dans mon service se trouvait dans ce cas. Son infirmité remonte à plus de
douze années. On cite des malades qui ont vécu soixante ans
avec leur fistule. Mais, il faut le reconnaître, ces cas sont
exceptionnels. Le plus souvent, la sortie, même accidentelle
ou temporaire de l'urine par la voie anomale, produit des
phlegmasies, des abcès et autres désordres. Les tissus du
périnée, du scrotum, de la face interne des cuisses sont envahis. Il se forme de nouveaux calculs et surtout des dépôts
pierreux qui obstruent les trajets fistuleux, et dans le voisinage de ces trajets se forment des tumeurs considérables,
dont Blasius, Crosse, Morand, Petit, Covillard, citent des

exemples très-curieux. Ces cas ne sont pas rares dans la pratique.

M. Deguise communiquait en 1852, à la Société de chirurgie, le cas d'un homme de soixante-quatorze ans qui avait été taillé cinquante ans auparavant, et qui conservait une fistule au côté gauche du périnée. Il se forma une tumeur dure, bosselée, grosse comme un œuf de poule, contenant des calculs recouverts d'une masse de tissus indurés, et qu'on eut beaucoup de peine à diviser. L'un des calculs était hérissé de pointes qui l'attachaient au kyste, et articulé en quelque sorte avec un autre calcul qui se trouvait en partie dans l'urèthre, où il fut impossible de le saisir. On le refoula dans la vessie.

Je n'ai pas besoin de reproduire ici le triste tableau de ces accidents, à propos desquels le célèbre Scarpa a dit que les fistules consécutives à la taille sont plus graves que la taille même, à cause de l'impuissance de l'art (1).

Traitement illusoire des fistules. — De tout temps les chirurgiens se sont appliqués à combattre ces accidents. On a cru pendant bien des années qu'il suffisait de placer une grosse sonde dans l'urèthre pour guérir les fistules. Mais c'est en vain qu'on a varié la forme et le volume de ces sondes; on a inutilement épuisé les ressources tirées de la mécanique. Ces tentatives, auxquelles se rattachent les noms de Tolet, de Desault, de Deschamps, de Moreau, et reproduites de nos jours, n'ont pas eu de succès. On n'a pas mieux réussi en conseillant au malade d'introduire la sonde toutes les fois qu'il veut uriner.

On a essayé beaucoup d'autres moyens, entre autres les procédés divers de cautérisation. Un chirurgien habile qui

____

(1) Voy. *Traité de l'Affect. calcul.*, p. 357.

me remplaçait, il y a peu de temps, dans mon service, tailla un jeune homme dans des conditions favorables. L'extraction de la pierre fut laborieuse. Il en résulta une fistule, contre laquelle on employa sans succès tous les moyens connus.

On réussit néanmoins dans quelques cas à force de persévérance. On a vu des malades guérir spontanément lorsque tout traitement était supprimé.

Persistance des fistules périnéales. — C'est une croyance généralement reçue, qu'une fistule consécutive à une opération de taille doit guérir par une autre opération semblable, lorsque le calcul s'est reproduit. On a vu que ce procédé avait été proposé dans le cas de M. Padilla. Mais j'ai constaté maintes fois qu'il ne réussit guère. Je ne rappellerai que le cas du malade Oudet, rapporté plus haut. Ce calculeux fut en premier lieu traité par la lithotritie. La pierre s'étant reproduite au bout d'une année, on réussit à persuader au malade que la lithotritie ne l'avait pas entièrement débarrassé, et qu'il fallait, en conséquence, recourir à la taille. Il fut opéré par la cystotomie sus-pubienne, et la pierre fut extraite; mais la plaie ne se cicatrisa point, comme on s'y attendait. Huit mois après, nouvelles douleurs; une autre pierre s'était formée. On eut encore recours au même procédé de cystotomie; et la pierre fut extraite; mais, au lieu d'une seule fistule qui existait après la première opération, il y en avait cinq : les quatre dernières se sont fermées; mais la première a persisté jusqu'à la mort.

Deschamps rapporte un cas analogue (1); il s'agissait d'une taille périnéale. Une année après l'opération, l'orifice de la fistule était assez large pour admettre l'extrémité du

____

(1) Tome I, p. 420.

doigt. Ces faits et d'autres semblables doivent guider le praticien dans le traitement des grandes fistules.

Dans deux cas de fistules anciennes, j'ai cherché à raviver complétement les bords de l'ouverture, et à les rapprocher ensuite par des points de suture. Cette opération très-simple, et très-facile surtout à cause de la position de la fistule, n'a pas réussi. D'autres chirurgiens ont également échoué dans des cas analogues. Lorsque la fistule est ancienne et qu'elle ne compromet point la santé générale du malade, il faut s'abstenir. On peut craindre de l'agrandir; et il vaut mieux n'y pas toucher.

Fistules périnéales résultant d'abcès provoqués par des calculs arrêtés à la partie profonde de l'urèthre. — On voit souvent des calculs séjournant dans la partie profonde de l'urèthre grossir, et former en se développant, dans l'épaisseur du périnée, des tumeurs qui s'enflamment, s'abcèdent. Par l'ouverture qui en résulte, la pierre sort ou est retirée aisément. Quelquefois cette ouverture persiste et constitue une fistule.

J'ai rapporté plusieurs faits de ce genre dans quelques-uns de mes écrits (1).

Fistules urinaires à la suite des plaies, des contusions et des violences exercées sur l'urèthre. — On connaît les graves désordres que produisent les violences de toute sorte sur l'urèthre. Les principaux sont des fistules, le plus souvent rebelles, tant chez la femme que chez l'homme; notamment des fistules uréthro ou vésico-vaginales, à la suite d'accouchements laborieux. Elles forment une catégorie à part, dont je n'ai pas à m'occuper (2).

(1) *Troisième Lettre; Traité de l'Affect. calcul.*, p. 344.
(2) Voy. *Traité pratique* (3ᵉ édit.), tome II, p. 545.

Fistules urinaires, suite de désordres produits par les coarctations uréthrales. — Ce sont les plus nombreuses et les plus variées, et celles qui ont le plus attiré l'attention. Chaque jour l'occasion se présente d'en observer les principales variétés. On conçoit facilement comment elles se produisent. Un obstacle existe dans l'urèthre, qui gêne ou empêche la sortie de l'urine. La partie du canal située en arrière, distendue, irritée par les efforts expulsifs de la vessie, et quelquefois par le séjour d'une petite quantité d'urine, devient le siége d'une phlegmasie, sous l'influence de laquelle l'urine filtre. Bientôt se forment dans les parties environnantes des tumeurs, des abcès urineux qui s'ouvrent ou qu'on ouvre. Alors l'urine, dont le passage par le canal est plus ou moins gêné, sort par cette voie, et la fistule est établie.

Les choses ne se passent pas toujours ainsi. Quelquefois il n'y a point de rétrécissement; l'urine sort librement par le canal; et cependant il se forme au périnée des tumeurs urineuses qui deviennent des abcès; mais en général il ne s'écoule point d'urine par l'ouverture. Il n'y a point de communication visible entre le canal et l'abcès. Aussi la plaie se ferme-t-elle en peu de temps (1).

Dans d'autres cas, l'urèthre est rétréci, et l'on observe successivement des tumeurs, des abcès et des fistules; le plus souvent sur le trajet même de l'urèthre, et quelquefois plus loin. Le passage de l'urine par le trajet fistuleux soulage le malade et laisse au chirurgien le temps de combattre la coarctation. Souvent la fistule se ferme, lorsque le canal devient libre, sans que le chirurgien soit obligé d'intervenir.

Dans certains cas de rétention d'urine, l'urèthre se rompt spontanément, et l'urine pénètre dans les tissus : la gan-

____

(1) *Voy.* mon *Traité pratique*, t. II, p. 429.

grène survient; il y a perte de substance; d'où résultent des fistules larges et très-difficiles à guérir.

Fistules résultant d'un traitement défectueux. — Maintenant, il faut ajouter que les chirurgiens ont aussi une grande part dans la production des fistules urinaires du périnée. C'est, en effet, pendant le traitement des rétrécissements uréthraux, que se forment un grand nombre de tumeurs et d'abcès urineux, dont plusieurs sont suivis de fistules. La manière de traiter les rétrécissements uréthraux doit entrer en ligne de compte dans l'étiologie des fistules urinaires.

Si, au lieu de la prudente lenteur que j'ai tant de fois recommandée dans l'emploi de la dilatation et des précautions minutieuses avec lesquelles il faut procéder à l'introduction des sondes et des bougies, on procède avec brusquerie et violence, forçant les obstacles sans ménagement, on ne tarde pas à voir apparaître le long du trajet de l'urèthre ou aux parties adjacentes des tumeurs qui s'abcèdent et donnent lieu à des fistules.

Notons que ces effets ne s'observent qu'au début du traitement, alors qu'on se sert de bougies ou de sondes fines, souples, molles, dont le contact est inoffensif, et ne saurait par conséquent produire des érosions à la surface du canal. On n'observe rien de tout cela vers la fin du traitement, alors qu'on emploie de grosses bougies rigides qui fatiguent et distendent le canal, ou qu'on pratique l'uréthrotomie.

Traitement. — Si la fistule survient à la suite du traitement que le chirurgien a dirigé, le diagnostic est sûr et facile; le traitement réussit d'autant mieux que l'abcès a été ouvert avant le dernier degré d'inflammation. Les abcès urineux seront ouverts dès qu'on percevra la fluctuation. Il peut être convenable d'ouvrir la tumeur sans attendre ce signe; l'on prévient ainsi la formation du pus.

Le cas est tout différent lorsque le chirurgien est consulté pour des fistules déjà anciennes, accompagnées de lésions plus ou moins profondes des tissus voisins de l'urèthre, et dont le trajet est solidement organisé.

Avant tout, et c'est là un point essentiel, on s'assurera de l'état de l'urèthre à l'orifice de la fistule, et surtout un peu en avant. L'urine passe le plus souvent par la fistule, parce que la voie naturelle n'a point repris sa souplesse normale et sa dilatabilité. J'ai guéri bien des fistules réputées incurables et contre lesquelles on avait épuisé les ressources de l'art.

Observation. — Le fait suivant, entre autres, est digne d'attention :

En novembre 1864, un gentilhomme étranger, jeune encore et d'une santé florissante, me consulta pour une infirmité qui faisait, disait-il, le malheur de sa vie. Il avait consulté pour une fistule urinaire un grand nombre de praticiens distingués de l'Allemagne et de la Belgique. Tous les moyens furent essayés; on insista particulièrement sur les cautérisations ; et même un bon crayon de nitrate d'argent fut fixé dans le trajet fistuleux.

La fistule me parut simple, du moins extérieurement; une grosse bougie d'étain, introduite dans l'urèthre, fut arrêtée en avant de la fistule, où je constatai résistance et dureté. Ce passage difficile une fois franchi, elle pénétra sans difficulté dans la vessie. Le col ne présentait rien de particulier.

Une seconde exploration, pratiquée quelques jours après, confirma les résultats de la première. Il y avait évidemment un reste de rétrécissement, un point induré, gênant le passage de l'urine. Au moyen d'un uréthrotome, je divisai profondément cette partie, de haut en bas et d'arrière en avant, et je commençai l'incision un peu en arrière afin d'y comprendre l'orifice interne de la fistule.

Une semaine après, autre incision plus profonde. Le gros cathéter d'étain passait désormais sans le moindre effort. A partir de ce moment, l'urine cessa de passer par la fistule, qui se ferma d'elle-même. Pour consolider la guérison, je m'attachai ensuite, un mois durant, à faire cicatriser séparément les lèvres de la plaie et à rétablir la souplesse et la dilatabilité des tissus indurés que j'avais divisés.

Traitement consécutif de l'uréthrotomie interne. — Dans tous les cas d'uréthrotomie interne, lorsque des tissus indurés ont été divisés profondément, il faut insister sur le traitement consécutif, tel que je l'ai exposé dans le premier volume de mon *Traité pratique*. J'emploie de préférence une bougie métallique, assez grosse pour remplir l'urèthre, sans le distendre douloureusement. Je l'introduis jusqu'au col de la vessie, et, en la retirant, par un mouvement de bascule qui porte son extrémité en bas vers le rectum, j'appuie fortement cette extrémité contre la face inférieure de l'urèthre sur laquelle a été pratiquée l'incision ; en répétant cette manœuvre tous les deux jours, j'allonge et distends les tissus rigides qui formaient le rétrécissement, et qui recouvrent à la longue leur élasticité normale (1).

C'est ainsi que je traite les fistules urinaires simples résultant d'une coarctation uréthrale. Il suffit, en général, de faire disparaître les dernières traces du rétrécissement et de rendre au canal sa souplesse naturelle, pour que l'urine reprenne son cours. C'est là un résultat pratique définitivement acquis.

(1) *Traité pratique*, t. II, p. 443, 3e édit.

Il ne faut pas se borner, comme c'est l'usage général, à dilater la coarctation et à l'inciser au besoin, de manière à introduire une grosse sonde. Le point essentiel est d'assouplir les parois du canal à l'endroit malade, et de les rendre aussi élastiques et dilatables que le reste du canal. A cette condition seulement on complète le traitement des coarctations organiques; et ce n'est qu'à cette condition que, dans les cas de coarctation avec fistule, celle-ci se ferme définitivement, après que l'urine a repris son cours normal.

Il y a, bien entendu, des exceptions. On ne réussit pas toujours, et la cause de l'insuccès n'est pas toujours manifeste.

Il est des rétrécissements fibreux, durs, avec nodosités, qui résistent à tous les moyens connus. Les parois du canal restent épaisses, rigides. On a beaucoup de peine à faire passer une sonde; et, quoi qu'on fasse, l'urine continue de passer par la fistule.

Il y a des fistules avec perte de substance à l'orifice interne, ou avec lésion grave à la partie profonde de l'urèthre. Il n'est pas facile de constater ces désordres ; la plupart de ces fistules sont incurables.

Les fistules anciennes, dont les embranchements ont labouré la plus grande partie du périnée, celles qui s'étendent au loin, à la partie interne des cuisses, aux aines, à l'hypogastre, aux lombes, à la paroi antérieure de l'abdomen, etc., résistent le plus souvent à tous les moyens dont l'art dispose. Cependant, on a vu des cas extraordinaires de guérison, qui doivent encourager les praticiens dans le traitement de ces lésions graves.

Déformation des tissus par les fistules. — La tuméfaction et l'induration des tissus s'observent principalement dans les cas de fistules urinaires avec embranchements et orifices externes multiples.

Les tissus, envahis par l'urine, forment souvent des masses énormes, d'une grande dureté, et qui changent extérieurement l'état normal du périnée, du scrotum et des régions voisines qui sont englobées dans la masse.

Ces cas sont en général plus effrayants que graves, surtout lorsque l'infiltration de l'urine s'est circonscrite. Il suffit alors de placer une sonde en permanence dans l'urèthre, pour faciliter l'écoulement des urines, ou de rétablir le libre passage du canal par tout autre moyen, pour que les accidents disparaissent; la tumeur se ramollit et s'affaisse, les parties reviennent en très-peu de temps à leur état primitif.

Quelques malades ne supportent pas les sondes à demeure le temps qu'il faudrait pour que l'effet désiré se produisît. Chez d'autres, l'infiltration urineuse continue malgré la sonde. C'est alors surtout que l'uréthrotomie interne, par des incisions longues et profondes, produit d'excellents résultats. La division des tissus par l'uréthrotome empêche leur rétraction, condition importante pour hâter la guérison.

Opérations inutiles. — Les succès de ce genre, trop peu recherchés malheureusement, étonnent les jeunes chirurgiens, et même quelques chirurgiens expérimentés, qui, adoptant dans les cas analogues une pratique exceptionnelle, n'hésitent point à renouveler une série d'opérations décrites par quelques vieux auteurs, et qui consistent à inciser longuement et profondément les trajets fistuleux, et même à exciser les masses de tissus indurés qui les entourent.

Ceux qui suivent une telle pratique commencent par traiter la fistule, au lieu de s'occuper tout d'abord des obstacles que l'on rencontre dans l'urèthre, c'est-à-dire de la cause même des désordres. On pratique de larges débridements, quelque longs et nombreux que soient les trajets fistuleux, jusqu'à fendre le scrotum dans toute sa longueur, et tout le périnée. On ouvre même de larges gouttières remontant jusqu'au devant du pubis.

Ces débridements doivent aller jusqu'à l'orifice interne de la fistule, c'est-à-dire jusqu'à l'urèthre, et atteindre tous les embranchements secondaires. « Le premier effet de ces incisions, dit un auteur, est, comme on le comprend, d'ouvrir à l'urine une voie d'écoulement tellement large que tous les accidents de la rétention cessent immédiatement. De plus, les incisions multiples pratiquées dans les tissus indurés et chroniquement enflammés, sont, d'un commun accord, très-aptes à favoriser la résolution des engorgements dont toutes les parties molles du périnée sont atteintes depuis longtemps. » Afin de prévenir des accidents graves, et en particulier, l'infiltration, l'auteur cité croit qu'il est indispensable d'associer aux incisions la cautérisation au moyen du fer rouge, ajoutant que cette cautérisation doit être faite avec énergie, et de manière à n'épargner aucun point. On a été dans quelques cas, jusqu'à éteindre douze à quinze cautères dans les anfractuosités de la plaie.

Telles sont ces opérations justement qualifiées *d'autopsies véritables sur le vivant*, que M. Bonnet (de Lyon) a exposées à la Société de chirurgie de Paris en 1855 (1).

Je ne puis que répéter ici ce que j'ai écrit dans mon *Traité pratique* (2) : De tels procédés ont pu réussir, puisqu'on annonce des succès ; mais les accidents et les dangers que la raison fait craindre à leur suite, doivent détourner tout chi-

(1) *Gazette des hôpitaux*, 8 et 11 septembre 1855.
(2) Tome II, p. 450, 3ᵉ édit.

rurgien prudent d'y avoir recours avant d'avoir acquis la certitude de l'insuffisance de tout autre moyen plus rationnel et plus pratique.

Nous avons dit que les fistules provenant d'abcès dans l'épaisseur des parois vésicales se ferment souvent d'elles-mêmes en peu de temps, à mesure que la vessie reprend ses propriétés organiques, et que ses fonctions s'exercent régulièrement. On voit persister au contraire celles qui surviennent après la taille ou la ponction sus-pubienne.

Il y a là une circonstance notable, que nous retrouvons dans les fistules sous-pubiennes. Celles de ces fistules résultant de la cystotomie pratiquée par n'importe quel procédé, sont très-difficiles à guérir; tandis que les ressources de l'art sont très-efficaces pour les fistules résultant d'infiltrations urineuses, d'abcès étendus, et de désordres si graves en apparence qu'ils semblent défier tous les moyens de traitement.

II

NOTES COMPLÉMENTAIRES SUR LA LITHOTRITIE

———

RÉFLEXIONS COMPLÉMENTAIRES
SUR LES QUATRE SÉRIES DE CAS SIMPLES

Première série. — Deuxième série : pierre moyenne de 2 à 4 centimètres. — Troisième série : grosses pierres. — Quatrième série : cas compliqués.

En exposant les principaux temps de la manœuvre opératoire dans la série des cas simples, j'ai fait connaître les applications possibles de la lithotritie. Ces cas forment quatre catégories.

Première série. — Dans la première, toute la maladie se réduit à une petite pierre que l'on brise au moyen du trilabe ou du lithoclaste par une manœuvre simple, facile et sûre (1).

Les débris du calcul sont expulsés avec l'urine. L'opération est bien supportée et ne provoque point d'accidents graves. Les symptômes du mal disparaissent, le bien-être reparaît ; et l'on s'assure par une dernière exploration qu'il ne reste pas dans la vessie trace de corps étranger. A là suite du traitement, la santé se maintient. Tel est le résultat ordinaire de la lithotritie appliquée selon les règles et dans de bonnes conditions. Le traitement ne dépasse guère huit ou quinze jours.

On a cherché à amoindrir ces succès incontestables. Il suffit pourtant de considérer la nature des cas, très-simples, les conditions favorables où se trouve l'opérateur, en possession d'ailleurs de moyens éprouvés, pour admettre les bons effets de la méthode, si bien établie par la pratique journalière.

En effet, on connaît ici la capacité de la vessie par la quantité d'urine rendue à chaque miction et surtout par la quantité de liquide injecté ; et l'on obtient avant l'opération l'insensibilité des surfaces sur lesquelles il faut agir. De plus, une exploration préalable a constaté le petit volume de la pierre, l'état satisfaisant de la vessie et la cause unique du

(1) Les chirurgiens qui prétendent qu'on ne réussit pas également par l'emploi des deux instruments, commettent une erreur cent fois reproduite. Ces chirurgiens ne peuvent se rendre compte de l'application de cet instrument, faute d'en bien connaître le mécanisme. Avec des éléments de comparaison entre les manœuvres, par les deux instruments, ils reconnaîtront que si la pierre est écrasée plus aisément au moyen du lithoclaste, elle est en revanche plus sûrement saisie par le trilabe, à cause de la disposition de ses branches. Il est évident qu'une pince trilabe dont on rapproche les branches tend à ramener vers le centre le corps qu'on veut maintenir et fixer, au lieu que la pince bilabe le pousse au dehors, s'il n'a pas été bien exactement saisi par le milieu.

mal ; de telle sorte qu'avant d'opérer, le chirurgien a toutes les notions indispensables pour régler la manœuvre.

On voit, en somme, que la nouvelle méthode repose sur des bases solides. Les procédés d'exploration préliminaire étant très-rigoureux, on ne saurait douter de l'exactitude des résultats. Le chirurgien opère dans un viscère dont les conditions organiques et la capacité lui sont connues, à surface lisse, et dont les parois sont écartées par un liquide au milieu duquel l'appareil fonctionne sans frottements ni froissements douloureux. Le malade étant dans la position voulue, la pierre, libre au milieu du liquide, tombe au point le plus déclive de de la vessie, au bas-fond, derrière le trigone ou vers les orifices des uretères. C'est là le véritable champ d'action du trilabe et du lithoclaste. L'opérateur peut saisir la pierre, sans être obligé de la chercher. Pour qu'elle se trouve entre les branches du lithoclaste, il n'a qu'à incliner de côté l'instrument légèrement ouvert. Ce temps de l'opération, le plus important de tous, est soumis, comme les autres, à des règles fixes, qui ont pour elles les lois de la théorie, sans compter une expérience de quarante années.

C'est faute d'avoir observé les règles dans la pratique de la lithotritie, que des chirurgiens très-habiles ont rencontré des difficultés et éprouvé des mécomptes.

Le broiement du calcul se réduit à exercer la pression avec la main seule. Si elle est insuffisante, on fait intervenir une puissance mécanique à laquelle les calculs petits et moyens ne résistent point.

Quant à la douleur, dans les cas simples, elle est proportionnée à la manière dont le chirurgien procède. Il n'y aura ni fortes douleurs ni fâcheuses conséquences, s'il a soumis le malade à une préparation convenable, s'il a manœuvré avec douceur et dextérité, s'il n'a pas outrepassé la durée ordinaire de la séance. Disons encore que, dans toute pratique régulière, les mouvements sont légers, mesurés; le contact des instruments est d'autant mieux supporté que l'appareil fonctionne au milieu d'un liquide et suivant les règles.

Malgré les résultats de l'expérience et l'autorité des grands maîtres, l'opposition persiste, et aux succès les plus authentiques on répond par les nombreux revers qu'auraient éprouvés les chirurgiens les plus habiles. Je connais ces revers, puisque je les ai indiqués dans mes écrits et discutés à l'Académie de médecine; j'en ai même apprécié quelques-uns dans l'Introduction de cet ouvrage. De cet examen approfondi il résulte en définitive, que les opérateurs qui ont échoué se sont écartés des règles établies. Il faut donc rejeter ces résultats fâcheux sur les opérateurs qui ont procédé d'une manière vicieuse, et non sur la méthode dont ils ont violé les règles. Mettre les insuccès sur le compte de la méthode, c'est une prétention exorbitante, dont j'ai fait justice en 1835 et en 1847 (1).

Ne perdons pas de vue que les moyens et les procédés de la lithotritie, dans les cas simples, ne sont pas uniquement appliqués à cette série de cas (V. le compte rendu 1862-1864, 2° série de cas). On y a recours dans des circonstances différentes et moins favorables; et il est aisé de comprendre qu'ils ne réussissent pas également.

Deuxième série : pierre moyenne (de 2 à 4 centimètres). — La vessie a subi longtemps l'action du corps étranger; le plus souvent sa capacité est diminuée : cependant elle conserve encore sa forme ordinaire. Bien qu'elle soit gênée par le défaut d'espace, la manœuvre peut en général être exécutée selon les règles.

(1) **Voy.** ma *Sixième Lettre* et le *Parallèle.*

Ici, le volume, la dureté de la pierre obligent souvent de modifier le procédé opératoire et de faire usage d'un instrument fort et à longues branches. Les nombreuses variétés de forme de la pierre qu'on voit dans ma collection apportent des difficultés d'autant plus embarrassantes qu'on ne les soupçonne pas avant d'opérer.

Dans les cas de la première classe, on peut réussir avec tous les instruments et par tous les procédés.

Dans ceux qui nous occupent, il faut pour chaque cas un instrument approprié : un choix rigoureux des moyens et des procédés devient obligatoire.

Quelques succès de hasard ne sauraient justifier l'oubli des règles. On opère ainsi : le forceps ayant franchi le col vésical, est poussé jusqu'à la face postérieure de la vessie ; on tire sur la branche mâle d'une étendue proportionnée au volume présumé de la pierre, puis on incline l'extrémité libre des deux branches vers l'un et l'autre uretère, et on les rapproche pour les fixer. Ces mouvements s'effectuent avec régularité ; mais par le fait seul de la longueur plus grande des branches, ils sont moins aisés et plus douloureux que dans les cas de la première catégorie. De là une différence entre les deux classes.

Chez les malades de la seconde comme chez ceux de la première, la portion profonde de l'urèthre, le col vésical, le trigone, et même le bas-fond de la vessie forment un plan uni sur lequel glisse la tige du forceps en déprimant les tissus du côté du rectum. La vessie conservant sa forme naturelle, et l'instrument étant placé suivant les règles, la pierre se trouve à côté des branches, par lesquelles elle est saisie sans être déplacée, sans efforts, sans mouvements étendus et avec douleurs modérées, si l'opérateur est habile.

En procédant comme on fait généralement, on réussit

peu, et l'on produit des désordres que l'on met sur le compte de la méthode.

La pierre étant fixée entre les branches du forceps, le chirurgien en détermine le volume et la dureté, et il s'assure qu'il n'y en a pas d'autres (V. les explor. prélim.). Avec ces notions indispensables, il procède au morcellement de la pierre. Cède-t-elle aux efforts de la pression, non-seulement la lithotritie est possible, mais elle deviendra plus facile par le progrès du traitement. La pierre une fois morcelée, l'opérateur se conduit comme dans les cas de la première catégorie. Au forceps à longues branches on substitue le lithoclaste ordinaire à mors plats et larges, lorsque la pulvérisation des éclats pierreux s'effectue facilement par la pression.

Le nombre des séances, qui est proportionné à la masse pierreuse qu'il s'agit de broyer, a peu d'influence sur le succès du traitement, parce que la manœuvre devient de plus en plus supportable. Il ne faut pas oublier toutefois que la vessie, déjà fatiguée par le séjour prolongé d'une grosse pierre, a subi l'action du forceps dans les premières séances, toujours douloureuses, et que le traitement demande du temps. Le résultat de l'opération, terminée par les procédés en usage, dans les cas de la première série, sera moins satisfaisant, moins certain, et cependant la nouvelle méthode conserve un avantage sur l'ancienne.

Si la pierre résiste à la pression par les moyens dont l'art dispose, il faut recourir à d'autres combinaisons ; et le cas rentre alors dans ceux de la troisième catégorie, où la lithotritie perd de plus en plus ses avantages.

Troisième série : grosses pierres. — Chez les calculeux de cette classe, la lithotritie est toujours une opération grave. La manœuvre, fût-elle des plus régulières, est difficile, toujours douloureuse, et quelquefois dangereuse.

Le chirurgien ne peut acquérir, avant d'opérer, que des notions insuffisantes. Il constate seulement que la pierre n'a pas produit de grands désordres dans la vessie ni troublé les fonctions générales. Son volume est appréciable approximativement; mais il ne sait rien de sa configuration, et quant à sa consistance, qui est en rapport avec la durée de son séjour dans la vessie, il doit supposer seulement qu'elle est dure. La capacité de l'organe est souvent diminuée, ce qui augmente les difficultés et les douleurs de la manœuvre.

Il n'est pas étonnant qu'opérant d'après ces indications insuffisantes, le chirurgien éprouve des embarras et des difficultés. Dans plusieurs de ces cas, l'opérateur n'a d'autre guide que ses sensations tactiles. Le résultat dépend de circonstances non déterminables, alors même qu'on procède régulièrement; mais il est difficile que l'opérateur réussisse, s'il emploie des instruments imparfaits, s'il néglige le traitement préparatoire, la distinction des cas et les leçons de l'expérience.

Dans les cas les moins graves, c'est-à-dire lorsque la vessie peut admettre une injection qui tienne écartées les parois vésicales, on peut réussir à placer la pierre entre les branches de l'instrument; mais quand il veut la fixer, elle se dérobe à la moindre pression.

Quatrième série : cas compliqués. — Toute pierre qui se présente au col de la vessie, de manière à faire obstacle au passage des instruments, est réputée volumineuse et, par conséquent, difficile à attaquer par les procédés de la lithotritie. Ces cas, de même que ceux de pierres multiples, doivent, je le répète, être traités par la cystotomie.

ACCIDENTS DE LA LITHOTRITIE

I. De la fièvre. — Traitement. — II. De la fièvre chez les calculeux dont la vessie fonctionne mal. — III. De la fièvre dans les phlegmasies de la vessie. — Cas insidieux. — Dispositions morbides.

I. — **De la fièvre**. — Lorsque la vessie a une sensibilité normale et se contracte régulièrement, la manœuvre de la lithotritie produit une excitation qui trouble momentanément la fonction de l'organe. Mais cette action est passagère : un bain tiède, un cataplasme émollient sur le périnée et l'hypogastre favorisent le retour à l'état normal. C'est là le cas ordinaire.

Quand l'opéré est moins bien disposé, que la manœuvre est plus laborieuse, il survient, quelques heures après l'opération ou le lendemain, à l'improviste pour ainsi dire, un véritable accès de fièvre à forme intermittente. Il débute par un frisson ou tremblement, qui dure une ou deux heures, et qui est suivi d'une chaleur sèche, incommode, à laquelle succède une sueur abondante, qui soulage promptement le malade et qui termine l'accès.

Si l'accès reparaît le lendemain, les phénomènes suivent la même marche; mais la sueur est plus franche, plus abondante; le malade se sent soulagé, rafraîchi, et la fièvre ne revient plus, sans que l'art soit intervenu autrement que pour favoriser la sueur.

Voilà ce qui a lieu dans les cas simples, toutes les fois que l'opération est pratiquée suivant les règles et dans une séance de courte durée. Quand il est nécessaire de recommencer plusieurs fois l'opération, il arrive rarement que la fièvre se produise après chaque séance. C'est donc le premier contact des instruments avec la surface des organes qui paraît occasionner la fièvre. Celle-ci se termine généralement au premier accès par une sueur abondante, et ne se reproduit point à la suite des séances ultérieures.

Ces faits, bien déterminés, constituent la première série de cas, et demeurent acquis à la pratique.

Les phénomènes fébriles, provenant de l'action portée sur l'urèthre, se présentent avec les mêmes caractères, ils suivent la même marche, et ont la même terminaison, quel que soit l'instrument introduit dans le canal : lithotriteurs, cathéter ordinaire, bougies molles ou rigides, porte-caustiques ou uréthrotome.

La fièvre peut suivre une autre marche, surtout dans le cas d'atonie de la vessie : le frisson, irrégulier, se prolonge au delà du terme ordinaire, et, sans gravité apparente, on observe un état d'angoisse, une prostration qui contrastent souvent avec la constitution de l'opéré. L'urine, de plus en plus rare, avec des caractères morbides, est expulsée avec douleur; la position du malade s'aggrave rapidement, il y a une altération profonde des traits de la face; la mort peut survenir en peu de temps. Le plus souvent, on parvient à rétablir la chaleur; la réaction se manifeste, la sueur se produit, mais sans arrêter la fièvre et sans grand soulagement pour le malade.

Tantôt la fièvre n'est que le début de phlegmasies spéciales dont je vais m'occuper, sous forme continue avec des exacerbations ; tantôt elle persiste sans autres conséquences, qu'elle soit entretenue ou non par un état congestif des reins et par l'urhémie consécutive, à la suite de la première tentative. Les accès ne se produisent que très-rarement à la reprise de l'opération, pourvu que le malade se trouve dans des conditions favorables.

Traitement. — La thérapeutique est fort simple. Dans les cas de la première série, je me borne à favoriser la sueur par les boissons chaudes et un repos absolu. Il faut veiller à ce que le malade ne se refroidisse pas en changeant de linge.

Si la fièvre reparaît le troisième jour après l'opération, j'emploie les purgatifs répétés et la quinine à dose modérée. Ces moyens produisent en général d'excellents effets, notamment les purgatifs, les ventouses scarifiées sur les reins.

Dans les cas graves, je prescris, comme il est d'usage, la quinine à haute dose ; et je m'efforce de remplir les indications particulières qui se présentent.

C'est ici le lieu d'appeler l'attention des praticiens sur une particularité éventuelle.

Les contractions violentes de la vessie sur la pierre donnent lieu à d'horribles douleurs qui entretiennent la fièvre et les désordres généraux. La taille peut devenir indispensable. Je reviendrai sur ce sujet.

II. — De la fièvre chez les calculeux dont la vessie fonctionne mal. — Parmi les cas de cette catégorie, je ferai remarquer ceux dans lesquels la vessie fonctionne irrégulièrement.

Chez un grand nombre de calculeux qui se présentent à l'opérateur, et sur lesquels j'ai souvent appelé l'attention

du praticien, la vessie est inerte; l'urine y séjourne constamment, si bien que la face interne de l'organe ne s'applique jamais sur la pierre à la fin de chaque miction. En général ces malades souffrent peu. Ici, l'influence stimulante de la
pierre est sans effet, ou plutôt elle produit des effets diamé-
tralement opposés à ceux qu'on observe généralement. Au lieu
d'être racornie et appliquée sur la pierre, la vessie se trouve
agrandie; l'expulsion de l'urine se fait lentement, faiblement;
il y a écoulement, mais sans jet. Au point de vue chirurgical, ces calculeux présentent des conditions insidieuses,
qu'il convient d'étudier avec beaucoup de soin.

Ces malades ne paraissent pas gravement atteints, aussi
longtemps qu'il n'y a rien de changé dans leurs habitudes.
Seulement ils sont faibles, peu disposés à l'exercice; ils mai-
grissent et ont quelques accès de fièvre. Ils sont sous l'influence d'une intoxication urineuse. Cet état se maintient
jusqu'au moment où une opération est pratiquée sur l'urèthre
ou dans la vessie. On voit apparaître alors des troubles graves. La fièvre redouble, la faiblesse et le malaise augmentent.

Il n'y a pas d'accès net et régulier; la fièvre est continue.
Le frisson manque souvent, ou bien il est partiel, intermittent, entrecoupé par des bouffées de chaleur. La période de
la fièvre se prolonge quelquefois; la sueur qui marque la fin
de l'accès, dans les cas ordinaires, a aussi des caractères à
part. Ce n'est le plus souvent qu'une moiteur froide plutôt
que chaude, qui fatigue au lieu de soulager. Elle ne tarde
pas à exhaler, ainsi que l'air expiré par le malade, une odeur
fétide et repoussante. Cependant la faiblesse augmente, un
enduit jaunâtre, visqueux, couvre la langue; le goût se per-
vertit, l'anorexie est complète, l'urine rare, d'une odeur
forte; le malade souffre dans la miction, surtout en commençant.

Dans les cas de cette nature la situation du chirurgien est difficile; d'autant plus qu'on ne tient pas compte de l'état antérieur à l'opération, et qu'on attribue tout cet appareil formidable de symptômes à l'opération, qui n'est, en réalité, qu'une cause déterminante et bien faible; car, en général, la manœuvre n'est ni difficile ni douloureuse.

Les indications font défaut; et les moyens employés restent inefficaces. Le malade succombe au bout de quelques jours dans une sorte d'adynamie.

Mais si l'art est souvent impuissant contre un état aussi grave, le chirurgien réussit presque toujours à conjurer le danger par le traitement préalable, dont j'ai constaté l'effet salutaire dans le cours d'une longue pratique. Ce traitement, qui consiste à combattre avant tout l'état morbide préexistant, réussit d'autant mieux qu'il n'y a pas nécessité urgente d'opérer (1). Le chirurgien a de la sorte la faculté d'appliquer en temps utile les moyens thérapeutiques. La règle importante est de ne pas opérer avant d'avoir combattu les troubles fonctionnels ainsi que la fièvre, et ramené à l'état normal, autant qu'il est possible, la sensibilité et la vitalité des organes sur lesquels doit agir l'instrument.

III. — De la fièvre dans les phlegmasies de la vessie. — Les phlegmasies spéciales qu'on observe à la suite de l'opération dans ces cas, débutent aussi par un accès de fièvre. Mais bientôt le travail morbide se circonscrit, se localise; et l'on voit apparaître sur des points éloignés de ce centre pathologique une série de désordres de nature inflammatoire, à marche rapide, et tous très-graves. Quoique ces cas soient assez rares, j'en ai réuni un nombre considérable; j'ai

____

(1) *Voir*, dans la première partie, *Application de la lithotritie aux cas d'inertie de la vessie.*

donné, en même temps qu'une description de la maladie, l'indication des traitements les plus efficaces. Il s'en faut toutefois que les cas de ce genre ne laissent encore beaucoup à faire à la science et à la pratique. J'appelle sur eux l'attention des chirurgiens (1).

Il est à peine besoin de rappeler que ces fièvres et ces phlegmasies spéciales ne se rattachent pas particulièrement aux applications de la lithotritie. On les observe également à la suite des autres opérations pratiquées sur l'urèthre et dans la vessie : le cathétérisme, le traitement des rétrécissements uréthraux. J'ai publié dans mes précédents ouvrages des observations qui ne laissent aucun doute à cet égard.

Cas insidieux. — J'ai dit que dans les cas d'inertie de la vessie, la manœuvre est aisée et n'est point douloureuse ; on n'observe, ni pendant, ni après l'opération, aucun de ces phénomènes de réaction qui se manifestent par des troubles fonctionnels graves et par des accès fébriles et un amaigrissement rapide ; la réaction paraît se faire à l'intérieur. La vessie ne réagit point au contact des instruments ; ses parois s'affaissent, le peu de contractilité qui restait avant l'opération diminue progressivement, au point qu'il faut recourir à la sonde pour faciliter l'écoulement des urines. J'ai exposé ce qu'il convient de faire dans ces cas dans un chapitre spécial de cet ouvrage (2). Je me borne à présenter ici de courtes remarques pratiques, que l'importance du sujet exige.

Rappelons avant tout que ces cas, le plus souvent insi-

(1) *Voir* tome III du *Traité pratique* (3ᵉ édit.), chapitre dernier.
(2) *Voir* aussi le *Parallèle*, p. 112, et le *Traité de la Lithotritie*, p. 138.

dieux, sont très-graves. Les malades meurent au moment où on les croyait sauvés. C'est que les symptômes locaux manquant, les phénomènes généraux, qui sont ici les plus essentiels, n'ont point de caractères précis ; ils sont latents, fugaces ou peu saillants. De là tant de déceptions.

A la suite d'une opération très-régulière, pratiquée suivant les règles et avec toutes les précautions voulues, on voit survenir à l'improviste la faiblesse, le malaise, l'anorexie, les insomnies, bref un état de prostration, qu'on ne peut expliquer ni par les antécédents du malade ni par les manœuvres opératoires ; chez un certain nombre de ces malades cet état ne dure pas, et l'on peut, au bout de quelques jours, continuer l'opération.

Averti pourtant par les effets d'une première tentative, ce n'est point sans hésitation que le chirurgien se décide à introduire encore le lithoclaste dans la vessie. Il redouble de précautions, il fait une seconde séance, et il n'est pas peu étonné des résultats qu'il obtient. Au lieu de présenter, comme la première fois, de mauvais symptômes, le malade ne souffre point à la suite de l'opération, la vessie recouvre sa contractilité ; et l'état général est satisfaisant. Il y a une amélioration générale en même temps qu'une amélioration locale. L'urine reprend ses caractères normaux ; en continuant de prendre les précautions nécessaires, on finit par obtenir une guérision complète. Chaque séance amène du mieux ; les forces reviennent, ainsi que le sommeil et l'appétit, et la vessie fonctionne régulièrement. Ces cas sont relativement favorables, malgré tous les soins qu'ils exigent. Mais il en est de plus graves, où l'état du malade empire, quoi qu'on fasse. Les phénomènes qui se produisent à la suite de la première séance sont si formidables, que l'opéré succombe en peu de jours.

Dispositions morbides. — Quelquefois, cet appareil de symptômes n'est que le prodrome des désordres dont je me suis occupé à la fin du 3ᵉ vol. de mon *Traité pratique*, IIIᵉ édition, et auquel je dois renvoyer afin d'éviter les répétitions, je veux parler des fièvres et des phlegmasies spéciales qui sont consécutives aux applications de la lithotritie.

III

INJECTIONS PRÉALABLES

Avant d'appliquer la lithotritie au traitement des calculeux, j'avais compris la nécessité de tenir les parois vésicales écartées pendant la manœuvre pour faciliter les mouvements du trilabe et préserver la surface vésicale de tout
frottement.

Que cet écartement soit l'effet d'une injection d'eau tiède,
ou de l'urine accumulée dans la vessie, l'indication est toujours remplie. L'expérience m'apprit bientôt que les simples
injections d'eau tiède doivent être préférées.

D'autres moyens ont été proposés. Liston conseillait les
injections opiacées. M. Jobert vante l'injection narcotico-
émolliente. Key voulait qu'on injectât de l'huile, avec ou
sans eau tiède. On a proposé d'injecter du mercure.

D'autres chirurgiens, persuadés que l'eau tiède est plus
irritante que l'urine, et que l'introduction de la sonde irrite
les surfaces sur lesquelles on doit agir, repoussent les injections et veulent qu'on opère dans l'urine que contient la
vessie. Au moment de l'opération, ils recommandent au
malade de ne pas uriner pendant quelque temps. Il paraît
qu'on a été jusqu'à employer des moyens mécaniques pour
empêcher l'urine de s'écouler.

L'essentiel est de savoir si dans une pratique rationnelle les injections préalables sont utiles, et de les pratiquer suivant les règles quand elles sont indiquées; car il n'est pas indifférent d'opérer suivant l'un ou l'autre procédé.

Assurément on peut appliquer la lithotritie sans faire une injection préalable, toutes les fois que la pierre est moyenne, et la vessie peu irritable, lorsque surtout, au moment de l'exploration ou de l'opération, le malade n'a pas uriné depuis une heure ou deux, j'introduis immédiatement le lithoclaste; cent fois on m'a vu procéder de cette manière soit à l'hôpital, soit dans la pratique particulière; mais il m'est arrivé, en procédant de cette manière afin d'abréger, de ne pas trouver dans la vessie un espace suffisant pour la manœuvre, et les malades en ont souffert. On ne saurait donc vouloir généraliser le procédé, comme on essaya de le faire il y a quelques années, et comme on le propose encore aujourd'hui.

Toutes les fois que la vessie ne contient pas une quantité d'urine suffisante, l'injection devient une nécessité; elle rend la manœuvre plus facile, plus sûre, et surtout moins douloureuse; elle écarte les dangers.

Les chirurgiens qui renoncent aux injections préalables prescrivent aux malades de ne pas uriner en attendant le chirurgien; il y en a peu qui puissent résister à des besoins pressants, et même alors ils se placent dans un état d'agitation qui n'est pas favorable à l'opération.

Si la vessie est vide au moment où le chirurgien arrive, celui-ci attendra que les reins aient envoyé assez d'urine pour écarter les parois vésicales, ou il opérera à sec; mais la manœuvre est longue, difficile et pénible alors, elle peut aussi devenir dangereuse.

En insistant sur l'emploi des injections, je suppose qu'on se conforme pour les pratiquer aux exigences de chaque cas. Le liquide doit être introduit avec lenteur, sans secousse; l'injection doit être suspendue dès que le besoin d'uriner se manifeste. L'opération est simple, facile; mais elle demande beaucoup de précautions.

Si l'on agit autrement, surtout dans les cas de contractilité de la vessie, de manière à distendre brusquement les parois vésicales, le malade souffrira, surtout si l'on ne tient pas compte de ses sensations et si l'on veut injecter une quantité de liquide plus grande que la capacité de la vessie.

J'ai cité dans le *Traité pratique*, p. 44, deux cas de ces injections forcées, qui ont entraîné la mort. Toutes les fois que la vessie se contracte avec force, il faut redoubler de précautions.

Au moment où la sonde franchit le col vésical, on adapte la seringue à la sonde; et l'on pousse l'injection avec une grande lenteur, pour que l'urine qui est dans la vessie ne sorte pas. Dès que le besoin d'uriner se fait sentir, on s'arrête.

Dans certains cas plus graves, ces précautions ne suffisent point. L'injection est rejetée ainsi que l'urine; la surface vésicale vient s'appliquer avec force sur le bec de la sonde et sur la pierre; et le moindre mouvement devient douloureux. Il faut s'arrêter, en attendant qu'une nouvelle exploration puisse être pratiquée, si toutefois le chirurgien n'a pas reconnu la possibilité d'opérer par là lithotritie.

Ces cas, sur lesquels j'ai insisté dans un autre ouvrage (1), sont quelquefois des plus embarrassants.

Pour peu que le chirurgien manque d'expérience, il fera bien de renoncer à la lithotritie et de recourir à la taille, dont l'application n'exige pas des connaissances préalables aussi précises.

(1) Voir *Traité de la Lithotritie*, p. 47.

Quand la vessie est inerte et d'une grande capacité, il faut laisser l'urine s'écouler par la sonde; on introduit ensuite une quantité déterminée d'eau, de manière à connaître l'exacte capacité de l'organe. Il est évident que la capacité de la vessie ne peut être connue, lorsqu'on opère sans injection; car on ne sait pas au juste la quantité d'urine que l'organe contient ou peut contenir. (Voir les *Applications de la Lithotritie aux cas d'inertie de la vessie.*)

IV

MORCELLEMENT DE LA PIERRE DANS LA VESSIE PAR L'URÈTHRE

Le morcellement de la pierre dans la vessie par les instruments lithotriteurs est l'un des temps les plus faciles et les moins douloureux de l'opération. Comme la mécanique et la chirurgie interviennent également ici, les moyens ont été multipliés et variés à l'infini, mais d'après une méthode vicieuse. Je me bornerai à mentionner les instruments de M. Heurteloup, dont j'ai indiqué les principaux dans deux endroits de ce livre (*Choix des moyens* et *Catalogue*, compartiments n°s 1 et 2). Je rappellerai seulement les principaux de ceux dont on se sert.

Mais je dois, auparavant, présenter quelques considérations préliminaires.

Il ne faut pas perdre de vue qu'au moyen du trilabe la pierre ne peut être morcelée que par le procédé de l'écrasement, précédé ou non de la perforation, et que je n'ai jamais opéré d'une autre manière.

En 1828, M. Heurteloup mit sous les yeux de l'Académie des sciences une collection d'instruments soi-disant perfectionnés, qui devaient nous « faire connaître toute la puissance de l'art pour le broiement de la pierre, renverser tout ce qui avait été fait en lithotritie, établir cette belle opération sur de nouvelles bases, et conduire à de brillants résultats. »

L'auteur de tous ces perfectionnements faisait admirer le mandrin à virgule, la pince servante, la maîtresse pince, les forets à couteau, le brise-coque, et surtout l'évideur, par l'emploi duquel une grosse pierre devait être réduite en poudre en une séance.

Ces promesses n'eurent point d'effet. Les moyens nouveaux, dont on faisait mystère, ne supportèrent point l'épreuve de la pratique; le prestige s'évanouit, et, finalement, le bénéfice net de toutes ces découvertes fut une somme d'argent accordée à l'auteur. Les prôneurs de ces nouveautés, emportés par un zèle indiscret, furent victimes d'une mystification (1).

(1) *Voir* mes remarques sur le rapport de la Commission du prix Montyon pour 1828. *Revue médicale*, juillet 1828. — Les *Troisième et Cinquième Lettre sur la Lithotritie*, p. 82. — *Traité de la Lithotritie*, p. 448, 449.

On peut rapprocher de ce fait ce qui s'était passé en Angleterre en 1793. Aussi bien s'agit-il, dans les deux cas, d'un moyen de détruire la pierre. Une demoiselle anglaise croyait être arrivée à dissoudre la pierre dans la vessie, par un remède dont elle faisait mystère. Elle s'adressa au Parlement pour obtenir une récompense. M. Heurteloup, qui était en possession d'instruments d'une puissance infaillible pour le broiement de la pierre, les présenta à l'Institut de France pour avoir aussi une récompense. Le Parlement anglais désigna vingt-deux commissaires pour examiner le remède de mademoiselle Stephens; l'Institut n'en donna que neuf à M. Heurteloup. Dans les deux cas, la récompense fut décernée avec éclat : mademoiselle Stephens obtint 500 livres sterling ; M. Heurteloup reçut 5,000 francs. Le remède de la demoiselle anglaise eut un sort analogue à celui des instruments du chirurgien français : la lumière du grand jour lui fut fatale. Grand fut l'enthousiasme des commissaires de l'Institut; mais il n'égala point celui des prôneurs de mademoiselle Stephens : « Aucun calcul, dit Percy, ne devait méconnaître la puissance des remèdes Stephens. Ils eurent pour apologistes les premiers médecins de France et d'Angleterre, et ils en trouvèrent jusque parmi les lithotomistes les plus accrédités; ce qui fait l'éloge de leur cœur et non de leur raison. Avec quel plaisir, avec quel confiance on buvait le merveilleux dissolvant, qui n'était, comme on sait, qu'une eau de chaux préparée! Au moindre flocon, à la moindre mucosité un peu concrète que charriait l'urine, on criait au

En 1832, M. Heurteloup proposa le système de la percussion. En le présentant à l'Académie des sciences, un habile physiologiste ne trouvait pas d'expressions pour payer à l'auteur de ce système un juste tribut d'éloges. Mais on n'avait pas oublié qu'un enthousiasme analogue s'était produit en 1828, au sujet d'un autre travail de l'auteur ; la réflexion vint, et Dupuytren lui-même crut devoir tempérer le zèle de son collègue : « Je ne vous cache pas, écrivait-il à M. Heurteloup, que cette raison est celle qui m'empêche de me décider tout à fait en faveur de cette manière d'opérer. Si vous pouvez trouver le moyen de substituer à la *percussion*, qui exige tout cet appareil d'instruments, une force de pression qui pût en dispenser... je proposerai immédiatement à la commission de vous décerner le grand prix (1). »

L'auteur ne trouva point cette force de percussion, et reçut un prix ordinaire. Il s'est tenu à la percussion jusqu'à sa dernière heure.

Sans doute la percussion peut être appliquée dans certains cas rares ; mais les successeurs de Dupuytren, plus confiants que ce chirurgien célèbre, ont aveuglément adopté le percuteur et ses accessoires, non sans tomber dans des exagéra-

---

miracle ; c'était la pierre qui se fondait, c'étaient ses débris qui s'en allaient ; et tel fut l'incroyable engouement des gens du monde, et même de quelques hommes de l'art, que les instruments consacrés à la lithotomie furent proclamés désormais inutiles et mis en interdit ; qu'on leur fit dérisoirement leur procès, et que par une sentence, moitié comique, moitié sérieuse, il leur fut enjoint de se cacher pour toujours. » *Rapp. à l'Acad. roy. des Sciences sur le nouveau moyen du docteur Civiale*, etc. Paris, 1824, in-8, p. 10, 11.

L'enthousiasme qu'inspira le mandrin à virgule de M. Heurteloup ne fut pas moindre. Le spirituel chansonnier Désaugiers, sur lequel on en fit l'essai, fredonnait, dit-on, des airs de vaudeville pendant l'opération ; il est vrai que peu de jours après Désaugiers subissait la taille et y succombait.

(1) *Voir mon Traité de la Lithotritie*, p. 69.

tions qui ont eu pour effet de faire rétrograder l'art de broyer la pierre (1).

Mais il est resté le procédé imaginé par M. Heurteloup pour saisir la pierre en la forçant à venir se placer d'elle-même dans l'instrument, procédé dont j'ai fait connaître les vices en traitant de la préhension des pierres moyennes. (Voyez cet article dans la première partie.)

Je ne saurais trop redire combien ce procédé, qu'on a su rendre séduisant, a été nuisible à l'art de broyer la pierre. Or, nous avons vu que, même en 1855, les chirurgiens les plus habiles, le docteur Velpeau et quelques autres, s'y sont laissé prendre en présentant les procédés de M. Heurteloup comme généralement adoptés dans la pratique.

Dans la majorité des cas, les auteurs, en proposant des moyens nouveaux pour broyer la pierre, ont pensé qu'ils réussiraient à diminuer la durée du traitement, et à détruire la pierre en une séance. Mais ils n'ont pas vu que, dans les conditions où ils le posaient, le problème était insoluble.

Dans toute application régulière de la lithotritie, la pierre est broyée en une séance, lorsqu'elle est petite, au début de l'affection, bref, dans les cas les plus simples. La manœuvre est aussi prompte que facile, la guérison instantanée. Mais ces succès, qui sont le triomphe de l'art, ne peuvent se produire que dans les cas où le calcul est d'un petit volume et d'une médiocre consistance. On peut alors le détruire en quelques minutes.

Chercher un pareil résultat, lorsque, par suite de son volume et de sa dureté, la destruction de la pierre exige un temps

(1) *Voir* l'introduction de cet ouvrage. — Les travaux de M. Heurteloup, je parle surtout de ceux dont l'utilité est le plus contestable, ont trouvé accueil dans la presse médicale, en France et en Angleterre. Ainsi s'explique la propagation rapide des opinions de ce chirurgien.

plus long, c'est dépasser les limites qu'impose l'expérience aux entreprises de l'art. Un praticien prudent et expérimenté n'excédera point ces limites. Et d'ailleurs, fût-on en possession d'agents assez puissants pour morceler et broyer une grosse pierre en une séance, quel est le chirurgien qui voudrait les employer ? Les essais qu'on a faits jusqu'ici ne sont pas encourageants.

Les séances prolongées donnent lieu, on le sait, aux plus graves désordres qui aient été signalés. D'autre part, l'accumulation dans la vessie, plus ou moins contractile, d'une masse pierreuse a des inconvénients non moins graves, puisqu'on est parfois obligé de recourir à la taille sans retard. Beaucoup d'opérés en sont morts.

Tous ces procédés, dont on a vanté l'utilité, sont des plus dangereux dans la pratique ; il n'est pas étonnant que tant de moyens successivement proposés aient été abandonnés. Ce n'est point la peine de s'arrêter à ces vaines combinaisons de la théorie et de la mécanique dont M. Heurteloup nous présenta les prémices en 1828, ainsi qu'on vient de le voir. C'est de la pratique qu'il s'agit ici ; eh bien, la pratique n'a puisé jusqu'à présent ses ressources que dans les moyens propres à exercer la pression.

On ne brise les calculs dans la vessie que sous l'effort de la pression ; les autres procédés admis dans la pratique, tels que la percussion et la perforation préalables sont accessoires; ils n'interviennent que pour faciliter la pression, la rendre plus efficace ou possible, lorsque le calcul est à la fois très-volumineux et très-dur. L'écrasement est le procédé essentiel de la lithotritie ; avant de pulvériser la pierre, il la faut écraser. Ce procédé, je l'ai constamment employé.

V

LA LITHOTRITIE APPLIQUÉE AUX ENFANTS CALCULEUX (1)

L'art de broyer la pierre n'est pas encore appliqué à l'enfance d'une manière aussi générale qu'aux autres âges de la vie. Des chirurgiens très-habiles, entre autres, déclarent n'avoir jamais appliqué cette méthode avant l'âge de la puberté, s'appuyant sur ce que l'opération de la taille réussissant très-bien chez les enfants, il n'y a pas lieu de changer de système, et que les jeunes calculeux ne sont généralement pas dans des conditions favorables à la nouvelle méthode.

Le succès de la cystotomie, chez les enfants de 1 à 14 ans, succès sur lesquels on ne cesse de s'appuyer pour assurer qu'il n'y a pas de raison de recourir à la nouvelle méthode, sont-ils réellement aussi décisifs que le disent quelques modernes, en réunissant de petites séries de cas de choix, procédé auquel on a trop souvent recours, bien qu'il trompe toujours?

J'ai extrait de mes recherches statistiques un tableau indiquant les résultats de la taille à cet âge. Sur 540 malades dont l'âge est parfaitement indiqué, et qui réunissent toutes

(1) La pierre est très-commune chez les enfants, ainsi que le constate un tableau de statistique. Dans un grand nombre de cas, les signes de la pierre manquent, et l'on ne s'occupe, en général, que des troubles de la miction et de l'incontinence d'urine. Trop souvent on laisse prendre à la pierre un développement considérable.

les conditions désirables d'authenticité (il s'agit de faits recueillis de 1820 à 1830 dans les localités que j'ai fait connaître), sur 540 cas, je trouve 396 guérisons complètes, 19 fistules, 14 incontinences d'urine, 2 récidives et 109 morts ; proportion bien différente, comme on le voit, de celle qu'on a cherché à établir par des faits incomplets, recueillis autrefois dans les pays lointains, et jetés, pour ainsi dire, au hasard dans quelques tables d'observations que le docteur Dolbeau a réunies.

Dans un relevé que publie le *Moniteur des sciences*, 13 septembre 1860, on voit que sur 42 opérés par M. Guersant à l'hôpital des Enfants de Paris, on compte 34 guérisons, dont 2 avec persistance d'une fistule ; 8 morts, dont 4 par suite de l'opération, et 4 de maladies intercurrentes.

D'après les chiffres donnés par M. Crosse, on trouve 271 opérés de 1 à 10 ans ; 252 guéris, 19 morts, sans compter les infirmités. Durée du traitement, 34 jours.

Ce qui frappe surtout dans ces relevés, ce sont les suites de l'opération chez les malades qui ont survécu.

On dit que l'indocilité des enfants et la petitesse de l'urèthre sont des conditions qui doivent faire renoncer à la lithotritie.

J'ai démontré, depuis longtemps (1), que ces obstacles ne sont pas sérieux et qu'on s'en est considérablement exagéré la portée. Les faits pratiques dont j'ai publié les détails et ceux en plus grand nombre qu'on a observés depuis, prouvent qu'on opère aisément les enfants les plus indociles, et que l'urèthre, quelque petit qu'il soit, est assez dilatable pour admettre les instruments déliés dont nous nous servons, et

(1) *Traité de la Lithotritie*, p. 266 et suiv.; *Troisième Lettre sur la Lithotritie*, in-8, 1831.

qui suffisent pour morceler la pierre. Si ces instruments n'ont pas une grande puissance, il ne faut pas perdre de vue que les calculs sont en général très-petits, et qu'il ne faut pas un grand effort pour les morceler.

Ainsi, quoi qu'on dise, la lithotritie est applicable aux enfants et doit être préférée à la taille lorsque le calcul est très-petit.

On le voit, les objections sont détruites par le raisonnement et l'expérience; mais elles ont acquis une certaine valeur sous des plumes autorisées. Je me contenterai de faire observer qu'il ne serait ni humain ni raisonnable de vouloir priver cette classe intéressante de calculeux des bienfaits de la lithotritie, sous prétexte de quelques difficultés d'application et de quelques circonstances dont on s'exagère évidemment la portée. La question est d'ailleurs jugée.

Depuis 1826, j'ai opéré un très-grand nombre de calculeux, de trois ans et au-dessus, et de plusieurs desquels j'ai publié l'observation dans ma troisième lettre ne 1831, et dans le *Traité de la lithotritie*, en 1847, pages 276 et suivantes; et j'ai presque toujours réussi, ce qu'il faut attribuer à ce que je n'applique cette méthode qu'aux cas de petite pierre, et aux précautions que j'ai fait connaître, afin d'empêcher l'accumulation et le séjour des débris pierreux dans l'urèthre.

L'un des opérés, âgé de trois ans et demi, portait une pierre d'acide urique, de structure lamellée, très-compacte, de 3 centimètres de long sur 2 centimètres et demi de large et 2 centimètres d'épaisseur. La vessie se contractait avec tant de force, que chaque émission d'urine était accompagnée de la chute du rectum et de douleurs tellement vives que l'existence de l'enfant devenait insupportable.

Cette pierre ne devait pas être attaquée par les procédés de la lithotritie.

Avant d'entreprendre l'opération, je détermine avec soin le volume du calcul. S'il ne peut pas être détruit en trois ou quatre séances très-courtes, je pratique la taille, et j'agis de la même manière s'il y en a plusieurs.

On ne connaît pas exactement le résultat de toutes les opérations de lithotritie dans cette classe de malades. Voici, d'après M. Dolbeau, les résultats de la pratique de M. Guersant: 21 opérations, 18 garçons et 3 filles, 12 guérisons, *six* morts, *deux* de l'opération, *quatre* de maladie intestinale, 3 qui ont été taillés.

On ne peut rien conclure de faits présentés de la sorte. L'opinion du chirurgien lui-même n'est pas arrêtée. D'abord, il disait qu'il ne fallait lithotritier que les malades dont l'opération serait terminée en une séance. Depuis 1849, il paraît qu'il a étendu de beaucoup le cercle de ces opérations, sur les remarques de M. Dolbeau qui a lithotritié lui-même à l'hôpital des Enfants, et avec beaucoup de succès, un enfant de sept ans.

Ces résultats contrastent d'une manière si notable avec ceux que j'ai observés, qu'il doit y avoir une erreur. Aussi, je n'indique ces faits qu'à titre de renseignements.

Sous le rapport de l'application, la pratique de M. Guersant à l'hôpital ne paraît pas tout à fait irréprochable ; c'est ce que prouverait au besoin la série des accidents qu'il a accolés à la lithotritie.

On a successivement présenté une infinité de motifs pour et contre l'application de la lithotritie aux enfants; les uns et les autres ont peu de valeur, ainsi que je l'ai démontré dans mon *Traité de la lithotritie,* p. 266 et suiv.

Ce qu'il y a de parfaitement établi, c'est que la lithotritie est applicable aux enfants, et comme elle donne, toutes choses égales d'ailleurs, plus de certitude de guérir que la cystotomie, c'est à elle qu'il faut d'abord recourir. Elle réussit d'autant mieux que la pierre est plus petite.

1° La petite capacité de l'urèthre est le point sur lequel on s'est le plus arrêté, mais avec exagération. Ce qui est vrai, c'est que les petits instruments qui doivent être employés ne peuvent détruire qu'une petite quantité de la pierre à chaque séance, ce qui rend l'opération beaucoup trop longue.

2° Lorsque la vessie est inerte, les fragments de pierre, au lieu d'être expulsés avec l'urine, comme cela a lieu ordinairement, restent dans le viscère ; il faut les retirer par les procédés de l'art, ce qui présente des difficultés sérieuses, et prolonge le traitement au delà des limites ordinaires.

3° L'urèthre de l'homme n'est pas également large et dilatable dans toutes ses régions ; l'élasticité de ses parois varie surtout suivant l'âge des individus. Il est constaté que chez les enfants le col vésical et la partie profonde de l'urèthre peuvent se dilater considérablement et admettre des calculs entiers ou morcelés, que les autres parties du canal ne laisseront pas sortir, ce qui constitue l'arrêt du fragment de pierre dans l'urèthre, accident quelquefois très-grave par sès effets immédiats et surtout parce qu'il est le point de départ d'une série de désordres, et il est d'autant plus à redouter, que la vessie se contracte avec force.

Danger de la méthode (1). — Il est prescrit d'appliquer l'art de broyer la pierre aux enfants lorsque la pierre est petite et peut être détruite en une ou deux séances ; à ces conditions, la méthode réussit parfaitement ; je l'ai souvent appliquée et avec succès.

(1) Voy. ma *Troisième Lettre* et mon *Traité de la Lithotritie*, p. 340, où ces faits sont exposés, ainsi que les procédés à mettre en usage.

Chercher à détruire une grosse pierre par ce procédé chez les eunes enfants, c'est s'exposer aux plus graves mécomptes, La question principale de la pratique est de savoir où il faut s'arrêter.

Cette question, dont on s'est exagéré les difficultés, est en réalité fort simple lorsqu'on procède régulièrement à l'emploi des ressources dont l'art dispose.

On sait que les moyens ordinaires d'exploration pour la vessie ne suffisent pas, en général, pour déterminer avec précision le volume et la dureté des pierres vésicales, et qu'il faut nécessairement recourir à d'autres procédés dont l'utilité est aujourd'hui reconnue.

J'ai indiqué la manière de procéder pour la détermination des cas dans le compte rendu de 1862.

VI

NOTE SUR UN NOUVEAU BRISE-PIERRE (1).

De tous les temps, les cystotomistes se sont préoccupés avec une grande sollicitude d'une éventualité qui n'est malheureusement point rare et qui peut compromettre la vie du malade et la réputation de l'opérateur : je veux parler des difficultés, de l'impossibilité même d'extraire une grosse pierre par l'ouverture trop souvent insuffisante que l'on pratique au périnée ou à l'hypogastre. C'est là un des grands malheurs qui se présentent souvent dans la pratique chirurgicale, et qu'on a observés tout récemment à Paris. Afin de le prévenir, on a proposé divers moyens : les uns sont les tenettes elles-mêmes, plus ou moins modifiées, auxquelles on a ajouté de grosses dents ou des coupants propres à diviser, à écraser la pierre par la pression qu'on exerce avec la main seule ou armée d'une puissance accessoire; les autres, compliqués, sont de véritables machines plus ou moins ingénieuses, mais d'une application généralement impossible. On a renoncé aux uns et aux autres.

En 1824 et en 1835, je fis exécuter deux appareils particuliers, sur les modèles des instruments lithotriteurs droits.

(1) Communiquée au conseil d'administration de l'Académie de médecine, et paraphée par son président, M. Robinet, le 29 octobre 1861.

et courbes. Ils m'ont servi à faire quelques expériences : j'y ai renoncé.

Cependant, il m'a toujours paru possible de combler cette lacune de la pratique chirurgicale ; tel est le but de l'appareil que j'ai l'honneur de mettre sous les yeux de l'Académie. Il m'a satisfait au point de vue mécanique, mais c'est à la pratique à le juger définitivement.

Dans des expériences variées, j'ai réussi à saisir et à morceler des pierres d'un volume et d'une dureté variables, et j'ai reconnu que celles d'une forme ovoïde ou sphéroïdale sont les plus favorables.

Cet appareil est composé de deux parties, dont l'une suffit quelquefois pour terminer l'opération. C'est une tenette un peu différente de celles dont on se sert généralement.

L'extrémité libre de chaque branche forme crochet, et la partie courbe de l'une se place au devant de l'autre lorsqu'on les rapproche. Cette disposition, qu'on trouve dans mes trilabes et mon premier brise-pierre (1), offre l'avantage de fixer très-solidement la pierre sans s'exposer à forcer ou à briser l'instrument.

Ici, tout l'effort de la manœuvre est supporté par le crochet des branches, qui résiste toujours, même avec les petites tenettes applicables aux enfants.

A la portion extra-vésicale, un peu en avant de la jonction, les branches de la tenette présentent une légère courbure pour les besoins de la manœuvre ; mais elle ne nuit en rien pour saisir la pierre. Sur la concavité, le bouton de jonction fait une saillie de 8 à 10 millimètres, servant de support à une douille mobile.

Depuis le bouton jusqu'aux anneaux, les branches sont aplaties et beaucoup plus fortes que dans les tenettes ordi-

______

(1) *De la Lithotritie,* 1827, pl. V.

naires, ce qui fait paraître l'instrument plus volumineux ; mais, à ne voir que la portion qui pénètre dans la vessie, il n'y a pas de différence notable.

Par l'emploi des nouvelles tenettes, les divers temps de la manœuvre pour saisir la pierre ne diffèrent pas de ce qu'on fait avec les tenettes anciennes ; et tout chirurgien qui connaît la cystotomie peut, sans études préalables, se servir des unes et des autres avec la même facilité.

Les crochets des branches ne s'opposent pas à ce que la pierre soit saisie ; ce n'est jamais par l'ouverture antérieure qu'elle pénètre dans l'instrument. Mais, je répète, qu'une fois saisie, la pierre est plus solidement fixée avec les nouvelles tenettes qu'avec les anciennes.

Il n'y a pas de raison pour que les douleurs de la manœuvre diffèrent dans l'un et l'autre cas.

L'immense avantage que présentent les nouvelles tenettes, c'est qu'on peut leur adapter un appareil qui fournit le moyen de morceler la pierre lorsque l'extraction en est difficile ou impossible. Cet important résultat est obtenu par l'emploi de la deuxième partie de mon appareil, qu'on ajoute à la tenette pendant l'opération, au moment où les difficultés se présentent, sans rien changer, sans lâcher la pierre, et sans une grande perte de temps.

Cette partie accessoire est formée de plusieurs pièces : d'abord une forte tige plate, allongée, avec des croisillons qui embrassent et maintiennent les branches de la tenette ; et le tout est solidement fixé au moyen d'une forte vis de pression en arrière ; cette tige est courbée en haut en forme de crochet, et cette portion recourbée est percée d'une large ouverture arrondie, pour l'introduction des perforateurs. Sur les côtés de cette ouverture est placé un écrou brisé qui fonctionne ou reste muet, suivant le besoin ; on y a recours seulement lorsqu'on se sert du foret à vis conique.

A la même extrémité et à sa face inférieure, est adaptée une petite pièce, présentant une ouverture carrée, dans laquelle s'engage la tige d'un support pour la perforation avec l'archet. Cette tige est fixée au moyen d'une vis de pression.

Il y a deux perforateurs : un simple, se terminant par une pointe acérée ; à l'autre extrémité est fixée une poulie qui limite au point voulu l'introduction de l'instrument et reçoit la corde de l'archet. L'emploi de cet instrument exige un support spécial dont j'ai parlé, et auquel sont ajoutés un pivot et un poussoir dont l'action est réglée au moyen d'une vis.

Le perforateur à vis conique se termine intérieurement par une poignée qui en limite aussi l'introduction, et la portion de la tige qui seule est taraudée dans l'étendue de douze centimètres. C'est sur ce taraud que fonctionne l'écrou brisé.

La vis conique suffit pour faire éclater immédiatement les pierres ovoïdes ou sphéroïdales d'une dureté moyenne ; mais il est généralement préférable, surtout dans les cas de pierre plate, de pratiquer d'abord une perforation dans laquelle on engage ensuite la vis conique.

Qu'on se serve de l'un ou de l'autre perforateur, il faut, en commençant, que la pointe du foret agisse faiblement et lentement sur la pierre ; c'est le moyen le plus sûr de ne pas s'éloigner du point central et d'obtenir un morcellement plus complet.

Mais lorsque l'instrument a pénétré dans la pierre de quelques millimètres, on peut, surtout lorsque le calcul est très-dur, faire agir fortement le poussoir, et la perforation devient très-rapide.

Après les détails qui précèdent, il est très-facile, lorsqu'on a l'appareil sous les yeux, de se rendre compte de la manœuvre. Le chirurgien introduit la tenette, et, après avoir saisi la pierre, il rapproche les branches de l'instrument, il place le croisillon et le lève à lui, et dès qu'il cesse de cheminer sur les branches, il le fixe au moyen de la vis de pression ; puis, à l'aide de la main gauche, il prend et fixe l'appareil ; au besoin il est aidé par un assistant.

De la main droite il prend le perforateur, l'introduit jusqu'à la pierre, et suivant qu'il veut la faire éclater immédiatement ou pratiquer une perforation préalable, il se sert de l'archet ou de l'écrou brisé, en procédant comme je viens de le dire.

Lorsque la pierre est très-dure, le chirurgien doit employer beaucoup de force pour faire avancer la vis conique. Par le seul fait de la manœuvre, la pierre est poussée en avant et tend à s'échapper. Afin de la mieux fixer et de proportionner la résistance de la tenette à la force qui pousse le calcul, on desserre la vis du croisillon, et comme celui-ci est fortement attiré en arrière par l'action de l'écrou, ses agrafes coulent sur les branches et tendent à les rapprocher de plus en plus.

Vient le moment où la pierre éclate ; le chirurgien en est averti par un manque de résistance, quelquefois il entend un bruit de bris ; mais il ne sait pas de quelle manière et dans quelle proportion s'est opéré le morcellement. Il se débarrasse de l'appareil accessoire, et dès que la tenette est libre, il reconnaît à l'écartement que la pierre est encore trop grosse pour sortir. Il faut recommencer une et même plusieurs fois, jusqu'à ce que l'extraction devienne facile ; il faut ensuite retirer les fragments. L'opération se prolonge comme dans les cas de calculs très-nombreux ; mais le chirurgien et le malade sont préservés, l'un des fatigues, et l'autre des désordres qu'entraîne presque toujours l'extraction forcée d'une grosse pierre (1).

(1) C'est ce cas qui m'a déterminé à reprendre mes recherches sur le casse-pierre.

Le cas dont nous devons rendre compte est du petit nombre de ceux que la pratique offre de loin en loin, et qui sont le sujet d'un haut enseignement pratique.

M. le comte D., sexagénaire, souffrait de la pierre depuis un grand nombre d'années; mais, ignorant la cause de ses souffrances, il avait eu recours à un grand nombre de médications plus ou moins sédatives, qui avaient procuré du soulagement, mais pour quelques jours seulement.

Fatigué de ces oscillations et du retour opiniâtre des douleurs, M. le comte se rappelant que M. Rayer, qu'il avait consulté il y a trois ans, lui avait conseillé de se faire sonder, réclama les soins d'un praticien habile qui ne découvrit pas de corps étranger dans la vessie ; il constata seulement, par le conduit anal, que la prostate était tuméfiée. Il prescrivit un traitement basé sur cette donnée. Le traitement, longtemps continué, n'ayant pas apporté de soulagement, M. le comte s'adressa au docteur Civiale. Ce chirurgien soupçonna l'existence d'un calcul vésical qui fut en effet reconnu à la première visite.

Après un traitement préparatoire de quelques jours, M. Civiale fit une exploration plus complète qui lui fit connaître que la capacité vésicale était entièrement remplie par une pierre énorme qui envoyait un prolongement dans le col vésical et jusqu'à la partie menbraneuse de l'urèthre. Ce prolongement fut saisi à l'aide d'un instrument fenêtré, et des éclats de la pierre, détachés de sa couche la plus superficielle, furent expulsés ensuite, et l'on constata qu'ils étaient de phosphate ammoniaco-magnésien.

Cette exploration fut douloureuse; cependant le malade la supporta très-bien ; il n'y eut même pas de fièvre à la suite, ce qui détermina M. Civiale à faire une séance de lithotritie; mais il rencontra la même difficulté pour saisir la pierre, et le malade éprouva la même douleur; mais, cette fois encore, il ne survint pas d'accidents. Le malade était toujours sans fièvre, sans plus de souffrance qu'auparavant et demandant toujours à être délivré du calcul par la lithotritie.

Alors M. Civiale, mieux éclairé par la tentative qu'il venait de faire et qui avait amené l'expulsion d'autres fragments même plus volumineux que les précédents, déclara à la famille que sa méthode n'était pas applicable; il proposa la taille.

Cependant, ne voulant pas assumer sur lui la responsabilité d'une détermination qui lui paraissait des plus graves, il demanda une consultation ; on lui adjoignit MM. Rayer et Michon, auxquels M. Civiale fit part de ses impressions, résultant de ce qu'il avait appris du malade, de ses propres observations et des explorations auxquelles il s'était livré. Pour lui il s'agissait d'une pierre très-ancienne, remplissant la capacité de la vessie, au point que le malade était obligé d'uriner toutes les cinq minutes, la vessie ne pouvant pas contenir plus d'une petite cuillerée de liquide.

A l'extrémité inférieure de cette pierre s'étaient formés consécutivement des dépôts phosphatiques au devant desquels le col vésical et même la partie membraneuse de l'urèthre s'étaient dilatés au point que ce prolongement pierreux avait acquis un volume considérable ; le tout formait une masse remplissant le corps et le col de la vessie et une partie de la portion membraneuse.

M. Civiale ajouta que la lithotritie ne lui paraissait pas applicable, parce qu'il fallait opérer à sec, et que la manœuvre, pour saisir une pierre aussi grosse, serait constamment très-douloureuse, et que le volume présumé de la pierre obligerait de répéter l'opération un grand nombre de fois, d'autant plus que la pierre étant morcelée, la vessie ne conservant pas de liquide, on ne pouvait pas compter sur les flots de l'urine pour faciliter l'extraction des éclats.

Ce malade, dit encore M. Civiale, me paraît devoir être soumis à la cystotomie sous-pubienne, malgré les difficultés inusitées qu'elle pourra rencontrer.

Les consultants adoptèrent pleinement les vues de M. Civiale, et l'opération, dont il demeura chargée, fut arrêtée et conclue avec l'assistance de MM. Rayer, Michon, Richard, Casado et Giraldès, chirurgiens de l'hôpital de Malaga, de M. Dacosta, de Rio de Janeiro, et d'un autre médecin.

Les préliminaires et les premiers temps de l'opération ne présentèrent rien d'inusité. M. Civiale employa un procédé qui lui est familier dans sa pratique, et qu'il a décrit dans le *Parallèle* des divers moyens de traiter les calculeux, p. 192, 1836.

On éprouva quelques difficultés à placer le cathéter dans la vessie, entre la pierre et la face inférieure de ce viscère. Dès que la tige du lithotome fut parvenue à la vessie dans la rainure du cathéter, celui-ci fut retiré, non sans peine, et l'incision fut faite avec toute la précision désirable.

C'est dans l'extraction de la pierre que M. Civiale s'attendait à trouver toutes les difficultés. On sentait le corps étranger avec le doigt introduit par la plaie, le gorgeret et la tenette la rencontraient de même avant de pénétrer dans la vessie. Quelques efforts pour la refouler en arrière furent inutiles ; il fallait ouvrir la tenette dans le trajet même de la plaie, en avant de la pierre qui était seulement pincée, écornée, mais non saisie. Heureusement, cette portion du calcul était friable ; une grande quantité de débris furent détachés et extraits, et par la diminution de la masse, et probablement aussi par le relâchement du col et l'agrandissement, au moyen d'un bistouri boutonné, de l'ouverture première, les tenettes parvinrent dans la cavité vésicale et saisirent une grosse pierre, mais en travers ; l'extraction en fut impossible. Une seconde tentative eut le même résultat ; mais, à la troisième, la pierre saisie le plus favorablement possible fut amenée.

La pierre a plusieurs fois échappé des tenettes, surtout par suite de la séparation de la couche la plus extérieure, dont chaque sortie de la tenette amenait des débris et même de petites masses ; de sorte qu'il n'y avait pas, à proprement parler, de temps complétement perdu dans l'opération, mais elle se prolongeait, le malade et le chirurgien se fatiguaient par les efforts d'extraction. Cependant l'idée ne me vint pas, dit M. Civiale, de cesser les tentatives. Quelques personnes penchent vers ce sentiment quand les manœuvres se prolongent et que la disproportion entre le volume de la pierre et l'ouverture pratiquée est trop grande.

Earle, B. Bell, Sam. Cooper, Covillard, se sont arrêtés avec une sorte de prédilection sur les inconvénients et les dangers de ces tailles graves, trop bien constatées par un long martyrologe. Quand on est simple spectateur, vivement impressionné par le triste spectacle qui frappe les yeux, on comprend que le premier mouvement, l'impulsion spontanée, soit de remettre la fin à un autre jour, et déjà on parle de la taille en deux temps.

Mais l'opérateur, qui a calculé avec un peu plus de maturité les conséquences de l'une et l'autre méthode.

(Cette observation est restée incomplète.)

III

CONFÉRENCES A L'HOPITAL NECKER

I

Utilité des revers. — Observation. — Exploration. — Cas compliqué. —
Opération. — État de la vessie. — Autopsie. — Remarques au sujet de
cette observation. — Calculs uréthro-vésicaux. — Pierre uréthrale.

Utilité des revers. — La série de succès que nous
avons obtenus depuis le commencement de l'année, tant par
la taille que par la lithotritie, vient d'être brusquement interrompue. Comme les revers, en thérapeutique chirurgical
surtout, sont généralement plus instructifs que les succès, je
veux appeler votre attention sur la dernière opération de
cystotomie que j'ai pratiquée le 7 de ce mois. Avant d'entrer
dans les détails, il importe de noter que l'observation qui
servira de texte à nos réflexions appartient à une catégorie
de cas peu étudiés et dont j'ai déjà signalé l'importance aux
praticiens.

Observation. — Un homme de trente-neuf ans, jardinier à Choux (Loiret), entre dans notre service, et déclare avoir beaucoup souffert depuis dix-huit mois. Il est aisé de reconnaitre que son affection remonte pour le moins à dix ans. Cependant l'état général semble satisfaisant ; et la vie serait encore supportable sans la nécessité où se trouve le malade d'uriner chaque demi-heure avec d'atroces douleurs.

Exploration. — La première exploration a été faite le 30 avril. La sonde est arrêtée à la portion membraneusede l'urèthre par une pierre à surface rugueuse, du volume d'une petite noix. J'ai vainement tenté de la déloger. Solidement fixée, elle résistait à la sonde et présentait un obstacle insurmontable. Le doigt introduit dans le rectum constatait, à la face antérieure de cet intestin, une tumeur allongée, s'étendant aussi loin que le doigt pouvait atteindre. Fort douloureuse à la pression, cette tumeur n'offrait pas partout une égale dureté. C'est par le toucher hypogastrique que j'ai reconnu que la pierre n'avait pas l'énorme volume qu'on observe quelquefois dans les cas analogues. Je ne la sentais pas derrière le pubis. Un nouvel examen par l'urèthre et le rectum ne m'apprit rien de plus.

Cas compliqué. — Il fallait pourtant se décider. Le malade, à bout de patience, réclamait l'opération de la taille, la seule praticable. Mais bien des éléments manquaient à mon diagnostic pour risquer l'opération.

Le cathéter ne pouvant pénétrer dans la vessie, il fallait diviser sur la pierre même les tissus profonds de l'urèthre et du col vésical ; puis dégager la pierre, l'écorner, la morceler et l'extraire par fragments. Quoique le périnée eût peu d'épaisseur, je savais par expérience toutes les difficultés de ces manœuvres.

Dans le cas où la pierre serait partie dans l'urèthre, partie dans la vessie, il fallait agrandir l'ouverture périnéale et la prolonger au besoin afin de livrer passage au calcul, ou pratiquer immédiatement la cystotomie sus-pubienne.

Il fallait enfin songer à briser la pierre, si l'on ne réussissait pas à la retirer entière. Avant l'opération, je vous ai communiqué toutes mes incertitudes et fait pressentir les difficultés peut-être insurmontables que je m'attendais à rencontrer. J'avais néanmoins l'espoir d'écarter les obstacles en déplaçant la pierre au moment de l'opération, comme j'y ai réussi dans deux cas analogues, de façon à me ménager un espace pour le passage du cathéter et du lithotome.

Opération. — Le malade attaché, ayant respiré quelques vapeurs de chloroforme, un gros coussin soulevait le sacrum ; les lombes portaient à faux. Un gros cathéter porté jusqu'à la pierre s'est engagé, après quelques tentatives, entre elle et la face supérieure de la région prostatique, jusque dans la vessie ; de sorte que la pierre se trouvait entre la convexité du cathéther et le rectum. J'ai introduit le lithotome double et droit, dont je me sers habituellement, et l'ai ouvert de façon à ne pratiquer que des incisions superficielles : précaution indispensable à cause de la pierre qui obligeait de tenir l'instrument dans le col vésical, plus éloigné de sa face inférieure qu'il n'est prescrit.

Les tissus divisés, le doigt introduit dans la plaie constate la présence de la pierre en avant du col vésical, dans une excavation inférieure, près du rectum. Après quelques tentatives, j'ai réussi à la déloger, à la pousser en arrière, où elle a été saisie aisément au moyen d'une tenette ordinaire, et extraite sans effort. Ainsi s'est terminée cette manœuvre.

Etat de la vessie. — Comme le périnée avait peu d'épaisseur, il était facile d'explorer avec le doigt tous les points de la surface de la cavité, où l'on percevait des inégalités, des saillies, des enfoncements. On eût dit d'une espèce de vessie à colonnes relâchées.

Près du bord supérieur de cette cavité, était une ouverture à contour résistant, dans laquelle le doigt s'engageait sans pénétrer toutefois bien avant, les tissus cédant à la moindre pression. Le bouton explorateur qui nous sert pour l'opération de la taille fut porté par cette ouverture dans une grande cavité à surface lisse et à parois résistantes. C'était la vessie, qui fut explorée avec grand soin ; elle ne contenait pas de pierre.

Toutes ces explorations furent répétées par MM. les docteurs Michon, Désormeaux et Debout, qui avaient bien voulu m'assister dans cette grave circonstance. L'autopsie devait bientôt nous révéler l'état des organes intéressés, et confirmer l'exactitude de notre exploration.

Autopsie. — La famille s'est opposée à ce que l'autopsie fût faite ; on a seulement extrait la pierre et examiné l'état de la vessie.

A l'ouverture du corps, notre attention s'est portée tout d'abord sur la cavité qui servait de réceptacle à la pierre, et qui, avant l'extraction de celle-ci, livrait à grand'peine passage au lithotome et au cathéter. Les instruments se trouvaient serrés entre la paroi supérieure du canal de l'urèthre et du col de la vessie et la surface correspondante de la pierre. Après la mort, la cavité a paru plus grande qu'elle n'était en réalité, par suite des manœuvres réitérées, des explorations et de l'extraction du calcul : tout cela n'a pu se faire sans tirailler et distendre les parois de la poche où était logé le

calcul. Le plus grand diamètre de ce dernier était de 2 centimètres 3/4 ; et les autres diamètres de 2 centimètres 1/2
seulement. Le dessin représente la cavité, contenant
la pierre ; le volume de la pierre remplissait à peu près
la capacité de la poche.

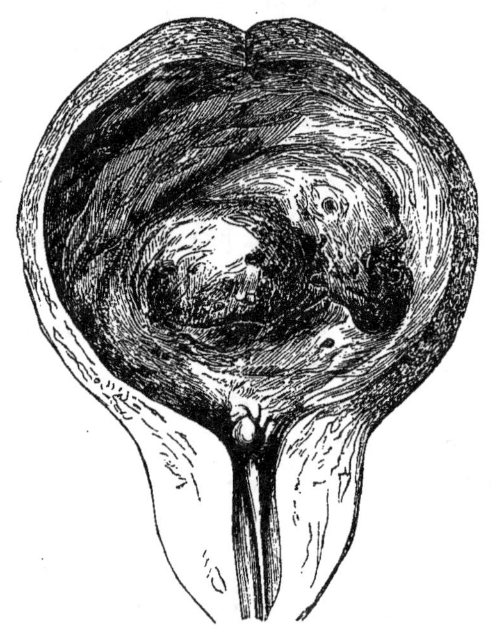

F.g. 38.

Ce que la figure ne rend pas exactement, ce sont les rapports de la poche avec la face antérieure du rectum et surtout avec le col de la vessie. A voir le col vésical, tel qu'il
est dans la figure, on pourrait croire qu'il s'agit d'un cas ordinaire ; tandis que si la figure représentait d'après nature
la cavité anomale, contiguë à la cavité vésicale, avant la
division de la face supérieure du col, on verrait cette poche formant une sorte de vestibule, et la pierre remplissant

la poche et maintenue par une bride, jetée sur elle comme un pont. C'est de cette disposition très-rare que résulte la singularité du cas.

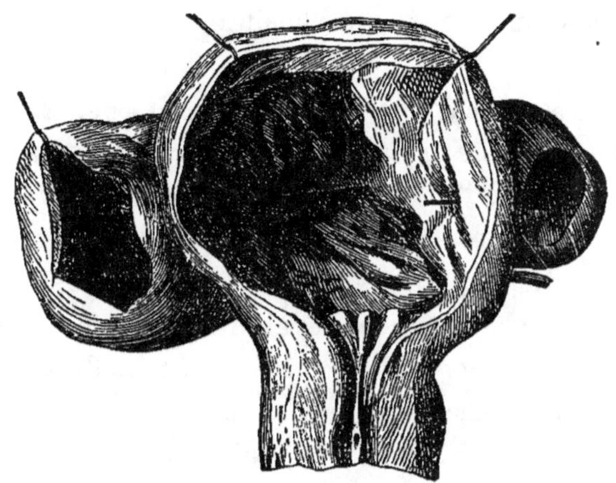

Fig. 39.

Le malade est mort deux jours après, sans aucun des accidents qu'on aurait pu attribuer à l'opération.

Six heures après l'opération, il se manifesta une agitation extraordinaire, avec des douleurs vagues, notamment dans le dos et aux extrémités inférieures. Plus tard, l'hypogastre devint douloureux au toucher, mais légèrement. A l'autopsie, on aperçut des traces de péritonite générale.

Comme il n'est pas facile de se rendre compte de la mort de ce malade, je dois rappeler ici une particularité qu'on a tort de négliger, et qui peut servir à expliquer le résultat fatal de l'opération. Les malades qui ont beaucoup souffert du col de la vessie supportent mal la taille ; et il n'est pas rare d'observer à l'ouverture du corps des ramollissements, des ulcérations, en peu de mots, des altérations profondes de la prostate. On trouvera des cas de ce genre fort intéressants dans les observations de Sr. B. Brodie. De trois calculeux placés dans des conditions analogues et en proie à d'horribles souffrances, deux furent taillés et succombèrent, l'un immédiatement, l'autre deux heures après l'opération, dans un état comateux. Le troisième ne fut pas opéré et mourut trois jours après son admission à l'hôpital.

Remarques au sujet de cette observation. — Les calculs engagés ou arrêtés au col de la vessie et dans la partie profonde de l'urèthre ont fixé l'attention des praticiens, comme des cas très-curieux et très-compliqués, soit à cause des dispositions que présentent les parties et des difficultés du traitement, soit à cause des altérations et lésions pathologiques. Le diagnostic différentiel de ces cas divers est de la dernière importance dans la pratique.

Il ne peut être ici question de calculs prostatiques, qui forment une catégorie à part. Ne rentrent pas non plus dans cette série les gros calculs que les contractions intermittentes ou permanentes de la vessie tiennent appliquées contre l'orifice interne de l'urèthre, de façon à empêcher l'introduction de la sonde dans la cavité vésicale.

La profondeur qu'atteint la sonde avant de rencontrer le calcul, la possibilité de refouler celui-ci en arrière et de faire une petite injection, le toucher anal et hypogastrique fournissent le plus souvent les notions indispensables pour le diagnostic.

Calculs uréthro-vésicaux. — Dans une vessie hypertrophiée, supposons une grosse pierre longtemps en contact avec le col vésical : le cas n'est pas grave. Loin de se tuméfier, la prostate se ramollit, s'atrophie ; les tissus qui concourent à former le col vésical se relâchent, se flétrissent d'avant en arrière et progressivement la pierre s'avance dans le canal et s'y développe. Le col s'évase de plus en plus : de là des pierres conoïdes, pyriformes, à mamelon al-

longé, qui arrête la sonde, presque aussitôt qu'elle a franchi
la courbure de l'urèthre. Dans quelques cas, ce mamelon qui
se prolonge hors de la vessie a un volume considérable. Devant ce corps étranger qui grossit sans cesse, le col de la vessie et la partie profonde de l'urèthre se retirent, pour ainsi
dire, se dilatent démesurément, et, chose extraordinaire, cette
dilatation énorme s'effectue sans désordres sensibles. Ce n'est
qu'à une période très-avancée de cet état anomal du col de
la vessie qu'apparaît la phlegmasie, avec son cortége de symptômes alarmants.

Chez quelques calculeux, les tissus du col de la vessie résistent, de sorte que le prolongement du calcul se moule sur
les parois qui l'entourent. Comme la partie membraneuse de
l'urèthre est de toutes la plus dilatable, la pierre grossit,
s'arrondit davantage dans cette portion du canal ; de là ces
calculs à renflements, en forme de calebasse, dont on a
tant d'exemples, et qui offrent le plus souvent des difficultés
insurmontables au diagnostic aussi bien qu'au traitement, à
cause de la configuration des calculs et des changements qui
en résultent dans la disposition des parties.

Quelques-uns de ces calculs sont remarquables par l'exi-
guïté du prolongement intermédiaire ou partie moyenne, qui
sépare le calcul vésical du calcul uréthral. Dans ces cas particuliers, le col vésical est fortement contracté sur ce prolongement filiforme. Macgill avait noté cette particularité.

Dans l'une des pièces de ma collection, le pédicule est très-
court : les deux masses dont il forme le trait d'union ne sont
éloignées que d'un centimètre à leur base. Dans la grande
majorité des cas, le col vésical et l'urèthre se dilatent à pro-
pcrtion, et l'on ne remarque entre les deux masses vésicale et
uréthrale qu'une sorte d'étranglement.

Pierre uréthrale. — A côté de ces calculs uréthro-vésicaux, il en est d'autres en grand nombre, qui occupent les parties prostatique et membraneuse de l'urèthre, ou l'une seulement de ces parties. Ces cas varient d'après le nombre, le volume, la configuration des calculs, les désordres organiques et les changements dans la disposition des parties, notamment dans l'urèthre (1).

C'est à cette catégorie de cas particuliers qu'appartient le calculeux que nous avons opéré devant vous. Quelques remarques au sujet de ce cas, qui a ses caractères distinctifs.

Le calcul, réputé de date assez ancienne, peut exister, sans qu'on observe ni troubles fonctionnels de quelque conséquence, ni lésions organiques.

Le plus souvent, les surfaces en contact avec la pierre, agacées, irritées par ce contact, se contractent sur la masse pierreuse, de manière que celle-ci, comprimée et repoussée, se place sur le point qui offre le moins de résistance, s'y creuse une cavité où elle se loge et se développe considérablement. A mesure qu'elle augmente de volume, il se produit des altérations, à l'endroit même où la pierre s'est fixée, en avant sur le canal, en arrière ou par côté, sur le col de la vessie. Toutes ces altérations compliquent d'autant l'affection calculeuse, et il faut en tenir grand compte dans le choix aussi bien que dans l'application des moyens curatifs.

Quel que soit le cas qui se présente, il importe avant tout de savoir si un cathéter peut pénétrer dans la cavité vésicale. Lersque le cathéter est arrêté par la pierre, la pratique se fait à l'aventure, sans prévision et sans règles.

Les explorations par l'anus, réputées infaillibles, en théorie, laissent le plus souvent le chirurgien incertain sur le vo-

(1) Voy. *Traité de l'affection calculeuse*, 1838, in-8, p. 380 et seq. — *Traité pratique* (3ᵉ édit.), t. I; et la *Troisième Lettre sur la Lithotritie.*

lume réel de la pierre, sa forme, ses dispositions et ses rapports avec les tissus qui l'entourent, et qui se trouvent relâchés, distendus, tiraillés ou déformés. En un mot, l'explorateur n'acquiert aucune de ces notions qui sont indispensables pour opérer selon les règles.

Il faut agir cependant, l'opération étant l'unique ressource, en tenant compte des résultats obtenus dans les cas analogues par les opérateurs les plus habiles. Il est vrai que la plupart de ces résultats n'ont fait que mettre en évidence l'impuissance de l'art ; et l'on est forcé de reconnaître que les relations de pareils faits n'ont pas été faites de manière à présenter quelque utilité pour la pratique ; car on n'en a pu tirer que de faibles lumières. D'un autre côté, l'opérateur peut espérer quelques chances de succès de l'insuffisance même du diagnostic. Il se pourrait, en effet, que les difficultés fussent plus apparentes que réelles. Le chirurgien ne saurait d'ailleurs refuser les secours de son art au malade qui les réclame avec instance. Tout ce qu'il peut faire pour rester dans son devoir, c'est de s'entourer, dans ces cas désespérés, de toutes les précautions que commande la prudence.

Observation. — Le fait suivant est des plus instructifs.
Il prouve qu'on ne saurait mettre trop d'exactitude dans l'exposition et l'interprétation des circonstances particulières
qui se présentent dans certains cas.

Un homme d'une bonne constitution souffrait de la pierre
depuis huit ou dix ans ; les douleurs étaient plus vives depuis
deux années environ. Le malade se trouvait un peu affaibli.
Dès le premier cathétérisme, je constatai que la pierre était
trop grosse pour être broyée. Comme les organes étaient dans
de bonnes conditions, je proposai la taille, et l'opération fut
acceptée.

Opération. — Admis dans le service des calculeux de l'hôpital Necker, le malade fut opéré, après les préparations d'u-
sage, le 4 février 1865.

La division des tissus, l'introduction des instruments, la
préhension de la pierre, furent pratiquées sans difficulté.
La pierre étant trop grosse pour se prêter à l'extraction
par la plaie, j'eus recours à la vis conique, et la perfo-

ration fut pratiquée aisément. Je retirai les fragments et les éclats sans difficulté. Le malade, qui avait souffert lors de la préhension de la pierre, se ressentit à peine de la manœuvre du morcellement ; il rendait bon compte de ses sensations, n'ayant pas été soumis aux inhalations de chloroforme.

Extraction. — Difficultés. — La perforation et le morcellement n'avaient attaqué qu'une partie de la pierre ; la portion la plus considérable restait encore dans la vessie. J'introduisis de nouveau la tenette à crochet, et je m'assurai que la pierre était derrière le col vésical, à droite. Les mors de la tenette étant écartés pour la saisir, le malade se plaint, et la pierre reste à la même place. Les branches du forceps produisaient sur la pierre cette espèce de frottement que l'on observe, lorsque le volume du calcul excède le degré d'écartement des branches. J'augmentai cet écartement sans aucun résultat ; je ne réussis pas davantage en manœuvrant avec une tenette ordinaire ; j'essayai en vain de pousser la pierre en arrière au moyen d'un bouton. La grosse tenette ayant été introduite de nouveau, la pierre fut pincée plutôt que saisie ; elle était mal placée entre les branches, et se dérobait à la moindre tentative de perforation. Je ne fus pas plus heureux en donnant un plus grand écart aux branches de l'instrument, de manière à laisser un plus grand intervalle entre les mors. Les mors glissaient sur la surface de la pierre ; et chaque nouvelle tentative produisait le même résultat.

Que fallait-il faire ?

La taille hypogastrique est quelquefois indiquée, elle a même été faite plusieurs fois, lorsque la pierre est trop volumineuse pour passer par l'ouverture pratiquée au périnée. D'ailleurs, dans le cas que je rapporte, il n'y avait aucune probabilité pour que la pierre fût saisie plus facilement par une entaille sus-pubienne. Avant de risquer ce moyen suspect et périlleux, je me réservai de faire de nouvelles tentatives d'extraction par le périnée. Tout bien considéré, et eu égard à la fatigue de l'opérateur et à l'épuisement du malade, à l'exemple de Bouquot, de Lapeyronnie, de Chopart, de Deschamps (p. 230), je jugeai imprudent de poursuivre l'opération séance tenante, et je me décidai pour la taille en deux temps.

Taille en deux temps. — Le malade fut remis dans son lit, et il eut aussitôt quelques envies de vomir. Mais le calme ne tarda pas à se rétablir. Il était assez bien, à la visite du lendemain ; l'urine sortait par la plaie ; je remis en place la sonde qui s'était dérangée, et aussitôt l'urine s'écoula par cette voie ; elle était légèrement sanguinolente. L'hypogastre présentait un point sensible, du côté droit, à l'endroit précisément où se trouvait la pierre. Dans la soirée, le malade était agité ; la fièvre survint ; elle fut suivie d'un état d'angoisse ; et la mort eut lieu dans la nuit, quarante heures après l'opération ; l'autopsie n'ayant pu être faite, on se contenta d'extraire la pierre.

Réflexions sur ce fait. — Sachons maintenant d'où venaient les difficultés dans ce cas en apparence si simple. S'agissait-il d'une pierre adhérente, enkystée ? La cavité vésicale présentait-elle des dispositions particulières, des productions morbides, des lésions organiques, en un mot, quelque obstacle qui mettait la deuxième partie de la pierre hors de la portée des tenettes ? Toutes ces questions sont difficiles.

Les grosses pierres ne contractent point d'adhérences avec les parois vésicales. Je n'en connais que deux espèces ; encore ne s'agit-il pas d'une adhérence proprement dite, telle qu'on l'observe dans ces tumeurs vésicales dont les surfaces sont enduites d'une croûte de dépôts phosphatiques. L'adhérence dont je veux parler, ou plutôt l'adhésion, se produit dans les cas où les parois vésicales ayant acquis une grande épaisseur, se contractent énergiquement d'une manière continue sur une grosse pierre hérissée de pointes. Les aspérités de la pierre s'implantent dans les interstices des faisceaux fibreux. J'en ai observé plusieurs exemples, dont deux, très-remarquables, se trouvent dans mon *Traité de l'affection calculeuse* (p. 276.). La pierre, dans ces cas, se trouve comme clouée et fixée solidement aux parois de la vessie, sans être précisément adhérente. On se rend aisément compte des horribles douleurs qui se produisent dans ces cas où les contractions de la vessie sont assez fortes pour que la pierre se trouve saisie en quelque sorte et retenue par les faisceaux fibreux.

Contractions énergiques de la vessie. — Cette force de contraction se manifeste aussi dans certains cas de calculs multiples qui sont aplatis et rompus sous l'influence de ces contractions violentes. C'est encore à la puissance de contractilité des parois vésicales, considérablement épaissies, qu'il faut attribuer les formes bizarres que présentent les calculs vésicaux qui ont acquis un certain volume. Ce fait, peu étudié, mériterait d'attirer l'attention des observateurs.

Ces configurations extraordinaires ou étranges ne se remarquent que dans les calculs d'un gros volume, qui ont séjourné longtemps dans la vessie, et qui se sont développés au milieu des contractions vésicales. Les graviers et les calculs ne présentent point de ces configurations bizarres. Il faut excepter toutefois ceux qui ont séjourné dans les uretères ou dans l'urèthre ; on ne les rencontre pas non plus dans les gros calculs qui se sont développés dans une vessie inerte. Je ne parle pas des calculs granulés, dont les grains se réunissent aux aspérités les plus saillantes de la pierre.

Les calculs qui se développent autour d'un corps étranger, accidentellement introduit dans la vessie, prennent la forme de ce corps.

Cellules vésicales. — Au sujet de la lithotritie, je me suis occupé des cellules vésicales, très-fréquentes chez les calculeux, et des pierres qu'elles renferment. Il ne faut point confondre ces pierres avec celles qui se développent ou s'arrêtent, à l'extrémité des uretères.

Les dispositions anomales de la vessie, dont l'influence n'est point à dédaigner, quand on opère par la lithotritie, ne méritent pas moins de fixer l'attention de l'opérateur, quand on applique la taille.

Les pierres enkystées ont été signalées par Franco. Depuis, la plupart des cystotomistes s'en sont occupés, et ils ont cité des faits très-intéressants. Ces faits se partagent en trois groupes : pierres enfermées dans des cellules ; pierres passant des cellules dans la vessie et réciproquement ; pierres retenues dans des cellules et faisant saillie dans la vessie.

Dans les cas où les cellules restent petites, et ne laissent point échapper les calculs qu'elles renferment, de même que lorsque ces cellules sont assez grosses pour recevoir les calculs, il arrive presque toujours que le malade taillé garde les calculs qui ne se trouvent point libres dans la vessie au moment de l'opération. Aux faits nombreux que citent les auteurs, on peut ajouter ceux qui se présentent tous les jours dans la pratique. J'en ai réuni de très-intéressants dans le

Parallèle des moyens de traiter les calculeux (1) et dans le *Traité de l'affection calculeuse* (2).

Pierres enkystées. — Dans quelques-uns de ces cas, les pierres, d'abord emprisonnées dans les cellules, grossissent bientôt, l'ouverture celluleuse s'agrandit, et le calcul fait saillie dans la vessie et s'y développe. On dit alors que la pierre est enkystée. J'ai cité l'observation du malade Boutin, que j'opérai par la lithotritie. La portion de pierre qui faisait saillie dans la vessie fut détruite; mais celle qui était engagée dans la cellule ne fut pas atteinte par le trilabe. Le malade fut soulagé pour quelque temps; mais les douleurs reparurent; et je fis une nouvelle opération qui eut le même résultat.

Une femme était atteinte d'une fistule vésico-vaginale; le vagin s'étant rétréci, il se forma entre cette coarctation et le col de la matrice une pierre qui envoya bientôt un prolongement dans la vessie. J'en détachai des fragments à l'aide d'un trilabe; mais la portion principale, qui était engagée derrière la cloison vaginale, ne fut enlevée qu'avec difficulté, après la division de cette cloison.

Il arrive que la pierre contenue dans la cellule et son prolongement grandissent simultanément. Alors, la cavité celluleuse s'étend, son collet se dilate, s'amincit, disparaît; la cellule se confond avec les parois voisines de la vessie. Dans ces cas, la pierre, en se développant, prend une forme allongée, presque toujours défavorable, et présente souvent au point qui correspondait au collet de la cellule ou une surface lisse ou une sorte d'étranglement. On dirait qu'un obstacle circu-

(1) Page 290.

(2) Page 279. *Voy.* aussi le *Traité de la Taille*, par Deschamps, t. I, p. 65.

laire a empêché la pierre de se développer en cet endroit. On a donné de ce fait d'autres explications (1).

Lorsque la pierre s'est développée en allant de l'urèthre vers la vessie, elle se présente sous la forme d'une calebasse ; l'étranglement correspond au col vésical, la grosse extrémité est dans la vessie et la petite dans l'urèthre.

Exemple. — Dans l'opération pratiquée le 4 février 1865, nous avions affaire à une pierre oblongue, dont la partie la plus petite était dans la cavité vésicale, et la plus grande dans la cellule agrandie, évasée, mais inaccessible aux branches de la tenette. Ce cas a été pour la taille ce qu'a été pour la lithotritie le cas du malade Boutin. Toutes les tentatives pour faire sortir la pierre de sa cellule ont été inutiles.

Réflexions. — Il est évident que, dans les cas de ce genre, les ressources de l'art sont insuffisantes. Ce n'est qu'au milieu de l'opération que l'opérateur soupçonne l'obstacle, et ce n'est qu'après la mort qu'il lui est donné de voir les choses telles qu'elles sont. Ici il n'y a point de règles ; de sorte qu'on est obligé de manœuvrer un peu au hasard. Le succès même dans ces cas ardus n'est qu'un pur hasard ; et c'est à tort qu'on mettrait en avant des manœuvres particulières ou des procédés exceptionnels. Vouloir amener la pierre à toute force, au risque d'entraîner en même temps la vessie, comme dit Tulpius, recourir à l'instrument tranchant pour dégager la pierre, me paraît contraire à tous les principes.

Les chirurgiens, en général, procéderont sans doute comme je l'ai fait. Ils chercheront à obtenir des ressources de l'art

____

(1) *Voy.* Deschamps, t. I, p. 70.

ce qu'elles peuvent produire : ils temporiseront, multiplieront les tentatives pour déloger la pierre, la saisir dans les cellules, l'en extraire sans sortir des limites de la prudence; et s'ils ne réussisent pas par le procédé de la lithotritie, ils s'abstiendront de recourir à la taille.

La possibilité de tenir les parois vésicales écartées pendant la manœuvre de la première de ces méthodes, offre des ressources qu'on ne retrouve point dans celle de la seconde.

Du reste, l'opérateur n'a d'autre guide que ce que lui apprennent ses sens au moment même où il opère; il n'y a pas de règle tracée d'avance.

Il faut se rappeler que des pierres qu'on ne pouvait extraire au moment de l'opération ont été retirées quelques jours après. Ledran cite un cas dans lequel il retira la pierre au bout de sept semaines. Les praticiens les plus expérimentés veulent, avec raison, qu'on ne multiplie pas les tentatives, et qu'on s'en remette au temps, en prenant les précautions nécessaires pour que la plaie reste ouverte.

Je disais en 1836 (1) : « L'expérience a mis dans le plus grand jour et l'inutilité et les dangers d'appliquer les procédés de l'art dans ces cas déplorables. Pour un succès, on compte vingt revers ; et ce succès est presque toujours incomplet ; le plus souvent on ne retire qu'une partie de la pierre. L'essentiel est de s'assurer, avant d'entreprendre l'opération, que la pierre est réellement enkystée. Les anciens moyens d'exploration laissaient le chirurgien dans le doute. Aujourd'hui, toutes les fois que la pierre peut être saisie avec un forceps, on peut s'assurer d'une manière certaine qu'elle n'est pas libre dans la cavité vésicale. Il suffit de saisir la partie faisant saillie et d'exercer sur elle des mouvements de traction

(1) *Parallèle*, p. 298.

et de rotation. La pierre enkystée ne bouge pas, ne se déplace pas. »

Déformations de la vessie. — On a vu, d'après les nombreuses figures reproduites plus haut, que la cavité vésicale présente d'autres déformations qui deviennent des obstacles dans les opérations de taille ou de lithotritie (1).

Quelquefois, la vessie très-allongée s'élève jusqu'à l'ombilic (2) et présente un évasement dans lequel la pierre est saisie très-difficilement. Chez un malade opéré par Br. Cooper, la manœuvre dura plus de cinquante minutes.

On a vu la vessie fortement aplatie dans la cavité pelvienne, d'avant en arrière, et l'on a trouvé une pierre à l'une de ses extrémités. Sir B. Brodie parle d'abcès dans les parois vésicales ou dans le voisinage, qui peuvent aussi dévier la cavité vésicale.

La vessie contenant des calculs peut être déplacée dans les cas de hernie, ou par des lésions des organes voisins, notamment de la matrice. Des tumeurs osseuses ou de n'importe quelle nature, provenant des tissus environnants, peuvent faire saillie et altérer la capacité de la vessie. Rutty parle d'un homme dans la vessie duquel on avait trouvé la pierre ; on reconnut après la mort, que le prétendu calcul n'était qu'un amas d'excréments indurés dans le cœcum et refoulé contre la vessie.

Des tumeurs de la prostate ont empêché de découvrir et de saisir la pierre dans le bas-fond de la vessie. Je reviendrai sur d'autres déformations de la cavité vésicale qui font obstacle à l'opération. Je parle d'ailleurs de choses connues, et l'on n'ignore point les suites fâcheuses d'un grand nombre d'o-

(1) Voy. *Traité de l'affect. calc.*, p. 257.
(2) *Id.*, p. 259.

pérations pratiquées en de telles circonstances. Malheureusement l'opérateur ne soupçonne l'obstacle que lorsqu'il y est arrêté au milieu de sa manœuvre, et alors seulement il se met en quête de ce qui le gêne.

Les enseignements de la pratique en ce genre ne remontent pas bien loin ; nous les devons à Tolet, à Colot, à Covillard, à Housset, à Deschamps, qui s'est fait leur interprète.

Aujourd'hui, on se borne à signaler en passant ces faits extraordinaires qui sont d'une si grande importance pour les praticiens.

C'est dans le dessein de réparer autant qu'il est en moi une négligence regrettable, que j'ai cité le fait qui précède et que je reproduis un autre fait non moins intéressant, déjà publié dans le *Bulletin de thérapeutique* (1).

(1) 15 juin 1864, p. 497. — Ce fait est un de ceux qui ont été cités plus haut.

IV

CLINIQUE CHIRURGICALE

RÉSULTATS CLINIQUES DE LA LITHOTRITIE
PENDANT LES ANNÉES 1860-1864

Avant-propos. — Jusqu'en 1847, j'ai présenté les résultats de ma pratique en des tableaux où chaque fait, exposé avec les circonstances essentielles, pouvait être aisément vérifié. La discussion décisive qui eut lieu à cette époque à l'Académie de médecine a rendu inutile désormais cette méthode d'exposition. Dans les comptes rendus que j'ai présentés à l'Académie des sciences pour les cinq dernières années, les faits se trouvent simplement rangés par séries. Comme les résultats cliniques ont en chirurgie une importance incontestable, il m'a paru opportun de réunir ici des comptes rendus qui doivent servir à confirmer l'excellence d'une méthode bien établie et à élucider certains points de doctrine.

I

RÉSULTATS CLINIQUES OBTENUS PAR LA LITHOTRITIE PENDANT L'ANNÉE 1860 (1).

A. Malades de la pratique particulière. — **B.** Malades de l'hôpital.

L'intérêt que l'Académie a toujours porté à mes travaux sur l'art de broyer la pierre me fait espérer qu'elle accueillera avec bienveillance l'exposé des résultats que je continue d'obtenir par cette méthode. Je me bornerai à faire connaître aujourd'hui les cas qui se sont présentés à moi dans le cours de l'année 1860; ces faits ont un intérêt d'opportunité qui me détermine à ne pas en différer la publication.

J'ai traité, en 1860, 54 malades affectés de la pierre : 36 dans ma pratique particulière et 18 à l'hôpital.

A. Malades de la pratique particulière. — 26 de ces malades avaient la pierre pour la première fois; 10 avaient déjà été opérés par d'autres chirurgiens ou par moi; la pierre s'étant reproduite, de nouvelles opérations sont devenues nécessaires.

(1) Communiqué à l'Académie des sciences le 28 janvier 1861.

J'ai opéré 26 de ces malades par la lithotritie, 24 sont guéris ; chez les deux autres, j'ai dû renoncer à l'opération, qui paraissait aggraver l'état morbide de la vessie. L'un de ces malades a succombé ; l'autre continue de vivre avec la pierre.

Les calculeux les plus favorablement disposés, dont les organes. étaient encore sains et la santé générale bonne, qui n'avaient d'autre maladie qu'une petite pierre, ont tous obtenu une guérison prompte et facile. Pour cette classe de calculeux, l'application de la lithotritie me paraît avoir atteint la perfection désirable. En effet, la pierre est détruite en quelques minutes; les débris en sont expulsés avec l'urine ; toute souffrance cesse, la santé renait et se soutient. C'est là tout ce qu'on peut demander au traitement de l'affection calculeuse.

Mais la lithotritie ne donne ces heureux résultats qu'à la condition d'en restreindre l'emploi aux cas favorables, dans lesquels la pierre n'a pas eu le temps de grossir et de produire, dans la vessie, des lésions propres à changer la forme et les dispositions naturelles de ce viscère. Je m'empresse d'ajouter que la proportion des cas favorables augmente chaque jour, et ils deviendront de plus en plus nombreux à mesure que les calculeux, éclairés sur leur position par leurs médecins, se feront opérer au début de la maladie.

10 de ceux que j'ai traités n'ont pas eu cette prudence : ils n'ont réclamé les secours dé l'art que lorsque l'existence leur était devenue insupportable par des douleurs incessantes.

Chez 2 d'entre eux, le mauvais état des organes urinaires a mis obstacle à l'opération, et la mort est survenue par le progrès des désordres.

4 calculeux ayant de grosses pierres ont été opérés par la taille : un adulte a obtenu une guérison prompte et complète;

le dixième jour la plaie était cicatrisée. Chez un autre, également adulte, la convalescence s'est prolongée et la guérison est restée incomplète. Deux vieillards ont succombé la deuxième semaine après l'opération.

2 malades sont encore en traitement : l'un sera opéré par la taille, et l'autre par la lithotritie.

Le traitement a été ajourné au printemps chez deux autres calculeux qui, se trouvant mal à Paris à l'entrée de l'hiver, sont retournés chez eux.

B. **Malades de l'hôpital**. — Parmi les 18 calculeux admis dans mon service, se trouvaient 3 femmes et 15 hommes adultes ou vieillards.

La première de ces femmes, souffrant depuis longtemps, était tellement épuisée que toute opération se trouvait contre-indiquée ; la malade est rentrée dans sa famille.

La deuxième était dans des conditions favorables sous le rapport de la santé générale ; mais le calcul était engagé dans l'urèthre où il était maintenu par les contractions énergiques de la vessie. Un débridement du canal a suffi pour en opérer l'extraction. Ce procédé m'a paru préférable à celui de l'écrasement qui eût été plus long et plus douloureux.

La malade a été promptement guérie.

La troisième femme, dont j'ai publié l'observation, présentait un de ces cas extraordinaires qu'on observe de loin en loin. La pierre, de nature phosphatique, s'était formée sur un amas de dents, d'osselets et de cheveux provenant d'un kyste pileux qui s'était ouvert dans la vessie. Tous ces corps et la pierre elle-même ont été extraits avec succès par les procédés de la lithotritie.

4 calculeux (hommes) n'étaient plus dans les conditions qu'exige l'application de la lithotritie. Deux ont été taillés :

l'un est guéri et l'autre conserve une fistule. Le troisième a refusé de se soumettre à la taille, qui offrait d'ailleurs peu de chances de succès. Il a succombé à une affection rénale. Le quatrième est en traitement.

Un autre malade avait en même temps une pierre moyenne et une hernie étranglée qu'il fallut opérer immédiatement ; cette opération causa la mort. Les dix autres malades opérés par la lithotritie ont été délivrés de la pierre, sans cependant que la guérison soit complète. Dans tous les cas, deux de ces opérés conservent des douleurs et du trouble dans les fonctions de la vessie, provenant des lésions organiques de ce viscère, et contre lesquelles la lithotritie n'a pas plus d'action que la taille.

Les faits nouveaux observés à l'hôpital Necker offrent une particularité remarquable.

Les calculeux forment deux grandes classes. Dans l'une, qui embrasse les deux tiers des cas, les organes conservent leurs dispositions naturelles. Ce n'est même que de loin en loin, et surtout à la suite des exercices du corps, que la pierre provoque quelques troubles fonctionnels qui cessent par le repos. Ici la pierre formant à elle seule toute la maladie, il suffit de la détruire ou de l'extraire par les procédés de la chirurgie, pour que le malade obtienne une guérison prompte et complète.

Dans l'autre classe, les pierres de phosphate calcaire ou ammoniaco-magnésien se forment et se développent sous l'influence d'un état morbide de l'appareil urinaire. Il n'est pas rare que cet état persiste après l'opération, qu'il prive le malade du bienfait complet du traitement, et même qu'il favorise le développement d'une nouvelle pierre. Ces cas sont en majorité dans le relevé qui précède.

En résumé, de 54 calculeux dont je viens de présenter le tableau, 37 ont été traités par la lithotritie. Dans deux cas, j'ai dû renoncer au traitement : l'un des malades a succombé, l'autre garde la pierre.

Deux des opérés n'ont pas obtenu une guérison complète, parce que la pierre ne formait pas à elle seule toute la maladie ; mais ils ont été très-soulagés. Les autres sont guéris.

Sept ont été soumis à la taille, qui en a sauvé quatre ; mais dans deux cas la guérison est incomplète.

Dix n'ont pas été opérés ; trois sont morts par les progrès de la maladie, et un à la suite dè l'opération dè la hernie ; un autre continue de vivre avec la pierre. Trois sont en traitement; et seront opérés l'un par la lithotritie et les deux autres par la taille. Dans deux cas l'opération a été ajournée.

Ces faits prouvent de nouveau le danger de conserver longtemps la pierre et l'utilité de la lithotritie lorsqu'on l'applique au début de la maladie.

II

COMPTE RENDU des OPÉRATIONS de LITHOTRITIE PENDANT L'ANNÉE 1861 (1).

Le 28 janvier dernier, je présentais à l'Académie les résultats de mes opérations de lithotritie pendant l'année 1860.

Ces faits pratiques, réunis à ceux dont j'avais déjà publié les détails, prouvent une fois de plus que cette manière de traiter les personnes attaquées de la pierre réussit parfaitement, lorsqu'on observe les véritables principes de l'art et qu'on se renferme dans les limites raisonnables de son application.

Ils paraissent aussi avoir exercé une heureuse influence sur l'esprit des praticiens, surtout en Angleterre. Plusieurs chirurgiens des plus renommés de ce pays, Crampton, sir B. Brodie et autres, ayant étudié l'art de broyer la pierre d'une manière sérieuse, furent bientôt en état de l'appliquer avec sûreté dans la pratique, et ils ont réussi comme tous ceux qui suivent les règles tracées pour cette opération.

Il s'en est trouvé beaucoup d'autres qui ont voulu aussi

(1) Communiqué à l'Académie des sciences, le 17 février 1862.

appliquer cet art nouveau, mais sans études préalables, et en se servant d'instruments imparfaits, de procédés défectueux (1); ils ont été trompés dans les espérances qu'ils avaient conçues, et ce résultat ne saurait surprendre. On comprend, en effet, qu'un opérateur, quelque habile qu'il soit d'ailleurs, qui n'a d'autre guide que des combinaisons théoriques et ce qu'il a observé en assistant à des opérations faites par d'autres chirurgiens, est très-exposé à se méprendre sur ce qu'il convient de faire. Ne suffit-il pas de rappeler que la principale manœuvre de la lithotritie s'effectuant dans un organe profondément situé, les difficultés qui en sont inséparables échappent à l'observateur le plus attentif?

Il n'est donc pas surprenant qu'en Angleterre aussi bien qu'ailleurs on n'ait pas obtenu de succès en procédant de cette manière, que les chirurgiens se soient découragés, et

(1) La rédaction de la *Gazette des hôpitaux*, en reproduisant ce compte rendu (numéro du mardi 25 février 1862), mit à cet endroit la note suivante :

« Cette observation de la part de M. Civiale est un véritable anachronisme, car, depuis longtemps déjà, l'art de la lithotritie a fait de tels progrès, qu'il est arrivé à être tout à fait usuel ; qu'à Paris on compte par douzaines des chirurgiens qui pratiquent la lithotritie avec le plus grand succès, et qu'il n'est pas en France de ville de quelque importance qui n'en compte plusieurs. »

En se faisant l'écho des opinions qui règnent dans la Faculté de Paris, la rédaction de cette feuille a propagé une erreur grave. Que la lithotritie ait fait de grands progrès depuis son origine, c'est ce que les adversaires mêmes de cette méthode n'osent plus contester. Mais qu'elle soit tout à fait usuelle et pratiquée avec le plus grand succès par un grand nombre de chirurgiens, tant à Paris que dans les départements, c'est une assertion gratuite, contre laquelle nous ne protesterions pas énergiquement, ainsi que nous l'avons fait et dans la *Gazette des hôpitaux* (2 février 1864) et dans notre opuscule sur la nécessité d'un service pour les calculeux, si l'expérience de tous les jours ne nous avait appris que la lithotritie est très-loin encore d'être exposée et appliquée comme il serait à désirer qu'elle le fût, dans l'enseignement officiel et dans la pratique générale.

qu'ils soient revenus aux procédés de la taille, auxquels la routine les avait habitués.

Deux publications faites à Londres, il y a peu de temps, me paraissent propres à appuyer ces remarques et surtout à faire ressortir la manière dont chacun procède à l'opération.

D'un côté, sir B. Brodie a communiqué à la Société médico-chirurgicale de Londres les détails de 115 opérations de lithotritie qu'il a pratiquées lui-même avec un grand succès.

D'autre part, un relevé des malades attaqués de la pierre et traités en Angleterre, dans l'espace d'un peu plus de trois ans, établit que sur 467 calculeux on n'en a opéré que 35 par la lithotritie, et qu'on en a sauvé 22 seulement.

Le tableau de mes opérations en 1860, mis en regard de ces faits, a fixé très-sérieusement l'attention des chirurgiens anglais, dont plusieurs sont venus récemment à Paris chercher des instructions et des instruments pour la lithotritie.

C'est surtout par les faits cliniques que sont résolues les questions qui nous occupent; je demande donc à l'Académie la permission de mettre sous ses yeux les résultats nouveaux que j'ai obtenus pendant l'année qui vient de finir.

Dans le cours de cette année, j'ai traité 66 malades qui étaient affectés de la pierre : 52 pour la première fois; chez les 14 autres le calcul s'était reproduit à la suite de traitements antérieurs.

49 sont de ma pratique particulière.

17, dont deux femmes, ont été traités à l'hôpital : c'est un de moins qu'en 1860; mais je n'ai pas compris dans cette liste deux hommes qu'on avait opérés par la lithotritie dans un autre hôpital et qui n'étaient pas guéris lorsqu'ils ont été admis dans mon service, où leur position a été améliorée.

61 de ces malades ont été opérés :

51 par la lithotritie ; l'opération a réussi dans 49 cas.

10 ont été taillés : 4 sont morts, 6 ont guéri.

5 n'ont pas été opérés parce que le calcul était trop gros et que les organes avaient trop souffert : 2 de ces malades sont morts et 3 continuent de vivre.

Ainsi, tous ceux qui sont affectés de la pierre ne se présentent point dans des conditions également favorables au traitement.

31 des plus heureusement placés, chez lesquels une petite pierre formait à elle seule toute la maladie, ont obtenu une guérison prompte et facile. Pour les calculeux de cette classe, la lithotritie a atteint une grande perfection. Au double point de vue du diagnostic et du traitement, elle peut être présentée aujourd'hui comme l'un des procédés les mieux réglés de la chirurgie ; on est certain du succès, si l'opération est faite en temps utile.

35 des nouveaux opérés n'ont pas eu cette prudence ; ayant gardé la pierre trop longtemps, il s'est formé dans les organes des états morbides que tous les praticiens connaissent, et qui agissent à des degrés divers sur l'exécution et le résultat de l'opération. Ces cas forment plusieurs catégories.

La première comprend ceux, en grand nombre, dans lesquels la perversion de la sensibilité et des désordres fonctionnels des organes urinaires forment la complication principale. La lithotritie est généralement possible alors, facile même, lorsque la pierre est petite ; mais les organes, déjà fatigués, épuisés, supportent difficilement la manœuvre, et le traitement exige des soins particuliers que j'ai fait connaître, et auxquels on doit rapporter finalement les résultats favorables qu'on obtient.

Dans la deuxième catégorie, on trouve une pierre dure et

volumineuse dans un organe dont la capacité normale, souvent réduite, est déformée par des tumeurs nées de son col ou de sa face interne.

La première et la principale difficulté porte sur le diagnostic. Il ne s'agit pas ici de constater la lésion morbide, il faut en déterminer l'étendue et le développement avec d'autant plus de précision que chez ces malades un degré de plus ou un degré de moins, tant pour le volume de la pierre que pour la gravité de la complication, fait que la nouvelle méthode est encore possible ou qu'elle doit être écartée. Si elle est possible, l'application en est difficile, douloureuse. Quelques opérés sont soulagés, mais non entièrement guéris; ils conservent des troubles fonctionnels provenant de la lésion organique, ce qu'on observe, du reste, dans toutes les méthodes de traitement.

Lorsque la pierre est très-volumineuse et les lésions très-développées, l'espace manque pour exécuter dans la vessie les mouvements que la lithotritie exige; la manœuvre devient très-incertaine, et l'opérateur n'a d'autre guide que ses sensations tactiles.

La nouvelle méthode ne doit être appliquée dans ces circonstances qu'avec une grande réserve; voilà pourquoi j'ai soumis à la cystotomie à peu près le quart des calculeux qui ont réclamé mes soins. C'est, en effet, aujourd'hui la part qui est faite à cette opération. Les trois quarts des malades peuvent être utilement opérés par la lithotritie.

14 des malades dont je viens de présenter le tableau avaient été attaqués de la pierre à des époques plus ou moins éloignées, et ils avaient été opérés soit par la taille, soit par la lithotritie.

En ce qui concerne la formation des nouveaux calculs et les applications de la lithotritie, ces faits offrent un grand intérèt. Je me propose de les réunir plus tard et d'en présenter le résumé à l'Académie.

10 malades ont été opérés par la taille, les uns par nécessité, tout autre moyen se trouvant contre-indiqué, et les autres par préférence (1).

On sait que les deux méthodes de traiter ceux qui souffrent de la pierre ont chacune leurs exigences propres. Ainsi, des calculeux chez lesquels la lithotritie est difficile ou impossible deviennent des cas de choix pour la taille, les enfants, par exemple.

5 de mes opérés par la cystotomie avaient en même temps de grosses pierres et des tumeurs dans la vessie. Ces dernières sont plus gênantes pour la manœuvre de la lithotritie que pour la taille ; le volume extraordinaire du calcul m'a obligé de recourir à l'ancienne méthode chez deux de ces malades. L'un, âgé de soixante-dix ans, avait une pierre si grosse qu'il eût été impossible de l'extraire si je n'avais pas réussi à la briser avec des tenettes.

Chez le dernier opéré, j'aurais observé des difficultés semblables, sans l'emploi d'un casse-pierre spécial que j'ai fait construire pour ces éventualités.

L'année dernière, j'eus à signaler un de ces événements rares dans lesquels des tumeurs, des kystes formés dans la cavité abdominale, contractent avec les parois de la vessie des adhérences telles qu'il s'établit une communication entre la cavité vésicale et ces kystes. De là des corps de nature très-diverse trouvés dans la vessie, formant le noyau de calculs urinaires. J'eus donc à extraire de la vessie d'une femme une masse de cheveux, des osselets et des dents. Les

(1) Deux malades de l'hôpital ont été taillés dans une maison voisine, à cause d'une épidémie d'érysipèle qui existait alors dans nos salles.

détails de ce fait intéressant ont été publiés dans le *Bulletin de l'Académie de médecine* pour l'année 1860, p. 731 (1).

J'ai observé cette année à l'hôpital un cas moins rare, mais qui offre aussi de l'intérêt, surtout au point de vue de la lithotritie.

Une jeune femme, qui avait été traitée à l'Hôtel-Dieu, fut reçue à l'hôpital Necker présentant quelques-uns des signes rationnels de la pierre ; celle-ci fut en effet constatée, et quelques jours après je commençai le traitement.

La première pierre saisie avec un lithoclaste spécial était peu volumineuse ; j'en fis immédiatement l'extraction ; il suffisait de la voir pour reconnaître que cette femme l'avait introduite par l'urèthre dans la cavité vésicale. Je ne tins pas compte de la supercherie, et j'ai retiré de la vessie de cette femme les cailloux que je mets sous les yeux de l'Académie.

L'extraction de plusieurs d'entre eux a été fort douloureuse, surtout parce qu'ils s'étaient mal placés entre les branches de l'instrument ; mais tous ont été saisis avec une facilité et une promptitude qui étonnaient les assistants. On ne pouvait pas trouver un fait qui mît plus en évidence les ressources de l'art nouveau pour saisir dans la vessie les petits corps étrangers.

(1) L'histoire de ces productions, de leur dévoloppement, des adhérences qu'elles contractent avec les organes voisins, est pleine d'anomalies dont on se rend difficilement compte. On ne comprend pas davantage la présence dans leurs cavités des corps étrangers qu'on y découvre, mais ces faits sont constatés par les autopsies.

Les dents irrégulières et en quelque sorte contournées que j'ai extraites ne ressemblent pas à celles qu'on aurait ramassées et introduites par l'urèthre. Il en est de même des cheveux qui semblent appartenir au fœtus, et des osselets tellement irréguliers aussi qu'on ne saurait dire à quelle série ils ont appartenu.

Les faits qui précèdent, réunis à ceux que j'ai recueillis en 1860, font un total de 120 calculeux : 115 hommes et 5 femmes.

88 ont été opérés par la lithotritie : 3 sont morts, 79 sont guéris, 6 conservent des troubles fonctionnels qui ne dépendent ni de la pierre ni de l'opération.

17 ont été opérés par la taille : 8 sont guéris, 2 conservent des fistules, 7 sont morts.

15 n'ont pas subi d'opération : 6 sont morts, 9 continuent de vivre.

III

COMPTE RENDU du TRAITEMENT des CALCULEUX PENDANT L'ANNÉE 1862 (1).

I. Malades opérés par la lithotritie. — II. Malades opérés par la cystotomie. — III. Combinaison de la taille et de la lithotritie. — IV. Malades chez lesquels le traitement a été ajourné ou jugé impossible.

Dans le courant de l'année qui vient de finir, j'ai traité 69 personnes attaquées de la pierre : 66 hommes, 2 femmes et 1 enfant ;

45 dans ma pratique particulière et 24 à l'hôpital.

61 avaient la pierre pour la première fois ; 8 avaient déjà subi des traitements pour cette affection.

58 de ces malades ont été opérés :

45 par la lithotritie, qui a réussi dans 44 cas ; il y a 8 guérisons incomplètes (2) ;

(1) Communiqué à l'Académie des sciences, le 19 janvier 1863.

(2) Cette portion considérable de guérisons incomplètes est accidentelle et provient des complications de l'affection calculeuse.

Il en est de même des résultats de la taille : ici, la mortalité est trois fois plus grande qu'elle n'est ordinairement. C'est à tort que des chirurgiens anglais ont prétendu tirer de ces faits une règle de proportion. J'aurai occasion de revenir sur ce sujet.

10 par la taille ordinaire, qui en a guéri 3 et soulagé 2 ; 5 sont morts.

3 ont été opérés par la combinaison de la taille et de la lithotritie ; 2 sont guéris ; il reste au troisième une incontinence d'urine.

11 n'ont pas subi d'opération.

I. **Malades opérés par la lithotritie.** — Les divisions précédemment établies au sujet des calculeux opérés sont applicables aux cas dont je viens de présenter le tableau.

Dans ceux de la première série, au nombre de 20, qui sont les plus heureusement placés, le diagnostic et la thérapeutique présentent toute la précision et la sûreté désirables ; pour les besoins de l'un et de l'autre, l'art est en possession de moyens éprouvés, les règles de la manœuvre sont nettement tracées. Le succès de l'opération est d'autant plus facile que la pierre est plus petite.

On obtient des succès analogues chez les calculeux d'une autre classe, dont la pierre est également facile à détruire, mais chez lesquels on observe des troubles fonctionnels avec inertie, catarrhe de la vessie, et dépérissement de la santé générale.

Ces calculeux, qu'on redoutait de traiter par la lithotritie, il y a quelques années, guérissent presque tous aujourd'hui, au moyen de précautions dont l'expérience a prouvé l'utilité.

Toute pierre qui séjourne dans le corps de l'homme grossit et produit des désordres toujours nuisibles au traitement : ce sont les cas graves et les cas compliqués, dans plusieurs desquels l'art de broyer la pierre est encore applicable ; mais ses applications offrent des difficultés qui proviennent, les unes du volume et du nombre des pierres, et les autres des lésions organiques de la vessie et de ses annexes.

Trois de ces malades avaient de grosses pierres ; le traitement a réussi, mais le calcul remplissait la vessie, et l'espace manquait pour la manœuvre ; celle-ci a été difficile et douloureuse.

Sept autres avaient des pierres multiples dont la destruction a exigé un long traitement ; cependant les opérés ont obtenu une guérison complète. Il n'en a pas été ainsi des malades chez lesquels se trouvaient réunies de grosses pierres et des lésions organiques ; les difficultés sont doubles alors et d'autant plus embarrassantes pour l'opérateur, que le volume et le nombre des calculs, la nature et le développement des productions morbides, le mode et l'étendue de la déformation qu'a subie la cavité dans laquelle il doit agir, lui sont presque entièrement inconnus avant de commencer l'opération.

En de telles circonstances, il serait préférable de recourir à la taille ; mais elle n'est pas toujours acceptée par les malades ; elle a d'ailleurs ses difficultés propres et ses dangers. La lithotritie offrant plus de chances de guérison, c'est un devoir pour le chirurgien de l'appliquer sans se dissimuler que presque toujours il est réduit à procéder sans règles et sans autre guide que ses sensations tactiles, à la recherche des calculs entiers ou fragmentés, au milieu des tumeurs et des touffes fongueuses qui remplissent la vessie. D'après cela, on se rend facilement compte des difficultés de la manœuvre et de l'incertitude du résultat.

Dans ces cas exceptionnels, la lithotritie est une ressource plutôt qu'une méthode rationnelle. Alors même qu'on réussit à détruire la pierre, il n'est pas rare d'observer, après le traitement, des troubles fonctionnels, des incommodités, de véritables douleurs, que je désigne sous le nom de guérisons incomplètes, et qui ne doivent être confondues, ni avec les accidents produits par les éclats de pierre restés dans la vessie, ni avec certains désordres que les manœuvres opératoires, celles de la taille spécialement, peuvent occasionner.

Ces effets d'ailleurs ne sauraient surprendre, puisque la guérison des calculeux traités par les procédés chirurgicaux ne peut être complète en général que dans la série des cas simples où la pierre forme toute la maladie, et occasionne à elle seule tous les désordres.

Dans les cas graves et compliqués, la pierre ne forme, au contraire, qu'une partie de l'état morbide, et ce n'est pas la plus importante. Or, comme l'opération ne détruit que la pierre, les opérés conservent forcément la part de désordres dont je viens d'indiquer la source.

Deux de mes opérés, l'un par la taille, l'autre par la lithotritie, ont conservé des besoins trop fréquents d'uriner, parce que la vessie n'a pas recouvré sa capacité normale que la pierre lui avait fait perdre.

Trois autres, traités par la lithotritie pour des calculs moyens et friables, n'ont plus de pierre, mais l'inertie et le catharre de la vessie, qui avaient précédé la formation du corps étranger, n'ont pas entièrement cessé.

Trois malades opérés, un par la taille et deux par la lithotritie, qui avaient en même temps la pierre et des tumeurs dans la vessie, sont délivrés de la première; mais les tumeurs subsistent et produisent, suivant leur situation, leur nature et leur volume, de l'agacement, des difficultés d'uriner et même des douleurs presque continues.

Ces désordres à la suite des traitements par l'une ou par l'autre méthode sont regrettables assurément; mais ce n'est ni à l'art ni au chirurgien qu'on peut reprocher, ainsi que l'ont fait quelques malades, de n'avoir pas obtenu le bienfait complet de l'opération. La faute en est au médecin et surtout au malade lui-même qui n'a pas eu la prudence de se faire opérer en temps opportun, et avant que la pierre ait grossi et produit dans les organes ces mêmes désordres qui rendent la guérison incomplète.

On a dit que les calculeux peuvent ignorer la cause de leurs premières souffrances : cela est vrai, mais c'est rare ; d'ailleurs, si la méprise est possible à celui qui souffre, le médecin peut facilement l'éviter : c'est même pour lui un devoir de recourir aux moyens d'exploration dont l'art dispose aujourd'hui, afin d'être à l'abri de tout reproche.

Aussi longtemps que la taille fut la seule ressource des personnes attaquées de la pierre, les praticiens les plus éclairés ne conseillaient cette opération aux adultes, et surtout aux vieillards, que lorsque la vie était menacée et que les douleurs rendaient l'existence insupportable; c'était pour eux le moment d'affronter les dangers de la cystotomie.

Cette règle n'est pas celle qu'on doit suivre à l'égard de la lithotritie; il est même formellement prescrit de recourir à cette méthode au début de la maladie, avant qu'il existe des lésions organiques, pendant que le calculeux se trouve encore dans la catégorie des cas simples que je viens d'indiquer, et dans laquelle l'opération est toujours facile, sans violence sur les organes. Dans ces cas, lorsque la pierre est détruite, toute souffrance cesse, la santé renaît et se soutient.

En procédant à l'égard de la lithotritie comme on le fait pour la taille, d'après l'ancienne règle, le médecin manque de prudence. Sans doute il épargne au malade l'effroi d'un mal qu'il redoute; il ne porte pas l'alarme dans sa famille ; mais il laisse prendre à la maladie un développement tel, qu'un moment arrive où l'art peut soulager, mais ne guérit point.

Je citerai un exemple remarquable observé depuis peu de temps. Un homme éprouve en voyage des douleurs qui se rattachent à la pierre et qui l'obligent de s'arrêter ; bientôt elles cessent, comme à l'ordinaire, par le repos et quelques moyens sédatifs.

De nouveaux accidents se produisent ensuite à des intervalles plus ou moins éloignés ; ils sont combattus de la même manière et avec le même succès.

Enfin, l'état du malade s'aggrave, sa vie paraît menacée, on réunit en consultation les praticiens les plus célèbres d'une grande cité ; ils constatent la nature du mal, et ils conseillent l'opération de la lithotritie.

Mais le moment opportun est passé : attaquer une masse pierreuse dans une vessie saignante, catarrhale, ratatinée et déformée par des lésions organiques, est toujours une entreprise pleine de difficultés et de périls. On a réussi cependant à morceler la pierre et à extraire ses débris ; mais les lésions organiques de la vessie subsistent, et avec elles les désordres fonctionnels qui s'y rattachent.

Ce traitement long et douloureux, qui laisse l'opéré dans un état de malaise et d'inquiétude, eût été, au début de la maladie, facile et de peu de durée ; le malade aurait recouvré immédiatement le libre exercice de ses fonctions, et il serait épargné deux ans de souffrances (1).

Une question importante, qu'on néglige cependant, est celle de la récidive de l'affection calculeuse.

Huit des malades du tableau qui précède avaient été traités pour la pierre à des époques plus ou moins éloignées de celle du dernier traitement. Celui-ci a réussi dans tous les cas ; après l'extraction des derniers débris du corps étranger, la

(1) Si, dans les premières positions de la société un malade peut être exposé à ce qu'on méconnaisse ou qu'on lui cache son mal jusqu'à ce que les désordres compromettent son existence, à quoi ne sont pas exposés les calculeux moins favorablement placés ? Il y a un chapitre à faire sur les devoirs que la lithotritie impose aux médecins lorsqu'il s'agit de déterminer la cause des souffrances vésicales.

guérison a été complète, et elle se soutient; mais il est probable qu'il se formera de nouveaux calculs, dans un espace de temps qu'on peut déterminer approximativement.

Au point de vue de la récidive, les calculeux forment deux grandes classes :

1° Dans la première se trouvent les pierres d'acide urique et ses composés d'oxalate calcaire et de cystine.

Si la pierre s'est développée lentement et sans produire de fortes douleurs, si, d'autre part, le malade a obtenu par l'opération une guérison prompte et complète, on est à peu près assuré que la guérison se soutiendra.

Lorsqu'au contraire les dépôts urinaires sont abondants et persistent sous forme de matière amorphe, de cristaux ou de graviers rendus avec l'urine, on ne peut guère espérer que l'extraction de la pierre, par l'une ou l'autre méthode, les fera cesser immédiatement, et qu'un organe qui aura produit, pendant des années, des masses de dépôts uriques en excès dans l'urine ne continuera pas à fonctionner de la même manière après l'opération. Aussi n'est-il pas rare que les malades soient opérés plusieurs fois, même à de courts intervalles : et le nombre en serait plus grand encore si les opérés ne finissaient par succomber.

La reproduction des calculs d'oxalate calcaire est rare, et je n'en ai pas observé pour ceux de cystine.

2° Ce sont les concrétions de phosphaste calcaire et ammoniaco-magnésien qui se reproduisent le plus fréquemment, et avec d'autant plus de promptitude qu'il existe des productions morbides dans l'appareil urinaire.

Après une opération de taille ou de lithotritie et sous l'influence d'un catarrhe vésical qui subsiste, on voit apparaître des masses de dépôts terreux dans l'urine; mais, le plus souvent, cette matière amorphe s'agglomère dans la vessie et forme en peu de jours des pierres poreuses, grises, sans consistance, qu'on détruit avec facilité, mais qui se reproduisent avec la même promptitude. Ces cas sont très-nombreux et présentent un grand intérêt au double point de vue de la pratique de l'art et de la formation des calculs vésicaux.

Du reste, ces reproductions ne sauraient surprendre, puisque le traitement chirurgical employé dans ces cas n'a d'action directe que sur la pierre, et que les organes qui la retiennent sont, après l'opération, ce qu'ils étaient avant.

II. **Malades opérés par la cystotomie.** — L'un de ces malades, âgé de trois ans et demi, avait une pierre d'acide urique à structure lamellée, très-compacte, de 3 centimètres de long, de 2 centimètres et demi de large et de 2 centimètres d'épaisseur. La vessie se contractait avec tant de force, que chaque émission d'urine était accompagnée de chute du rectum et de douleurs tellement vives, que l'existence de l'enfant devenait insupportable.

Cette pierre ne devait pas être attaquée par les procédés de la lithotritie : je dirai à l'Académie les motifs qui m'ont déterminé à ne pas céder au vœu des parents, qui désiraient que leur fils fût opéré par la nouvelle méthode.

L'art de broyer la pierre n'est pas appliqué aux enfants d'une manière aussi générale qu'aux autres époques de la vie. J'ai fait connaître ailleurs les causes de cette différence. (*Traité de la lithotritie.*) Je noterai les trois principales :

1° Avec le petit instrument dont il faut se servir chez les enfants, on ne peut morceler qu'une très-petite quantité de pierre à chaque séance, ce qui prolonge la durée du traitement ;

2° Lorsque la vessie est inerte, les fragments calculeux ne sont pas expulsés, il faut les extraire par les procédés de l'art ; le petit diamètre du canal rend cette manœuvre longue et difficile ;

3° L'urèthre de l'homme n'est pas également large et dilatable dans toute sa longueur. Chez les enfants en particulier, le col de la vessie et la partie profonde de l'urèthre peuvent se dilater considérablement et admettre des calculs entiers ou fragmentés qui seront arrêtés dans le canal, ce qui constitue un accident grave par ses effets immédiats et surtout parce qu'il devient la source des plus grands désordres.

Il est prescrit de n'appliquer la lithotritie aux enfants très-jeunes, c'est-à-dire de deux à sept ans, que lorsque la pierre peut être réduite en une ou deux séances. A ces conditions, la méthode réussit parfaitement, tandis que chercher à détruire une grosse pierre dans ces circonstances, c'est s'exposer aux plus graves mécomptes. La question capitale est de savoir où il faut s'arrêter dans l'application de la nouvelle méthode. Cette question a paru embarrasser quelques chirurgiens ; cependant elle peut être résolue avec autant de facilité que de certitude, il suffit de suivre les préceptes de l'art.

Lorsqu'un enfant qu'on croit calculeux se présente, le chirurgien reconnait la pierre. Afin d'en déterminer le volume et la configuration, il remplace la sonde par un lithoclaste avec lequel il s'assure en même temps que la vessie n'en contient pas d'autres.

Si le calcul est petit, il l'écrase sans désemparer, puis il saisit les éclats et les brise jusqu'à ce qu'ils soient réduits en poudre. Le lendemain, avec le même instrument, il s'assure que la vessie est entièrement débarrassée ; et ce qui ne devait être qu'un complément d'exploration préalable devient une opération définitive. Le malade est guéri. Je rappellerai, à ce sujet, un cas remarquable.

Chez un petit malade la cystotomie m'avait paru indiquée ; les médecins consultants et la famille paraissaient la désirer. Tout était préparé pour l'opération. En introduisant le ca-

théter, je trouvai la pierre au col de la vessie. Je quittai le
cathéter pour pendre un petit lithoclaste ; la pierre, repoussée dans la cavité vésicale, fut saisie et brisée instantanément. La guérison fut immédiate. On connaît divers cas
semblables.

La pierre saisie par le lithoclaste est-elle assez volumineuse pour exiger un long traitement et un grand nombre
d'opérations? Au lieu de l'attaquer et de chercher à la morceler, on la lâche, on retire l'instrument et l'on procède à la
taille immédiatement, ce qui est préférable, ou le jour suivant, mais sans différer davantage.

Six des malades taillés avaient de grosses pierres dont
l'extraction aurait présenté de grandes difficultés, sans un
appareil particulier dont j'ai indiqué l'emploi à l'Académie
dans mon dernier compte rendu, et qui m'a été très-utile
dans ces circonstances.

III. **Combinaison de la taille et de la lithotritie.**
— Trois malades ont été opérés par un procédé qui consiste
à ouvrir la partie membraneuse de l'urèthre par une incision
périnéale, et à porter par cette voie et le col vésical non divisé les instruments propres à pulvériser les pierres vésicales
et à en faire l'extraction en une séance.

Le principal élément de succès de cette méthode est dans
la dilatabilité du col de la vessie et de la partie profonde de
l'urèthre, dilatabilité très-commune chez les jeunes malades.
Cette disposition, nuisible à la lithotritie en ce qu'elle favorise l'arrêt des fragments dans le canal, facilite l'extraction
de la pierre dans la cystotomie. Elle fait la base de la combinaison que je viens d'indiquer et qui n'est pas nouvelle.
En 1828, j'en débattais les avantages contre Dupuytren, qui
la repoussait. (Voir ma *Quatrième Lettre* et mon *Traité de la
lithotritie*, p. 456 et suiv.)

Depuis cette époque, je l'ai souvent employée chez les enfants calculeux et dans les cas de contractilité exagérée de la vessie, et j'ai obtenu de beaux résultats (1).

IV. **Malades chez lesquels le traitement a été ajourné ou jugé impossible.** — Ces cas, au nombre de onze, forment plusieurs catégories (2) :

Deux hommes, épuisés par l'àge et les souffrances, étaient arrivés au plus haut degré de dépérissement. L'art ne pouvait intervenir que par l'emploi de quelques moyens propres à rendre plus supportables les derniers moments de la vie.

Un autre, déjà indiqué dans les précédents comptes rendus, continue de vivre avec une grosse pierre et des lésions organiques dans la vessie. La lithotritie est impossible. Je détourne ce malade, dont l'existence est très-supportable, de recourir à la taille; la réussite diminuerait peu ses souffrances, et l'opération pourrait causer la mort.

Un quatrième porte depuis longues années une grosse pierre qui cause aussi peu de douleur. Les fonctions en général sont à peine troublées, grâce aux précautions qui sont prescrites et rigoureusement observées.

Il n'est pas absolument rare de voir des calculeux dont les organes s'habituent, pour ainsi dire, au contact de la pierre, surtout lorsqu'elle se développe très-lentement. Souvent alors il n'y a ni catarrhe vésical, ni trouble dans la miction. Il ne

(1) En réunissant ces faits cliniques, les chirurgiens reconnaîtront peut-être l'utilité de porter leurs regards en arrière et de s'assurer si le procédé de taille des anciens, connu sous le nom de *petit appareil*, avec les nouvelles ressources de l'art pour morceler les grosses pierres, ne réussirait pas plus sûrement que la méthode actuellement en usage.

(2) Dans le compte rendu de 1863-1864, j'ai indiqué d'une manière très-sommaire les motifs qui me déterminent à différer l'opération et à y renoncer au besoin.

faut pas perdre ces malades de vue, une opération peut devenir nécessaire au moment où l'on s'y attend le moins ; mais il serait au moins imprudent de troubler par anticipation le calme dont ils jouissent.

J'ai ajourné le traitement pour la pierre chez deux malades attaqués en même temps, l'un d'une lésion grave des téguments, l'autre de désordres dans les fonctions rénales.

Dans cinq cas, ce sont les malades eux-mêmes qui ont voulu différer l'opération en disant qu'ils ne souffraient pas assez pour s'y soumettre.

Deux d'entre eux cherchent même à se persuader qu'ils n'ont pas la pierre, et ils attribuent à des causes sans portée les dérangements qu'ils éprouvent. Jamais la peur ne fut une conseillère plus perfide.

A l'égard de la lithotritie, on ne saurait trop se hâter de recourir à l'opération.

Tout retard aggrave la position du malade, augmente les difficultés et les douleurs de la manœuvre, diminue les chances de succès et prolonge la vie de souffrances à laquelle les calculeux se condamnent en gardant leur pierre.

IV

COMPTE RENDU du TRAITEMENT des CALCULEUX PENDANT L'ANNÉE 1863

I. — Le nombre des calculeux que j'ai traités en 1862 est de 51, dont 32 dans ma pratique particulière, et 19 à l'hôpital Necker. Sur 43 malades opérés par la lithotritie, il y a eu trois morts et 40 guérisons. Une seule opération de taille, dont le résultat a été funeste. Dans 4 cas le traitement a été ajourné. Les désordres étaient si graves et si intenses chez 3 malades, que l'extraction de la pierre a été jugée inutile. Le traitement a été ajourné pour quatre malades, qui ont tous de grosses pierres et qui ne peuvent être traités que par la taille. Chez les hommes âgés, il faut, d'après un principe posé par de grands chirurgiens, différer l'opération tant que la vie est supportable, et chercher quelques soulagements aux souffrances. Parmi les malades opérés par la lithotritie, 16 se trouvaient dans les conditions les plus favorables, une pierre petite ou moyenne formant à elle seule toute la maladie, sans altération des organes ni de la santé générale. Chez les malades de cette classe, l'art de broyer la pierre par des moyens éprouvés et d'après des règles précises est d'une application facile et sûre. Je dirais volontiers avec S. Benjamin Brodie, qu'il suffit d'enregistrer les faits de cette espèce, en se bornant à noter les particularités.

Les autres malades, au nombre de 27, traités d'après la même méthode, appartenaient à la catégorie des cas compliqués. Dans ces cas, la pierre ne constitue qu'un élément de la maladie, et rarement le plus considérable.

Quatre malades avaient été opérés une première fois par la lithotritie. La pierre s'était reproduite chez le premier trois mois, chez le second cinq mois, chez le troisième trois ans, et chez le quatrième cinq ans après l'opération.

Un enfant de quatre ans portait une grosse pierre qui me semblait exiger la taille. J'ai essayé de la lithotritie pour donner satisfaction aux parents; et la manœuvre ayant été bien supportée, j'ai continué le traitement suivant la même méthode, jusqu'à complète guérison.

C'est sur ces cas diversement compliqués, que le chirurgien doit fixer son attention; ici les conditions générales de santé et l'état des organes de l'appareil urinaire présentent le plus souvent des obstacles à l'application régulière de la méthode. La connaissance des particularités qu'ils peuvent offrir est indispensable pour la direction du traitement. La complication peut tenir à l'état général de l'organisme, à la constitution même du sujet, ou être limitée aux organes de l'appareil urinaire. De là deux catégories. Il faut encore établir une autre distinction, suivant que l'état morbide qui donne la complication, a précédé ou suivi la formation du calcul. C'est ici le lieu de faire quelques remarques pratiques.

Il n'est pas rare de voir des individus plus ou moins épuisés par la souffrance, et dans la vessie desquels s'amassent des dépôts terreux amorphes, et se forment des concrétions calcaires ou ammoniaco-magnésiennes, qui grossissent rapidement et aggravent la position du malade, au point de rendre la vie intolérable. La lithotritie doit intervenir sans délai dans ces circonstances ; elle constitue même la principale ressource de l'art.

A ne considérer que la pierre, l'opération ne présente pas dans ces cas de difficulté sérieuse, à moins qu'il ne s'agisse d'une de ces énormes concrétions qui remplissent la vessie. Mais le plus souvent on a affaire à des concrétions poreuses, légères, d'une faible consistance et par conséquent peu résistantes, faciles à détruire à cause de leur petit volume. En général la manœuvre opératoire est peu douloureuse. Malheureusement, il faut compter avec la vessie, dont la surface est souvent tellement agacée, irritée et irritable, que la vitalité de l'organe se trouve profondément modifiée. Dans ce cas, la plus petite secousse pendant l'exploration, la moindre distension du col, en retirant le lithoclaste, une séance un peu longue, suffisent pour produire une forte perturbation. On voit des malades dont l'appareil urinaire est sous l'influence d'un état pathologique de longue date, succomber à la suite de ces légers accidents. Il n'y a pas longtemps qu'a succombé un malade qui présentait ces fâcheuses conditions, que j'avais visité, et qu'on avait cru pouvoir opérer par la lithotritie, sans prendre aucune des mesures et des précautions qu'exigeait son état. Encore un fois, il ne faut opérer les calculeux de cette catégorie qu'après un long traitement préparatoire, et en prenant ces précautions prescrites qui m'ont parfaitement aidé à guérir dans mon service de l'hôpital Necker un homme et une femme dont l'appareil urinaire offrait les conditions les moins favorables. Ces deux malades ont recouvré la santé sans avoir éprouvé aucun accident.

Dans une autre série de cas, l'atonie et le catarrhe de la

vessie augmentent par l'action de la pierre, et la santé se détériore. Au point de vue des lésions organiques, ces cas sont moins graves que les précédents. En revanche, la pierre est plus consistante ; souvent il y en a plusieurs, et elles sont recouvertes d'une couche grise. Quatre des malades qui figurent dans ce relevé se trouvaient dans ces conditions, et ils ont été traités avec succès.

Il n'est pas rare d'observer chez les calculeux dont la vessie est plus ou moins inerte, un état habituel de rigidité et de contractilité exagérée du col vésical. Dans ces cas, la sortie de l'urine, l'introduction des intruments et l'expulsion des débris deviennent difficiles, et l'opération peut être suivie d'un état de malaise et d'angoisse qui persistent et prolongent la durée du traitement.

Ces phénomènes consécutifs à l'opération peuvent se produire d'abord sans que le col vésical soit le siége d'une production morbide. L'organisation de cette partie est des plus compliquées. En cet endroit concourent la prostate, les tissus propres du sphincter vésical, la terminaison des canaux déférents et des conduits prostatiques, la crète uréthrale, l'orifice interne de l'urèthre. Cette région est en quelque sorte le centre commun de plusieurs fonctions importantes. Ses connexions intimes avec les organes les plus délicats rendent parfaitement compte et des phénomènes de réaction et des troubles fonctionnels qu'on observe à la suite des manœuvres opératoires. Les mêmes circonstances qui expliquent ces désordres, expliquent aussi les précautions infinies qu'il faut prendre toutes les fois qu'un instrument doit être mis en contact avec le col vésical.

Il y a trente ans que j'ai institué pour les malades de cette classe un traitement qui se résume ainsi : prolonger la préparation préalable, éviter pendant la manœuvre, et surtout en retirant l'instrument, toute distension du col ; surveiller très-attentivement la miction, et aider au besoin la vessie à se débarrasser de l'urine. Avec ces précautions on réussit ordinairement à prévenir les désordres. J'ai opéré en 1863, dans ma pratique particulière, quatre malades de cette classe qui sont tous guéris. Dans un cas seulement, la convalescence a été plus longue que de coutume, faute de n'avoir pas vidé la vessie en temps utile ; il est même survenu des désordres consécutifs dont les détails me sont inconnus. Le malade était en d'autres mains avant l'opération, il a reçu d'autres soins que les miens après l'opération. Je ne l'ai vu que pour l'opérer. Les calculeux de cette catégorie peuvent être rapprochés de ceux dont la sensibilité exagérée du col vésical a été produite par des causes autres que la pierre. Dans ces cas, les effets de cette surexcitation du col de la vessie peuvent mettre obstacle à l'opération.

Trois des malades opérés dans mon service, et deux autres malades dans ma pratique particulière, avaient été soumis à quelques essais de lithotritie, avant de recevoir mes soins. Le traitement, dans trois de ces cas, a présenté des difficultés extraordinaires ; non que la manœuvre fût plus difficile, mais uniquement par suite de l'état général et des conditions particulières des organes urinaires, qui étaient d'une irritabilité excessive. Le moindre contact provoquait des phénomènes de réaction. Dans deux cas même il a fallu renoncer à l'opération, et les malades ont succombé. Pour le premier, l'autopsie a montré un abcès périnéal et un calcul engagé dans l'uretère correspondant au côté où siégeait l'abcès. L'autre a présenté des kystes nombreux, disséminés dans les reins et à leur surface, un abcès de foie, gros comme le poing, un autre abcès dans le poumon, et un troisième dans le lobe moyen de la prostate. Dans le troisième cas, l'autopsie n'a pu être faite.

Indépendamment des états morbides que je viens d'indiquer, quelques calculeux présentent au col ou à la surface de la vessie des productions morbides qui changent les rapports, la disposition et la forme de ce viscère. Ces conditions sont les plus fâcheuses, d'autant que l'opérateur qui n'a point connaissance de ces altérations avant d'opérer n'est guidé que par ses sensations tactiles; de sorte que c'est à tâtons et un peu au hasard qu'il cherche à saisir le cacul dans les anfractuosités de l'organe.

Sans doute on sait quel est le siége ordinaire de ces productions pathologiques, et on parvient souvent à déplacer le calcul, de façon à ne manœuvrer que sur la portion saine de la vessie, c'est-à-dire la face postérieure. Il n'est pas moins certain que dans les cas compliqués de tumeurs vésicales, la lithotritie est une des opérations les plus difficiles de la chirurgie, et à coup sûr une de celles qui demandent à être étudiées avec le plus grand soin.

Parmi les calculeux que j'ai opérés en 1863, six étaient dans ces conditions peu favorables, deux dans mon service et quatre dans ma pratique particulière. Deux de ces derniers étaient âgés, l'un de 68, l'autre de 82 ans.

Les deux premiers malades ont très-bien supporté l'opération; le résultat a été aussi satisfaisant que possible. J'entrerai dans quelques détails au sujet du troisième, qui présente un intérêt tout particulier.

Ce malade fut opéré, il y a huit ans, par un chirurgien de Paris. Depuis cette opération, la pierre s'est reproduite tous les ans, jusqu'à deux et trois fois. Chaque fois qu'elle s'est reproduite, les douleurs ont été tellement vives qu'il a fallu opérer sans retard. Je vois ce malade depuis cinq ans. Il a subi onze traitements, tous très-difficiles et douloureux, uniquement parce qu'il existe au col de la vessie une tumeur qui en a changé la forme et la direction, de telle sorte que le passage des instruments n'est pas moins pénible et douloureux que la recherche des débris. Ce qu'il y a de plus fâcheux dans cette complication très-grave, c'est que la vessie n'expulsant ni l'urine ni les fragments du calcul, le malade est obligé de recourir à la sonde, et que, pour extraire les débris par les procédés de l'art, il faut multiplier à l'infini les manœuvres.

Rien de fâcheux néanmoins n'a été observé à la suite de ces traitements réitérés, non pas même un accès de fièvre. Après l'extraction des derniers débris du calcul, le malade rentre dans son état normal, et la santé se maintient pendant quatre ou cinq mois. Cet espace écoulé, les douleurs reparaissent et augmentent si vite, que le malade est obligé de revenir en toute hâte à Paris pour un nouveau traitement. Ainsi vit ce malade, et dans ces alternatives de bien-être et de souffrance, après tant de manœuvres opératoires, ses forces et son activité n'ont rien perdu.

A côté de ces faits très-curieux, il faut en citer deux autres, qui ne sont pas moins remarquables.

J'ai opéré dans mon service de l'hôpital Necker trois calculeux qui avaient simultanément la pierre et des tumeurs dans la vessie. Ces tumeurs étaient molles, dépressibles, à large base, mais douloureuses au toucher. Derrière ces tumeurs, situées près du col, se trouvaient des agglomérations de dépôts phosphatiques, très-difficiles à saisir, mais faciles à briser. J'ai réussi à les extraire en trois séances dans un cas et en huit dans l'autre. Chaque séance a duré tout au plus trois minutes ; les manœuvres n'ont occasionné aucun désordre, et les malades sont guéris.

Deux de ces malades étaient atteints de catarrhes de vessie purulents. Le dépôt terreux semblait adhérer à la tumeur,

par une sorte d'incrustation. Ce cas n'est pas rare. La manœuvre a exigé dans ces deux cas de grandes précautions.
La vessie d'ailleurs n'a pas souffert, et l'amélioration de la
santé a commencé avec le traitement ; après l'extraction des
débris, on a eu soin de continuer longtemps les injections,
suivant qu'il est prescrit de le faire à la fin du traitement,
dans les cas de catarrhe.

Ici une explication doit trouver place.

Un homme, qui a simultanément une pierre et des tumeurs
dans la vessie, est atteint de deux maladies distinctes, bien
que dépendant le plus souvent l'une de l'autre. Que l'opération se fasse par la taille ou par la lithotritie, on n'agit
jamais que sur la pierre. Celle-ci est broyée ou extraite ;
mais la tumeur reste dans la vessie, et après l'opération,
les désordres ou les troubles occasionnés par sa présence persistent.

Voici du reste ce qu'on observe le plus souvent. Ce sont les
tumeurs qui se forment d'abord ; elles se développent et peuvent acquérir un volume considérable, sans produire de graves désordres. Quelquefois on observe seulement de légers
troubles dans la miction et quelques indices de catarrhe.
Mais qu'une pierre se forme dans ces circonstances, tout aussitôt les douleurs se manifestent, persistent, quoi qu'on fasse,
et deviennent tellement intenses, surtout lorsque la vessie se
contracte avec force, que le chirurgien doit intervenir sans
délai. Si la vessie ne se contracte que faiblement, les douleurs sont vagues, peu accusées, et se traduisent parfois par
un sentiment de malaise et d'angoisse. Les souffrances locales sont petites ; mais les fonctions se troublent, la constitution se détériore, la santé générale s'altère et le malade dé-
périt. Ici encore le chirurgien doit intervenir ; mais il arrive
souvent trop tard. Dans les deux séries de cas, les douleurs

cessent après l'extraction ou le broiement de la pierre, et le traitement terminé, le malade se trouve comme il était avant la formation du calcul. Si le calcul se reproduit, il faut recommencer le même traitement, hormis les cas où la tumeur vésicale est accessible aux ressources de l'art ; c'est là tout ce que peut faire la médecine opératoire. À ce sujet, l'Académie me permettra d'entrer dans quelques développements. Il s'agit des plus grandes misères dont l'homme puisse être affligé.

En 1829, je présentai à l'Académie le résultat de mes premières recherches sur les tumeurs de la vessie, recherches que je poursuivais depuis longtemps, tout en étudiant les applications de la lithotritie, et en vue de rendre ces applications plus sûres. Il s'agissait en effet d'amasser des observations pour éclairer les questions très-graves concernant les lésions pathologiques de la vessie, et de prescrire des règles et des limites à la nouvelle méthode. C'est ici qu'il importe de noter le caractère et les tendances des recherches dont la lithotritie a été le point de départ. Lorsqu'on ne pratiquait que la taille, l'anatomie se préoccupait avant tout de déterminer précisément la conformation, la structure et les rapports de la vessie et de ses annexes. Les recherches étaient purement anatomiques, car le chirurgien s'appliquait à étudier surtout la situation et les rapports des organes soit pour arriver à l'application de nouveaux procédés, soit pour éviter les difficultés et les accidents, notamment les hémorragies. La lithotritie ne devait pas négliger les études anatomiques ; mais elle leur donna une autre direction, en se préoccupant avant tout de l'état physiologique et pathologique, de la dimension et de la capacité des organes, de leurs dispositions intérieures, de leur souplesse, de leur extensibilité, en peu de mots, de leur manière d'être et de leur vitalité dans tous les modes et toutes les manifestations possibles. Ces notions essentiellement organiques intéressent particulièrement le chirurgien qui opère les calculs par la lithotritie.

Par une conséquence inévitable, ces études, uniquement entreprises d'abord en vue des applications de la nouvelle méthode, devaient conduire à l'étude des tumeurs de la vessie.

La connaissance de ces tumeurs s'acquiert par trois moyens : l'observation des symptômes, l'exploration directe, l'ouverture des cadavres. Le premier est sans valeur; le dernier n'a qu'une utilité restreinte, l'observation des organes après la mort ne pouvant servir que pour les cas ultérieurs. Restent les explorations directes. Celles qu'on pratique par les procédés ordinaires, tel que le cathétérisme, ne fournissent que des notions insuffisantes ou illusoires. C'est avec les instruments et par les procédés inventés pour la lithotritie, qu'on est parvenu, toutes les fois du moins que la vessie offre un espace suffisant pour les manœuvres, à constater l'existence des tumeurs vésicales, à apprécier leurs dispositions et leurs rapports avec les organes urinaires, à suivre leurs progrès, à déterminer et circonscrire leurs limites.

Ces explorations directes satisfont à toutes les nécessités de la pratique, et c'est au moyen de ces explorations que j'ai pu pratiquer ces opérations compliquées dont je viens de citer quelques exemples. Les détails des procédés que j'emploie dans ces cas difficiles seraient ici déplacés. Je me bornerai seulement à signaler deux conditions essentielles au succès des nouvelles explorations et des opérations qui nous occupent.

1° Le succès est douteux, toutes les fois qu'une tumeur volumineuse ou une grosse pierre remplit la capacité de la vessie, l'espace manque pour la manœuvre. Dans ce cas, si la contractilité exagérée de l'organe expulse le liquide de l'injection, qui devait maintenir les parois écartées, toute tentative est imprudente. Il faut renoncer au traitement chirurgical des malades qui présentent ces conditions. Deux de nos calculeux se trouvaient dans cette catégorie, et ils n'ont pas été opérés. Quand les douleurs persistent avec intensité, le devoir du chirurgien est de donner satisfaction au malade en recourant à la taille. Mais il faut prévoir les plus grandes difficultés; l'opération pourra n'être pas achevée en un seul temps, ou entraîner des accidents fâcheux, comme il est arrivé pour le malade dont j'ai indiqué la mort en commençant ce compte rendu.

2° En général, dans les cas dont je m'occupe, la tumeur interne est petite ; elle gêne et n'empêche pas les mouvements du lithoclaste ; de même pour la pierre : peu volumineuse et friable, elle est facilement détruite. C'est dans ces cas seulement qu'il faut opérer. La vessie offre un espace suffisant, et les parois en sont écartées par l'injection, de telle sorte que l'instrument se meut au milieu d'une masse liquide et ne touche que le col vésical et la production morbide.

Tous les chirurgiens qui connaissent l'art de broyer la pierre et la manœuvre des instruments lithotriteurs comprendront qu'on puisse, dans ces circonstances, exécuter les explorations nécessaires, sans produire de désordres. On ne crut pas d'abord à la possibilité de ce traitement ; mais il faut se rendre à la réalité ; ce traitement n'est pas difficile, et il sera tôt ou tard généralement admis dans la pratique.

II. — Les calculeux présentent des complications moins graves et dont l'influence est moindre, par conséquent, sur les applications de la lithotritie. Telles sont, entre autres, les coarctations ou rétrécissements de l'urèthre, qu'il faut détruire avant d'attaquer la pierre. La coarctation a pour effet de rendre difficile et même impossible l'introduction des instruments lithotriteurs, d'empêcher l'expulsion des débris après le broiement, et d'occasionner l'accumulation de ces débris dans le canal; ce qui constitue l'accident le plus grave.

On sait que les rétrécissements uréthraux sont très-communs, et qu'à un certain degré, ils peuvent devenir très-graves. Bien des moyens ont été mis en œuvre pour détruire les rétrécissements de l'urèthre, et pour rendre aux parois de ce canal la souplesse et la dilatabilité normales. La méthode la plus ancienne et la plus généralement suivie de nos jours est la dilatation; mais la dilatation n'est pas applicable à tous les cas, et quand elle l'est, les résultats ne sont pas toujours satisfaisants. On a cherché et imaginé d'autres moyens. Il y a plus de quarante ans que le célèbre Percy exposait dans cette Académie les efforts et les essais de deux chirurgiens qui croyaient qu'ils pouvaient régler les applications du caustique, de façon à rendre la cautérisation usuelle. Dans ses deux rapports, Percy avait fait des réserves, et le temps a prouvé qu'elles étaient fondées. La cautérisation des rétrécissements uréthraux, après avoir fait assez de bruit en Angleterre et en France, a été abandonnée, et il a fallu revenir à la dilatation, malgré son insuffisance.

Chez un homme affecté de rétrécissements uréthraux, la souplesse et l'élasticité des parois du canal n'existent plus. Or, ces conditions organiques sont essentielles pour les applications de la lithotritie. J'ai dû, en conséquence, m'occuper des moyens de les rétablir. J'ai commencé par étudier les rétrécissements comme une complication de l'affection calculeuse, et j'ai cherché le traitement le plus convenable qu'il fallait pour une lésion qui est un obstacle à l'opération de la lithotritie. L'observation d'un très-grand nombre de malades, des études et des expériences multipliées, dont j'ai exposé ailleurs les résultats, m'ont permis d'introduire quelques

améliorations dans cette partie de la thérapeutique chirurgicale (1).

Au moyen d'un instrument, l'uréthrotome à bascule,
dont l'emploi remonte à 1825, on divise instantanément avec
une grande précision les brides et les bandes fibreuses
qui constituent certaines coarctations (2).

A l'aide de cet uréthrotome, j'ai réussi, des milliers de
fois, à épargner de grandes souffrances aux calculeux qui ont
subi l'opération de la lithotritie, en abrégeant le traitement
préparatoire et en empêchant l'accumulation des débris à l'endroit de la coarctation. Mais ce procédé n'est applicable qu'à
l'orifice de l'urèthre et jusqu'à une profondeur de quatre centimètres en arrière. Pour les rétrécissements fibreux plus
profonds, l'art restait réduit à la méthode ordinaire de la dilatation

M. le docteur Reybard, qu'une mort prématurée a récemment enlevé, appliqua quelques années après ces mêmes procédés à la partie profonde de l'urèthre, la même opération
que je pratique tous les jours à la partie antérieure, c'est-à-
dire qu'il pratiqua des incisions longitudinales profondes pour
diviser les tissus morbides qui constituent les coarctations
non dilatables.

Cette opération hardie, pour laquelle l'auteur a reçu un
prix de l'Académie de médecine, n'a pas été accueillie sans
méfiance. Beaucoup de chirurgiens l'ont même repoussée, en
alléguant des accidents survenus chez quelques opérés. Mais
la méthode n'est point responsable de ces accidents, qui dépendent uniquement, je crois l'avoir mis hors de doute, des

(1) *Traité pratique*, 3e édition, t. I.
(2) *De la Lithotritie*, 1827, in-8, planche III.

procédés défectueux qui ont été suivis dans son application (1).. L'uréthrotomie interne, d'arrière en avant, appelée aussi la méthode des grandes incisions, successivement perfectionnée et modifiée, suivant les besoins, a été souvent et utilement appliquée à la guérison des rétrécissements et, par suite, les applications de la lithotritie sont devenues plus faciles.

Quant aux indications, elles sont si nettes et si précises, qu'il ne peut y avoir de méprise. Un malade se présente avec un rétrécissement uréthral; on a recours à la méthode ordinaire de la dilatation, et l'on obtient d'abord un résultat satisfaisant. Mais, au bout de quelques jours, la bougie pénètre avec moins de facilité, la coarctation résiste, et si, à l'aide d'une bougie plus résistante, on force l'obstacle, le malade accuse de vives souffrances et la miction devient plus difficile et plus pénible. Il faut alors changer de système et diviser la couche fibreuse qui fait obstacle par l'uréthromanie. On reprend deux jours après la dilatation, qui est continuée jusqu'à ce que de nouvelles difficultés se présentent, et s'opère progressivement et sans résistance.

Si la bougie est difficilement introduite et retirée, le séjour de la bougie dans le canal produit une sensation de malaise : il faut inciser de nouveau avec un uréthrotome de plus fort calibre.

Sur la fin du traitement, lorsque les plus grosses bougies provoquent une douleur extraordinaire, il faut inciser encore avec l'uréthrotome, après avoir exactement constaté le point résistant. Il y a souvent lieu de débrider le méat urinaire. En divisant les fibres résistantes de la couche extérieure, le chirurgien doit mettre le plus grand soin à ne point dépasser la limite des tissus malades.

Comme l'incision occasionne peu de douleur, le malade s'y

(1) *Traité pratique*, 3ᵉ édit., t. I.

prête volontiers, surtout lorsque l'expérience lui a appris que l'incision d'un rétrécissement fibreux est moins douloureuse que la dilatation. Que le chirurgien n'hésite donc pas à se servir de l'uréthrotome, toutes les fois que la bougie est arrêtée au passage ou que son séjour dans l'urèthre provoque une réaction intense. L'incision est le seul moyen de prévenir les accidents et d'abréger la durée du traitement.

Dans l'uréthrotomie, l'opérateur ne voit pas les tissus qu'il veut diviser ; mais ce n'est point une raison pour la rejeter. Dans la plupart des opérations qui se font dans la vessie, le toucher remplace la vue. Avant de pratiquer l'uréthrotomie, des procédés rigoureux et des instruments de précision instruisent le chirurgien du siége et de l'étendue du rétrécissement. Il sait donc à l'avance où l'incision doit commencer en arrière et finir en avant. Les méprises ne peuvent venir que de l'irrégularité des procédés opératoires.

La lame de l'uréthrotome n'agit point sur le canal comme le bistouri sur les téguments. La profondeur d'une incision avec le bistouri est en rapport avec la pression de la main de l'opérateur. Avec l'uréthrotome, on pratique une incision déterminée d'avance, proportionnée à la saillie que fait la lame de l'instrument hors de sa gaîne. Cette saillie étant réglée, il n'y a pas moyen de se méprendre sur la profondeur de l'incision dans l'uréthrotomie interne.

Je pratique tous les jours cette opération pour le traitement des rétrécissements uréthraux, dans le but spécial de faciliter la dilatation temporaire et d'en assurer les bons effets. Le plus difficile, c'est de faire saisir l'olive de l'uréthrotome derrière le point rétréci : il faut souvent beaucoup de temps et de patience pour franchir le détroit formé par la coarctation. Mais tout devient facile une fois que le passage est franchi ; et dans les cas difficiles, l'uréthrotomie est l'auxiliaire indispensable de la dilatation. Il faut combiner ces deux méthodes, en commençant le traitement par la dilatation, afin de préparer le canal à recevoir l'olive de l'uréthrotome. Aussitôt que l'olive a traversé l'endroit rétréci, on procède à l'incision, d'arrière en avant, en allant du périnée vers le méat urinaire. Je donne à cette première incision une profondeur de 2 millimètres. Il est très-rare que j'incise d'avant en arrière.

Chez les premiers opérés on observa des hémorrhagies, des ecchymoses, de la fièvre et des petits abcès au voisinage de la plaie. On reconnut bientôt que les deux premiers accidents tenaient à la profondeur de l'incision, et que pour ne pas dépasser la limite du mal, il suffisait d'inciser graduellement en plusieurs temps. Quant aux accès de fièvre, ils dépendent moins de l'incision que des violences exercées sur les parois pendant et surtout après l'opération. La preuve de cela, c'est que la fièvre se produit plus souvent pendant la dilatation que par l'incision.

Les désordres inflammatoires qui surviennent à la suite de l'uréthrotomie viennent surtout du contact de l'urine avec la surface de la plaie. On prévient ce contact fâcheux et très-cuisant, en maintenant à demeure dans le canal une sonde flexible qui pénètre jusqu'à la vessie et que le malade garde vingt-quatre heures. La sonde retirée, le malade urine presque sans douleur. Il souffre horriblement si la sonde ne reste pas dans le canal, au moins pendant quelques heures (1).

Depuis quarante ans environ, je divise profondément et dans toute leur longueur les rétrécissements fibreux, voisins de la fosse naviculaire, soit pour faciliter l'opération de la lithotritie, soit comme moyen direct de traiter les coarctations.

Depuis vingt-cinq ans et pour les mêmes fins, j'applique le

---

(1) Voy. *Traité pratique*, 3ᵉ édit., t. I.

même procédé aux corctations non dilatables de la portion pénienne de l'urèthre.

Comme les cas qui se sont présentés à mon observation s'élèvent à plusieurs milliers, j'ai pu apprécier les inconvénients et les avantages de cette méthode. Elle sera, j'en ai la confiance, généralement suivie, lorsque les chirurgiens l'auront étudiée, et en auront fait des applications régulières. J'en ai obtenu les meilleurs effets. Pour ne parler que de mes derniers opérés à l'hôpital, on trouvera dans mon relevé de 1862 et 1863, soixante cas de rétrécissements fibreux, traités suivant la méthode indiquée, sans accidents notables, bien que plusieurs de ces cas fussent très-graves. Il ne s'agit que de rétrécissements fibreux. De ces rétrécissements, 5 étaient multiples, 6 compliqués de fistules, 3 d'abcès urineux, 6 d'incontinence d'urine, 3 de lésions graves de la prostate et du col vésical. Quatre de ces malades ont été opérés par l'uréthrotomie d'avant en arrière. Tous les autres ont été préparés par la dilatation et opérés par l'uréthrotomie d'arrière en avant; en un seul temps dans les cas simples, en trois ou quatre temps dans les cas graves.

Pendant la dilatation préalable, il y a eu des accès de fièvre chez 12 malades, des abcès urineux chez 3, des orchites chez 4.

Chez 6 de ces opérés, les accès de fièvre ont disparu sans intervention de l'art.

Quatre ont eu de petites hémorrhagies. Dans deux cas, le sang venait du méat urinaire.

Sept ont été obligés de suspendre le traitement; il a été repris plus tard.

Un a succombé à une pneumonie.

Les autres ont guéri complétement dans les cas simples; incomplétement dans les cas graves ou compliqués.

Dans un cas, par exemple, il y avait, outre le calcul, un rétrécissement fibreux, une solution de continuité à la paroi inférieure de l'urèthre, des fistules périnéales et une incontinence d'urine. Celle-ci a cessé ; plusieurs fistules se sont fermées, la pierre a été détruite et la santé générale rétablie. Le malade conserve deux fistules et une solution de continuité des parois de l'urèthre dans une étendue de 4 centimètres.

V

COMPTE RENDU du TRAITEMENT des CALCULEUX PENDANT LES ANNÉES 1863 et 1864

1° Cas simples : première série, deuxième série. — 2° Cas compliqués.— Des rétrécissements uréthraux chez les calculeux.

Le nombre des calculeux que j'ai traités en 1863 et 1864 est de 122 : 49 à l'hôpital Necker et 73 dans ma pratique particulière ; 7 femmes et 115 hommes ; 7 enfants au-dessous de 10 ans et 50 au-dessus de 60 ans, 65, de 10 à 60 ans et 50 au-dessus de 60 ans. Sur 99 opérés, 90 l'ont été par la lithotritie, et 9 par la taille.

Le chiffre des non opérés est de 23 (1).

(1) On remarquera ici, comme dans les précédents comptes rendus, le nombre des calculeux non opérés.

Dans beaucoup de cas, nous avons jugé que l'opération était inopportune ou contre-indiquée, et, par suite, nos relevés présentent un chiffre d'opérés différent de celui des malades énumérés.

Expliquons les motifs qui nous ont déterminé à procéder de la sorte :

Quelques calculeux sont en proie à ces douleurs incessantes et cruelles, si vivement décrites par Montaigne. L'opération est urgente, même dans des conditions défavorables ; car il n'y a d'autre chance de salut que dans l'extraction immédiate de la pierre.

Ainsi que dans les précédents relevés, les résultats du traitement par la lithotritie diffèrent suivant les circonstances. Je signalerai les principales.

1° **Cas simples**. — *Première série*. — Un calcul petit ou moyen forme à lui seul toute la maladie ; il irrite la vessie, trouble momentanément ses fonctions, sans altérer l'organe. Dans ces conditions l'opération, peu douloureuse, est facile à tout âge. J'ai opéré récemment un enfant de 4 ans et un vieillard de 83 ans.

Pour les calculeux de cette classe, l'art est en possession de moyens éprouvés et sûrs.

Les faits de cet ordre constituent proprement la sphère d'action de la lithotritie, et il suffit de les énoncer simplement. Il serait superflu, dit sir B. Brodie, d'entrer dans des

Chez la plupart des calculeux, on n'observe pas ces atroces souffrances, provoquées par des contractions exagérées de la vessie En général, le malade ne présente que des troubles fonctionnels graves ; il souffre surtout pendant la miction ; mais les douleurs qu'il ressent ne sont pas proprement celles de la pierre, et on parvient souvent à les calmer par un traitement médical qui améliore aussi l'état général.

Le plus communément, la vessie est inerte, elle ne se vide pas complétement, les parois vésicales ne s'appliquent point sur le corps étranger ; point de douleurs locales ; cependant les fonctions se troublent, les forces diminuent et l'embonpoint disparaît. Dans ces cas insidieux, l'extraction de la pierre est rarement un moyen utile ; loin de suspendre les désordres, l'opération ne fait qu'abréger la vie de l'opéré.

Dans les cas de cette espèce, un traitement judicieux peut produire, à la longue, une amélioration qui rende l'opération possible, et particulièrement la lithotritie. J'ai obtenu, par la temporisation, les plus heureux résultats. En ajournant l'opération pour les calculeux qui ne souffrent pas beaucoup, je me suis d'ailleurs conformé à une pratique consacrée par les maîtres de l'art. Scarpa renvoyait de l'hôpital de Pavie « les calculeux qui ne souffraient pas assez pour être taillés. » Un tel exemple ne doit pas être perdu ; et il faut se souvenir des grands cystotomistes qui disaient aux calculeux : « Votre pierre n'est pas encore mûre. »

détails pratiques, puisque l'opération n'a pas de mauvaises conséquences et que la guérison est complète et se soutient.

Deuxième série. — Les résultats sont analogues dans tous les cas de pierre petite et facile à détruire, lors même qu'un catarrhe de la vessie a profondément troublé la santé générale. Les calculeux qui se trouvent dans de pareilles conditions sont heureusement traités par cette méthode, moyennant des précautions indispensables, qui assurent l'efficacité de ce traitement.

Dans ces deux séries de cas la netteté des indications et la facilité de les remplir font de la lithotritie une opération facile et sûre.

Mais avec les progrès de la malad'e, les difficultés augmentent, et hors des cas simples, les applications de la méthode perdent à la fois de leur régularité et de leur importance.

Sans doute il est possible de broyer une grosse pierre, surtout lorsque la vessie est encore saine ; mais comme l'espace diminue en raison du volume de la pierre, la manœuvre est gênée, douloureuse, et la guérison ne se peut obtenir que par un long traitement. Quand un calculeux ne se fait pas opérer en temps utile, non-seulement la pierre grossit, mais elle produit en grossissant des désordres qui deviennent des obstacles graves à l'application de la lithotritie.

2° **Cas compliqués**. — Dans ces cas, la pierre ne constitue pas l'élément essentiel de la maladie. Ce sont les troubles fonctionnels généraux qui attirent l'attention du chirurgien. Dans mes précédents comptes rendus (1), j'ai insisté sur les complications de ce genre. Je me propose aujourd'hui de pré-

(1) 17 février 1862, 19 janvier 1863.

senter quelques remarques pratiques sur les coarctations uréthrales.

**Des rétrécissements uréthraux chez les calcu-
leux.** — La coexistence des rétrécissements de l'urèthre et
de la pierre dans la vessie n'est pas rare. Cette complication
doit nous préoccuper surtout par rapport au traitement des
calculeux par la lithotritie.

A l'état normal, les instruments lithotriteurs pénètrent
aisément dans la vessie par les voies naturelles. Mais, sous
l'influence d'un état morbide, des obstacles se présentent,
dont les principaux sont les coarctations de l'urèthre, si communes chez l'homme, et d'autant plus digne de fixer l'attention du praticien qu'on n'a pas encore trouvé le moyen de les
guérir radicalement.

La dilatation est la méthode la plus ancienne et la plus généralement employée contre les rétrécissements uréthraux ;
mais elle est insuffisante.

On a cru un moment que la cautérisation serait une ressource plus efficace. Il y a cinquante ans, Percy soutenait
dans cette enceinte les efforts de deux chirurgiens qui cher-
chaient à rendre cette méthode usuelle, ou plutôt, à la remettre en honneur, car on sait que le roi Henri IV fut traité
par la cautérisation. Dans les deux rapports qu'il présenta à
l'Académie sur cette question, Percy fit ses réserves, non
sans raison ; la méthode de la cautérisation est à peu près
abandonnée.

Depuis 1824, je traite les rétrécissements uréthraux par
une opération connue sous la dénomination de *débridement
du méat urinaire* ; mais l'action de cet instrument dont je
me sers (1) ne s'étend pas au delà de 4 centimètres de l'orifice
uréthral.

(1) *De la Lithotritie*, 1827, in-8, pl. III.

Pour les rétrécissements plus profonds, nous n'avions que des ressources insuffisantes, lorsque M. Reybard, prématurément enlevé à la science, proposa une opération qui devait écarter définitivement les derniers obstacles que l'urèthre rétréci opposait à la lithotritie.

Le procédé de M. Reybard, dont l'Académie a récompensé les travaux, consiste à atteindre par des incisions longues et profondes, les rétrécissements fibreux de la partie profonde de l'urèthre.

Bien que cette opération ait ouvert des voies nouvelles à la thérapeutique, elle n'a pas été généralement adoptée. Des chirurgiens très-habiles l'ont même rejetée. Leur opposition tient à deux causes principales :

1° En général, les premières applications d'une méthode ou d'un procédé opératoire laissent beaucoup à désirer. L'ouvrage de M. Reybard en est la preuve : instruments défectueux, procédés irréguliers, applications aventurées, accidents formidables et quelques succès, on y trouve de tout cela ; et c'est sur ces premiers essais qu'a été jugée la méthode de l'uréthrotomie profonde; mais il y a dans le travail du docteur lyonnais une idée neuve. M. Reybard a démontré expérimentalemeut que, même dans les circonstances défavorables où il se trouvait, son opération peut être pratiquée et donner des résultats qu'il serait impossible d'obtenir autrement.

Nous avons cherché, sans prévention ni enthousiasme, à régler les applications de cette méthode opératoire, en nous attachant à perfectionner les instruments et les procédés de manière à satisfaire aux besoins de la pratique, sans exposer les opérés à des dangers qu'on croyait inévitables. (V. mon *Traité pratique*, 3ᵉ édit., chap. I, *Uréthrotomie interne*.)

2° Signalons des obstacles plus sérieux à la propagation de l'uréthrotomie interne. Cette méthode appartient, ainsi que la lithotritie, au groupe de ces opérations nouvelles qui constituent la chirurgie interne des voies urinaires, et qui diffèrent essentiellement de celles qu'on pratique sur les autres régions du corps. Dans ces dernières opérations, le chirurgien mesure de l'œil le siége et l'étendue du mal, il sait quels points il faut atteindre ou respecter, et il choisit en conséquence la manœuvre opératoire.

Quand il s'agit d'opérer dans l'intérieur des organes, la vue ne fournit que des notions confuses. Pour se reconnaître dans la vessie, par exemple, le chirurgien n'a qu'un long instrument, qu'il tient du bout des doigts, et dont l'extrémité libre, explorant la cavité vésicale, doit lui fournir toutes les indications indispensables. C'est à l'aide du toucher médiat, pratiqué de la sorte, qu'il établit le diagnostic, avant d'exécuter dans cet organe invisible toute une série de mouvements précis et d'une délicatesse extrème. Telle est l'unique ressource du praticien pour des opérations aussi difficiles que l'uréthrotomie profonde, la lithotritie, l'extraction des corps étrangers accidentellement introduits dans la vessie. C'est par le toucher médiat qu'il parvient à instituer le traitement et à régler la manœuvre. C'est à l'aide de ce procédé dans la lithotritie, qu'il découvre et saisit pour les broyer ou pour les extraire, les petits calculs et les débris pierreux, et qu'il reconnaît, dans le traitement des fongus, les tumeurs qui naissent du col ou du corps de la vessie, de manière à les distinguer, d'après les caractères les plus saillants, et à les extirper, quand il y a lieu, sans léser les tissus sains. A la face interne de l'urèthre, les difficultés sont moindres ; mais c'est toujours par le toucher médiat qu'on réussit à établir le diagnostic et à diriger le traitement.

Mais le sens du toucher n'est pas également développé chez tous les hommes, et le toucher médiat en particulier n'acquiert toute sa finesse qu'après de longs exercices. Il n'est pas étonnant que les chirurgiens qui n'ont pas compris la nécessité de ces exercices ne se soient pas rendu compte des difficultés inhérentes à ces opérations nouvelles ; et il est tout simple qu'ils n'aient pas réussi à pratiquer avec succès des manœuvres opératoires qui exigent une grande dextérité. Ils ont négligé de se perfectionner la main.

Si le toucher est susceptible d'acquérir, par l'exercice, une précision et une délicatesse qu'on admire dans les arts, et même dans quelques professions manuelles, pourquoi des chirurgiens dont les sens ont été suffisamment exercés ne réussiraient-ils pas à pratiquer avec aisance et sûreté des opérations difficiles sans doute, mais dont on ne saurait contester désormais la possibilité?

Des changements utiles se sont donc opérés dans cette partie de la chirurgie et je dois signaler, en terminant, la part qui revient à la nouvelle clinique des calculeux dans ces divers perfectionnements.

Lorsque le Conseil des hôpitaux de Paris créa, en 1829, un service spécial pour les calculeux, il se proposait à la fois de faire participer les malades indigents aux avantages de la lithotritie, et de propager en même temps la connaissance pratique de cette méthode.

L'institution d'un enseignement clinique régulier était le moyen le plus sûr de perfectionner l'art de broyer la pierre et de mettre en évidence l'utilité des services qu'il peut rendre.

Les faits cliniques éclairent les observateurs, ils soulèvent les doutes ou affermissent les convictions. C'est l'épreuve clinique qui décide de la valeur d'une méthode thérapeutique : telle est l'utilité d'un service public dans un hôpital.

Aussi est-ce à l'hôpital surtout que nous avons poursuivi pendant des années nos études sur les principales lésions de l'urèthre et de la vessie, et plus particulièrement sur les opérations de la chirurgie interne.

En dehors de la lithotritie, les principales améliorations introduites dans la pratique se rapportent au traitement chirurgical des fongus de la vessie et des fistules urinaires.

La cystotomie elle-même a reçu quelques perfectionnements. Le plus important consiste à briser, au moyen d'instruments appropriés, les pierres trop volumineuses pour passer par l'ouverture pratiquée soit au périnée, soit à l'hypogastre. J'ai eu déjà l'occasion d'entretenir l'Académie des applications de cette méthode, qui associe les procédés de la lithotritie à ceux de la taille (1). L'uréthrotomie interne, enfin, a trouvé un refuge à l'hôpital Necker, où ses applications ont été régularisées de telle sorte, qu'elle constitue désormais une méthode sûre de traitement pour les coarctations de l'urèthre, réfractaires à d'autres moyens (2).

En résumé, voilà trente-cinq ans que la clinique spéciale de l'hôpital Necker existe. Ses commencements furent diffi-

(1) Compte rendu de 1862-1863.

(2) Depuis 1840, j'ai souvent opéré par l'uréthrotomie interne, d'arrière en avant, les rétrécissements fibreux, noueux, non dilatables, ou élastiques, sans tenir exactement note de ces faits. En 1862 seulement, et pour satisfaire au désir de quelques jeunes confrères, j'ai fait faire un relevé des malades opérés dans mon service. Les cas se distribuent ainsi :

1862, 31; 1863, 30; 1864, 40; soit un total de 101 pour trois ans.

Le nombre de ces cas, dans ma pratique particulière, est à peu près égal. En réduisant les uns et les autres à une moyenne de 50 par an, on arriverait à un chiffre au-dessus de 1000.

J'ai indiqué ailleurs (*Traité pratique*, 3e édit., t. I, p. 465) les procédés de cette opération, les accidents possibles, leurs causes, et la manière de les prévenir et de les traiter. Sans revenir sur tout cela, je remarquerai que, dans les faits recueillis en dernier lieu, les accidents sont moins fréquents et surtout moins graves. Nous faisons aujourd'hui des incisions répétées, plutôt que des incisions profondes; et nous procédons avec beaucoup de douceur aux dilatations consécutives. Les résultats plus heureux doivent être attribués à cette pratique plus rationnelle.

ciles. Nous n'avions d'abord que douze lits, et bien des obstacles ont été successivement écartés. Le service régulier, tel qu'il fonctionne aujourd'hui, date à peine de dix ans.

Si l'on considère le nombre de malades traités et les résultats obtenus, on reconnaîtra que l'institution a rempli les vues des fondateurs, par son caractère d'utilité publique et par son influence sur les progrès de l'art. Quatre des principales méthodes de la chirurgie moderne ont reçu dans ce service spécial la consécration de l'expérience.

J'ai traité en 1863 et 1864 123 calculeux ; 49 dans mon service de l'hôpital Necker et 73 dans ma pratique particulière ; 7 femmes et 115 hommes, dont 65 de 10 à 60 ans, 50 au-dessus de 60 ans et 10 au-dessous de 10 ans,

Sur 99 opérés, 90 ont été soumis à la lithotritie, et 9 à la taille ; 123 n'ont pas subi d'opération.

Comme dans les précédents relevés, nous distinguerons ici diverses catégories.

Dans les cas simples, la pierre, petite ou moyenne, forme à elle seule toute la maladie. La vessie conserve à peu près sa forme et sa capacité normales, de sorte que ses parois étant écartées par une injection, la manœuvre opératoire s'exécute aisément et sans léser les tissus. Le malade, une fois débarrassé du calcul, rentre dans le plein exercice de ses fonctions.

Dans les cas de cette classe, d'autant plus nombreux que les malades réclament plus tôt les secours de l'art, l'opération est facile et applicable à tous les âges. On trouvera dans nos relevés un enfant de 4 ans et un vieillard de 83 ans, très-heureusement traités par la lithotritie.

Les applications de la lithotritie aux malades de cette catégorie ne laissent rien à désirer pour ce qui est de la précision et de la sûreté que comporte la médecine opératoire.

Les cas de ce genre constituent proprement la sphère d'action de la méthode, à cause de la netteté des indications et de la facilité qu'on éprouve à les remplir. Les difficultés qui se présentent proviennent uniquement du mode d'application; ce n'est que par exception que l'opération, pratiquée selon les règles, échoue dans les cas simples.

Plus on s'écarte de ce cercle, plus la lithotritie perd de ses avantages; il y a des cas où elle est absolument inapplicable.

Sans doute, il est possible de briser la pierre, lorsqu'elle est plus grosse et plus dure que dans les cas favorables; mais le traitement est douloureux, et faute d'espace pour la manœuvre, et par les réactions graves et même mortelles qui peuvent se déclarer.

Si le malade a tardé beaucoup à réclamer les secours de l'art, le chirurgien est obligé d'opérer dans des conditions fâcheuses. Le plus souvent l'opération est difficile et périlleuse; le traitement se prolonge, et il faut finalement recourir à la taille.

Quoique dans la plupart de ces cas, le diagnostic reste incomplet, il fournit aux chirurgiens des notions suffisantes, soit pour se diriger au début du traitement, soit pour aviser aux moyens les plus convenables, lorsqu'il faut substituer la cystototomie à la lithotritie.

Il en est autrement dans les cas compliqués, où la pierre ne forme pas l'élément essentiel de la maladie. Dans les cas de ce genre, les difficultés de la manœuvre et les accidents consécutifs résultent surtout des conditions de l'état général du malade et des désordres qui affectent la vessie ou le canal de l'urèthre. Le diagnostic, toujours incertain, est quelquefois impossible. De là les grandes difficultés du traitement; il n'y a point de lumières pour la thérapeutique, point de règles pour la manœuvre; l'opérateur n'est guidé que par ses sensations tactiles, au milieu des productions morbides, dont il ignore la disposition, la forme et souvent l'existence, avant l'opération. Ici l'art tâtonne, et pour les progrès de l'art, on ne saurait trop recommander aux chirurgiens l'étude attentive de ces cas graves et très-variés.

Dans de telles conditions, la lithotritie présente, à la vérité, moins de dangers que la taille ; mais ses applications échappent aux règles qui en font une méthode précise. En effet, la manœuvre s'exécute dans une vessie à capacité réduite, dont le col est dévié, et dont la surface est hérissée de tumeurs fongueuses ou d'autres productions morbides. Or, c'est dans cette cavité déformée et dont il ignore le contenu, que le chirurgien doit introduire un instrument pour saisir la pierre et ses débris, au milieu de tous les obstacles qui entravent la manœuvre.

A ne considérer que la théorie, et en présence des pièces pathologiques, il semble impossible d'opérer dans de pareilles conditions. La pratique prouve cependant que, même dans ces cas compliqués, la lithrotitie peut donner d'heureux résultats. C'est que, dans ces circonstances, la pierre est presque toujours constituée par des dépôts terreux amorphes, qui cèdent au moindre effort. Il est rare d'ailleurs, qu'on ne puisse injecter dans la vessie trois ou quatre cuillerées de liquide ; l'écartement des parois est alors suffisant pour permettre l'exécution des manœuvres opératoires, sans frottement douloureux. On comprend toutefois que l'opération est toujours laborieuse, et qu'elle demande de grandes précautions. Ce n'est point d'après les cas de ce genre qu'il faut juger l'art de broyer la pierre.

Dans ce relevé, comme dans les précédents, le nombre de malades qui n'ont pas été opérés paraîtra peut-être extraordinaire ; d'autant plus que dans le compte rendu de certaines cliniques, le chiffre des opérations est égal à celui des malades reçus. Sans rechercher les causes de cette différence, je motiverai brièvement mon abstention.

Les malades que je refuse d'opérer ou dont j'ajourne le traitement forment plusieurs catégories. Dans certains cas, l'opération n'offre point de difficultés majeures ; mais le succès est douteux. Dans d'autres cas, la lithotritie est inapplicable, et il faut recourir à la cystotomie, mais celle-ci n'est urgente que lorsque les accidents et les douleurs en particulier sont provoqués par la seule présence de la pierre. Dans ce cas, il faut se hâter de délivrer le malade du corps étranger qui est la cause du mal, surtout lorsque la pierre est volumineuse, et la vessie hypertrophiée et excessivement contractile. Le plus souvent, les obstacles à l'opération, quelle que soit la méthode adoptée, résultent des progrès de la maladie et des productions morbides qui en sont la conséquence.

Quand la vessie est inerte, la pierre ne provoque presque point de douleur ; mais, en revanche, les fonctions sont troublées et le malade se trouve épuisé. Dans de pareilles conditions, l'extraction de la pierre, pratiquée d'emblée, ne fait point cesser les désordres, dont la cause subsiste, et l'ébranlement produit par la manœuvre opératoire hâte la fin des opérés.

C'est dans ces cas graves surtout, que l'on a tout avantage à ajourner l'opération : on arrive ainsi à obtenir un diagnostic plus précis, et quelquefois on parvient à améliorer l'état local et la santé générale du malade, de façon à rendre l'opération possible. En 1863, je renvoyai chez lui un calculeux qui ne se présentait pas dans des conditions favorables : il suivit mes conseils, et son état s'étant amélioré sous l'influence du régime que je lui avais prescrit, il rentra dans mon service l'année suivante, et fut parfaitement guéri par l'opération.

Dans les cas les plus graves, lorsque les désordres fonctionnels persistent et augmentent, quoi qu'on fasse, on a du moins épargné au malade une opération qui n'aurait eu d'autre résultat que d'abréger ses jours.

Ce n'est pas ici le lieu d'énumérer toutes les circonstances dans lesquelles l'opération de la taille peut et doit être ajournée, au profit du malade. Le célèbre Scarpa renvoyait de l'hôpital les calculeux qui ne souffraient pas assez pour être opérés. Cet exemple ne doit pas être perdu pour les praticiens ; il a été donné d'ailleurs par de grands cystotomistes ; on sait que des chuirurgiens renommés pour l'opération de la taille disaient à certains calculeux : « Votre pierre n'est pas encore assez mûre. »

II. — Il y a des complications moins graves, contre lesquelles l'art possède des ressources efficaces. Notons en première ligne les rétrécissements de l'urèthre, si fréquents chez l'homme, et qui font obstacle au traitement de la pierre par la lithotritie.

Les coarctations du canal de l'urèthre changent les dispositions normales d'après lesquelles le volume des instruments et la manière de les introduire ont été déterminés. Pour faciliter l'introduction des instruments, il est indispensable de détruire l'obstacle qui s'oppose à leur passage. Les moyens imaginés sont en grand nombre. La méthode la plus ancienne et la plus usitée est celle de la dilatation temporaire ou permanente. Mais cette méthode est insuffisante et d'une application difficile. On a proposé, pour la remplacer, la méthode de la cautérisation, qui a eu ses partisans et ses adversaires. On crut un moment en avoir réglé l'emploi, et dans cette Académie, le célèbre Percy rendait compte, il y a plus de 40 ans, des travaux de deux jeunes chirurgiens qui croyaient avoir atteint le but. Percy fit ses réserves, et le temps lui a donné raison ; on a renoncé à la cautérisation des rétrécissements uréthraux.

Cependant l'usage de la lithotritie réclamait des moyens efficaces contre les rétrécissements de l'urèthre. Pour les instruments lithotriteurs, le principal obstacle se trouve le plus souvent à l'orifice externe, derrière la fosse naviculaire. Une incision pratiquée d'arrière en avant et de dedans en dehors ouvre un passage facile. Cette pratique, grâce à laquelle des milliers de malades ont été traités par la lithotritie, date de 1825 (1).

Pour les coarctations plus profondes, c'est-à-dire situées au delà de 4 ou 5 centimètres de l'orifice externe (longueur de l'uréthrotome à bascule), il n'y avait d'autre moyen que la dilatation, à moins d'employer des instruments d'un volume proportionné.

Le docteur Reybard, enlevé prématurément à la science, proposa de pratiquer des incisions contre les rétrécissements profonds de l'urèthre, suivant la méthode adoptée pour les coarctations voisines du méat urinaire.

Cette opération hardie, qui constitue un progrès véritable, a valu à M. Reybard un prix de l'Académie impériale de médecine ; mais elle n'a pas été généralement adoptée, et beaucoup de chirurgiens distingués l'ont rejetée. Il est vrai que les instruments et les procédés proposés d'abord par le médecin lyonnais sont très-défectueux, et que ceux qu'on a proposés par la suite ne répondent pas mieux aux besoins de la pratique. De plus, les premières applications d'une méthode nouvelle présentent ordinairement des difficultés imprévues, et occasionnent des accidents ou des désordres inattendus. Il est probable que les opérateurs qui ont repoussé

____

(1) *De la Lithotritie,* 1827, 1 vol. in-8, avec planches. Voy. l'*Uréthrotome à bascule,* pl. III.

l'uréthrotomie interne n'ont pas compté sur la possibilité de
modifier avantageusement les instruments de ce chirurgien
et de prévenir les désordres produits par l'opération, telle
qu'il la pratiquait. Peut-être ont-ils pensé que la méthode
des incisions profondes, telle qu'elle fut présentée d'abord ou
modifiée depuis d'après des vues théoriques, était inapplicable, et ils l'ont rejetée sans autre examen. On ne procéda pas
autrement contre la lithotritie, à sa naissance. Ajoutons enfin, et c'est la raison capitale, que l'uréthrotomie interne appartient à un groupe d'opérations nouvelles qui constituent
ce que j'appelle la chirurgie interne des voies urinaires. Ces
opérations présentent des difficultés particulières et exigent
des instruments appropriés et des conditions spéciales. Ce qui
les distingue des autres opérations, c'est que le chirurgien
les pratique sans y voir, guidé seulement par le toucher médiat. Or, le toucher, qui est un sens précieux, et susceptible
d'une grande précision, ne se perfectionne que par de longs
exercices ; encore faut-il remarquer que l'opérateur le plus
exercé ne peut procéder qu'en tâtonnant, quand la vue ne
vient pas au secours du toucher. Dans la pratique ordinaire,
le chirurgien voit d'un coup d'œil le siége et l'étendue du
mal, les points qu'il faut respecter, il détermine en un mot,
sans hésitation, la manœuvre opératoire. Dans ces opérations
pratiquées à l'intérieur des organes, il n'a d'autre guide que
le toucher, et le toucher médiat, à l'aide d'un long instrument, tenu du bout des doigts, et qui sert d'explorateur pour
les parties profondes. C'est de la sorte qu'il doit constater le
mal, en déterminer la nature et les limites, avec assez de
précision pour arriver à un traitement rationnel et efficace.
Il s'agit, en autres termes, tant pour le diagnostic que pour
la thérapeutique, d'exécuter à une grande profondeur une
série de mouvements précis, mesurés, réglés, d'une délicatesse extrême.

On voit combien diffèrent les deux pratiques, et l'on conçoit que des chirurgiens très-éclairés aient contesté même la possibilité d'opérer sûrement sans le secours des yeux. C'est cependant ce qui se fait tous les jours dans le traitement chirurgical des fongus de la vessie et des barrières uréthro-vésicales, le broiement de la pierre par la lithotritie et dans l'extraction des corps étrangers contenus dans la vessie ou dans l'urèthre et finalement dans l'uréthrotomie. Ici la pratique a réalisé ce que n'osait concevoir la théorie ; et tandis que celle-ci disserte sur les difficultés et les inconvénients de ces opérations internes, l'autre les pratique hardiment, mais sûrement et avec précision. C'est dans le service spécial des calculeux, à l'hôpital Necker, que les principales méthodes de traiter les maladies des organes urinaires ont été appliquées, perfectionnées et définitivement sanctionnées par l'expérience. Or, il faut, à moins de nier la vérité démontrée tous les jours par une exposition et des applications publiques, il faut se rendre à l'évidence.

Aujourd'hui les faits pratiques sont trop nombreux pour que le doute persiste encore, et d'ailleurs le scepticisme ne peut tenir contre la réalité.

L'uréthrotomie interne comble une grande lacune dans la médecine opératoire, et elle doit être admise en conséquence parmi ces opérations nouvelles que la chirurgie applique au traitement des maladies des voies urinaires.

Je les pratique souvent et avec de grands avantages. Pour ne citer que des faits empruntés au service de l'hôpital, j'ai opéré depuis 1860 beaucoup de malades affectés de rétrécissements fibreux, avec ou sans pierre, et presque tous ont éprouvé une amélioration que n'avaient pu leur procurer les autres méthodes de traitement.

Il est bon de rappeler que l'uréthrotomie interne n'intervient qu'afin de rendre dilatables ceux des rétrécissements uréthraux qui résistent à l'action des bougies. L'incision n'est en réalité qu'un moyen de faciliter la dilatation.

Quant aux indications, il est facile de les remplir. Dans toute pratique rationnelle, on commence le traitement par l'introduction des bougies ; tant que ce moyen agit, il faut en continuer l'emploi. Dans les cas simples, c'est là tout le traitement ; il n'y a pas lieu de recourir à l'instrument tranchant. Si les bougies ne peuvent rien contre la coarctation, on a recours à l'uréthrotomie en temps opportun.

Les bougies produisent de bons effets au commencement ; on obtient souvent en peu de jours une amélioration notable, surtout lorsqu'on procède avec de grands ménagements ; mais au bout de quelques jours, la dilatation ne fait plus de progrès, les bougies passent moins bien et occasionnent du malaise. Il faut alors diviser les tissus résistants, après en avoir déterminé de nouveau le siége et l'étendue. Après l'incision, une sonde flexible est placée dans le canal, pour 24 heures. Le volume de la bougie sert à déterminer la grosseur de l'uréthrotome. L'olive du plus petit uréthrotome n'est pas plus grosse qu'une bougie n° 3 (filière 12). Si la lumière du point rétréci ne laisse pas passer l'olive, on place à demeure dans le canal une petite sonde, et l'on pratique l'uréthrotomie le lendemain ou le surlendemain.

Deux jours après l'opération, l'usage des bougies est repris ; et l'on obtient ainsi la cicatrisation des lèvres de la plaie et une dilatation graduelle. Si, avant la fin du traitement, le canal présente des points résistants, on renouvelle les incisions, toujours en vue de faciliter la dilatation temporaire, méthode essentielle dans le traitement des coarctations uréthrales. En somme, on commence par la dilatation, et quand il se présente des obstacles, au lieu de les forcer et de provoquer des désordres, on divise les tissus indurés, et l'on rend ainsi la dilatation possible. C'est par la combinaison de ces deux méthodes qu'on parvient à assouplir les parois de l'urèthre et à rétablir le calibre de ce canal: Là est le progrès. L'uréthrotomie interne, servant d'auxiliaire à la dilatation, assure le succès du traitement et en abrége la durée.

FIN.

EXTRAIT DU TESTAMENT DU DOCTEUR CIVIALE

Déposé chez Mᵉ LEFEBVRE, Notaire, rue Tronchet, nº 34.

« *Je charge M. Guardia, bibliothécaire à l'École de Méde-*
« *cine, rue des Saints-Pères, de mettre mes papiers en ordre,*
« *de classer ceux qui doivent être conservés et de détruire*
« *le reste.*

« *Il publiera, après révision et correction d'épreuves, le*
« *livre que j'ai préparé, pour servir de guide aux chirur-*
« *giens dans le traitement des voies urinaires.* »

Fai à Paris, le 14 septembre 1866.

Revu pour les additions et les corrections
ci-contre, 22 avril 1867.

Signé : Civiale.

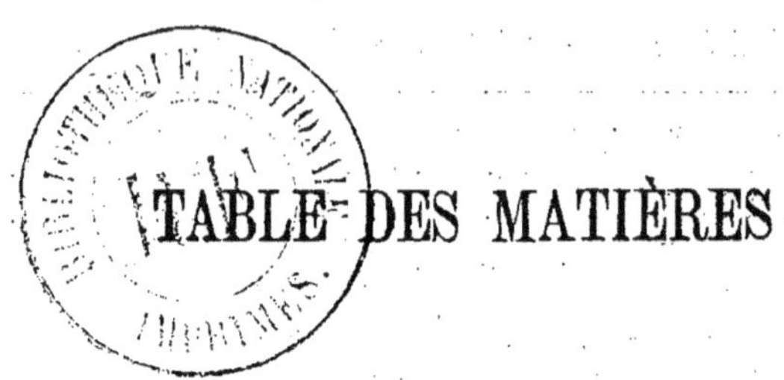

TABLE DES MATIÈRES

PREMIÈRE PARTIE
DE LA LITHOTRITIE

CHAPITRE PREMIER

INSTRUMENTS LITHOTRITEURS.

CHAPITRE II

DIAGNOSTIC.

CHAPITRE III

PRÉPARATION DES MALADES.

CHAPITRE IV

APPLICATIONS DE LA LITHOTRITIE.

CHAPITRE V

MORCELLEMENT DE LA PIERRE DANS LA LITHOTRITIE.

CHAPITRE VI

APPLICATION DE LA LITHOTRITIE AUX CAS INTERMÉDIAIRES.

CHAPITRE VII

RÉSUMÉ DE LA PREMIÈRE SECTION.

DEUXIÈME SECTION

CHAPITRE PREMIER

APPLICATION DE LA LITHOTRITIE AUX CAS COMPLIQUÉS.

CHAPITRE II

APPLICATION DE LA LITHOTRITIE AUX CAS QUI PRÉCÉDENT.

CHAPITRE III

APPLICATION DE LA LITHOTRITIE AUX PIERRES VOLUMINEUSES.

CHAPITRE IV

APPLICATION DE LA LITHOTRITIE AUX CAS DE PIERRES MULTIPLES.

CHAPITRE V

APPLICATION DE LA LITHOTRITIE AUX CAS DANS LESQUELS LE DIAGNOSTIC FAIT DÉFAUT.

CHAPITRE VI

EFFETS DES INSTRUMENTS LITHOTRITEURS SUR LES ORGANES. — ACCIDENTS.

CHAPITRE VII

DE LA LITHOTRITIE CHEZ LA FEMME ET CHEZ L'ENFANT.

CHAPITRE VIII

LA LITHOTRITIE PRATIQUÉE RAR UNE VOIE ARTIFICIELLE.

CHAPITRE IX

RÉCIDIVES DE L'AFFECTION CALCULEUSE.

CHAPITRE X

LA LITHOTRITIE PEUT-ELLE OCCASIONNER LA MORT?

CHAPITRE XI

OBSERVATION CURIEUSE.

DEUXIÈME PARTIE.

—

DE LA CYSTOTOMIE.

CHAPITRE PREMIER

CYSTOTOMIE SUS-PUBIENNE.

CHAPITRE II

CYSTOTOMIE MÉDIO-BILATÉRALE.

CHAPITRE III

PRÉHENSION DE LA PIERRE.

CHAPITRE IV

EXTRACTION DE LA PIERRE.

CHAPITRE V

DERNIERS TEMPS DE L'OPÉRATION, SOINS

CONSÉCUTIFS.

CHAPITRE VI

CYSTOTOMIE PÉRINÉALE. — ACCIDENTS.

CHAPITRE VII

DE LA TAILLE PRÉRECTALE.

CHAPITRE VIII

DU MORCELLEMENT DES GROSSES PIERRES DANS LA CYSTOTOMIE.

CHAPITRE IX

MANŒUVRE OPÉRATOIRE PAR LE PROCÉDÉ MIXTE.

CHAPITRE X.

NOUVELLES OPÉRATIONS DE LA TAILLE PAR LA MÉTHODE MIXTE.

CHAPITRE XI

REMARQUES SUR CES FAITS.

CHAPITRE XII

CHOIX D'UNE MÉTHODE POUR TRAITER LES CALCULEUX.

APPENDICES.

I

FISTULES URINAIRES.

ARTICLE PREMIER

REMARQUES PRATIQUES SUR CE SUJET.

ARTICLE II

FISTULES URINAIRES SOUS-PUBIENNES.

II

NOTES COMPLÉMENTAIRES SUR LA LITHOTRITIE.

I

RÉFLEXIONS COMPLÉMENTAIRES SUR LES QUATRE PREMIÈRES SÉRIES DE CAS SIMPLES.

II

ACCIDENTS DE LA LITHOTRITIE.

III

INJECTIONS PRÉALABLES.

IV

MORCELLEMENT DE LA PIERRE DANS LA VESSIE PAR L'URÈTHRE.

V

LA LITHOTRITIE APPLIQUÉE AUX ENFANTS CALCULEUX.

VI

NOTE SUR UN NOUVEAU BRISE-PIERRE.

III

CONFÉRENCES A L'HOPITAL NECKER.

I

II

IV

CLINIQUE CHIRURGICALE.

RÉSULTATS CLINIQUES DE LA LITHOTRIE PENDANT LES ANNÉES 1860-1864.

I

RÉSULTATS CLINIQUES OBTENUS PAR LA LITHOTRITIE PENDANT L'ANNÉE 1860.

FIN DE LA TABLE DES MATIÈRES.

CATALOGUE

DE LA

COLLECTION CIVIALE

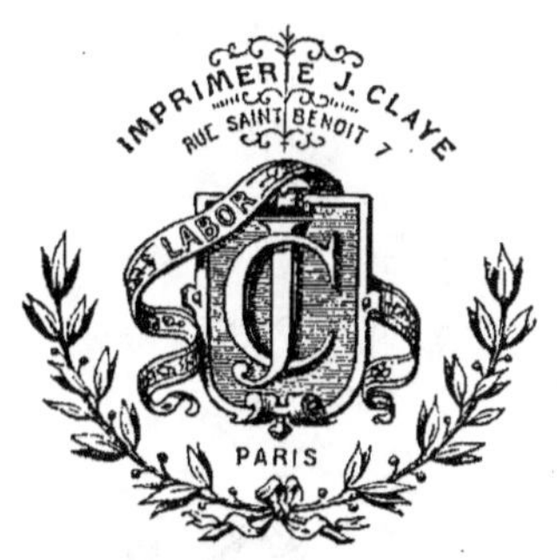

COLLECTION

DE

CALCULS URINAIRES

ET

D'INSTRUMENTS DE CHIRURGIE

DU

Dr J. CIVIALE

MEMBRE DE L'INSTITUT ET DE L'ACADÉMIE DE MÉDECINE

DEUXIÈME ÉDITION

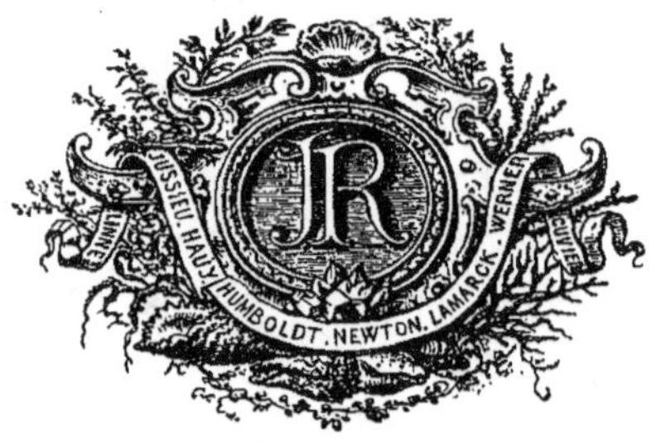

PARIS

J. ROTHSCHILD, ÉDITEUR

LIBRAIRE DE LA SOCIÉTÉ BOTANIQUE DE FRANCE

13, RUE DES SAINTS-PÈRES, 13

1872

INTRODUCTION (1)

J'ai l'honneur de placer sous les yeux de l'Académie une collection de calculs urinaires que j'ai formée durant ma longue pratique, et qui est à la fois le complément et le résumé de mes travaux sur l'affection calculeuse.

L'étude des concrétions urinaires a été renouvelée par la lithotritie, dont les applications exigent une connaissance précise de la structure et des caractères physiques de la pierre, connaissance qui est moins nécessaire pour la pratique de la taille.

J'ai étudié les concrétions urinaires à la manière des minéralogistes, armé du ciseau et de la loupe, divisant les masses et isolant leurs parties constituantes. J'ai employé tour à tour la scie, le coin, le marteau, agissant directement sur la pierre, ou frappant sur le ciseau pour détacher des éclats.

J'ai eu souvent recours à un procédé moins connu, qui consiste à faire éclater la pierre, en agissant sur la partie cen-

---

(1) Ces quelques pages d'introduction sont extraites des *Comptes rendus des séances de l'Académie des sciences*, tome LXIV, séance du 13 mai 1867. Nous les reproduisons textuellement, selon le vœu de l'auteur. M. Civiale est mort le 13 juin 1867, un mois juste après avoir lu ce court mémoire à l'Académie.

trale. C'est par ce mode de morcellement qu'on obtient les éclats les plus nets, quand la pierre est dure.

En formant cette collection, mon dessein a été de faire connaître les nombreuses variétés de concrétions urinaires et leur structure intime. Les écrits et même les figures sont insuffisants, quand il s'agit de montrer l'arrangement moléculaire des corps. Le dessin, qui parle aux yeux, ne rend pas les particularités, les menus détails et la disposition des éléments composants. Il n'est rien de tel que de voir un objet, pour en saisir les caractères.

En réunissant sur des cartons et des planchettes des séries de graviers et de calculs que rapprochent certaines analogies, j'ai dressé en quelque sorte des tableaux naturels, très-propres à faciliter l'étude des produits de l'affection calculeuse.

Les calculs de ma collection proviennent de 2,700 malades que j'ai traités depuis 1824, et dont 1,600 ont été opérés par la lithrotritie. Une grande partie de la poudre et des débris rendus par ces derniers a été utilisée pour les analyses chimiques.

Les concrétions urinaires, à l'état rudimentaire, se présentent sous forme de cristaux, de paillettes, de poudre amorphe, de pâte molle. J'ai recueilli ces dépôts, et, après dessiccation, je les ai fixés sur des ronds de papier. J'ai usé du même procédé pour les débris et les éclats pierreux rendus par les malades, après l'opération, quelquefois en quantité considérable. Les ronds de papier sont soigneusement collés sur le carton ou la planchette.

Les calculs isolés sont fixés sur des planchettes recouvertes d'une feuille de papier-linge qui adhère au moyen d'une forte solution de gomme. Pour rendre plus solide l'adhérence du calcul, j'ai pratiqué à l'emporte-pièce, dans le bois de la

tablette, des excavations dans lesquelles s'engagent des brins
de coton imbibés de gomme, qui font comme un coussinet
d'autant plus épais que les calculs sont plus volumineux et
d'une configuration irrégulière. Quelques pierres reposent
sur une espèce de socle.

Ainsi, chaque pièce est solidement fixée et ne peut se détacher que par exfoliation, lorsque la couche extérieure de
la pierre se sépare et reste collée à la planchette. C'est ce
qui a lieu pour les calculs exfoliés, dont la croûte est d'une
consistance très-faible.

Si une pièce se détachait par accident, il serait facile de
la remettre en place, en laissant tomber quelques gouttes
d'eau sur le lieu qu'elle occupait. Au bout de quelques heures, le coussinet ramolli permet de fixer de nouveau la
pierre. Pour plus de sûreté, on ajoute quelques brins de coton imbibés de gomme. La pierre se trouve fixée dès le troisième jour.

Pour prévenir toute détérioration du papier-linge, je l'ai fait
recouvrir d'une couche de vernis.

Mes observations m'ont conduit à établir des distinctions
essentielles (1) par rapport aux éléments, à la formation et
au développement des concrétions urinaires. J'indiquerai
brièvement ces distinctions.

Il y a deux classes de calculeux. Dans la première figurent
tous ceux dont la pierre constitue toute la maladie. Dans la
deuxième, l'affection calculeuse est précédée de désordres locaux ou généraux.

Dans les cas simples, les dépôts de l'urine ont pour base
l'acide urique et ses composés, l'oxalate calcaire et la cystine. On croit généralement que ces dépôts se forment lors-

____

(1) *Traité de l'affection calculeuse*, p. 22-66.

que l'urine ne contient pas assez d'eau pour maintenir en dissolution les substances salines que sécrètent les reins à l'état normal.

Ces dépôts sont expulsés naturellement et en grande quantité sous forme de cristaux, de paillettes, de poudre amorphe. Van Helmont a écrit que chaque homme rend journellement sa pierre en détail.

Un grain reste-t-il dans la vessie, il devient le noyau d'un calcul qui se développe par couches lamellées ou par grains agglomérés ; quelquefois ces deux modes de développement alternent ou coïncident. De là trois grandes divisions correspondantes dans le dévelopement des calculs.

Dans le développement par lamelles, qui passe pour être le plus commun, la matière solidifiable de l'urine se dépose autour d'un grain primitif ; les couches qui se superposent ainsi les unes aux autres ont été comparées aux tuniques d'un oignon ; elles sont en général très-serrées.

Dans la structure granulée, qui est en réalité la plus commune, les grains se forment et grossissent isolément ; après avoir acquis un certain volume, ils s'agrégent aux autres grains, tantôt d'une manière régulière, tantôt sans ordre, ce qui donne à la pierre une configuration extraordinaire.

Dans quelques graviers arrondis, la matière agglutinative qui sert à unir les grains forme à l'extérieur une croûte assez mince pour laisser entrevoir les granulations sous-jacentes. Dans les calculs, cette croûte augmente d'épaisseur, et forme une enveloppe solide. Cette croûte se montre aussi dans un grand nombre de gros graviers dont la structure se modifie et tend à devenir mixte.

Les concrétions, à leur première période de développement, sont le plus souvent d'une structure simple et homogène, les unes granulées, les autres lamellées.

Il n'en est pas ainsi des calculs. Un petit nombre seulement de graviers lamellés continue à se développer par couches successives.

Notons ici une particularité importante. Les lignes concentriques qui délimitent les couches sont coupées par d'autres lignes excentriques qui rayonnent du noyau vers la périphérie. Cette disposition rend les calculs fragiles, au point qu'il y en a qui se brisent spontanément dans la vessie. Ces calculs cassants, une fois hors de la vessie, se désagrégent au moindre choc, quelles que soient d'ailleurs leur composition et leur consistance.

Les graviers granulés se transforment à mesure qu'ils grossissent, et les granules se mêlent aux lamelles. Dans la plupart des cas, les couches lamellées alternent, soit avec d'autres couches d'une structure et d'une composition différentes, soit avec des dépôts granulés. Les combinaisons varient.

Il y a des calculs granulés à l'extérieur, et lamellés à l'intérieur. D'autres, en plus grand nombre, présentent la disposition inverse. Quand les deux structures alternent ou se confondent, le calcul est mixte. Nous ne faisons que mentionner les calculs à couches alternantes, qui rentrent dans la deuxième classe.

Remarquons, en passant, qu'il y a des calculs noirs qui sont blancs à l'intérieur, tandis que d'autres sont recouverts d'une couche jaune ou grise.

Quant aux calculs composés, il faut se rappeler que les éléments simples en apparence ne le sont pas en réalité. L'acide urique, par exemple, est associé à l'urate de potasse, de soude et d'ammoniaque, à l'oxalate et au phosphate calcaire. Dans ce cas, les cristaux ne présentent pas la même régularité que dans les concrétions homogènes. D'après Walther, l'acide urique cesse d'être pur, lorsque le calcul dépasse le volume d'un haricot.

Toutes les fois que le gravier séjourne longtemps dans la vessie, son action sur la surface vésicale provoque une phlegmasie, et, par suite, une sécrétion morbide, dont le produit se mêle à l'urine et modifie la nature des dépôts lithiques ; en sorte que les lamelles et les grains récemment formés ne ressemblent aux premiers, ni par la structure, ni par la composition. L'influence de la matière animale unissante sur le développement des calculs est considérable.

Dans les concrétions d'oxalate calcaire, ainsi que dans les dépôts d'acide urique, on observe la structure granulée, et aussi la structure mixte. Les dépôts d'oxalate calcaire sont rarement expulsés à l'état de sable et de gravelle.

Les calculs de cystine pure sont rares. La cystine, facile à reconnaître à l'état de pureté, échappe aux regards quand elle est associée à d'autres substances. J'ai signalé, à l'article des concrétions granulées, les caractères particuliers des calculs de cystine (1).

Les variétés de forme sont infinies. A part la structure du calcul, plusieurs circonstances peuvent influer sur sa configuration, et notamment les organes dans lesquels il se développe et les variétés du noyau.

Lorsque le col de la vessie est dilaté et la prostate plus ou moins atrophiée, cas fréquent, les gros calculs sont allongés et comprimés circulairement.

On voit des pierres vésicales qui sont étranglées par le milieu ou vers une de leurs extrémités. D'autres présentent un ou plusieurs sillons pour l'écoulement des urines. Il en est

---

(1) *Voir* les faits recueillis dans un Mémoire spécial que j'ai présenté à l'Académie des sciences, et qui a été reproduit dans l'ouvrage intitulé : *Traitement médical et préservatif de la pierre et de la gravelle*, p. 403 (Paris, 1840, in-8). *Voir* aussi une note de M. Pelouze, à la suite du Mémoire cité.

qui sont excavées du côté correspondant à des tumeurs du corps ou du col de la vessie.

Lorsque plusieurs calculs sont en contact dans les voies urinaires, ils se développent irrégulièrement, et présentent le plus souvent des facettes plates, concaves ou convexes, à surface polie. Ces calculs sont très-communs.

Le développement irrégulier des concrétions urinaires dépend, en résumé, de la conformation ou de la déformation des organes et du frottement des calculs les uns avec les autres.

Le noyau, dont nous avons aussi noté l'influence, existe dans presque tous les calculs lamellés. Quelquefois l'écorce et le noyau se confondent dans les calculs homogènes. Les noyaux sont généralement des grains pierreux extrêmement durs.

Au centre des concrétions les plus résistantes (celles d'oxalate calcaire, par exemple), on trouve cependant des noyaux sans consistance, formés d'un amas de substance amorphe ou d'un simple dépôt calcaire.

La nature, la forme et la situation des noyaux exercent une grande influence sur la configuration de la pierre.

Il en est de même des noyaux multiples.

Les calculs à noyau excentrique et à noyaux multiples sont très-remarquables sous le rapport de la configuration.

La présence des corps étrangers dans la vessie doit fixer l'attention du chirurgien, et parce qu'elle est très-commune, et parce que les corps étrangers qui servent de noyaux à la pierre modifient à la fois la configuration, la structure et même la composition des concrétions urinaires (1).

---

(1) En 1838, je présentai à l'Académie un tableau de 166 cas, où l'on remarque parmi les corps étrangers venus du dehors, et dont plusieurs sont devenus le noyau d'une pierre, 25 épingles ou aiguilles, 1 poinçon, 2 cure-oreilles, 6 fragments d'os, 5 dents, 18 sondes ou bougies flexibles ou rigides, 12 morceaux de bois, 6 étuis

Formes extraordinaires. — Il y a des calculs coniques, pyramidaux, triangulaires, cubiques, carrés, tétraédriques, etc. On a vu des pierres qui ressemblaient à un champignon, à un cœur, à un cerveau. Il y a beaucoup de pierres plates. Ces formes extraordinaires n'ont point de causes connues.

L'aplatissement et les facettes ne sont pas toujours l'effet de la pluralité des calculs. J'ai retiré quatre pierres de la vessie d'une malade : l'une était allongée, la deuxième ressemblait à une pyramide triangulaire, les deux autres étaient plates.

Astley Cooper a retiré d'une vessie 140 calculs, tous plus ou moins cubiques ; Wilson en a extrait 8 qui étaient tous ovoïdes. Covillard retira de la vessie d'un malade 13 pierres, dont 2 ou 3 seulement à facettes.

La longueur de certains calculs des reins, des uretères et de l'urèthre est attribuée à l'action de ces divers organes, qui semblent servir de moules. On trouve cependant des calculs très-allongés dans la vessie ; et il n'est pas rare de trouver dans les uretères ou dans l'urèthre des calculs ronds ou ovoïdes.

On ne trouve pas plus de rapports entre les déformations que peut éprouver la vessie et les calculs annulaires, perforés, branchus, articulés, en chapelet, en croissant.

à aiguilles, 1 bouchon, 13 tiges d'épis de graminées ou fétus de paille, 9 bourdonnets de charpie, 6 tuyaux de pipe, 3 tubes de verre, des fruits divers, des plumes, des poils, sans compter la série des corps qui sont parvenus dans la vessie à la suite d'accidents et de blessures par armes de guerre, tels que balles, grains de plomb, ferrets d'aiguillettes, esquilles d'os. — J'ai, depuis cette époque, retiré de la vessie, dans l'espace de quelques années, 19 sondes ou bougies en gomme élastique, 2 en gutta-percha, 2 en métal, une bougie de cire, une lanière de cuir, 2 porte-plumes, 1 manche de pinceau, 2 fragments d'os, 1 bout de tendon, une mèche de charpie, 1 tube de baromètre, 1 médaillon. On peut voir les détails de ces faits dans le Bulletin de l'Académie de Médecine (tome XXV, n° 19). Ces accidents ne sont pas rares. (*Traité de l'affection calculeuse*, p. 78.)

Cas rares. — J'ai rangé sous ce titre une série de pièces de toute nature, dignes de fixer l'attention par leur configuration, leur composition et surtout leur structure. A la première vue, le développement de ces pierres paraît ne pas se ranger sous la loi commune ; mais un examen attentif fait découvrir cette loi persistant sous des variations apparentes.

Dans un grand nombre de calculs de cette série, les aspérités et les mamelons de la surface extérieure paraissent résulter uniquement des poussées de la matière intérieure. Il y a là une sorte de soulèvement qui mérite de fixer l'attention.

Dans les calculs qui ne présentent pas la même configuration, les irrégularités de la surface se produisent d'une manière toute différente. Cette disposition très remarquable se présente avec des caractères particuliers dans quelques-unes des pièces que j'ai pu réunir. On observe à la surface de ces pierres les deux modes de formation que j'ai déjà signalés, avec des modifications qui varient.

Les principales particularités de structure des pierres que je produis comme échantillons des cas rares, dépendent des changements survenus dans la dernière période de développement, ainsi que des dépôts calcaires qui se sont faits à la surface, notamment dans les cas où la pierre a séjourné longtemps dans la vessie.

Débris pierreux provenant de l'opération. — Dans ma collection figurent plusieurs calculs qui ont été soumis dans la vessie à l'action des instruments lithotriteurs ; les uns ne sont qu'écornés ou perforés, les autres sont réduits en éclats assez ténus pour sortir par l'urèthre.

L'action mécanique des instruments lithotriteurs sur les calculs vésicaux est surtout appréciable par la forme des éclats restés dans la vessie ou des fragments et des débris expulsés après chaque séance. Les pièces sont disposées de manière à montrer l'action graduelle des divers instruments. Les résultats diffèrent d'après la nature et le volume de la pierre, et surtout d'après les instruments employés.

Le trilabe agit autrement que le lithoclaste, et la pierre qui est directement morcelée l'est autrement que celle qui ne peut être écrasée sans des procédés auxiliaires. On sait qu'une pierre volumineuse et dure ne peut pas être brisée et réduite en poudre par l'écrasement immédiat; il faut diminuer sa consistance, en diminuant sa force de cohésion. Avant d'agir efficacement par la pression, l'on a recours aux perforations préalables.

Dans tous les cas, l'action du trilabe est très-puissante, même dans les circonstances les moins favorables. Cet instrument agit surtout comme écraseur.

Le produit des perforations est de la poudre d'autant plus fine que la pierre est plus dure. Lorsque la pierre est friable, la poudre est grossière, et il y a beaucoup d'éclats, surtout à la suite de perforations réitérées.

Les instruments courbes agissent par pression ou par percussion, de manière à désagréger les éléments de la pierre. On obtient de la poudre, des éclats ou des débris qui varient d'après la forme et la disposition des branches du lithoclaste et du forceps, d'après la manière dont ces branches s'appliquent sur le calcul, et la résistance de ce dernier.

On remarque à la surface et dans les anfractuosités des calculs qui ont séjourné dans la vessie longtemps après avoir été attaqués par les instruments, des couches de cristaux ou de dépôts terreux abondants, qui masquent en partie l'action des instruments.

On remarquera que les pierres réunies sur l'un des cartons ont été retirées de la vessie par la taille, après avoir été brisées. Je reviendrai sur ce nouveau procédé de morcellement dans le prochain compte rendu de mes opérations.(1).

Débris pierreux rendus par les opérés. — J'ai réuni sur trois cartons à peu près toutes les variétés ordinaires de débris pierreux, sous les différents rapports de la configuration, du volume et de la couleur.

J'indiquerai, en terminant, les concrétions de la deuxième classe, qui sont formées des dépôts ordinaires de l'urine et des produits des phlegmasies vésicales qui précèdent le plus souvent la formation de cette espèce de calculs. Les dépôts phosphatiques y prédominent.

Le développement de ces calculs est très-irrégulier. Le plus souvent, les dépôts phosphatiques s'associent à d'autres éléments, dans des proportions variables.

Quelques malades rendent des urines fortement chargées de matières plâtreuses. Si cette matière n'est pas expulsée, elle peut s'accumuler dans l'espace de quelques semaines en quantité suffisante pour former une grosse pierre (2).

(1) Le morcellement de la pierre dans la vessie, après l'opération de la taille, a fourni à l'auteur la matière d'un Mémoire particulier, qu'on retrouvera refondu et amélioré, dans la deuxième partie du *Guide pratique*.

(2) Voir *Traité de l'affection calculeuse*, pages 22-42, 492-548.

CONSIDÉRATIONS GÉNÉRALES

SUR LE DÉVELOPPEMENT, LA STRUCTURE ET LA CONFIGURATION

DES CALCULS URINAIRES

Dépôts sous forme de cristaux ou de paillettes. — Les dépôts rudimentaires peuvent être facilement recueillis sur du papier, par l'évaporation de l'urine.

Ces dépôts se présentent sous forme de cristaux ou de masses diversement colorées (voir le 1er carton).

Les cristaux, incolores le plus souvent, sont quelquefois brillants ; ils se ternissent au contact de l'air. A mesure qu'ils s'agglomèrent pour former le sable, la gravelle ou le calcul, ils prennent une teinte jaune-rougeâtre, tout en conservant un aspect brillant.

On observe à la surface des couches lamellées des masses de cristaux brillants, très-petits, très-serrés, visibles à l'œil nu, lorsqu'on divise les calculs au moyen d'un coin ou qu'on les fait éclater.

Dans quelques pierres volumineuses, les lamelles et les cristaux alternent. Les lamelles isolées se présentent en couches très-minces, jaunâtres ou brunâtres.

On distingue quelquefois des couches épaisses, formées de substances cristallines, comme fibreuses, à grains fins et

2

serrés, distribution analogue à celle des métaux qui ont subi
la fusion ignée. Ces caractères sont frappants dans les calculs d'acide urique impur et de phosphate triple.

Dépôts sous forme de poudre. — On observe souvent dans l'urine, après le refroidissement, des dépôts floccon-
neux, que la dessiccation transforme en substances pulvéru-
lentes, rosacées, briquetées, rougeâtres, terreuses, grises.
noirâtres. Ces teintes sont attribuées aux principes colorants
de l'urine ou aux purpurates d'ammoniaque et de soude.

Ces dépôts, cristallisés ou amorphes, sont quelquefois très-
abondants. De là cette prodigieuse quantité de graviers que
rendent quelques malades, et ces pierres multiples d'un volume énorme, qui occupent presque toute la capacité de la
vessie.

Pour toutes les concrétions simples en général, les principaux modes de développement se réduisent à deux : la gravelle, les calculs et les grosses pierres se développent par
lamelles ou par granulations. Dans quelques cas ces modes
de développement alternent ou coïncident.

Pour expliquer le développement des concrétions urinaires par couches lamellées, on suppose un petit cristal ou
grain primitif, autour duquel vient se déposer la matière solidifiable de l'urine, de manière à former des lames superposées, qu'on a comparées aux tuniques d'un oignon. Si le travail se fait lentement et avec régularité, les couches sont
uniformes, et en général très-serrées.

En examinant avec attention les pièces réunies sur les
premiers cartons, on peut suivre à vue d'œil le grossissement
progressif qui transforme le cristal et la paillette en grains,
ceux-ci en sable, gravelle, etc.

Dans la première période de formation, les dépôts divers
que rendent les malades présentent des variétés de teintes

que l'œil distingue, et un arrangement moléculaire visible à la loupe.

Plus tard apparaissent dans l'urine des graviers de plus en plus gros, à teintes variées, les uns très-régulièrement arrondis et lisses à leur surface, les autres à formes irrégulières.

Certains malades ne rendent qu'une petite quantité de ces dépôts. On suppose, dans ce cas, que la sécrétion rénale, momentanément troublée et par simple accident, pourra être ramenée à l'état normal par les moyens efficaces dont l'art dispose, et l'on s'efforce de prévenir la formation de la pierre. On y réussit souvent.

Il n'en est pas de même des malades qui rendent habituellement de prodigieuses quantités de poudre, de gravelle et de graviers. Ils finissent ordinairement par avoir la pierre ; et lorsqu'on l'a extraite par la taille ou détruite par la lithotritie, on peut s'attendre à la voir se reproduire dans un temps plus ou moins éloigné.

Il y a là, au point de vue de la pratique, une distinction importante, qu'il me suffit ici de signaler.

Faisons une autre remarque. On peut s'étonner du volume extraordinaire des graviers rendus naturellement, d'autant plus qu'avant les applications de la lithotritie, on n'était pas fixé sur le diamètre et la dilatabilité de l'urèthre. Ici la clinique est venue en aide à la physiologie.

Du reste, il convient de tenir compte de la force d'expulsion de la vessie et de sa puissance de réaction, lorsque ses parois sont stimulées par la présence d'un corps étranger ou de toute autre manière.

Ce qui passait autrefois pour un phénomène extraordinaire et merveilleux est aujourd'hui un fait acquis à la pratique, grâce aux progrès de la chirurgie des voies urinaires.

Il est à peine besoin de dire que ces faits d'expulsion spontanée des gros graviers ne doivent pas être confondus avec les cas rares.

Reste à déterminer la manière dont les couches s'étalent à la surface du corps qu'elles recouvrent, les caractères de ces couches, tant à l'intérieur que du côté de la concavité, leur épaisseur, leur régularité.

Sur plusieurs des cartons de la collection, notamment ceux des calculs exfoliés, on trouvera des particularités propres à éclaircir ces divers points.

I

DÉVELOPPEMENT

DES CONCRÉTIONS URINAIRES (1)

Noyau des calculs. — Quand on divise les concrétions urinaires avec la scie ou le coin, on aperçoit d'ordinaire vers le centre une petite masse isolée, nettement circonscrite dans plusieurs cas, distincte par sa consistance, sa structure et sa couleur des dépôts qui se sont amassés successivement tout autour, et qui forment l'écorce de la pierre. Cette masse centrale est le noyau. Elle ne reçoit ce nom que lorsqu'elle est parfaitement délimitée ou du moins appréciable comme partie distincte.

La distinction n'est pas toujours facile. C'est ainsi que dans quelques calculs lamellés d'acide urique ou d'oxalate calcaire, l'écorce et le noyau sont homogènes et tellement unis qu'ils semblent ne former qu'un seul corps. Mais, dans la majorité des cas, le noyau est de nature différente, et très-distinct.

Les noyaux sont des grains pierreux qui se forment dans

(1) De la manière dont les concrétions urinaires se développent dans nos organes, dépendent en particulier la dureté de la pierre et en grande partie sa configuration ; deux points qui intéressent vivement le praticien. Il m'a paru utile de compléter ce qu'on lit à ce sujet dans mon *Traité de l'affection calculeuse*, p. 43 et suivantes, et de mettre sous les yeux de l'observateur un certain nombre de pièces propres à le fixer sur les divers modes de développement des calculs.

les reins et qui se développent dans la vessie, d'où ils sont expulsés sous forme de gravelle. En général, les noyaux constituent la partie la plus dure de la pierre, mais il n'est pas vrai qu'on ne puisse les broyer dans la vessie.

D'autre part on trouve souvent, au centre des calculs les plus résistants, des noyaux sans consistance, résultant d'un amas de substance amorphe ou d'un simple dépôt calcaire. C'est ce qu'on observe particulièrement dans les calculs mu·raux.

Quelquefois le noyau est formé par un corps étranger venu du dehors ; il n'est pas rare aussi qu'il le soit par une matière organique. C'est ainsi que l'écorce se dépose autour d'un amas de mucosités ou de caillots sanguins, qui se détruisent à la longue par dessiccation ; de sorte que le centre du calcul ne présente plus qu'une cavité. On peut constater cette disposition dans un grand nombre de pièces de cette collection.

Ces cavités, de grandeur variable, contiennent le plus souvent une poudre noire, des pellicules, des débris de matière organique. Quelques-unes sont entièrement vides ; d'autres sont tapissées d'une légère croûte. Tous ces noyaux de diverse nature se forment dans l'appareil urinaire. Il en est d'autres qui de l'extérieur pénètrent tout formés dans cet appareil et donnent lieu à la formation d'un calcul.

C'est par le canal de l'urèthre que les corps étrangers qui deviennent le noyau d'un calcul pénètrent ordinairement dans la vessie. Les exemples sont nombreux de corps étrangers introduits de force dans la vessie ; ils prouvent jusqu'à quels excès peut se porter l'extravagance humaine.

On trouvera dans un long article du *Traité de l'affection calculeuse* (1) les principaux faits de ce genre, recueillis

(1) Pages 67-113.

avant 1838. J'ai observé depuis un très-grand nombre de faits analogues, sur lesquels j'aurai l'occasion de revenir.

Qu'il me suffise de remarquer ici que la composition, la forme, la situation de ces noyaux artificiels exercent une grande influence sur la formation, la structure et la configuration de la pierre.

Écorce des calculs. — L'écorce est la partie de la pierre qui enveloppe le noyau. Les circonstances les plus diverses peuvent concourir à sa formation. Ce sujet, d'une haute importance pour la pratique, a été traité dans l'ouvrage cité (p. 46-66). J'aurai l'occasion de le reprendre en détail en exposant les principales pièces de la collection ; et je ferai connaître les modifications les plus essentielles que peuvent subir la structure, le développement et la configuration de cette partie de la pierre. Je me borne à quelques indications.

Dans les calculs lamellés, — ce sont ceux dont le développement s'effectue avec le plus de régularité, — on voit se déposer successivement autour du noyau, des lamelles serrées, qui forment les premières couches de l'écorce, en allant du centre à la circonférence. Quelquefois le calcul continue à se développer suivant ce mode régulier; mais en général, à mesure qu'il grossit, sa structure se modifie suivant les éléments constituants. Le plus souvent les granules se superposent aux lamelles, et l'on a des couches alternantes. L'ordre et la régularité de ces couches alternantes varient beaucoup.

Forme naturelle des concrétions urinaires. — Dans les premiers temps de leur évolution et à l'état rudimentaire, les concrétions urinaires, et particulièrement celles qui ont pour base l'acide urique et ses composés, se présentent sous la forme de granules arrondis. Telle est la configuration ordinaire de la gravelle lamellée, aussi longtemps que l'acide urique reste à l'état de pureté. Mais, à mesure qu'ils grossissent, les graviers lamellés d'acide urique prennent d'abord une forme allongée, aplatie.

La forme des graviers granulés et mixtes n'est pas aussi régulière. Ces graviers sont plus allongés, plus anguleux. On remarquera que les graviers qui présentent cette structure se transforment plus tôt que les autres.

Les graviers bruns et noirs, qui se composent surtout d'oxalate calcaire, sont très-irréguliers. Les graviers s'allongent encore davantage lorsque l'oxalate calcaire se combine avec l'acide urique.

Les plus grandes variétés de forme se rencontrent dans les graviers gris, blancs, terreux ; on en trouvera un choix dans la collection. Les plus grandes irrégularités de forme dépendent des variétés de structure et de composition du noyau des calculs. A l'exception de quelques cas, plus le calcul vésical grossit, plus il s'éloigne de sa forme première.

Formes extraordinaires. — Quant aux formes extraordinaires, il en a été question dans l'Introduction. — On remarquera que ces formes singulières se rattachent souvent à des circonstances qui méritent d'être soigneusement étudiées avec d'autant plus de raison qu'elles concourent aussi à modifier la structure de la pierre. Je les ai partagées en plusieurs catégories.

II

CONFIGURATION DES CALCULS

De tous les caractères physiques des calculs, la configuration est celui qui, au point de vue pratique, a le plus d'importance. Cette importance est encore plus manifeste depuis les applications de la lithotritie. Aussi me semble-t-il utile d'ajouter de nouveaux développements aux considérations que j'ai exposées dans mon *Traité de l'affection calculeuse* (1).

Cette étude est d'autant plus nécessaire, qu'au moment d'opérer, le chirurgien ne peut pas déterminer la forme du calcul ; il n'en soupçonne les irrégularités que par les difficultés qu'il éprouve à fixer la pierre dans l'instrument.

Indépendamment de l'influence des organes dans lesquels elle se développe, et des caractères physiques et chimiques qui la distinguent, la pierre peut subir des changements de forme qu'il importe de connaître, d'autant plus que la cause de ces changements une fois connue, on comprend mieux tout ce qui concerne la structure et le développement des concrétions urinaires.

On remarquera d'abord que la surface externe des calculs urinaires présente des caractères qui varient suivant la

(1) Pag. 167-180.

composition et le mode de développement de la concrétion, et la durée de son séjour dans la vessie.

Les pierres peuvent s'accroître indéfiniment dans la vessie, aussi longtemps que persistent les conditions de formation et d'accroissement.

L'extraction de la pierre en arrête le développement. Mais la pierre que vous examinez après l'extraction ne constitue pas un type absolu. Il faut tenir compte des conditions que l'extraction a détruites, et songer aux modifications qui auraient pu survenir, si la pierre avait séjourné plus longtemps dans la vessie. Quand on regarde, par exemple, cette énorme pierre à structure mixte qui figure parmi les cas rares, on voit qu'elle a rempli toute la capacité de la vessie, et l'on voit tous les degrés de développement. A l'état de gravier, elle était représentée par la petite partie centrale qui tient lieu de noyau. Le malade aurait pu la rendre dans cet état. Au bout de quelques années, cette concrétion, extraite par la taille aurait présenté une masse ovoïde de matière granuleuse. Plus tard, on aurait eu une pierre à surface lisse, de structure mixte dans son milieu, entourée d'une écorce de lamelles compactes. Cette pierre est comme enchâssée dans une enveloppe beaucoup plus épaisse, coupée par des lignes irradiantes, par conséquent fragile. Enfin, cette quadruple concrétion est enfermée dans une épaisse coque de matière blanche, sur laquelle semble s'être moulée la vessie. On voit ici les périodes successives d'accroissement : le gravier est devenu calcul, et le calcul s'est accru au point de former cette énorme pierre, qui est devenue monstrueuse par son enveloppe.

Croûte de la pierre. — *Première période*. — On remarquera la couche de matière grise ou blanche qui recouvre les pierres ou les fragments de pierre contenus dans la vessie.

Cette croûte, dont l'épaisseur est proportionnée en général à la durée et à l'intensité de la phlegmasie vésicale qui l'a produite et au temps que la pierre a séjourné dans la vessie, présente de nombreuses variétés.

Dans beaucoup de cas, cette couche est si mince, qu'on distingue la configuration et quelquefois la couleur des parties qu'elle recouvre immédiatement. Dans ces conditions, elle influe très-peu sur la configuration de la pierre. On peut la considérer à la rigueur comme n'en faisant pas proprement partie ; c'est un élément accidentel qui se surajoute à la masse.

Les pierres qui ne sont pas revêtues de cette couche grise n'ont pas déterminé un catarrhe vésical ; mais elles sont en petit nombre.

Le développement des dernières couches de la pierre ne se fait pas alors autrement que celui des couches sous-jacentes. Si la pierre séjourne longtemps dans la vessie, sans altération des organes, la croûte externe s'épaissit de plus en plus, et souvent d'une manière régulière, par l'addition de nouvelles couches.

Survient-il un changement dans la composition de l'urine, de nouvelles couches s'ajoutent à la pierre, d'une nature analogue à celle de l'urine. De là ces pierres à couches alternantes dont la coupe présente l'aspect de la tranche d'un livre relié à la manière des Codes réunis, qui sont distingués par des couleurs différentes.

La couleur, l'épaisseur et la densité de ces couches alternantes varient nécessairement, ainsi que leur mode d'union ou de juxtaposition ; car les unes sont serrées et à peu près inséparables de celles qui les supportent, à tel point qu'on ne distingue pas de lignes de démarcation entre le noyau et l'écorce, ni entre les parties constituantes de celle-ci ; tandis que les autres sont comme isolées, ou du moins très-distinc-

tes. On observe souvent des interstices, des vides, des cavités remplies de dépôts terreux ou de cristallisations. Les
pièces à structure mixte présentent à la coupe mille variétés.

La connaissance du mode de superposition des couches est
d'une véritable utilité pratique, surtout pour les parties qui
avoisinent la circonférence. Il faudrait effeuiller en quelque
sorte le calcul pour se rendre un compte exact de la manière
dont les couches sont superposées.

En réunissant sur un carton des calculs exfoliés et des calculs à fentes et à vides, j'ai voulu faciliter cette étude ana-
lytique de la formation des calculs. Les deux faces de chaque
couche sont manifestes, et l'on voit comment se fait la superposition de la circonférence au centre. On voit aussi comment ces couches se détachent. Pour compléter la démonstration, j'ai eu recours à une sorte d'exfoliation artificielle.

De la couche extérieure des calculs. — Pour compléter ce qui a été dit de la configuration des calculs, il est
indispensable d'ajouter quelques considérations sur la croûte
ou écorce extérieure.

Il faut diviser les concrétions urinaires pour connaître
leur structure intérieure et déterminer leur rang dans la
série. Mais ce procédé ne permet pas de voir complétement
la disposition des couches successives; il faudrait pouvoir les
enlever une à une en procédant de la périphérie au centre.
Mais cela n'étant pas possible, il est de toute nécessité d'étudier la formation successive des concrétions, en passant graduellement des plus petites aux plus grosses, sans perdre
de vue que ces corps, quel que soit leur volume, peuvent
acquérir un développement indéfini, aussi longtemps qu'ils
continuent de grossir.

De là l'importance de la couche extérieure, à l'étude de laquelle se rattachent des considérations d'un haut intérêt pratique.

Dans un très-grand nombre de cas, comme on le voit en parcourant des yeux les pièces de la collection, la couche externe diffère des autres parties de la pierre par sa composition et par sa structure.

Etablissons quelques distinctions indispensables pour en apprécier les caractères particuliers.

1° On observe généralement à la surface des pierres entières ou fragmentées qui sont restées longtemps dans la vessie, une couche plus ou moins épaisse de matière grise ou blanche, d'un aspect pulvérulent. C'est du phosphate calcaire, quelques-uns disent du nitrate de soude, produit d'une phlegmasie de la vessie, occasionnée ou entretenue par la pierre elle-même, agissant sur l'organe comme un corps étranger, indépendamment de sa composition et de sa structure. Quand la phlegmasie vésicale est survenue peu de temps avant l'extraction de la pierre, la couche est mince; la surface de la concrétion ne présente souvent même qu'une légère teinte grise.

On conçoit que, à l'exception d'un petit nombre de cas, cette couche accidentelle n'influe en rien sur le volume et la configuration de la pierre. On peut la considérer à la rigueur comme n'appartenant pas proprement au calcul. C'est en effet un élément adventice qui se surajoute aux éléments constituants.

Cette couche accidentelle, qui se dépose sous l'influence d'un état particulier de la vessie, excitée et irritée par la présence du calcul, s'observe également sur la gravelle, les calculs entiers et les fragments de calcul.

Les pierres qui sont dépourvues de cette couche grise au

moment de l'extraction n'ont pas déterminé un catarrhe vésical.

Au contraire, si la phlegmasie se prolonge, la couche phosphatique, grise ou blanche, peut acquérir beaucoup d'épaisseur. C'est ce qu'on a souvent lieu d'observer sur les grosses pierres.

2° Le dépôt qui se fait n'est pas toujours en raison de l'intensité et de la durée de la phlegmasie qui le produit; il y a d'autres conditions qui nous échappent pour la plupart. On ne sait pas davantage pourquoi ce dépôt ne présente pas une égale épaisseur sur tous les points de la surface des concrétions urinaires. Cette observation s'applique spécialement aux pierres qui s'écartent le plus de la forme arrondie. Cependant on remarque cette différence d'épaisseur de la couche grise dans la plus grosse pierre de la collection, quoique la forme en soit régulière.

3° Les circonstances sous l'influence desquelles se produit le phosphate calcaire peuvent cesser, et alors les dépôts gris ou blanc cessent aussi. Des dépôts différents peuvent se produire : de là les couches alternantes, si variables, quant à l'épaisseur, à la densité, à la couleur, à la manière dont elles sont unies les unes aux autres, quand elles sont unies; car il n'est pas rare d'observer des vides ou des dépôts granuleux qui les séparent. On n'est pas d'accord sur l'ordre de succession des divers dépôts qui forment les couches alternantes.

4° Il ne faut pas confondre avec cette couche superficielle de phosphate calcaire, qui recouvre un grand nombre de calculs, d'autres dépôts d'une composition et d'une structure différentes qui s'ajoutent de même à la surface de la pierre. Ce sont presque toujours des granules ou des matières cristallisées qui se présentent sous deux formes particulières, et qui changent l'une et l'autre la configuration de la pierre.

Tantôt les cristaux sont isolés, tantôt ils forment des agglomérations considérables, et même des masses très-épaisses, très-compactes, qui s'ajoutent aux extrémités des grosses pierres. Les calculs granulés en offrent des exemples remarquables.

Toutes ces variétés de dépôts qui modifient diversement la surface et la croûte des grosses pierres, à une époque avancée de la maladie, sont la conséquence habituelle des changements survenus dans la composition de l'urine, par suite des états morbides de l'appareil urinaire, changements qui déterminent la nature des dépôts, ainsi que l'a constaté l'analyse chimique.

C'est à l'ensemble de ces influences qu'il faut attribuer les caractères qui distinguent la forme, la composition et la structure de la croûte dans les gros calculs.

Quelques mots sur la coloration des calculs.

On remarquera que c'est la teinte jaune qui prédomine. Elle est d'autant plus nette, que l'acide urique s'éloigne moins de l'état de pureté, et que la structure du calcul est plus régulière. La régularité de structure est généralement en rapport avec l'homogénéité de composition.

La nature de la pierre exerce aussi une influence notable sur sa coloration. La couleur rougeâtre des calculs de cystine ne ressemble à aucune autre.

Les concrétions d'acide urique pur diffèrent par la teinte des grains primitifs de la même matière.

La teinte des concrétions d'acide urique, à quelques exceptions près, s'affaiblit et s'altère à mesure que le calcul augmente de volume.

Ce sont les éclats les plus volumineux qui représentent le mieux la véritable teinte de la pierre. A mesure qu'on réduit les fragments, les teintes varient.

La forme des débris pierreux ne varie pas moins. Ces variétés de forme tiennent à des causes diverses.

Quand la pierre est à la fois dure et cassante, le morcellement ou le broiement produit beaucoup moins de poudre que d'éclats, et ces éclats présentent une cassure régulière, à angles tranchants.

Les calculs lamellés, à structure très-serrée, non cassants, attaqués par le trilabe, produisent au contraire plus de poudre fine que d'éclats. La poudre est plus grossière quand on se sert du lithoclaste.

Les calculs granulés, à structure poreuse, donnent plus de poudre que d'éclats, quelle que soit d'ailleurs la composition de la concrétion urinaire.

La forme des débris varie aussi suivant les instruments dont on se sert pour opérer. Avec le trilabe, on obtient principalement de la poudre fine; avec le lithoclaste à mors plats et larges, agissant par pression, la poudre est grossière et les débris sont réguliers.

Quand on se sert du forceps fenêtré, et qu'on emploie la percussion, les éclats sont aplatis, irréguliers, à bords tranchants.

CATALOGUE

PREMIÈRE SECTION

CARTON N° 1

CONCRÉTIONS HOMOGÈNES. — PREMIÈRE SÉRIE

Les échantillons rassemblés sur le premier carton présentent les premiers degrés de développement des concrétions urinaires dans les cas les plus simples, qui sont aussi les plus ordinaires.

On passe successivement du sable très-fin aux granules, ensuite aux grains, et enfin aux graviers. On voit comment l'élément primordial se transforme par des grossissements gradués.

Dans ce mode de formation, la matière solidifiable de l'urine se dépose autour du cristal ou du petit grain primitif, de manière à former une enveloppe de lames superposées.

Il serait superflu de décrire séparément chacun de ces échantillons. Les variétés de structure des premiers produits ne sont visibles qu'à la loupe. Quant aux teintes de ces concrétions élémentaires, elles varient beaucoup. Ces variations sont loin d'être en rapport avec la composition et la structure des calculs.

Les grains lamellés se distinguent des petites concrétions granulées par leur forme arrondie et le poli de leur surface.

Les graviers qui séjournent longtemps dans la vessie reçoivent sans cesse des couches nouvelles qui forment l'écorce d'une concrétion plus volumineuse. Le gravier représente alors le noyau. Du reste, la distinction entre les deux parties est purement théorique, l'écorce, dans le cas de formation homogène et régulière, résultant de l'accroissement de la masse centrale.

Les graviers lamellés ne conservent pas en grossissant la forme arrondie et le poli de leur surface, surtout lorsque leur développement est irrégulier.

Quand on divise ces graviers, il n'est pas rare de trouver des grains qui, par leur composition, diffèrent de la masse. C'est un indice que le développement de la concrétion a été troublé.

On remarquera que les changements de forme sont en raison du volume. Les plus gros de ces graviers sont aplatis, comme les calculs. Quelques-uns présentent même des facettes, sans que leur structure intime diffère de celle des plus petits, qui sont réguliers et arrondis.

Dans les plus gros de ces graviers, la coloration n'est ni aussi tranchée ni aussi variée que dans les grains fins et les graviers d'un petit volume. A mesure qu'ils grossissent, ils se décolorent : quelques-uns paraissent gris, mais ils ne le sont qu'à la surface. La couleur des parties sous-jacentes est différente.

Cette décoloration de la couche extérieure est remarquable dans plusieurs de ces concrétions, qui se distinguent par leur forme arrondie, leur surface lisse et unie et la régularité de leur coupe.

Quelques-uns de ces graviers sont si volumineux, que leur sortie par le canal de l'urèthre a été regardée comme impossible. Et néanmoins, leur expulsion a été spontanée et quelquefois facile.

Les malades dont la vessie est inerte retiennent quelque-

fois des quantités considérables de graviers. On en a trouvé
des centaines, après la mort, dans la vessie de quelques vieillards.

On a vu aussi des vieillards, qu'on ne croyait pas atteints
de la gravelle, expulser un grand nombre de ces graviers,
sous l'influence d'une excitation accidentelle, et rester parfaitement guéris.

CARTON Nᵒ 2

Tous ces calculs ont un noyau distinct; leur structure est simple, leur développement régulier; les couches qui forment l'écorce sont régulièrement superposées.

La loi de l'affinité préside à l'agglomération des éléments constituants. La quantité de matière unissante est petite. Le grain devient calcul sans changement de structure et par la simple addition des couches qui se groupent autour du noyau.

Ce ne sont pas seulement les calculs d'acide urique qui se développent par lamelles; mais encore la plupart des concrétions qui se forment dans la vessie, dans les reins, dans les uretères et l'urèthre.

La structure lamellée de ces calculs d'acide urique homogène présente une particularité qui a été peu remarquée : les couches extérieures de l'écorce sont fragiles, même dans la vessie, et les calculs se brisent au moindre choc.

Première série. — Nᵒ 1. — Ce calcul est le type du genre. Forme ovoïde; surface lisse et polie, avec deux ou trois petites éminences. En examinant la coupe, on aperçoit une série uniforme de couches très-régulièrement disposées, du noyau vers la circonférence.

N°s 2 et 3. — Calculs aplatis; structure serrée, très-compacte. On remarquera que le plus petit, qui est très-allongé, s'est développé autour d'un noyau presque rond. Il est recouvert d'une couche grise très-adhérente et d'une croûte blanche très-friable. — Le noyau de l'autre calcul est oblong. Cette pierre, écornée d'abord par le lithoclaste, a été extraite par la taille. Surface légèrement mamelonnée, croûte grise, provenant, comme la croûte blanche de l'autre calcul, d'une phlegmasie vésicale.

N°s 4 et 5. — Même structure, même mode de développement. En divisant ces calculs, j'en ai fait éclater plusieurs, avant que la scie fût parvenue au centre. Le noyau et les premières couches de l'écorce sont restés en place; on voit distinctement la structure de l'écorce. Les couches lamellées sont très-serrées, très-compactes. On saisit ici le premier degré d'une variété de la structure lamellée des calculs d'acide urique, dont l'importance est grande dans la pratique. La plupart de ces pierres présentent à la coupe, notamment sur les couches les plus épaisses et les plus rapprochées de la circonférence, une multitude de lignes irradiantes, coupant à angle droit les lignes convergentes. Cette disposition explique la fragilité de ces masses si compactes. Les deux calculs et le gravier inscrits sous le n° 6 appartenaient au même malade. Je les ai extraits par la taille. On remarquera l'inégalité du volume des calculs et les facettes du gravier.

N° 7. — Deux pierres énormes qui remplissaient la vessie, retirées après la mort. La concavité de la plus grosse moitié recevait la convexité de la seconde pierre. On voit, à la coupe, la différence de couleur des deux parties, centrale et extérieure, nettement séparées du reste par une ligne de démarcation. Les lamelles de la masse centrale sont moins régulières et moins compactes que celles de la couche extérieure. La coupe de celle-ci présente les lignes irradiantes dont j'ai parlé.

N° 8. — Grosse pierre extraite après la mort. Composition homogène; couleur uniforme. Structure lamellée très-régulière. Quelques vides du côté de l'écorce. Les lames des couches extérieures moins serrées. Noyau presque rond. Surface rugueuse. L'observateur remarquera la disposition des couches formant l'écorce.

Dans la partie divisée au moyen de la scie, les couches superposées s'emboîtent régulièrement. Il n'y a aucun indice d'interruption ou de cassure. Dans la partie divisée par le coin, au contraire, on voit distinctement des lignes, des stries divergentes qui coupent les couches à angle droit, et rendent cette espèce de calculs tellement fragiles, qu'ils se désagrégent spontanément dans la vessie. J'ai réuni sur le carton suivant quelques échantillons de ces pierres cassantes.

Les pièces de ce carton représentent des pierres lamellées d'acide urique, homogènes, dont le morcellement s'est opéré dans la vessie ou après l'extraction. La structure lamellée de ces concrétions fragiles est d'une régularité parfaite. Mais cette structure présente en nombre considérable ces lignes divergentes ou irradiantes qui rendent raison de leur extrême fragilité. C'est ici le lieu d'entrer dans quelques considérations pratiques à l'occasion de ces pierres cassantes.

Exposons d'abord les nouveaux faits.

CARTON N° 3

CALCULS LAMELLÉS CASSANTS Nᵒˢ 1 A 19

1° **Graviers morcelés spontanément.** — Nᵒˢ 1 à
10. — Graviers dont la fracture s'est opérée spontanément
dans la vessie. Les fragments ont été expulsés avec les urines. Chaque tas ne représente pas la quantité qui a été rendue; de nombreux fragments manquent. — La plupart de
ces éclats ont été rendus vraisemblablement peu de temps
après la fracture des calculs. Dans un cas seulement (n° 4)
les fragments ont dû séjourner dans la vessie; ils sont recouverts d'une couche grise. Ces éclats, ainsi que ceux du n° 5,
proviennent d'une femme (le 28 octobre 1862). L'expulsion
dura plusieurs jours, sans que rien l'eût annoncée. La couche
grise indique un long séjour dans la vessie, après la fragmentation.

Le n° 4 *bis* représente les éclats d'une pierre dure, cassante, morcelée dans la vessie. Ces éclats ont été pris pour
des graviers, comme les précédents; ils sont revêtus aussi
d'une couche grise; preuve qu'ils sont restés longtemps dans
la vessie. Ces fragments m'ont été remis le 18 avril 1866
par un malade de Rouen, qui portait une grosse pierre dans
la vessie.

N° 6. — Fragments rendus par un calculeux et débris expulsés à la suite d'une opération subséquente de lithotritie.

— Ces éclats volumineux et irréguliers ne représentent qu'une petite partie des fragments expulsés par le malade pendant plusieurs années. Il s'est formé dans la suite des pierres volumineuses qui ont été détruites par les procédés de la lithotritie.

N° 9. — Ces pièces présentent des particularités bien dignes d'attention.

Ces débris m'ont été remis le 12 août 1865. Le malade m'a assuré qu'ils formaient à peine le tiers de ce qu'il avait rendu depuis six mois. Taillé une première fois, il y a quatre ans, il le fut de nouveau quatre mois après pour une pierre restée dans la vessie. Sa santé se maintint pendant trois ans. Aujourd'hui, il offre tous les signes rationnels de la pierre, et une nouvelle opération est nécessaire. — Les fragments sont d'une régularité remarquable. On peut les comparer avec ceux des calculs de même nature qui viennent à la suite des graviers.

2° Calculs morcelés spontanément. — N° 10. — Cinq éclats d'un calcul. Le noyau adhère au fragment le plus gros. L'écorce, d'une structure très-régulière, forme deux couches, dont l'extérieure est d'une teinte plus claire.

N° 11. — Noyau d'oxalate calcaire recouvert d'une couche jaune d'acide urique, adhérent par un côté à l'écorce dont la structure présente des couches striées, très-serrées.

N° 12. — Cinq fragments et un noyau provenant de deux pierres trouvées dans la vessie et spontanément fragmentées quelques jours après.

N° 13. — Quatre éclats d'une pierre fragmentée par l'action de la scie. Teinte très-foncée. Le noyau est desséché.

N° 14. — Quatre éclats d'une petite pierre fracturée par l'action de la scie, et dont on aperçoit le noyau engagé à moitié dans le fragment le plus considérable.

Nº 15. — Fragments d'une grosse pierre morcelée par la percussion, après avoir été extraite. Noyau circulaire, large, plat, à moitié recouvert par des couches très-compactes. Deux séries de couches très-distinctes. Des stries divergentes rompent la continuité des couches circulaires.

Nº 16. — Fragments d'une pierre à gros noyau. Les surfaces de ces éclats sont recouvertes d'une matière jaunâtre, indice d'un séjour prolongé dans la vessie.

Nº 17. — Les deux moitiés d'un calcul extrait par la taille et morcelé sous l'action de la scie. Noyau rond, très-petit, détaché. Au centre on aperçoit nettement la cavité qu'il occupait.

Nº 18. — Six éclats provenant de deux pierres. La plus grosse est d'un jaune terne. Autour du noyau absent, on voit une capsule formée de plusieurs couches irrégulières d'une matière noirâtre, très-dure. Des lignes striées coupent les couches concentriques. La surface extérieure est recouverte d'une fine couche de matière blanche. — Le second calcul, plus petit, est plus irrégulier : on aperçoit au centre la place qu'occupait le noyau circulaire et aplati.

Nº 19. — Cinq fragments d'un calcul fragmenté sous la pression de la tenette. Le noyau, d'une teinte rougeâtre, comme les parties environnantes, est adhérent au plus petit de ces fragments. On aperçoit très-bien sur un autre une série de couches concentriques très-distinctes de la croûte; celle-ci est coupée de lignes striées. En examinant chacun de ces fragments, on se rend aisément compte de la fragilité du calcul.

Toutes ces concrétions fragiles, graviers et calculs, présentent les mêmes dispositions à l'extérieur et à l'intérieur : surface généralement lisse, forme arrondie. Sur un petit nombre seulement on voit une légère couche de matière grise. Le noyau ne manque jamais. L'écorce est composée de lamelles uniformes, circulaires, coupées par des lignes irradiantes. C'est dans les concrétions de cette espèce que se trouvent l'acide urique le plus pur et la structure lamellée la plus parfaite.

On comprend maintenant pourquoi ces calculs sont si fragiles. Au moindre choc ils se désagrégent. Quelquefois ils se brisent dans la vessie, et les malades rendent les fragments comme à la suite d'une séance de lithotritie. Les graviers se fracturent aussi bien que les calculs.

Ce sont surtout ces concrétions spontanément morcelées dans la vessie qui ont si fort contribué à la vogue des lithontriptiques et des eaux minérales qui passent pour avoir la propriété de dissoudre la pierre.

Quelques malades prenant, avec quelques médecins, les éclats rendus pour des graviers ordinaires, croient qu'il s'agit seulement de la gravelle, et laissent grossir la pierre. Le malade qui m'a remis les débris n° 4 bis portait dans la vessie une grosse pierre qu'on n'avait pas reconnue avec la sonde, et depuis plusieurs années il était soumis à un traitement inutile.

Les calculs fragiles peuvent être morcelés dans la vessie par les procédés de l'art plus facilement que les autres. Leur nature cassante peut être reconnue dans les explorations préliminaires. Leur contact avec l'instrument produit un bruit sec, éclatant, qui se répète au moment où le morcellement se fait. Les éclats rendus sont à arêtes saillantes, et les débris ne se tassent pas dans le lithoclaste.

Ces nouveaux faits, dont l'importance pratique est manifeste, sont postérieurs à d'autres faits semblables, qui avaient frappé les chirurgiens, mais qu'on avait perdus de vue. Je dois rappeler ici en peu de mots les anciens cas de calculs cassants.

Cas anciens de fracture spontanée des calculs.— *Réflexions.* —La fracture spontanée des calculs dans la vessie, ou après l'extraction, est un fait connu depuis longtemps. Olaüs Borrichius l'observait en 1671, chez un enfant de six ans : « Il rendait, dit cet auteur, des morceaux d'une pierre qui s'était brisée dans la vessie. »

Tulpius, Detharding, Geoffroy, Whytt ont eu l'occasion d'observer des faits analogues. Le malade dont le cas est rapporté par Whytt avait éprouvé, à la suite d'un effort, la sensation d'une pierre qui se cassait dans la vessie, et bientôt après il expulsait avec les urines des fragments de pierre.

Dans ces derniers temps, MM. Cross, Rousseau et d'autres chirurgiens ont recueilli des faits semblables (1).

Il faut se garder de confondre ces cas avec d'autres dans lesquels les graviers, les calculs et surtout les pierres volumineuses s'exfolient, ainsi qu'on peut le voir en examinant plusieurs pièces de la collection. Dans ce cas, les malades rendent des plaques grises et terreuses, très-différentes, par la forme et par l'épaisseur, des éclats qui proviennent des pierres fragmentées.

On ne les confondra pas non plus avec certains éclats provenant de calculs granulés d'acide urique ou de toute autre

(1) Le cas cité par M. Cross est très-remarquable. Cet habile chirurgien trouva dans la vessie d'un septuagénaire 22 pierres qui pesaient ensemble 3 onces 1/2. L'une de ces pierres pesant sept gros se cassa d'elle-même peu de temps après l'extraction. Les 21 autres purent être rajustées de manière à donner la certitude qu'elles avaient appartenu à trois calculs semblables au premier, mais réduits, l'un en 4, l'autre en 8, le troisième en 9 morceaux. L'acuité des angles de ces derniers accusait une fragmentation récente. Les autres, plus anciens, étaient recouverts d'une légère couche phosphatique. Le volume de chacun des calculs primitifs était celui d'un œuf de pigeon. La matière consistait en acide urique, mêlé avec un peu d'oxalate calcaire. Le fait de Tulpius est aussi très-remarquable.

substance, mais tellement friables, aussi longtemps qu'ils restent dans la vessie, que le moindre choc suffit pour les morceler.

Les éclats provenant de la fragilité des calculs lamellés d'acide urique sont durs, à cassure abrupte, à angles aigus, à arêtes saillantes. Ce qui frappe dans les fragments que j'ai recueillis, c'est l'identité de forme, qu'il s'agisse de graviers, de calculs ou de grosses pierres. Ces fragments ne diffèrent que par le volume. Du reste, quelle que soit la teinte du calcul, la cassure offre toujours la même régularité, les mêmes dispositions : ce sont toujours des fragments de couches concentriques coupées par des lignes irradiantes, allant du noyau vers la croûte extérieure, sans dépasser le point où s'arrête la structure lamellée. Les autres modes de structure lamellée ne se prêtent point à cette division spontanée, quel que soit le volume des concrétions urinaires. Dans tous ces cas, je le répète encore, l'acide urique se trouve toujours à l'état de pureté. Les masses cristallines sont agglomérées et maintenues en contact, sans apparence de matière animale. Des lignes irradiantes divisent les couches circulaires, du centre à la périphérie : c'est précisément de cette disposition que résulte la fragilité de la pierre.

On remarquera que ces calculs conservent, plus que tous les autres, la forme plus ou moins arrondie des graviers lamellés.

Il faut noter aussi l'uniformité de la couche extérieure formant la croûte des calculs fragiles. La surface en est le plus souvent lisse et polie, elle présente rarement la couche grise phosphatique qu'on observe sur les pierres qui ont séjourné longtemps dans la vessie.

La croûte plus ou moins épaisse qui enveloppe les calculs moyens de cette classe est moins apparente dans les graviers et les grosses pierres.

On désirerait un plus grand nombre d'observations sur le morcellement spontané des calculs dans la vessie. C'est aux praticiens spécialistes qu'il appartient d'ajouter des faits nouveaux aux faits connus.

La structure particulière de ces concrétions nous aide à expliquer leur extrême fragilité. Quand la structure change, le calcul cesse d'être cassant dans les parties où il n'y a point de lignes irradiantes. C'est ce qu'il est facile de constater en examinant plusieurs des pièces de cette collection, surtout parmi les gros calculs.

Les calculs d'acide urique sont les seuls qui soient fragiles.

On voit des calculs de toute nature qui ne se morcellent point, et qui présentent à la coupe des lignes irradiantes. Tels sont les calculs de cystine.

D'après quelques observations, le morcellement spontané des pierres dans la vessie pourrait être considéré comme un résultat des contractions vésicales.

Quelques calculeux prétendent avoir saisi le mouvement et même la rupture de la pierre pendant que la vessie se contractait. Il n'est pas rare, néanmoins, de trouver des pierres morcelées dans une vessie peu contractile.

Quant à l'influence du temps déjà indiquée et des effets de la dessiccation, il y aurait beaucoup à dire, si on prenait ces explications d'une manière absolue, puisque le morcellement spontané des pierres vésicales s'effectue dans la vessie aussi bien que hors de la vessie. On peut accorder toutefois que ces deux causes contribuent à rendre les concrétions urinaires plus fragiles.

CARTON N° 4

CONCRÉTIONS HOMOGÈNES. — DEUXIÈME SÉRIE.

Gravelle à structure granulée. Teintes et formes variées. — Les pièces réunies sur ce carton ont été choisies parmi celles dont la structure granulée est la plus manifeste. Elles ont des caractères si tranchés, qu'il suffit de les mettre simplement sous les yeux de l'observateur.

Au lieu d'une description détaillée, nous ne ferons que des remarques générales sur le premier groupe de cette série.

Les pièces disposées sur le premier rang présentent les divers degrés de développement des concrétions granulées : poudre fine, granules, grains, dont quelques-uns sont très-réguliers.

Les grains, au lieu de se développer isolément; s'agglomèrent pour former les graviers; ils sont intimement unis dans quelques graviers volumineux. On peut suivre sur les pièces le travail d'agglomération par lequel se développent les concrétions de cette espèce.

Ce carton présente les principales variétés de gravelle à structure granulée, de composition homogène, développée par un travail d'agglomération régulier.

Dans quelques-uns des tas groupés sur ce carton, les grains rapprochés se touchent à peine, ils sont distincts. On voit entre eux des vides qui se changent en cavités lorsqu'une nouvelle couche les recouvre. Cette disposition est très-visible sur la coupe des grosses pierres ; on en trouvera plus loin des exemples très-remarquables ; elle s'explique aisément par le mode de développement des graviers.

Dans certains cas, qui marquent une sorte de transition, les grains des graviers granulés sont recouverts d'une couche lamellée tellement mince, qu'on aperçoit les granules au travers. Dans d'autres cas, cette couche lamellée est assez épaisse pour donner lieu de penser qu'on a sous les yeux un gravier à structure lamellée, tandis que la structure est mixte.

Toutes les dispositions que nous avons notées se retrouvent dans les pièces qui suivent, avec des variétés de forme et de structure qui dépendent de quelques particularités individuelles ou de certaines combinaisons des éléments constituants.

C'est ici qu'on peut vérifier l'assertion émise dans les généralités, à savoir que les graviers changent de structure en grossissant. On le voit clairement, pour peu qu'on examine, avec soin et de près ces gros graviers longs et ces petits calculs qui ont été divisés au moyen de la scie.

La plupart de ces graviers ont une structure composée, c'est-à-dire, qu'aux éléments propres de l'urine s'associent, dans des proportions variables, les produits de l'inflammation de la membrane muqueuse de l'appareil urinaire.

Mais il ne faut pas s'abuser, encore une fois, sur l'apparence de quelques-uns de ces graviers. A première vue, on les croirait à structure lamellée ; mais avec une loupe on distingue des granules extrêmement fins et tellement serrés les uns contre les autres, que leur surface paraît lisse et unie.

La même remarque s'applique aux graviers à facettes qui

sont recouverts d'une couche grise ; sous çette légère enveloppe on retrouve les granulations. Ces échantillons montrent en quelque sorte comment s'opère la transition des graviers aux calculs. Les graviers proprement dits sont homogènes, granulés ou lamellés.

CARTON N° 5

CALCULS COMPOSÉS, AVEC PRÉDOMINANCE DE LA STRUCTURE
GRANULÉE A L'INTÉRIEUR. N°ˢ 1 A 8

Cette série de calculs est très-importante. On remarquera
sur les principaux échantillons que je présente ici l'absence
d'un noyau distinct. La partie centrale est constituée par un
grain à peine perceptible, ou par des agglomérations plus ou
moins considérables de substances terreuses ou amorphes, ou
encore par des masses de cristaux. Celles-ci sont circonscrites, ou bien elles forment la partie la plus considérable de la
masse.

On voit, au premier coup d'œil, que la structure de ces
grosses pierres est tout à la fois lamellée et granulée. Elle
diffère toutefois de la structure plus confuse d'autres concrétions également mixtes, dont on peut voir des échantillons
dans d'autres séries de la collection.

En examinant la coupe de ces pierres, on est frappé tout
d'abord des masses granulées qui en occupent le centre, disposées les unes sans ordre, les autres avec une sorte de sy-
métrie. Quelquefois les lamelles isolées se confondent avec
les enveloppes formées de couches lamellées extrêmement
compactes. Ce caractère, commun à beaucoup de grosses

pierres, ne doit pas faire perdre de vue les particularités curieuses que présente chacune d'elles.

N° 1. — Pierre ovoïde, aplatie, granulée, grise à l'extérieur, de structure mixte et rougeâtre à l'intérieur. Les lamelles sont inégalement serrées. Sur deux points, vers le centre, la substance granulée est spongieuse.

N° 2. — Grosse pierre ressemblant à la précédente par la forme; jaunâtre et granulée à l'extérieur. Aux deux extrémités, on voit des masses de matière grise cristallisée, avec des stries irradiantes. Structure granulée au centre, et lamellée dans l'écorce. La pierre est très-dure.

N° 3. — Pierre oblongue, fortement aplatie, à structure mixte très-serrée. L'écorce est formée de lamelles jaunâtres se détachant avec facilité.

Dans les quatre pièces qui suivent, la matière granuleuse forme une masse considérable. Sous des formes variées, elle présente une certaine régularité dans chaque pièce, bien que la masse granulée soit formée par des amas de cristaux.

Du reste, sur des objets de cette dimension, les particularités de structure sont faciles à remarquer.

Ces pierres diffèrent aussi par la configuration de leur surface extérieure, très-accidentée dans les n°ˢ 4 et 5, uniformément granulée dans les n°ˢ 6 et 7. Quelques-unes de ces pierres présentent à leurs extrémités des amas de substances diverses ou de cristaux.

Toutes ces pierres sont oblongues, ovoïdes, plus ou moins aplaties et d'une grande dureté. A la coupe, on voit nettement les deux structures qui se confondent intimement dans quelques cas (n°ˢ 4 et 6).

Le n° 8 est particulièrement remarquable par la régularité de sa structure. Les deux parties extérieure et centrale ne diffèrent pas moins par la structure que par la couleur. Au centre est une masse poreuse, spongieuse, grise, entourée d'une ligne qui la sépare de l'écorce. Celle-ci est formée par de nombreuses couches de lamelles qui présentent des stries et des vides, avec de fines granulations. L'écorce, légèrement raboteuse, est blanche.

CARTON N° 6

CALCULS A STRUCTURE COMPOSÉE, AVEC PRÉDOMINANCE
DE LAMELLES A L'INTÉRIEUR. N°s 1 A 13

Dans les calculs de cette série, c'est la structure lamellée
qui domine, avec un noyau central; mais avec des particularités qu'on n'observe pas dans les calculs lamellés simples.
Cette différence dépend sans doute de la différence de composition et de l'irrégularité de structure qui en est la conséquence. Les pièces réunies sur les deux cartons qui suivent, font connaître les principales variétés dans les cas les
moins compliqués, et les textures les plus extraordinaires
dans les cas où la composition et l'arrangement des éléments
constitutifs varient le plus.

Premier groupe. — Les trois pierres placées sur le premier
rang du carton n° 6 présentent à la coupe l'arrangement et
la disposition des couches lamellées, dans les calculs plus ou
moins compliqués.

Le n° 3 est une pierre ovoïde, aplatie, légèrement entamée
par le trilabe, extraite par la taille. La coupe, d'une grande
netteté, met en évidence la structure de cette masse, composée de deux parties tout à fait distinctes par la couleur. Le
centre présente un vide assez marqué. Les bords de cette cavité sont irréguliers. Structure mixte. Les lamelles et les

granules alternent avec la plus grande régularité, tant dans la portion plus centrale, formée d'acide urique, que dans la masse blanche qui forme la croûte. Les granulations du centre sont circonscrites par un cercle d'une nuance plus foncée. La surface extérieure est lisse, grise, formée de lamelles minces et superposées, qui se détachent avec une grande facilité. Les couches superficielles, d'un jaune sale, sont recouvertes par d'autres couches d'une teinte plus claire. La pierre est très-friable, mais son volume a rendu l'opération par la lithotritie impossible.

Deuxième groupe. — N° 4. — Petit calcul allongé, aplati, à noyau légèrement excentrique. La partie extérieure est blanche, recouverte d'un enduit jaunâtre. A l'intérieur, les couches lamellées sont très-serrées, très-régulières. La couleur tendre de la partie centrale n'est pas uniforme; on y voit beaucoup de lignes concentriques d'une nuance différente.

N°ˢ 5 et 6. — Ces deux calculs se rapprochent par une frappante analogie de forme, de structure et de couleur. Le premier, provenant d'un enfant de deux ans, a été extrait par la taille. Le second, d'un volume moyen, est oblong, aplati, à angles arrondis. Noyau jaune, volumineux, saillant, d'une forme à peu près pareille à celle du calcul, recouvert de quelques couches minces très-serrées. Le reste de la masse est formé d'une agglomération de petits grains fins et réguliers. La croûte présente des granulations plates assez distinctes.

N° 7. — Pierre allongée, ovale, aplatie sur les côtés. Noyau oblong, irrégulier, entouré d'une série de couches très-serrées de lamelles d'une teinte jaune foncé. Les couches plus extérieures sont séparées par des granulations; elles changent de nature et offrent l'aspect d'une agglomération de petits grains. La croûte est blanche, grisâtre, d'une substance cristallisée très-compacte, beaucoup plus épaisse aux extrémités du calcul. Çà et là, parmi les aspérités de la surface, on distingue quelques cristaux très-brillants.

N° 8. — Par la couleur et la configuration, cette pierre ressemble à celle du n° 4; mais la différence entre les deux consiste surtout dans la disposition des couches de l'écorce. Ici, les lamelles rougeâtres sont recouvertes d'une couche épaisse de matière cristallisée, d'un gris sale. Une portion de cette matière cristalline s'est détachée sous l'action de la scie.

N° 9. — Calcul sans noyau, recouvert d'une légère croûte blanche et jaunâtre sur certains points. Structure mixte vers le centre. La circonférence est formée de couches lamelleuses extrêmement serrées et compactes, d'une teinte rosée. Ce calcul, dont la coupe est très-nette, a le volume d'une noix.

N° 10. — Pierre aplatie, ovoïde. Structure régulière et symétrique. Autour de la partie centrale, formée de lamelles et de grains, on aperçoit des interstices allongés. La substance de l'écorce, très-compacte, présente des stries, des lignes irradiantes très-irrégulières qui se remarquent surtout dans la partie de la coupe divisée par le coin. — La couleur, sauf de légères nuances, est à peu près uniforme. La croûte extérieure est lisse, recouverte d'écailles minces et blanches qui se détachent. La partie qu'elles recouvrent est unie et comme cornée. Cette pierre a été retirée après la mort.

N°ᵒˢ 11 et 12. — Deux pierres plates, à structure lamellée. La structure de la première est très-compacte. A peine présente-t-elle un interstice vers la grosse extrémité, au voisinage de la coupe blanche et friable. Au centre, on remarque une série de couches très-compactes, s'étendant irrégulièrement autour d'un noyau peu distinct, d'une substance rou-, geâtre. Ces couches alternent avec des granules, d'où résultent des stries, mais légères et peu perceptibles. Cette masse est séparée par un sillon profond d'une autre masse plus excentrique en forme de croissant, formée de granulations et présentant des anfractuosités. L'écorce se compose de lamelles et de petits grains très-fins. La friabilité de cette partie contraste avec la dureté de la masse jaune. Surface lisse. Quelques agglomérations de cristaux blancs.

L'autre pierre, d'une configuration semblable, est placée ici comme terme de comparaison. Les couches circulaires et concentriques sont régulièrement rangées autour d'un noyau; elles présentent différentes nuances. Cette pierre est remarquable par des stries profondes et presque circulaires, et par des lignes irradiantes qu'on observe au delà de ces stries, et qui l'assimilent aux pierres fragiles. Surface unie, grise, avec dépôt de matière blanche aux extrémités.

La plupart des pierres à structure composée, qui se distinguent par la prédominance des lamelles à l'intérieur, ont un noyau distinct, à la place duquel on trouve quelquefois des vides ou des agglomérations de poudre ou de cristaux.

Ce carton présente des échantillons très-curieux de ces concrétions à structure mixte, au point de vue de la cristallisation et du développement.

J'ai réuni dans le premier groupe plusieurs calculs dont la base principale est un sel calcaire.

N° 1. — Calcul à peu près rond, sphérique. Noyau distinct au milieu d'un cercle très-épais de couches lamelleuses, séparées de l'écorce par une couche noirâtre de matière granulée. L'écorce est une masse blanche, cristallisée, coupée par des lignes irradiantes, qui se terminent à la surface par des aspérités. On remarque aussi sur la coupe quelques lignes circulaires et des stries.

N° 2. — Grosse pierre oblongue, à noyau dictinct, irrégulier, entouré de lamelles compactes, autour desquelles on voit une masse granuleuse d'une teinte analogue à celle du noyau et poreuse vers la circonférence. L'écorce est blanche et marquée çà et là de lignes circulaires jaunes. Une portion de cette substance est spongieuse. Les couches lamellées qui alternent avec les granulations sont inégalemeht serrées. La croûte est grise et jaunâtre, parsemée de granulations fines et d'agglomérations de cristaux.

N° 3. — Calcul oblong, légèrement aplati. Noyau distinct et irrégulier, enchâssé dans une cavité qui semble avoir déterminé la forme du calcul, et circonscrite par une très-mince couche de substance lamelleuse. Le reste de la masse centrale, jusqu'à la ligne blanche, est formée par des granules formant des vides et des stries en grand nombre. Au delà de la série de couches blanches lamellées, c'est la substance granuleuse qui reparaît. La surface extérieure, hérissée d'aspérités peu saillantes, est de la même couleur que la masse centrale, excepté aux endroits où il y a des agglomérations de cristaux blancs très-fins.

N° 4. — Petit calcul à noyau distinct et très-dur. Tout autour est une masse assez compacte de petits grains qui semblent être unis par des couches imperceptibles de lamelles. Aspérités peu saillantes à l'extérieur.

N° 5. — Calcul aplati, irrégulier, peu consistant. Au centre, une cavité très-irrégulière marque la place du noyau. Les couches lamellées se distinguent par leur nuance jaunâtre des amas de granules. La substance granulée est légèrement poreuse. La surface est écaillée.

N° 6. — Au centre de ce calcul oblong et sensiblement aplati, on voit une masse de matière terreuse remplissant incomplétement une cavité irrégulière. Tout autour, un cercle irrégulier de lamelles brunes, très-compactes, cernées par une ligne pâle autour de laquelle on remarque un intervalle à peine visible, qui sépare nettement la partie centrale de la masse blanchâtre, formée par une innombrable quantité de lamelles et de granules blancs très-fins. Vers les bords, des stries assez prononcées. La surface est recouverte d'une couche de matière grise; elle est lisse.

N° 7. — Ce calcul ressemble beaucoup au précédent par la configuration et par la structure. Le centre est une masse blanche, qui remplit incomplétement une cavité irrégulière, autour de laquelle se groupent de nombreuses couches très-fines et très-serrées d'une substance lamelleuse grise, sur les bords de laquelle apparaissent quelques stries. Cette masse centrale est entourée d'une coque blanche, formée en grande partie par des granulations fines.

N° 8. — Ici, le noyau se distingue à peine par la nuance, qui est un peu plus foncée que la masse circulaire de lamelles très-fines et très-compactes qui l'environnent. Sur la circonférence de cette masse centrale, on observe quelques vides, et, tout autour, quantité de stries et d'anfractuosités formées par la masse granuleuse de l'écorce, blanche et poreuse. Au delà est un cercle de lamelles très-compactes qui se confondent avec les granulations. La surface, d'un jaune sale, est hérissée de légères aspérités.

N° 9. — Pierre moyenne, ovoïde comme la précédente et d'une structure plus compliquée. Au centre, à la place du noyau, quelques granules très-serrés, au milieu d'une petite masse oblongue de substance lamelleuse. Autour de cette masse, un sillon très-marqué sur les côtés. Ensuite, un cercle irrégulier de matière granulée et poreuse, circonscrit par une large ligne blanche; et au delà, des couches alternantes et très-serrées de lamelles et de granules. A l'extérieur, une couche de cristaux blancs, très-épaisse aux deux extrémités. Surface jaune et blanche, raboteuse.

N 10. — Moitié d'un gros calcul allongé, aplati, que j'ai extrait depuis peu de temps de la vessie, et qui est surtout remarquable par sa couleur et sa structure complexe. Sur la coupe on voit distinctement la masse compacte que forme le noyau aux extrémités duquel sont deux agglomérations de grains et de cristaux, donnant faiblement accès, de manière à produire deux masses spongieuses avec des cavités dans lesquelles se trouvent des grains blancs. Des couches lamellées de plus en plus serrées à mesure qu'on avance de la croûte qui est formée par une couche mince d'un dépôt calcaire d'une teinte bleuâtre. Aux extrémités de la pierre cette couche est plus épaisse; quelques portions se sont détachées par les mouvements de la vessie.

N° 11. — Le noyau n'est pas distinct. Le centre est creusé de quelques vides peu profonds. Les couches très-compactes de lamelles sont circonscrites par une ligne très-foncée, autour de laquelle les granules très-serrés forment une large bande. Au delà, les lamelles jaunâtres alternent avec des granules blancs et très-fins, et forment une trame très-serrée. Sur la partie de l'écorce qui n'a pas été entamée par l'instrument, on aperçoit la surface lisse sur les côtés et hérissée à l'extrémité d'aspérités très-légères.

N° 12. — Calcul moyen. La masse centrale est lamelleuse. On n'y distingue point de noyau. Tout autour, les granules forment une bande poreuse. Au delà, une bande circulaire de lamelles; puis encore des granules de même nuance, formant une masse poreuse qui se confond avec une matière plus compacte, de même composition et d'une nuance plus claire. Une ligne blanche très-fine sépare cette masse des couches extérieures de lamelles qui alternent avec des granulations très-fines. Surface lisse.

N° 13. — Calcul oblong, aplati sur les côtés. Le centre est un amas de granulations, formant des vides. Tout autour, plusieurs couches très-compactes de lamelles, avec des granulations çà et là. Au delà de ce cercle irrégulier, une masse poreuse de granulations, circonscrite par une série d'épaisses couches de lamelles, où l'on distingue des stries et des vides, particulièrement vers les extrémités. L'extérieur est recouvert d'une sorte de pellicule jaune, soulevée çà et là par de légères aspérités.

N° 14. — Pierre oblongue , sensiblement aplatie sur les côtés. Le centre est un amas de granules formant des vides ; au delà une épaisse bande de lamelles, aux deux extrémités de laquelle il y a des cavités irrégulières et assez profondes. Sur les deux côtés les lamelles très-serrées laissent à peine paraître quelques agglomérations de granules. Aux deux extrémités, près de l'enveloppe extérieure, on retrouve des vides et des stries profondes. La croûte est une substance grise, épaisse, granuleuse en grande partie. La surface extérieure, d'un blanc sale, tirant sur le jaune, est hérissée d'aspérités et de petits mamelons.

N° 15. — Deux fragments d'une grosse pierre divisée après l'extraction. La structure est un mélange intime de granules et de lamelles. Celles-ci, très-serrées, sont en prédominance à l'intérieur. Stries et vides nombreux. Surface extérieure raboteuse.

N° 16. — Ici , la partie centrale est essentiellement granuleuse ; elle forme une sorte de gros noyau, autour duquel se pressent des couches très-épaisses et très-compactes de lamelles. Cette écorce lamelleuse forme des stries très-fines et se confond avec la couche extérieure qui est granuleuse et qui forme, à la surface, des mamelons aplatis, nombreux, séparés par des anfractuosités. La coupe offre l'aspect d'une pierre cassante.

RÉCAPITULATION DE LA PREMIÈRE SECTION.

Dans les trois espèces de calculs qu'on vient de décrire et qui forment la première classe des concrétions urinaires, il y

a analogie, sinon identité absolue de structure et de développement. Ce sont toujours des cristaux, des granules, des
lamelles, des substances amorphes à l'état granuleux ou pulvérulent, unies ou groupées par les lois de l'affinité ou au
moyen d'une matière agglutinative, de provenance organique.

Les lois de ces agglomérations nous échappent, mais on ne
peut en méconnaître l'influence.

Les différences que présentent entre elles ces concrétions
sont secondaires. La variété principale est dans les détails et
dans l'arrangement moléculaire. Les couches lamellées sont
plus ou moins serrées et régulières; les granulations ne sont
pas toujours disposées de la même manière. De là les différences de forme et de texture. — Lorsque les calculs sont striés,
les lignes irradiantes partent du centre vers la circonférence.
Les modifications qui interviennent dans la direction ou la
disposition de ces lignes, modifient nécessairement la structure sans la changer essentiellement. Je n'ai pas négligé ces
variétés de structure et de développement des concrétions
urinaires, variétés dont la cause nous est inconnue.

DEUXIÈME SECTION

—

CARTON N° 8

———◦⟩⟨◦———

Considérations préliminaires. — L'oxalate calcaire forme la base principale des concrétions brunes qu'on désigne sous la dénomination de calculs muraux. Leur dureté n'est pas aussi grande qu'on le répète dans les livres. Sans doute quelques-uns de ces calculs sont extrêmement durs; mais la plupart cèdent facilement à la pression. Sous ce rapport, les pierres de cette espèce forment, comme les précédentes, deux catégories distinctes, eu égard à la structure. Comme les calculs d'acide urique, elles se présentent, bien que dans une proportion moindre, à l'état de poudre et de graviers.

1° Graviers. — Les dépôts qui forment les calculs noirs sont quelquefois expulsés avec l'urine, à l'état de poudre noire, de grains, de gravelle. J'ai réuni à la tête de ce carton quelques échantillons de ces dépôts et de ces petites concrétions qui présentent des teintes diverses. On y remarquera quelques débris expulsés avec l'urine, à la suite de l'opération de la lithotritie. Quelques-uns de ces éclats sont remarquables par leur volume et par leurs arêtes saillantes.

Les dépôts d'acide urique sont unis souvent à l'oxalate calcaire. Beaucoup de graviers noirs sont recouverts, au moment de leur expulsion spontanée, d'une couche jaune ou grise, amorphe ou cristalline. Il en est de même de quelques calculs.

Il y a des graviers noirs qui sont blancs à l'intérieur, surtout parmi les concrétions provenant des reins. L'enveloppe extérieure pourrait tromper sur leur véritable nature.

Nous avons placé à côté des graviers les débris d'un calcul extrait par la taille de la vessie d'un malade de 19 ans. La croûte est d'une belle couleur marron, tandis que l'intérieur est blanc. Cette enveloppe brune est très-mince.

Du reste, dans les concrétions de cette espèce, la couleur n'est pas un indice certain de leur composition chimique, comme pour les calculs d'acide urique.

Pour ce qui est de la structure interne, les concrétions noires ne font point exception à la règle commune. Elles se développent, ainsi que celles d'acide urique, par lamelles et par granules. Les variétés qu'on observe dépendent de l'arrangement des molécules.

2° Calculs. — 1° Structure lamellée. N° 1. — Calcul, extrait par la taille, de la vessie d'un enfant de 5 ans. Couleur brune. Mamelons multiples, saillants, rugueux.

N° 2. — Fragment d'un gros calcul, extrait par la taille, de la vessie d'un adulte. Brun-marron. Surface granulée. Les plus gros grains sont distribués par groupes. Matière très-dure.

N° 3. — Le tiers d'une pierre fragmentée dans la vessie, à l'aide du forceps fenêtré, extraite ensuite par la taille. On voit que l'action de l'instrument a détruit une partie des aspérités de la surface, groupées en mamelons.

N° 4. — Moitié d'un calcul de forme sphéroïdale. Structure compacte. Surface hérissée de mamelons saillants, recouverte d'une couche mince et luisante. Les mamelons forment des groupes isolés. Le noyau est séparé de l'écorce lamellée et très-compacte, par une substance granuleuse d'une nuance un peu plus pâle.

N° 5. — Dix éclats d'une pierre murale, morcelée dans la vessie après la taille. Mamelons disposés par groupes, d'une teinte bleuâtre, lisses et polis. Tous les débris n'ont pas été recueillis. L'ensemble de ces éclats forme néanmoins une masse considérable. La pierre est noirâtre à l'intérieur et d'un aspect terreux. Sur un des fragments, on voit la trace du foret à éclatement.

J'intercale ici deux pièces sur lesquelles on observe quelques particularités de la structure mixte :

N° 6. — Calcul retiré après la mort. Oblong, aplati sur les côtés; extrémités arrondies. La structure interne est mixte et très-régulière. Un dépôt jaunâtre recouvre incomplétement la surface extérieure. Le reste est formé par des groupes de mamelons, très-petits et très-nombreux. Les mamelons conservent leur couleur brune. Ils sont distribués par groupes.

N° 7. — Pierre noire, régulièrement arrondie, finement granulée à la surface. Une cavité centrale remplace le noyau, et tout autour se pressent des couches lamelleuses très-serrées. De ce point central partent des stries divergentes, formant des faisceaux. Entre ces stries, on remarque des agglomérations de matière noire qui se combinent avec des lamelles irrégulièrement disposées. L'écorce est entamée. Quelques calculs muraux à lamelles présentent à la coupe un noyau d'acide urique ou d'une substance calcaire terreuse et amorphe, qui se détache quelquefois, de sorte que le centre du calcul présente une cavité. Cette particularité se retrouve dans d'autres pièces de la collection. Dans tous ces échantillons, la structure qui entoure immédiatement la partie centrale est très-nette.

Autour du noyau se déposent successivement des couches brunes plus ou moins épaisses, très-serrées vers le centre. Quelquefois elles adhèrent au noyau, tandis qu'en approchant de la circonférence, les lamelles s'écartent, s'isolent et laissent entre elles des espaces vides qui ressemblent à de petits godets. C'est la structure granuleuse qui prédomine dans cette partie. Les fentes qu'on remarque dans ces concrétions diffèrent par la forme des vides que présentent les calculs d'acide urique.

D'autres fois, au lieu de cavités, ce sont des proéminences, des points saillants qu'on observe dans l'épaisseur de l'écorce, en dehors du noyau. Elles sont recouvertes par de nouvelles couches, qui suivent les ondulations et les anfractuosités, c'est-à-dire, qui se moulent sur des accidents de configuration. On a ici la démonstration de ce que nous avançons plus loin touchant l'influence de la structure sur la configuration des calculs. (V. aussi les cas rares.)

On ne confondra pas les aspérités de la surface des calculs qui résultent de cette structure, avec celles qui proviennent des derniers grains d'adhérence récente. Que ces grains soient d'oxalate calcaire ou non, ils présentent des dispositions aussi nombreuses que variées et, jusqu'à présent inexplicables.

C'est particulièrement sous l'influence des dépôts d'oxalate calcaire associés à ceux d'acide urique, que se produisent les effets les plus extraordinaires: Beaucoup de cas rares prennent ainsi naissance. On ne se lasse pas d'admirer l'étendue, la forme, la coloration variée de ce nombre prodigieux de lamelles et de granulations, tantôt isolées, tantôt réunies en groupes qui forment l'écorce extérieure de ces concrétions, ou bien une suite de mamelons arrondis, à surface lisse, recouverte parfois elle-même d'une sorte de vernis brun, marron, bleuâtre ou bleu. Les variétés sont si nombreuses, que la description est insuffisante. Il faut voir. (N°s 4 et 5 de ce carton et le carton des cas rares.)

2° Structure granulée. — Les concrétions d'oxalate calcaire se forment aussi par granulations, d'une manière analogue à celle des calculs d'acide urique granulés. Les variétés sont nombreuses.

Dans quelques cas, la structure est mixte, avec alternance régulière de granules et de lamelles.

Autour d'une agglomération de cristaux, de granules ou d'une substance terreuse amorphe, se forme une croûte plus ou moins épaisse, jaune ou brune, d'apparence lamelleuse ou mixte. La croûte du calcul n° 8 présente une structure lamellée très-régulière.

Tantôt la surface est unie, tantôt elle est recouverte de granulations fines, mais sans saillies proéminentes, sans pointes ni mamelons isolés. Au centre de la masse, solidement enveloppée dans sa croûte, on trouve parfois un noyau. (N° 10.)

Dans certains cas, les dépôts granuleux, au lieu de former une masse centrale, sont placés dans les vides formés par les lamelles, où ils sont solidement fixés. Cette disposition répond à la structure mixte, dont la collection présente un grand nombre de variétés.

Un caractère remarquable et commun à beaucoup de calculs muraux lamellés, c'est la forme généralement arrondie de ces concrétions et l'uniformité de configuration de leur surface.

Les uns sont unis, lisses, luisants, comme vernissés ; les autres sont recouverts de légères granulations, sans aspérités. Il en est dont la croûte est double et présente deux nuances très-distinctes et parfaitement visibles. L'un de ces calculs (le n° 9) que j'ai écrasé dans la vessie au moyen d'un

fort lithoclaste, était recouvert en plusieurs endroits de petits cristaux blancs, brillants.

On voit ici (n°s 9 et 11. V. aussi aux pierres morcelées dans
la vessie) les débris considérables d'un calcul noir que j'ai
réduit en fragments dans la vessie, et le tiers environ d'un
autre calcul de la même espèce qui résista d'abord à une forte
pression de la tenette, et qui céda aussitôt que le perforateur
conique eut traversé la croûte.

CARTON N° 9

Les calculs de cystine sont rares et faciles à reconnaître, à l'état de pureté; mais ils échappent facilement au regard, quand ils sont composés de cystine et d'autres matières (1).

L'urine, dans laquelle prédomine cet oxyde, ne présente point de caractères propres à le faire reconnaître à la vue (2). On n'y parvient que par les procédés de l'art.

Lorsque la cystine cesse d'être tenue en dissolution dans les urines, elle se solidifie en petites masses, et forme, ainsi que les autres dépôts urinaires, des calculs et même des pierres volumineuses. La matière solidifiable est parfois très-abondante. Les malades peuvent rendre pendant longtemps des urines dans lesquelles prédomine ce principe.

J'ai placé sur ce carton, tout ce qui me reste en fait de concrétions de cystine, les dépôts granuleux, les graviers et les débris de pierres rendus par les malades, après la taille ou la lithotritie.

La gravelle de cystine n'est pas aussi commune que le pré-

(1) Voir les faits recueillis dans un mémoire spécial que j'ai présenté à l'Académie des Sciences, et qui a été reproduit dans le *Traitement médical et préservatif de la pierre et de la gravelle.* Paris, in-8, 1840, p. 403.

(2) Voir une note de M. Pelouze, à la suite du mémoire cité, p. 437.

tendent quelques auteurs. Les fragments et les débris qui manquent ont servi pour les analyses.

Les numéros 1 et 2 sont les débris de deux pierres que je broyai dans mon service de l'hôpital Necker, sans soupçonner leur nature.

N° 3. — Fragment d'un calcul extrait par la taille, et recouvert d'une couche de cystine.

N° 4. — Deux éclats d'un calcul que j'ai extrait par la taille, et divisé avec le coin, de manière à faire voir les stries irradiantes de la circonférence au centre; disposition qu'on remarque aussi sur d'autres pièces.

N° 5. — Le quart d'un calcul de cystine que je tiens du célèbre Liston, chirurgien anglais. On voit tout à côté un éclat que j'en ai détaché à l'aide du coin et du marteau.

N° 6. — Éclats d'une pierre broyée au moyen du forceps. Les petits débris et les éclats qui manquent ont servi aux analyses.

N° 7. — Débris pierreux, rendus après une opération de lithotritie pratiquée par M. Caudemont.

N° 8. — Débris d'une pierre, broyée d'après les procédés de la lithotritie, dans la vessie d'un malade, frère de celui auquel j'ai extrait par la taille la pierre n° 9.

N° 9. — Moitié d'une grosse pierre de cystine, très-remarquable par sa forme régulière, sa structure extérieure et intérieure, ses stries divergentes et irradiantes, l'arrangement de ses parties constituantes et sa couleur à part.

Ce calcul, le plus gros que l'on connaisse de son espèce, est un véritable type. Quelques mots seulement sur sa provenance :

Deux frères, Irlandais de naissance, à peu près du même âge, ayant passé la plus grande partie de leur vie à voyager, réclamèrent mes soins. Ils avaient tous deux une grosse pierre dans la vessie.

De ces deux pierres, l'une (n° 8) fut détruite par la lithotritie, l'autre (n° 9) extraite par la taille. On a sous les yeux la moitié de cette pierre remarquable; l'autre moitié a été déposée dans les collections du musée Dupuytren.

Les petits tas de débris, placés autour de cette pierre, ont la même provenance.

N° 10. — Échantillon remarquable par sa pureté et la netteté des cristaux; je l'ai obtenu à l'aide du coin.

N° 11. — Débris rendus avec les urines, à la suite d'une opération de lithotritie.

N° 12. — Une grosse pierre de cystine, à peu près pure, d'après une analyse de mon ami, M. Henri Sainte-Claire Deville. Cette pièce a été morcelée dans la vessie, le 23 mars 1867, à l'hôpital Necker. Les traces du foret sont très-visibles sur la grosse pierre. Cette pierre n'a pas éclaté également, parce qu'elle se trouvait mal placée dans la tenette. On voit à côté les éclats qui ont été détachés sous l'action de l'appareil.

CARTON N° 10

GRAVIERS ET CALCULS CREUX. N°s 1 A 25. — CALCULS A FENTES.
N°s 26 A 43. — CINQUIÈME SÉRIE.

On remarque sur la coupe d'un très-grand nombre de calculs, des creux et des vides, des stries, des fentes. Ce carton présente divers échantillons de ces concrétions.

Les concrétions urinaires à cavités centrales se forment autour d'un noyau de matières organiques, c'est-à-dire, d'un globule muqueux, d'un caillot sanguin, ou de toute autre substance qui finit par s'altérer et se réduire en poussière.

Ce noyau provisoire est formé quelquefois par une matière végétale qui se putréfie, et qui laisse un vide au centre de la concrétion. Plusieurs des calculeux que j'ai opérés par la lithotritie, avaient introduit dans leur vessie des matières végétales qu'on n'a pu retrouver.

La cavité centrale de ces calculs varie de configuration et de volume. Des calculs très-volumineux ont une cavité centrale très-petite. D'autres, au contraire, ont la croûte très-mince et la cavité énorme. Les débris des matières organiques qui disparaissent parfois, sont très-visibles dans la plupart des calculs à grandes cavités.

Tous les échantillons que j'ai groupés sur ce carton offrent des particularités notables. Quelques-uns ressemblent à des noyaux de fruits ; d'autres offrent les apparences d'une ampoule. Cette configuration n'est pas rare.

Quand la cavité centrale est considérable, la croûte se brise et laisse voir une poudre noire.

Quelquefois ces calculs creux présentent aussi des fentes et des vides.

Les uns sont oblongs, les autres arrondis ; les uns sont anguleux, les autres aplatis. Quelquefois la cavité est très-régulière.

Calculs lamellés à fentes. — Nos 26 à 43. — On passe par une transition insensible des calculs creux à ceux qui ont des fentes et des vides.

Les couches lamellées qui constituent les calculs d'acide urique, au lieu d'être serrées les unes contre les autres, de manière à former une masse compacte, se trouvent fréquemment isolées, séparées par des intervalles ou des fentes prolongées, d'où résultent des interstices et des vides.

Comme complément de l'exposition que j'ai faite de ces calculs dans mon *Traité de l'affection calculeuse*, j'ai réuni ici un certain nombre de pièces qui présentent cette structure.

On remarquera que ces fentes prolongées se trouvent principalement autour du noyau, ou vers le centre, à la place du noyau, ou entre le noyau et l'écorce, vers la circonférence, et quelquefois sous la croûte extérieure.

CARTON N° 11

EXFOLIATION DES CONCRÉTIONS URINAIRES. CALCULS EXFOLIÉS.
Nᵒˢ 1 A 35. — SIXIÈME SÉRIE.

A le bien considérer, l'exfoliation n'est qu'un mode particulier de morcellement des concrétions urinaires. Les calculs s'exfolient spontanément, soit dans la vessie, soit après l'extraction.

Parmi les nombreuses variétés de ces concrétions, signalons d'abord les graviers et les calculs d'acide urique, dont les dernières couches lamellées se détachent avant d'être solidement fixées sur la masse. Dans beaucoup d'autres cas, la croûte une fois formée se brise spontanément. Ces fragments expulsés par l'urine ont été pris souvent pour des graviers ordinaires ; mais si on les eût examinés de près, on eût découvert des traces manifestes de leur adhérence à la masse pierreuse. C'est, en outre, sur les calculs exfoliés qu'il est possible surtout d'étudier la disposition des lames et des lamelles concentriques dans les graviers et les calculs lamellés. Pour cette étude, il convient de choisir les concrétions dont la texture est la moins serrée. En effet, dans les fragments ou les éclats les plus propres à faire saisir la superposition des lamelles, il y a toujours un peu de confusion précisément à cause de l'extrême adhérence des lames les unes aux autres : on ne peut les séparer, les isoler sans les briser. Il n'en est pas de même pour les concrétions à structure

peu serrée, où les lamelles les plus minces se détachent facilement, de sorte qu'on peut les considérer sous leurs deux
faces, et saisir les rapports des unes avec les autres et leur
mode de juxtaposition.

Cette disposition est remarquable dans ces échantillons
d'un blanc sale que j'ai réunis sur ce carton. J'appelle notamment l'attention de l'observateur sur cet énorme tas
de débris d'une grosse pierre extraite par moi en 1829.
L'extraction se fit par l'hypogastre, à l'hôpital Necker. On
ne trouva point de noyau au milieu de ces débris dont nous
ne présentons que la moitié (1). J'ai choisi les éclats les plus
volumineux. Ils sont aplatis, minces pour la plupart, et
presque tous lisses et unis à la surface extérieure. Quelques-
uns sont même recouverts d'une couche brillante d'une teinte
jaune. Chaque fragment est un assemblage de plusieurs lamelles très-fines, très-serrées, mais peu adhérentes, par
conséquent faciles à isoler. Les couches régulières résultent
de la réunion des lamelles. La cassure présente une disposition d'un aspect cristallin, d'une structure en apparence
fibreuse; on dirait des écailles superposées. Ce mode de cristallisation imparfaite se remarque dans les pièces où les
principes de l'acide urique sont associés, soit au phosphate,
soit à l'urate d'ammoniaque.

Nous ne décrivons pas les graviers (nos 1 à 15) qui présentent les principales formes d'exfoliation.

N° 16. Petit calcul oblong, aplati; structure lamellée, régulière, très-serrée. Extrait de la vessie d'un enfant de 8 ans.
L'exfoliation, très–superficielle, était antérieure à l'opération.

Nos 17, 18, 19. Calculs oblongs, aplatis, à structure compacte et lamellée, exfoliés dans la vessie longtemps avant
que j'en fisse l'extraction par la taille.

(1) Voir le carton et la boîte.

Le premier, dont la croûte s'est détachée en grande partie, appartenait à un enfant de 5 ans. Les deux autres appartenaient à des adultes qui avaient des rétrécissements de l'urèthre non dilatables et qu'il fallut opérer par la taille.

Ces cas d'exfoliation furent les premiers qui attirèrent mon attention.

N° 20. Ici l'exfoliation est profonde. Sur les deux fragments de cette grosse pierre, la croûte blanche s'est en grande partie détachée irrégulièrement.

Il nous paraît inutile de décrire les fragments et les éclats qui viennent ensuite, et les écailles destinées à montrer la juxtaposition des lamelles.

Le n° 30 résume toute la démonstration.

Les derniers fragments (27 à 35) sont particulièrement destinés à faire voir la disposition des couches intérieures et leur concavité. Dans ces fragments, la séparation des lamelles est très-difficile. Le calcul n° 36, extrait récemment, n'a pas résisté à l'action de la scie, il s'est brisé.

CARTON N° 12

CONFIGURATION DES CONCRÉTIONS URINAIRES. INFLUENCE DU NOYAU.
N°ˢ 1 A 18. — PREMIÈRE SÉRIE.

Dans les applications de la lithotritie, la configuration des calculs a une très-grande importance. Les pièces de cette collection présentent les principales variétés de configuration, provenant, soit de la position du noyau, soit de la structure intime du calcul, soit encore de l'action ou de la conformation des organes.

Forme naturelle des concrétions urinaires. — A l'état rudimentaire, les concrétions urinaires, et notamment celles qui ont pour base l'acide urique, se présentent sous la forme de granules arrondis. C'est le cas ordinaire de la gravelle lamellée d'acide urique pur. La forme des graviers granulés et mixtes n'est pas aussi régulière; ils sont allongés, anguleux, et se transforment plus tôt que les graviers lamellés.

Les graviers bruns et noirs, qui se composent surtout d'oxalate calcaire, sont très-irréguliers. Les graviers s'allongent encore davantage lorsque l'oxalate calcaire se combine avec l'acide urique. Les plus grandes variétés de forme se rencontrent parmi les graviers gris, blancs, terreux. Du reste, les irrégularités de forme dépendent des variétés de structure et de composition du noyau et des enveloppes. A quelques exceptions près, plus le calcul vésical grossit, plus il s'éloigne de sa forme première.

Formes extraordinaires. — Il y a des calculs coniques, pyramidaux, triangulaires, cubiques, carrés, etc. On a vu des pierres qui ressemblaient à un champignon, à un cœur, à un cerveau. D'autres sont fortement comprimées, à facettes. (V. l'Introduction.)

L'aplatissement et les facettes ne sont pas toujours le résultat de la pluralité des calculs. On trouve souvent dans la vessie de nombreux calculs qui ne sont ni aplatis, ni à facettes. Quelques-uns sont parfaitement ronds et lisses.

J'ai retiré quatre pierres de la vessie d'un malade. L'une était allongée, la deuxième ressemblait à une pyramide triangulaire.

De ce qu'un calcul est arrondi et lisse, il ne faut pas conclure que la vessie n'en contient pas d'autres.

Les formes extraordinaires des calculs n'ont point de cause connue. On ne sait rien des rapports qui existent entre l'espèce des calculs et leur forme. Les calculs muraux, auxquels on attribue généralement la forme ronde, sont quelquefois cubiques, quadrilatéraux, etc.

La longueur de certains calculs des reins, des uretères et de l'urèthre, est attribuée à l'action de ces divers organes, que l'on considère comme des moules. On trouve cependant des calculs très-allongés dans la vessie, et des calculs ronds ou ovoïdes dans les uretères et dans l'urèthre.

On ne trouve pas plus de rapports entre les déformations de la vessie et les calculs annulaires, perforés, branchus, articulés, en chapelet, en croissant, etc. Ces formes singulières se rattachent souvent à des circonstances qui méritent d'être attentivement étudiées, avec d'autant plus de soin qu'elles concourent aussi à modifier la structure de la pierre.

De la couche extérieure des calculs. — Il faut diviser la pierre pour connaître sa structure intérieure et déterminer le rang qu'elle occupe dans la série; mais à la coupe on ne voit qu'une faible partie des couches superposées. Comme il n'est pas possible de pénétrer graduellement de la périphérie vers le centre, il est indispensable d'étudier la formation successive des concrétions, en passant des plus petites aux plus grosses, sans oublier que ces corps, laissés dans la vessie, peuvent grossir indéfiniment. On comprend de quelle importance est l'étude de la couche extérieure de la pierre, c'est-à-dire de la surface de la pierre, au moment de l'extraction.

Dans un très-grand nombre de cas, la couche externe diffère des autres parties de la pierre par sa composition, sa structure et sa couleur.

Il est utile d'établir ici quelques distinctions pour mieux apprécier les caractères particuliers de la couche extérieure.

1° On observe souvent à la surface des pierres entières ou fragmentées, qui ont séjourné longtemps dans la vessie, une couche plus ou moins épaisse de matière grise ou blanche, d'un aspect pulvérulent et quelquefois très-compacte. C'est du phosphate calcaire ou de l'urate de soude, produit d'une phlegmasie de la vessie.

Quand la phlegmasie vésicale est survenue peu avant l'extraction de la pierre, la couche de matière grise est mince, souvent même la surface de la concrétion ne présente qu'une légère teinte cendrée.

Cette couche accidentelle, hors un petit nombre de cas, n'influe en rien sur la configuration de la pierre. C'est comme

un élément adventice qui se superpose aux éléments constituants.

Les pierres, les fragments de calcul et les graviers qui ne
présentent pas cette couche grise, au moment de l'extraction,
n'ont pas déterminé de catarrhe vésical.

Si la phlegmasie se prolonge, la couche phosphatique peut
acquérir beaucoup d'épaisseur. C'est ce qu'on voit souvent en
divisant les grosses pierres.

Ce dépôt superficiel n'est pas toujours en raison de l'intensité et de la durée de la phlegmasie vésicale. On a fait de
nombreuses suppositions au sujet des conditions dans lesquelles se fait ce dépôt, dont l'épaisseur varie dans la même
pierre, et surtout dans les pierres à configuration peu régulière. L'inégalité d'épaisseur se remarque surtout dans les
grosses pierres qui ont une forme régulière. Comme ces
dépôts accidentels dépendent d'une phlegmasie vésicale, ils
cessent en même temps que la phlegmasie, sauf à se reproduire avec elle. Dans l'intervalle, le calcul se développe par
l'adjonction des matières solidifiables de l'urine. De là les
couches alternantes, si variables quant à l'épaisseur, à la densité, à la couleur, au mode d'adhérence, quand elles adhèrent
les unes aux autres.

On ne confondra pas avec cette couche superficielle de
phosphate calcaire qui recouvre un grand nombre de calculs,
d'autres dépôts d'une nature différente qui se font aussi à la
surface de la pierre. Ces dépôts sont le plus souvent des granules ou des matières cristallisées qui affectent des formes
particulières et qui changent la configuration de la pierre.

Les cristaux sont tantôt isolés, tantôt agglomérés, surtout
aux extrémités des grosses pierres. (V. les calculs granulés et
les cas rares.)

Ces agglomérations de cristaux se forment vers la fin de la

maladie, à là suite des désordres occasionnés par la présence de la pierre. Les concrétions d'acide urique et d'oxalate calcaire en offrent de nombreux exemples. On voit sur quelques gros calculs de la collection des masses isolées, distinctes, auxquelles sont venus s'ajouter de nouveaux grains, dont quelques-uns adhèrent à peine. Ces derniers faits servent de complément aux preuves que j'ai données du développement des calculs granulés en général. C'est la même disposition. Au lieu des petites aspérités déprimées ou arrondies, formant les grains disposés comme les granulations des fraises ou des mûres, on observe des agglomérations isolées de grains ou de cristaux qui acquièrent une certaine épaisseur.

On comprend combien il importe au praticien de connaître ces singularités de structure anomale de l'extérieur des calculs.

Ces anomalies de structure, qu'on n'observe pas uniquement sur les pierres murales, peuvent occasionner des méprises.

Je ne reviendrai pas ici sur les aspérités formées par des grains et de petits cristaux à la surface des calculs granulés extérieurement. Les échantillons que j'en ai donnés rappellent la petite pierre hérissée de poils dont parle Mac Gill. Cette disposition très-curieuse, dont on connaît de nombreuses variétés, ne change pas la forme ordinaire du calcul.

Toutes les variétés de dépôts qui modifient diversement la surface et la croûte des grosses pierres, à une période avancée de la maladie, sont la conséquence habituelle des changements survenus dans la composition de l'urine, par suite de l'état des organes de l'appareil urinaire, changements qui déterminent la nature des dépôts, d'après l'analyse chimique.

C'est à cet ensemble d'influences qu'il faut rapporter les caractères qui distinguent la forme, la composition et la structure de la croûte dans les gros calculs.

Un grand nombre de calculs ont une surface polie et comme vernie et brillante, dont la teinte peut être blanche, brune, jaune, noire et même bleuâtre.

Ce poli vitreux ne s'étend pas toujours sur la surface entière des calculs; il ne recouvre que quelques membres, ou les facettes et les points par lesquels les calculs sont en contact dans la vessie et surtout dans l'urèthre.

Il ne faut pas croire que ces calculs, d'apparence vitreuse, puissent rester longtemps dans la vessie sans augmenter de volume ni changer de caractère. Sur cette surface brillante il se fait d'autres dépôts plus ou moins épais, de matière blanche ou grise, que recouvre à son tour une nouvelle couche vernie. On voit sur plusieurs éclats de pierre qui figurent parmi les cas rares, des couches variées, en général très-minces, et cette couche vernie qui a le brillant du mica. Brugnatelli a constaté par l'analyse chimique que ces couches dorées sont composées de phosphate de magnésie et de chaux, et d'une substance animale particulière.

CARTON N° 13

INFLUENCE DU NOYAU SUR LE DÉVELOPPEMENT, LA STRUCTURE
ET LA CONFIGURATION
DES CALCULS. N°ˢ 1 A 18. — DEUXIÈME SÉRIE.

Nous n'avons pas à nous occuper ici des caractères propres du noyau ; il en a été question dans les considérations préliminaires. Nous traitons ici de son influence sur le développement, la structure et la configuration de la pierre.

Pour constater cette influence, il n'y a qu'à examiner la plupart des pièces de la collection. Il est facile de s'apercevoir que leur configuration dépend en partie de la forme et de la situation du noyau.

L'action du noyau sur la configuration des concrétions urinaires est particulièrement sensible dans les pierres d'acide urique et d'oxalate calcaire.

Bien que le fait général soit incontestable, dès qu'on aborde les cas particuliers et qu'on descend aux détails, on s'aperçoit, aux difficultés qui se présentent, que le sujet est loin d'avoir été sérieusement étudié.

A ce qui a été exposé sur ce sujet dans le *Traité de l'affection calculeuse* (1), j'ajouterai ici quelques nouvelles explications qui seront d'autant plus faciles à saisir, qu'on aura les objets sous les yeux.

Calculs à noyau excentrique. — C'est dans cette

(1) Pages 67-113.

espèce de calculs et dans ceux qui ont deux noyaux que se manifeste surtout l'influence du noyau sur la configuration des concrétions urinaires, par la disposition des lamelles et des granules (1).

Il arrive souvent que le noyau n'est point au centre de la pierre. De là des variétés de configuration et de structure dont les principales se trouvent réunies sur ce carton. Peu marqués dans les six premières pièces, les changements de configuration résultant de l'excentricité du noyau sont très-évidents dans les autres.

N° 1. — Calcul lamellé d'acide urique, extrait par la taille. Petit noyau excentrique. Une croûte blanche, d'épaisseur inégale, recouvre la masse lamelleuse.

N° 2. — Petit calcul à structure mixte, allongé, aplati, extrait par la taille de la vessie d'un enfant. Noyau excentrique. Surface extérieure mamelonnée.

N° 3. — Calcul ovoïde, composé de deux parties distinctes. Le centre est lamellé, et la croûte granulée. On aperçoit la place du noyau excentrique. Surface en rapport avec la croûte, recouverte d'aspérités.

N° 4. — Calcul oblong, aplati, légèrement concave sur un de ses côtés. La coupe rappelle un peu la structure interne d'un os plat.

N° 5. — La coupe de ce calcul n'est pas très-nette, la division ayant été faite dans la vessie. Ce calcul est gros et très-distinct par sa couleur. Structure mixte, avec prédominance de la matière granuleuse. Un dépôt phosphatique recouvre les surfaces; il est très-visible sur le noyau.

---

(1) Nos devanciers, entre autres Austin, Deschamps, Rigby, Fourcroy, avaient décrit des calculs à noyau excentrique. Les faits recueillis dans ces derniers temps prouvent que cette disposition n'est pas rare ; on la retrouve dans un grand nombre de pièces de la collection.

N° 6. — Les deux moitiés d'un petit calcul, avec un noyau à peine visible, et une structure granulée, très-irrégulière. La surface est raboteuse et labourée d'anfractuosités.

N° 7. — Fragments informes d'une pierre divisée dans la vessie et extraite par la taille, après avoir subi l'action du lithoclaste, comme la pierre n° 5. On aperçoit aussi les traces d'un dépôt phosphatique. Structure confuse; gros noyau excentrique.

On voit que la plupart de ces calculs sont d'une structure très-confuse. Les éléments constituants sont diversement et irrégulièrement agglomérés. La texture, serrée ou spongieuse, est irrégulière. La surface, inégale et raboteuse, est tantôt uniforme, tantôt parsemée d'interstices et hérissée d'aspérités.

N° 8. — Calcul à noyau rouge, gros et distinct. La croûte est une masse très-compacte, mixte, avec prédominance de la trame lamelleuse; beaucoup de vides. La surface est recouverte d'une croûte grise.

N° 9. — Calcul à structure composée, très-régulière. Au centre est une masse granulée, spongieuse, irrégulière, remplaçant le noyau. Autour de cette masse centrale, les granules, formant des vides et un pointillé très-fin, alternent avec les lamelles; en approchant de la circonférence, les granules disparaissent à peu près complétement, et la structure mixte est remplacée par la structure lamellée; cette partie de l'écorce est très-compacte et d'une teinte foncée. On remarquera le dépôt phosphatique qui recouvre la surface mise à nu par l'instrument. L'extérieur est recouvert d'une légère couche grise.

N° 10. — Très-grosse pierre blanche, arrondie. Structure mixte, confuse, tourmentée. Les lamelles se contournent dans tous les sens. Double noyau. Le plus gros s'est détaché; on voit la place qu'il occupait. C'est ce gros noyau qui paraît avoir eu le plus d'influence sur la structure très-irrégulière de cette masse friable, bien que très-compacte.

N° 11. — Moitié d'une grosse pierre allongée, à extrémités arrondies, présentant une légère concavité sur un de ses côtés. La structure est très-tourmentée, plus particulièrement vers le centre. Deux masses poreuses, formées de vides et de mamelons, séparent une masse centrale, très-compacte et lamelleuse. A mesure que l'écorce devient plus compacte vers la périphérie, la couleur devient moins rouge. Les lamelles, mêlées de granules, présentent des stries irradiantes. La couche qui recouvre la surface diffère complétement de la masse par la composition, la structure et la couleur. On aperçoit des groupes de mamelons aplatis aux deux extrémités.

N° 12. — Les deux moitiés d'une grosse pierre dont la structure mixte est remarquable. Les lamelles sont séparées par des grains interposés et coupées de stries irradiantes. Il résulte de cette disposition une texture spongieuse. Aux deux extrémités, recourbées en cornes, les lamelles ont toujours la disposition circulaire concentrique. Les lames se resserrent sur ce point, de manière que la structure est très-compacte. Le noyau, très-volumineux et parfaitement distinct, offre à peu près la forme de la pierre. La surface extérieure est aussi très-remarquable par la variété des teintes, les dépressions, les anfractuosités et les dépôts de cristaux blancs.

N° 13. — Petit gravier semilunaire, recouvert d'une légère couche de matière grise. Supposons que ce gravier fût devenu le noyau d'une pierre, il y a grande apparence que celle-ci eût présenté une configuration analogue.

N° 14. — Moitié d'une pierre longue, aplatie, à double noyau, offrant plus d'une analogie avec la pierre n° 10. Les deux noyaux se sont détachés, et le plus gros a entraîné son enveloppe. Malgré sa forme oblongue, cette pierre présente une structure mixte très-régulière, avec prédominance des lamelles. La surface extérieure, moitié grise, moitié jaune, hérissée de petites aspérités, contraste avec la partie intérieure qui est blanche.

N° 15. — Les deux moitiés d'un calcul très-remarquable par sa composition et sa structure. Il mériterait de figurer parmi les cas rares; mais je le place ici, parce qu'il peut servir à compléter la démonstration des calculs à noyau excentrique.

On remarquera le contraste frappant entre le noyau et l'écorce, par rapport à la composition, à la structure et à la couleur. Le noyau, tout à fait excentrique, puisqu'il forme une portion de la périphérie, est un composé d'acide urique, à lamelles très-compactes. La masse rouge est enveloppée d'une série de couches lamellées, d'une nuance sombre, qui la séparent de la substance granulée. Celle-ci est très-compacte aux deux extrémités du noyau. Mais, à mesure que cette substance s'éloigne du noyau, elle devient poreuse, et est coupée de lignes irradiantes. Cette substance, à cause de sa structure, offre peu de consistance. On remarquera, à la surface extérieure, la différence de couleur et de structure entre la partie lamellée qui répond au noyau et le reste.

N° 16. — Ce calcul diffère des précédents par des particularités remarquables. Le noyau excentrique et d'une forme irrégulière présente des vides à sa grosse extrémité; il est isolé par une ligne de granules. Dans la même direction, entre le noyau et les premières couches lamellées, il y a un autre vide que contournent les lamelles. Les grains noirs, toujours dans la même direction, sont très-apparents au niveau de la ligne blanche qu'ils interrompent pour se prolonger, par des stries, jusqu'à la surface, ainsi qu'on le voit sur la coupe verticale. On aperçoit encore des grains et des vides sur d'autres points de la coupe, et notamment à l'extrémité opposée. La surface, recouverte d'une couche grise, présente plusieurs mamelons.

N° 17. — Petit calcul d'acide urique à structure lamellée, très-compacte. Noyau excentrique, avec un gros mamelon saillant, au centre duquel on remarque une agglomération. de grains noirs qui ont été pris pour un second noyau. Plusieurs de ces grains sont tombés; mais on voit les points vides qu'ils occupaient. L'agglomération de ces grains explique l'espèce de soulèvement que présentent les couches extérieures de la pierre. En se déposant successivement, ces couches ont contourné les grains et produit cette proéminence mamelonnée. La surface extérieure est lisse.

N° 18. — Les deux moitiés d'une grosse pierre allongée, de composition à peu près homogène. La structure lamellée est manifeste sur la coupe. Autour du noyau, oblong, irrégulier et excentrique, les granules alternent avec les lamelles. La croûte est plus compacte et plus uniformément lamellée vers la périphérie, et surtout vers la plus grosse extrémité, où les lamelles, très-compactes, sont d'une nuance foncée. On remarquera sur la plus grosse moitié les traces d'un foret à éclatement. La surface extérieure est irrégulière, très-tourmentée, très-dure, et parsemée de dépôts de cristaux blancs.

CARTON N° 14

INFLUENCE DES ORGANES SUR LA FORME ET LE DÉVELOPPEMENT
DES CALCULS. N°⁵ 1 A 29.

Nombre de graviers et de calculs de cette collection présentent une configuration extraordinaire, soit que leur développement ait été gêné par la présence d'autres calculs, soit qu'il ait été comprimé par la conformation des organes qui leur ont servi en quelque sorte de moule. De là, des irrégularités de forme dont j'ai consigné les principaux exemples dans le *Traité de l'affection calculeuse* (1).

On voit des pierres vésicales d'un certain volume étranglées par le milieu ou vers une de leurs extrémités. Quelques-unes représentent une calebasse.

D'autres sont allongées et comprimées circulairement dans une certaine partie qui s'engage dans le col vésical. Chez les malades affectés de cette sorte de calculs, le col de la vessie est dilaté et la prostate plus ou moins atrophiée. Ces cas sont fréquents.

Sur d'autres calculs qui remplissaient la cavité vésicale, ou qui étaient logés dans des cavités, on voit des sillons pour l'écoulement des urines. Le cours continu de ce liquide empêche la matière calcaire de les combler.

Quelques pierres vésicales sont excavées, le plus souvent du

(1) Pages 467 et suiv.

côté correspondant à des tumeurs nées du col ou du corps de la vessie.

On voit que les concrétions urinaires se développent irrégulièrement, parce que leur développement est subordonné à la conformation ou à la déformation des. organes urinaires, ou gêné par la présence d'autres concrétions.

Première série. — Calculs à facettes. — Lorsque plusieurs calculs sont en contact dans les voies urinaires, ils présentent le plus souvent des facettes plates, concaves ou convexes, à surface polie et recouverte quelquefois d'une espèce de vernis. Ces calculs, très-communs, présentent de nombreuses variétés.

N°s 1 à 18. — Pièces diverses. Celles qui ont été divisées présentent à la coupe un noyau enveloppé d'épaisses couches d'une matière très-dense, très-cassante. La légère couche grise qui recouvre la surface externe est très-peu adhérente.

On remarquera deux calculs aplatis, l'un triangulaire et l'autre quadrangulaire. La partie centrale est ovoïde; donc ce n'est pas elle qui a déterminé la configuration de ces deux calculs. La croûte extérieure est blanche et d'une structure très-serrée. La surface est lisse.

N° 19. — Calcul granulé, oblong, conique, retiré de l'urèthre d'une femme. La grosse extrémité présente deux facettes légèrement concaves et séparées par une crête médiane. C'est par ces deux facettes que ce calcul s'articulait avec une grosse pierre vésicale que j'ai détruite par la lithotritie. Par sa surface externe, ce calcul ressemble à ceux de cystine.

N° 20. — Pierre uréthro-vésicale dont le collet correspondait au col de la vessie. Une portion de la petite extrémité s'est détachée. La grosse extrémité est presque sphérique; elle présente des mamelons et des rugosités. Au-dessous du collet, sur la grosse extrémité, on remarque deux sillons presque parallèles, dont un très-visible.

Nº 21. — Pierre articulée dont l'histoire se trouve dans le *Traité de l'affection calculeuse* (1). Les surfaces articulaires offrent une grande analogie avec l'articulation scapulo-humérale. Leur aspect même est semblable à celui des surfaces articulaires des os. Du côté qui correspondait à la vessie, la pierre se termine par un tubercule, séparé par un espace de 18 millimètres de trois éminences inégales, dont la moyenne correspondait à la crête uréthrale.

Nº 22. — Pierre articulée, remarquable par sa situation dans les organes urinaires. Elle se prolongeait dans la vessie par un collet qui a été brisé pendant l'extraction. L'extrémité vésicale a été détachée. La surface extérieure est rugueuse et d'un gris terne. Les surfaces articulaires des deux portions se sont altérées et leur poli a disparu.

Nº 23. — Pierre oblongue, recourbée, semblable par la forme à des graviers rendus spontanément. Elle occupait une partie de la vessie et les régions prostatique et membraneuse de l'urèthre. L'extrémité qui occupait cette dernière a été détachée.

Nº 24. — Fragment d'une grosse pierre, qu'on trouvera décrite plus loin (nº 28), détaché à l'aide du coin et de la scie, pour montrer la disposition de l'écorce. La coupe est d'une netteté remarquable. Structure composée, lignes irradiantes.

Nº 25. — Deux pierres oblongues, fortement aplaties. Les deux surfaces qui les mettaient en contact sont parfaitement unies. Le frottement a usé les aspérités des surfaces plates. Ces deux pierres, égales par la longueur et de largeur différente, ont été retirées de la vessie d'un vieillard, mort en 1847, à l'Hospice des ménages. Je l'avais vu à ma consultation de

____

(1) Page 375.

l'hôpital Necker, et j'avais constaté la présence des calculs en même temps que l'impossibilité de pratiquer l'opération.

N° 26. — Moitié d'une pierre dont j'ai relaté l'histoire et donné le dessin dans le *Traité de l'affection calculeuse* (1). Elle est remarquable surtout par deux excavations latérales, correspondant à deux énormes fongosités très-dures situées des deux côtés de la vessie. Je constatai cette disposition, au moment où le calcul fut retiré par la taille hypogastrique. L'opération réussit pleinement.

N° 27. — Deux calculs provenant de deux malades. Retirés après la mort, l'un de l'urèthre, l'autre d'un uretère. Sur le calcul uréthral on voit un sillon qui servait à l'écoulement de l'urine.

N° 28. — Pierre oblongue, cylindroïde, hérissée d'aspérités et recouverte d'une sorte de vernis. On remarquera ce large sillon superficiel dont la surface est lisse et polie. Ici l'action des organes est sensible. Dans mon *Traité de l'affection calculeuse*, j'ai cité plusieurs cas de ce genre et un, entre autres, qui mérite une mention spéciale. La pierre, du poids de 9 onces, 5 gros, remplissait le col vésical et en reproduisait la conformation. Elle était creusée d'une gouttière pour le passage de l'urine.

N° 29. — Grosse pierre arrondie, ovoïde, recouverte d'une croûte grise et hérissée de rugosités. La coupe présente une structure très-serrée. Çà et là, on voit des stries et des vides qui rendent la masse cassante. Le noyau est irrégulier et légèrement excentrique. Sur la partie qui correspondait au col de la vessie on remarque un sillon oblique, lisse, qui est l'empreinte, si je ne me trompe, d'une portion du trigone, plutôt qu'une rigole pour l'écoulement des urines. Sur d'au-

(1) Pl. III, fig. 1.

tres calculs de la collection, on peut apercevoir la trace évidente des contractions de la vessie.

Il est à peine besoin de dire que la plupart des pierres réunies sur ce carton, pour montrer l'influence des organes sur les concrétions urinaires, appartiennent par leur structure à des séries différentes.

CINQUIÈME SECTION

―

CARTON N° 15

CAS RARES, N°ˢ 1 A 11. — PREMIÈRE SÉRIE.

Sous ce titre, j'ai rangé une série de pièces de toute nature dignes de fixer l'attention.

N°ˢ 1 et 2. — Ces deux échantillons remarquables donnent une idée assez exacte du mode de structure qui est propre à certains calculs d'acide urique et à ceux de cystine. De la partie centrale partent des lignes qui divergent vers la périphérie, où elles se ramifient et se terminent à l'extérieur par des granulations plus ou moins saillantes. On remarquera que ces stries divergentes ou ces lignes irradiantes ne rendent pas ces calculs cassants, au contraire de ce qu'on observe dans d'autres séries. — Entre les prolongements de la substance centrale, formée d'acide urique, se déposent des matières phosphatiques qui remplissent les vides. Ces calculs sont très-compactes, très-résistants.

N° 3. — Calcul blanc-jaunâtre, très-irrégulier, à pointes saillantes, et d'une configuration singulière, qui rappelle celle de certains coquillages. L'extérieur n'annonce pas une concrétion d'acide urique. Le noyau est rond, très-distinct et nettement circonscrit par une série de couches lamellées très-compactes, dont quelques-unes cassantes, formant un cercle à peu près régulier à la partie centrale, et d'une nuance plus foncée que l'écorce. Jusqu'ici, malgré la singularité de la configuration, nous n'avons qu'un calcul lamellé ordinaire. Mais, au delà de ce cercle, la structure change. Les couches ne sont plus circulaires ni uniformes ; les lamelles sont moins serrées ; on remarque des vides nombreux et des traînées de granulations noires qui vont aboutir à la surface extérieure, où elles forment des mamelons et des saillies dont on aperçoit la pointe noire. Trois de ces traînées de points noirs sont très-apparentes sur la coupe. La surface est recouverte d'une couche d'un blanc jaunâtre ; on remarquera la forme conique des mamelons.

Les grains noirs qui viennent adhérer aux calculs déjà formés ne présentent pas toujours un arrangement constant. Leur nombre et leur volume varient dans chaque concrétion. Ils ne se groupent pas toujours, comme dans les cas précédents ; et on les voit disséminés, isolément ou par groupes. Leurs agglomérations ne forment pas toujours de ces traînées qui se terminent par des aspérités à la surface du calcul. Dans tous les cas, la disposition des couches lamellées reçoit de la présence de ces grains des modifications très-notables.

N° 4. — Les deux moitiés d'une pierre très-dure, à gros mamelons lisses, distribués par groupes, polis et brillants à la surface. Petit noyau gris, entouré d'une série de couches brunes lamellées, compactes, séparées de la couche périphérique, également lamellée et très-ferme, par des espaces vides ou à moitié comblés de matière noire, autour desquels les couches lamellées sont disposées de façon à rayonner. La coupe de ce calcul a un aspect étoilé.

N° 5. — Calcul de moyen volume, aplati, offrant à la coupe la forme d'un parallélogramme à angles droits. Structure lamellée. La partie centrale qui circonscrit le noyau est d'une teinte pâle. La croûte est beaucoup plus foncée. Les mamelons de la surface sont gros, lisses, arrondis, un peu aplatis, isolés, d'une teinte bleuâtre vers la base. Dans les intervalles, qui sont très-étendus, on voit une matière terreuse et noirâtre qui se détache facilement.

N° 6. — Pierre à peu près quadrilatérale, à angles mousses. Autour de la capsule grise qui enveloppait le noyau, la trame est très-compacte. Entre la partie centrale et l'écorce, on aperçoit des interstices et des vides très-nombreux, dont quelques-uns sont remplis d'une matière noire granulée. La croûte est formée de lamelles très-serrées et recouverte d'une couche jaunâtre, laquelle recouvre inégalement les innombrables mamelons de la surface. Ceux-ci sont petits, isolés ou distribués par groupes, et séparés par des anfractuosités profondes. Il y a des dépressions aux deux extrémités. La configuration extérieure de cette pierre n'est pas en rapport avec la forme de la coupe.

Dans les calculs de cette série, les aspérités et les mamelons de la surface externe paraissent résulter uniquement des poussées de la matière intérieure. Il y a là une sorte de soulèvement qui mérite de fixer l'attention. Dans les calculs qui ne présentent pas la même configuration, les irrégularités de la surface se produisent d'une manière toute différente.

Cette disposition très-remarquable se présente avec des caractères particuliers dans les pierres suivantes. On observe à la surface de ces pièces les deux modes de déformation que j'ai déjà signalés, avec des modifications qui varient.

Deuxième série. — N° 7. — Quinze pièces provenant d'une opération de taille pratiquée le 27 février 1867, à Paris. La pierre éclata dans la vessie, après avoir été perforée. Les coupes de ces éclats sont d'une grande netteté; elles révèlent la structure des calculs d'acide urique à lignes circulaires et à stries irradiantes. La partie centrale est une agglomération de grains.

N° 8. — Cette pierre est un des plus remarquables échantillons de cette série. La structure interne est très-serrée et très-régulière. Le noyau, gros et peu régulier, est très-saillant. Il est entouré d'une bande épaisse de lamelles extrêmement serrées, d'un gris clair. Au delà est une.ligne ondulée, formée par des lamelles d'une nuance plus foncée. Les lamelles et les granules alternent et forment un cercle plus large, au delà duquel il y a une épaisse croûte de matière blanchâtre formée de lamelles et de granules avec quelques stries. La surface externe, d'une teinte ferrugineuse, est à peu près recouverte de masses compactes, résultant de l'agglomération de nombreux mamelons blancs à l'intérieur, friables, recouverts d'une légère couche jaune. J'en ai détaché deux fragments pour montrer la structure de cette espèce de champignon et le mode d'adhérence. Cette masse se détache de la pierre avec la plus grande facilité.

N° 9. — Grosse pierre très-dure, morcelée dans la vessie pour en faciliter l'extraction. Sa structure, sans différer totalement de celle du n° 8, est remarquable.

N° 10. — Pierre moyenne, d'une configuration singulière. La surface est recouverte aux deux extrémités de deux masses d'une matière blanche et grise, recouverte d'une légère couche jaune, et où prédominent les granules.

Entre les deux extrémités, la surface est hérissée de pointes et de petits mamelons unis par groupes et formant comme des végétations, dont la plupart sont recouvertes d'une pellicule bleue. Des anfractuosités profondes séparent ces agglomérations et donnent à la surface du calcul un aspect très-tourmenté.

A l'intérieur, le noyau est isolé de la masse par quelques couches lamellées très-minces et très-serrées. Au delà, la structure devient confuse ; elle présente çà et là un pointillé blanc. On remarquera sur la partie qui a été divisée par le coin, vers l'extérieur, des couches de matière blanche qui pénètrent dans les interstices de la substance brune.

N° 11. — Moitié d'une grosse pierre oblongue, aplatie, remarquable par sa structure simple autant que par la pureté des éléments qui la constituent. La disposition est exactement celle des calculs uriques lamellés. La croûte est coupée de lignes et de stries irradiantes. La surface est unie, lisse et polie sur les deux côtés aplatis. Mais les rugosités commencent avec les lignes courbes, et elles vont aboutir à des masses de granulations ou de mamelons qui adhèrent fortement à la pierre vers ses deux extrémités. Ces sortes d'excroissances changent la forme de la pierre.

CARTON N° 16

N° 1. — Grosse pierre pyriforme, poreuse, très-légère, extraite de la vessie d'un homme qui avait succombé aux suites d'une affection rénale. Structure mixte des plus curieuses. On aperçoit de nombreuses petites stries irradiantes entre des bandes espacées qui forment la trame de ce tissu spongieux. Même disposition autour du noyau, un peu excentrique. La substance qui remplissait les interstices des lamelles s'est affaissée par la dessiccation. L'écorce, vers la circonférence, est formée par quelques couches d'une matière blanche et jaune dont les interstices sont remplis de granulations de la même composition. La surface est parsemée de cristaux. — Les pierres spongieuses qu'on remarque dans la collection ont une structure différente et moins régulière.

N° 2. — Les deux moitiés d'un calcul moyen, fusiforme, à structure mixte, remarquable par sa configuration irrégulière et par la disposition des lamelles et des granules, qui diffère beaucoup de ce qu'on observe dans les autres concrétions à structure composée. Vides nombreux, substance poreuse; surface hérissée par endroits d'aspérités.

N° 3. — Une lanière de cuir enroulée sert de noyau à ce calcul aplati, de forme ovale, du volume d'un œuf de poule.

L'arrangement des grains et des lamelles rappelle la disposition ordinaire de certains calculs d'acide urique, à stries divergentes, mais différentes de celles des calculs cassants. Entre les spirales formées par l'enroulement de la lanière sur elle-même, on voit une matière amorphe, de même composition que le reste de la pierre. La croûte extérieure est jaune, granulée, hérissée d'aspérités et parsemée de cristaux blancs (1).

N° 4. — Grosse pierre à noyau, oblongue, d'une teinte ocreuse, différente de celle des calculs de la même série. Structure lamellée à l'intérieur. A l'extérieur, une croûte granulée, rugueuse, à mamelons aplatis et disposés par groupes très-rapprochés, recouvre une épaisse masse terreuse qui a pris consistance et s'est en partie détachée par la dessiccation. Cette substance se désagrégeait au moment où la pierre fut extraite de la vessie d'un cadavre, malgré les précautions que l'on prit pour la conserver entière. A l'ouverture de la vessie il s'exhala une odeur excessivement fétide, qui provenait de la pierre et qui persista plus d'un mois après l'extraction.

N° 5. — Pierre aplatie, comme taillée en biseau, à noyau excentrique distinct, entourée d'une épaisse couche de lamelles très-serrées. Au delà de cette partie bien circonscrite, la structure est des plus irrégulières. La masse est compacte et présente des vides. Sur la croûte extérieure, on remarque, aux deux extrémités, des inégalités et des granulations, ou plutôt des mamelons aplatis et diversement groupés.

N° 6. — Voici la pièce la plus remarquable de la collection. Elle a la forme d'un corps ovoïde, fusiforme, présentant un prolongement qui occupait le col vésical et la partie profonde

(1) Il ne faut pas s'étonner de voir une lanière de cuir au milieu d'un calcul vésical. On a des exemples de toutes sortes de corps étrangers introduits dans la vessie et ayant donné lieu à la formation des concrétions urinaires. J'en ai recueilli pour ma part plusieurs cas.

de l'urèthre. Ce prolongement et l'extrémité opposée sont formés par une masse homogène de matière blanche, compacte, cristallisée, ayant la consistance et le poli du marbre. C'est cette matière qui forme la croûte, ou, pour mieux dire, la coque de la pierre proprement dite. Je n'ai ôté de l'enveloppe que ce qu'il fallait pour qu'on vît le contenu. A l'intérieur de la coque on remarque un grand nombre d'éclats fragmentés spontanément; les uns adhèrent encore aux parois de la croûte, tandis que les autres sont libres et mobiles. Ces éclats varient, non-seulement par leur volume, mais encore par leur composition et leur structure. On dirait un œuf enchâssé dans sa coque. Parfaitement blanche à l'extérieur, cette pierre est à l'intérieur d'un blanc sale.

N° 7. — Pierre plate, grise, granulée, jaunâtre à l'extérieur, excepté à l'endroit qui portait sur la vessie, où l'on voit une couche assez épaisse de cristaux blancs. La structure, très-irrégulière, présente sur les bords de nombreuses stries.

N° 8. — Petit calcul cylindrique, à structure fortement granulée. La partie centrale paraît être formée à la fois de lamelles très-compactes et de granules. Tout autour, jusqu'à la circonférence, la substance granulée est coupée de stries et parsemée de vides comblés par une matière terreuse. La surface est rugueuse, elle présente des teintes variées et est parsemée de cristaux blancs.

N° 9. — Les deux moitiés d'un calcul de forme arrondie. La coupe est régulière. Un cercle très-visible partage la masse en deux parties distinctes, l'une centrale, l'autre extérieure, de même composition. La surface est finement granulée, offrant de légères aspérités et des anfractuosités peu profondes, qui rappellent la structure intérieure.

N° 10. — Débris d'une pierre dont j'ai communiqué l'histoire à l'Académie de médecine. Le noyau était le contenu d'un kyste ovarique qui avait pénétré dans la vessie. Le calcul fut détruit par les procédés ordinaires de la lithotritie. Les gros fragments peuvent donner quelque idée de sa configuration et de sa structure. On voit comment la matière du dépôt lithique a recouvert la masse de poils et les dents. On voit parfaitement la place qu'occupaient celles-ci dans la concrétion.

N° 11. — Cette pierre, qui n'a point sa pareille par le volume, a été décrite dans un précédent article, pour donner une idéé de l'accroissement des calculs. Il n'est pas besoin de faire ressortir les différences de structure et de couleur qu'on remarque entre la partie centrale, compacte et coupée de lignes circulaires et de stries divergentes, et la croûte ou mieux la coque qui l'enveloppe. Cette énorme pierre remplissait toute la capacité de la vessie.

Remarques. — Ces pierres, que j'ai rangées parmi les cas rares, présentent des échantillons des divers modes de formation. Les principales particularités de structure dépendent des changements survenus dans la dernière période de développement, ainsi que des dépôts calcaires qui se sont faits à la surface, notamment dans les cas où la pierre a séjourné longtemps dans la vessie.

Le volume de ces pierres, si l'on excepte la dernière, n'a rien d'extraordinaire, comparé à celui de certaines pierres vraiment énormes qui ont été extraites par l'opération de la taille ou trouvées dans la vessie après la mort. En général, le volume de la pierre est proportionné à l'ancienneté de la maladie, excepté pour les pierres phosphatiques, lesquelles grossissent très-rapidement.

C'est ici le lieu de remarquer qu'une grosse pierre peut séjourner longtemps dans la vessie sans occasionner de graves désordres, si elle est homogène et à structure simple. Ces grosses pierres ne présentent pas à leur surface la couche blanche ou grise, amorphe ou granulée, qui est si souvent le résultat d'une phlegmasie vésicale et qu'on remarque sur plusieurs pièces de la collection.

CARTON N° 17

CALCULS RÉNAUX.

Sous l'influence de plusieurs causes qui troublent la sécrétion régulière de l'urine, des calculs peuvent se former dans les reins et y acquérir un volume considérable. Cet effet matériel d'une cause organique peut, à son tour, occasionner de graves désordres dans l'économie.

Quoique les calculs rénaux soient inaccessibles aux moyens curatifs dont l'art dispose, ils ont fixé l'attention des observateurs. On trouvera dans le *Traité de l'affection calculeuse* les principales observations de calculs des reins, recueillies par divers auteurs. Je dois me borner ici à présenter un certain nombre de pièces, qui pourront donner une idée des principales variétés de forme, de volume, de structure et de couleur de ces concrétions.

On est tout d'abord frappé de la configuration de ces calculs; elle est singulière. Les variétés de forme ne tiennent pas autant qu'on pourrait le croire à la conformation des organes dans lesquels ces calculs se développent. Ces variétés ne seraient pas aussi nombreuses, ni aussi distinctes, si la conformation interne de l'organe déterminait la forme de la concrétion.

A tous lès points de vue, ces pierres se distinguent par des caractères particuliers. Comme nous ne les donnons ici qu'à titre d'échantillons, il nous paraît inutile de les décrire. Du reste, j'en ai signalé les principales variétés dans le *Traité de l'affection calculeuse*, où je me suis occupé spécialement des concrétions rénales, au point de vue des effets de ces corps étrangers sur les organes qui les recèlent, et, par contre-coup, sur toute l'économie. Excepté quelques graviers uniformément oblongs ou arrondis, les calculs rénaux, quel que soit leur volume, ont presque tous de commun des ramifications et des prolongements qui contribuent particulièrement à leur donner ces formes bizarres qui les distinguent.

Les deux dernières pièces de ce carton, remarquables par leur volume et par leur configuration, ont été trouvées dans le rein gauche du comte de Vergennes, l'un des ministres de Louis XVI. Le plus gros de ces calculs ressemble à un éléphant. Ce rapprochement avait été déjà indiqué par Baillie dans l'histoire de la Société royale de médecine.

Les calculs rénaux ont une certaine célébrité dans l'histoire, parce que d'illustres personnages ont été sujets à cette affection, qu'on a appelée la maladie des grands seigneurs. Un calcul, du volume et de la forme d'une châtaigne, fut trouvé dans le rein droit de Philippe II, roi d'Espagne. Frédéric III, électeur de Saxe, avait dans un des reins une pierre grosse comme un œuf de pigeon. Dans le rein droit de Gebhard, électeur de Cologne, on trouva un calcul du poids de 5 gros. Plusieurs calculs furent trouvés dans l'un des reins du célèbre Sperling. Un gros calcul fut trouvé dans le rein gauche du duc d'Estrées, ambasssadeur de France à Rome. Lancisi trouva dans le rein gauche d'Albani, parent du pape Clément XI, une grosse pierre falciforme, dont les pointes pénétraient dans la substance de la glande. Le rein droit de Sachy de Lœwenhein contenait un gros calcul. Le pape Clément XI avait un énorme calcul dans chaque rein; l'un pesait six onces, et l'autre neuf. On pourrait multiplier ces exemples. Nous renvoyons pour de plus amples détails au *Traité de l'affection calculeuse.* (*Voir p.* 116-168.)

CARTON N° 18

Les uretères contiennent assez souvent des calculs; quelquefois ils en sont remplis.

Deux calculs, du volume d'une olive, furent trouvés à l'extrémité de l'uretère gauche du cardinal Franzoni. Sennert, Clarke, Monro, etc., en ont observé plusieurs formant chapelet. Le célèbre Sperling avait les deux uretères farcis de graviers, sans compter un gros calcul rénal.

Les calculs des uretères peuvent occuper indistinctement tous les points de ces conduits. Quand ils en occupent les extrémités, il n'est pas rare de les voir faire saillie dans le bassinet ou dans la vessie.

De ces calculs, les uns sont ovoïdes, olivaires, oblongs, les autres présentent des formes sans aucune analogie avec la disposition des uretères. Il y en a de conoïdes, de pyriformes; d'autres ressemblent à un cœur, à un clou de girofle, à un très-long clou à tête, à un cylindre tronqué.

Le plus remarquable que je connaisse a été décrit et figuré par Alghisi. Chez une femme qu'on venait de pendre, on trouva, d'après Ledran, des colonnes pierreuses qui remplissaient entièrement les uretères. La configuration des pièces que j'ai recueillies n'offre aucune particularité inconnue. Je me bornerai à signaler deux cas.

N° 1. — Quatre des sept calculs qui furent trouvés, en 1837, dans l'uretère droit d'un malade mort à l'hôpital Necker, le lendemain de son entrée dans mon service. Tout est remarquable dans ces calculs : volume, forme, coloration, structure. Les uns sont à facettes, les autres arrondis. Les noyaux sont distincts. Les couches successives sont serrées ou séparées par des vides. La couche extérieure est lisse, mince, cassante, se détachant facilement, et laissant voir au-dessous d'elle une couche semblable, très-lisse et brillante.

Ces calculs si remarquables étaient libres dans une cavité spacieuse, vers le milieu de l'uretère gauche. On n'avait point soupçonné leur présence.

N° 2. — Le cas qui suit n'est pas moins intéressant. Ces douze calculs, formés d'une substance calcaire peu consistante, recouverts d'une couche très-mince, lisse et polie, étaient logés dans un renflement de l'uretère gauche, long de cinq centimètres. A l'intérieur du plus gros de ces calculs, on aperçoit la substance grise, présentant un aspect granulé et disposée par couches. Cette substance ressemble beaucoup à celle d'une pierre vésicale que portait le même malade. La surface de ces calculs est lisse et brillante. On remarquera le dépôt blanc qui recouvre en partie les deux calculs aplatis, d'une forme triangulaire.

Ce que j'ai dit des calculs rénaux s'applique de tout point aux calculs urétéraux. Les uns et les autres se trouvent par la situation des organes qu'ils occupent en dehors des ressources de la thérapeutique chirurgicale. Ces calculs doivent surtout fixer l'attention des praticiens, par les changements qu'ils produisent sur les surfaces des conduits dans lesquels ils passent ou séjournent, et par les désordres fonctionnels qui en résultent. Je ne puis que renvoyer le lecteur au *Traité de l'affection calculeuse*, où les calculs urétéraux ont un article à part, à la suite des calculs rénaux.

Calculs uréthraux. — Les exemples connus de calculs dans l'urèthre sont nombreux. J'en ai rapporté ou rappelé les principaux dans le *Traité de l'affection calculeuse* (1). Les faits que je signale ici sont plus récents.

Il faut établir une distinction relativement à la situation de ces calculs dans les voies urinaires.

Les uns sont uréthro-vésicaux, et siégent au col vésical. Les autres, et ce sont les plus fréquents, occupent la partie membraneuse de l'urèthre. Quelques-uns sont placés vers l'orifice extérieur, ou bien encore, entre le gland et le prépuce. Les calculs uréthraux se logent rarement dans la portion pénienne et spongieuse.

On conçoit que les calculs de cette espèce présentent un grand intérêt au praticien. Les calculs uréthro-vésicaux ont presque tous leur point de départ dans la vessie. Ce sont, en effet, des calculs vésicaux qui envoient un prolongement dans le col vésical et au delà. J'ai eu souvent l'occasion de m'en occuper (2). C'est dans la portion membraneuse de l'urèthre que ces calculs se logent de préférence. Ils s'y développent à l'aise, car ils occasionnent en général peu de douleurs. Sous ce rapport, la position du malade atteint de la gravelle contraste notablement avec celle des calculeux soumis à la lithotritie, lorsque les fragments s'arrêtent dans la portion membraneuse de l'urèthre.

Il est de fait que beaucoup de malades qui ont des graviers engagés dans l'urèthre souffrent peu. C'est ainsi que les

(1) Pages 330-386.

(2) Voir les *Traités de la Lithotritie et de l'affect. calcul.* et le *Bulletin de thérap.*, où se trouve relaté un cas intéressant, avec la figure de la pierre n° 1.

graviers ont le temps de grossir et d'acquérir un volume très-considérable.

Des graviers venant des reins ou de la vessie peuvent s'accumuler en nombre considérable dans la partie membraneuse de l'urèthre. Ils y sont en contact les uns avec les autres; ils s'accolent même en s'aplatissant, et finissent par présenter de nombreuses facettes à surface lisse et comme vernie. Cette particularité s'observe d'ailleurs dans les autres calculs à facettes. Sur la plupart des échantillons que j'ai réunis ici, les facettes sont nombreuses. On en trouve aussi à surface arrondie ou aplatie, et à mamelons. Les derniers échantillons, par exemple, sont raboteux et hérissés d'aspérités.

On a aussi trouvé des calculs volumineux à la partie spongieuse de l'urèthre, où ils produisent peu de douleur en général. Dans la portion pénienne, au contraire, dont le diamètre est moindre, et dont les parois sont plus résistantes, la présence des calculs est très-douloureuse. Les calculs et surtout les fragments de calculs, qui s'engagent dans cette portion de l'urèthre, deviennent bientôt une source d'accidents.

A l'extrémité de l'urèthre, et entre le gland et le prépuce, les concrétions urinaires peuvent acquérir un volume énorme, ainsi que l'attestent les faits que j'ai réunis dans le *Traité de l'affection calculeuse*, p. 377 et suivantes.

Les moitiés des deux calculs préputiaux qui figurent au dernier rang sur ce carton, donnent une idée du volume et de la configuration de ces concrétions.

SEPTIÈME SECTION

CARTON N° 19

Cette forme de l'affection calculeuse diffère de toutes les autres par le mode de développement, la couleur, la densité de ses produits et par l'arrangement des molécules constituantes.

Ces concrétions s'accompagnent toujours d'un catarrhe vésical, et sont les unes formées, les autres recouvertes d'un dépôt phosphatique.

Dans l'étude de ces concrétions, il faut tenir compte des modifications organiques. Les mucosités et la matière calcaire contenue dans l'urine suffisent pour produire une pierre grise. La concrétion se développe avec une rapidité proportionnée à l'intensité de l'affection catarrhale (1).

Ces concrétions se présentent le plus souvent sous des formes non définies, avec des teintes variables, depuis le blanc mat jusqu'au brun sale. Quelquefois elles sont lisses et unies; mais en général, elles sont hérissées d'aspérités qui leur donnent une apparence spongieuse.

Plusieurs pièces de ce carton se ressemblent au premier aspect; mais elles diffèrent par la forme et le volume des

(1) Ces concrétions qu'on peut appeler de l'ordre pathologique, et dont la base est un dépôt terreux et amorphe, résultent de sécrétions morbides. Leur production est soumise à des conditions pathologiques peu connues.

grains, bien qu'étant de même composition. La structure, la configuration et la teinte ne sont pas les mêmes dans les différents tas de poudre. C'est à l'observateur à saisir ces nuances qui échappent à la description.

Nº 1. — Matière recueillie à l'état fluide; à mesure qu'elle se desséchait, on la pétrissait avec de l'eau gommée, de manière à former de petites masses.

La poudre grise ou d'un blanc sale dont j'ai réuni quelques échantillons, diffère par la composition et par la couleur de celle qui forme les dépôts d'acide urique.

Entre la gravelle grise et la gravelle d'acide urique, il y a à peine quelques analogies. Les granules et les grains qui constituent la gravelle grise ne sont que par exception régulièrement arrondis, comme ceux d'acide urique.

La plupart de ces grains sont creux ou poreux, et recouverts d'une mince écorce, uniforme et homogène.

Quelques échantillons présentent, avec la teinte grise, la configuration des graviers d'acide urique.

Les graviers durs, réguliers, dont quelques-uns à facettes, que l'on voit sur ce carton, sont des concrétions d'acide urique à l'intérieur, recouvertes extérieurement d'une épaisse couche de ce dépôt qui forme la gravelle grise. Cette association n'est pas rare, comme on le voit en divisant les plus gros graviers: elle est plus fréquente dans les calculs.

A part ces deux séries de cas, où le développement des concrétions présente quelque régularité, tout est confusion. C'est ce qui résulte de l'examen des dépôts les plus ténus.

Dans les masses un peu considérables, on aperçoit les grains gris ou terreux groupés et formant par leur cohésion des particules poreuses et légères. Au moment où ces petits tas sont expulsés ou retirés de la vessie, la moindre pression suffit pour les désunir.

On remarquera particulièrement les groupes 2, 3, 4, 5, 6 et 7, pour leur structure. De ces dépôts, les uns ont été rendus par les malades, les autres, trouvés dans la vessie.

Dans le groupe n° 3, les grains sont poreux et les plus gros présentent une véritable perforation.

On remarquera (n°s 6 et 7) des filaments très-visibles. C'est un exemple de cette espèce de gravelle pileuse, dont on s'est occupé il y a quelques années.

L'échantillon n° 5 est surtout remarquable par la structure de ces pièces poreuses, spongieuses, trouvées dans la vessie d'un homme mort d'un cancer de la vessie. On n'avait pas soupçonné, pendant la vie du malade, l'existence de cette concrétion, si curieuse par l'arrangement des grains.

On voit à côté, sur la droite, un tas plus considérable de débris rendus par un malade, les uns à la suite d'un simple cathétérisme, les autres après une séance de lithotritie. Cette masse était d'une extrême fragilité.

N°s 8, 9, 10 et 11. — Les grains de ces concrétions ont une forme qui mérite d'être remarquée.

N° 12. — Ce tas considérable représente à peine la moitié de la quantité qui me fut remise par le malade. Ce sont de gros graviers gris, irréguliers, recouverts en tout ou en partie d'une croûte plus ou moins blanche, plus résistante que la substance intérieure. L'expulsion ne s'accompagnait point de douleurs notables, ni d'accidents locaux. Seulement l'état général de la malade n'était pas bon.

N° 13. — C'est aussi d'une femme que proviennent les trois gros graviers que l'on voit au-dessous du tas précédent. L'un de ces graviers, d'un blanc sale, est granulé à la surface. Les deux autres sont lisses, en partie du moins; car ils présentent l'un et l'autre une excavation à fond granulé.

On pourrait rapprocher ces deux graviers de la pierre que j'ai extraite de la vessie du colonel Tourgueneff. Cette pierre, régulière d'ailleurs, présente une excavation produite par une tumeur de la vessie. Parmi les gros graviers isolés qui figurent sur ce carton, il y en a de fort remarquables, tant par leur volume, leur configuration et le poli de leur surface, que par leur structure, plus compacte que celle de la gravelle grise ordinaire. Ces différences s'expliquent par la composition des concrétions.

Nos 14, 15, 16. — Je place ici, pour servir de terme de comparaison, deux graviers et un petit calcul, recouverts de cristaux saillants et très-rapprochés. Ils forment des pointes sur toute la surface. Dans le n° 4, on voit à la coupe la structure particulière de ces concrétions.

RÉFLEXIONS PRATIQUES

Les concrétions urinaires de la deuxième classe présentent dans leur formation et leur développement des dispositions très-curieuses, et leurs caractères physiques ne varient pas moins que leur composition chimique et leur développement. Comme ces cas présentent un grand intérêt au praticien, je veux ajouter quelques développements à ce que j'en ai dit dans le *Traité de l'affection calculeuse* (p. 26, 42, 497 et 548.)

Rappelons d'abord quelques faits acquis à la science et à la pratique, faits propres à jeter quelque lumière sur la formation et le développement des concrétions urinaires. Ils forment deux séries.

Première série. — 1° Un homme parfaitement sain n'a jamais rendu de graviers, ni éprouvé de troubles fonctionnels du côté des organes urinaires, lorsqu'un corps étranger pénètre dans la vessie. Tout aussitôt l'urine change de nature ; il survient quelquefois une légère phlegmasie vésicale, et le corps étranger est bientôt recouvert d'une couche grisâtre de phosphate calcaire ou ammoniaco-magnésien. Le fait est à peu près constant.

On a supposé que le corps étranger se comportait dans la vessie comme la baguette que le chimiste a plongée dans une solution saline concentrée.

C'est là une erreur. La présence d'un corps étranger dans une vessie, saine d'ailleurs, a une action bien différente.

Si le corps étranger se bornait à attirer les substances concrescibles, en dissolution dans la vessie, on verrait autour de lui celles qui prédominent ordinairement dans la sécrétion rénale, c'est-à-dire l'acide urique et ses composés. Or l'incrustation résulte en général d'un dépôt phosphatique.

Ainsi, la présence d'un corps étranger dans la vessie suffit pour modifier immédiatement la nature de l'urine et provoquer une sécrétion morbide qui fait la base de la concrétion.

2° Un homme rend habituellement du sable ou de la gravelle rouge ou noire. Il se porte bien d'ailleurs. Survient-il une phelgmasie d'un point quelconque de l'appareil urinaire et plus particulièrement de la vessie, ou les graviers se recouvrent d'une couche grise (j'ai produit de nombreux exemples de ce fait) ou le malade ne rend plus de graviers, et il se forme alors une pierre à noyau d'acide urique, dont l'écorce est de phosphate calcaire.

La phlegmasie vient-elle à cesser, malgré la présence de la pierre, l'acide urique prédomine derechef dans l'urine, et le calcul reçoit de nouvelles couches de cette substance. Quelquefois c'est l'oxalate calcaire qui prédomine ou la cystine, et ils se déposent sur le noyau primitif. De là des calculs à couches alternantes dont la coupe permet de suivre en quelque sorte les variations du catarrhe vésical chez les calculeux. La collection en offre de nombreux échantillons.

3° Quelque chose d'approchant a lieu lorsqu'un malade atteint de la gravelle fait usage d'eaux alcalines. A la longue, l'expulsion de la gravelle diminue même, mais les graviers rendus se couvrent d'une couche grise, ceux qui restent dans la vessie se couvrent d'une croûte, et le malade, qui croyait son état amélioré, finit par devenir calculeux. Le noyau de la pierre est rouge; l'écorce, grise ou blanche.

4° Lorsqu'une phlegmasie vésicale survient, sans qu'il y ait ni pierres ni graviers, si elle persiste, n'importe sous quelle influence, il pourra se produire une pierre entièrement formée de phosphate calcaire ou ammoniaco-magnésien. Cela n'arrive toutefois que lorsque l'urine, outre les mucosités, contient une quantité suffisante de matière calcaire, pour qu'il se produise une pierre grise ou blanche.

5° Si le traitement par la lithotritie vient à être suspendu, après le morcellement de la pierre, les fragments contenus dans la vessie se couvrent d'une couche calcaire.

6° Un homme souffre depuis longtemps de la pierre, sans que la vessie paraisse gravement atteinte. Les fonctions spéciales s'accomplissent régulièrement, et l'urine ne subit point d'altération. Qu'il survienne un catarrhe, et la pierre, pour peu qu'il se prolonge, se couvrira, comme à l'ordinaire, d'une couche plus ou moins épaisse de matière calcaire, à laquelle s'ajoute quelquefois une couche cristalline ou de minces feuillets rougeâtres. Ce sont là des modifications du produit catarrhal.

7° A la suite des opérations de la taille et de la lithotritie, on voit quelquefois se produire une nouvelle pierre, dans un temps plus ou moins éloigné. La vessie, débarrassée de la pierre, reprend ses fonctions et expulse une urine normale. Le cas est simple. Si de loin en loin on observe un dépôt, il est rosé, floconneux, granulé, cristallin, d'une teinte rougeâtre. Si une pierre nouvelle se forme à la longue, elle ne diffère pas de la première quant à la composition.

Ce n'est pas là ce qu'on observe communément. L'opéré conserve un catarrhe vésical; il rend, et souvent avec difficulté, une urine chargée de mucosités, et au bout de quelque temps, il éprouve de nouveau la sensation d'une pierre dans la vessie. Quand on extrait cette seconde pierre, on s'assure qu'elle est formée de phosphate calcaire ou ammoniaco-magnésien, quelle que soit d'ailleurs la composition de la première.

Il me paraît démontré, d'après les nombreuses observations qu'il m'a été donné de recueillir depuis 1828 (1), que les pierres de la seconde classe se forment sous l'influence d'un état morbide consécutif au premier traitement. Du reste le résultat de mes observations concorde avec celui qu'ont obtenu des leurs Haustin et Hankel. (V. le *Traité de l'affect. calcul.*)

Les faits suivants, qui présentent la question sous un autre point de vue, fournissent de nouvelles preuves à l'appui de l'opinion émise ci-dessus.

On sait que les dépôts urinaires qui accompagnent le catarrhe vésical, générateur des dépôts lithiques, présentent de nombreuses variétés de nature, de couleur, de forme, de consistance et surtout de quantité.

Il faut distinguer les dépôts tels qu'ils existent dans l'urine avant ou immédiatement après l'émission, de ceux

____

(1) Voir *Deuxième lettre sur la Lithotritie.*

qui se forment par le repos et le refroidissement de ce liquide. .

Dans certains cas la matière glutineuse, résultat de la phlegmasie, s'accumule en grande quantité dans la vessie, les matières terreuses font presque défaut; le mucus se présente sous forme de plaques ou de masses qui durcissent, sans la moindre apparence de dépôts terreux et cristallins. Ces masses durcïes ne sont pas sans analogie avec la substance cornée qui forme l'écorce de certains calculs.

Dans certains cas, ces matières ont si peu de consistance, que la sonde introduite dans la vessie ne donne qu'une sensation semblable à celle que produit le contact de l'instrument avec un tissu organisé, avec les parois de la vessie, ou encore, avec les calculs qui sont recouverts d'une couche de mucus épaissi.

Cette matière forme de véritables calculs diffluents, dans lesquels la matière animale l'emporte de beaucoup en quantité sur les matières terreuses. Ces matières diffluentes ont été observées dans les reins et les uretères. Elles se présentent surtout dans la vessie, tantôt homogènes, tantôt formées d'une multitude de granulations distinctes, un peu plus consistantes que la matière visqueuse qui les maintient rapprochées.

L'important est de savoir que cette matière unissante n'est pas toujours assez chargée de dépôts terreux pour prendre, par la dessiccation, l'apparence du plâtre ou du mortier, en masse concrète ou en poudre.

Exposées à l'air, ces matières diffluentes, quelle que soit leur nature, se dépouillent rapidement de leur humidité, et une fois desséchées, elles ressemblent à une espèce de magma informe qui ne tarde pas à acquérir une certaine consistance. Quelquefois elles forment des plaques ou des

écailles de couleur variable qui ressemblent à des fragments
de mortier.

Ces matières sont rendues quelquefois en quantités prodigieuses, on pourrait dire fabuleuses, car il faut avoir été
témoin de faits analogues à ceux que rapportent les auteurs
anciens, pour ajouter foi à leur témoignage. Ledran parle
d'un homme à qui l'on avait retiré une pierre de huit
onces, et dont l'urine, après l'opération, était chargée d'une
telle quantité de matières diffluentes, que le périnée, les
fesses, et jusqu'aux linges du pansement en furent incrustés,
comme d'un mortier qui se serait endurci. L'incrustation
bouchait en partie le trajet de la plaie; et quand la sonde
était introduite pour pratiquer des injections, *il semblait
qu'on passait dans un aqueduc de pierre de taille.* Des observations exactes prouvent que les faits de ce genre ne
sont pas rares, non-seulement chez les calculeux, mais encore chez les malades affectés de lésions organiques de l'appareil urinaire, compliquées de catarrhe vésical.

J'ai vu une femme (semblable à celle dont parle Fabrice
de Hilden) affectée d'un fistule vésico-vaginale, et qui ne
pouvait retenir l'urine. Non-seulement le trajet fistuleux
et le vagin se remplissaient en peu de temps de cette matière plâtreuse; elle laissait échapper en marchant une partie
de ce liquide épaissi, qui, se desséchant promptement, formait sur le plancher des croûtes grises.

J'a vu aussi chez deux malades, après l'opération de la
taille, la presque totalité de l'urine se convertir en matière
terreuse, qui ne tardait pas à durcir. J'étais obligé plusieurs
fois par jour de retirer la sonde qui s'obstruait, et d'enlever
de la surface de la plaie les croûtes lithiques qui s'y formaient.

Les goutteux sont particulièrement sujets à ces excrétions
d'humeur crétacée, qu'on observe aussi dans l'ostéomalacie.

On connaît le fait si curieux de la femme Supiot. L'histoire du goutteux, rapportée dans les mémoires de l'Académie des sciences pour 1747, est remarquable. Le malade s'aperçut tout à coup que son urine était blanche au moment de l'expulsion : une heure après, le liquide avait repris sa couleur normale et déposé un sédiment d'un quart de pouce d'épaisseur, ayant la consistance de l'argile détrempée et facile à couper comme le savon. Deux heures après, ce dépôt avait la dureté de la craie. Cette sécrétion, qu'aucun signe préalable n'avait annoncée, continua huit ou neuf mois sans aucune espèce d'incommodité pour le malade. Celui-ci estimait que durant ce laps de temps, il avait rendu soixante ou soixante-dix livres de matière pierreuse.

On cite des faits analogues, entre autres, celui de J. Plater qui rapporte lui-même que, pendant vingt années, il rendit des urines laiteuses, déposant un sédiment blanc, qui prenait par la dessiccation l'aspect d'une substance cristalline, transparente, très-salée. J'ai vu des calculeux qui rendaient des quantités prodigieuses de ces matières crétacées.

SEPTIÈME SECTION

CARTON N° 20

ACTION DES INSTRUMENTS (TRILABE ET LITHOCLASTE.)

L'action mécanique des instruments lithotriteurs sur les calculs vésicaux est appréciable par la forme des éclats restés dans la vessie ou des fragments et des débris expulsés après chaque séance.

On a beaucoup disserté sur cette action mécanique des instruments. L'observateur pourra l'apprécier dans ses nombreuses variétés, en examinant les pièces que nous mettons sous ses yeux.

J'ai disposé les pièces de façon à montrer successivement l'action des divers instruments. Les résultats diffèrent, d'après les instruments employés. Le trilabe écrasant la pierre agit autrement que le lithoclaste ; et la pierre qui est directement morcelée l'est autrement que celle qui ne peut l'être sans des procédés auxiliaires.

Première série. — Pierres qui ont été seulement attaquées par le trilabe, et retirées ensuite de la vessie.

Lorsque la pierre est volumineuse et dure on ne peut la briser et réduire en poudre par l'écrasement immédiat, comme on fait pour les petites pierres ; il faut diminuer sa consistance ou sa force de cohésion. Avant donc d'agir efficacement par la pression, on a recours aux perforations préalables. Nous allons passer en revue, dans cette première série, les pierres perforées.

N° 1. — Pierre volumineuse, lamellée, à structure très-serrée. On aperçoit sur les deux fragments la trace des perforations à la suite desquelles la pierre éclata. Craignant que le traitement par la lithotritie ne se prolongeât outre mesure, je proposai au malade l'opération de la taille, qui fut pratiquée heureusement.

N° 2. — Trois fragments d'une pierre volumineuse, dure, lamellée, vigoureusement attaquée par le trilabe. La vessie contenait plusieurs autres pierres. Celles que j'avais entamées ou excavées résistant à la pression combinée des crochets du trilabe et de la tête du perforateur, je pratiquai la taille périnéale, qui ne réussit pas.

N° 3. — Pierre moyenne très-dure. Après des perforations réitérées, pendant lesquelles quelques éclats furent détachés, je fus obligé de tailler le malade. L'opération fut heureuse.

N° 4. — Grosse pierre sensiblement aplatie et allongée. Une croûte lamellée très-dure, revêtue d'une couche grise, recouvre la masse granulée, très-serrée et présentant des interstices. La pierre a été perforée une fois de part en part, et une autre fois bien au delà du centre, et à peu près dans son milieu. Le volume et la dureté de la pierre m'obligèrent de recourir à la taille. L'opération réussit, malgré les difficultés de l'extraction.

N° 5. — Grosse pierre à structure granulée, très-compacte, dure, aplatie, oblongue. Deux noyaux volumineux, entourés de quelques couches lamellées de couleur de fer oxydé. La surface est jaunâtre et grise. Je commençai par pratiquer une perforation. Quelque temps après, la pierre fut écornée avec l'instrument fenêtré. J'ai quelquefois recours à cette combinaison de procédés. Cette tentative fut suivie d'une réaction fébrile persistante. J'opérai heureusement le malade par la taille.

N° 6. — Moitié d'un calcul plat à noyau distinct. La structure est uniformément lamellée, très-compacte. Dans la partie divisée par le coin, ce calcul est coupé de lignes irradiantes, comme les calculs cassants. Une épaisse couche de matière blanche annonce une ancienne phlegmasie de la vessie. Je fis un essai de perforation, dont on voit la trace assez profonde. Je fus obligé de renoncer à la lithotritie pour recourir à la taille périnéale. Le malade guérit.

Tous ces cas montrent l'action puissante de l'instrument à trois branches, même dans les circonstances les moins favorables. Je dois observer ici que dans presque tous les cas qui précèdent, la vessie était saine. La manœuvre n'a point provoqué de phlegmasie vésicale, et l'on n'aperçoit pas sur les éclats la couche grise caractéristique. Mais ces tentatives de lithotritie ont provoqué, soit des contractions énergiques de la vessie, soit une réaction fébrile dont la persistance m'a forcé de recourir à la taille. Il est fâcheux que les malades ne comprennent pas toujours la nécessité de ce changement de méthode. Beaucoup de chirurgiens ne la comprennent pas mieux, si l'on en juge par leurs commentaires sur ces faits.

N° 7. — Petite pierre à structure granulée, couverte à l'extérieur d'une multitude de mamelons; très-dure, très-résistante à la pression combinée des branches du trilabe et de la tête du perforateur. Elle fut perforée avec un foret à tête, et ensuite écrasée. L'opération fut très-simple, et néanmoins il survint une réaction fébrile qui m'obligea de tailler le malade. Guérison.

N°ˢ 8, 9 et 10. — Ces cas se sont présentés lorsque je commençais à pratiquer la lithotritie. Ils représentent les résultats des premiers instruments appliqués à des cas défavorables. A cette époque, les épreuves sur le cadavre m'avaient rendu familiers les divers temps de la manœuvre; mais je n'étais pas fixé sur le choix des cas.

Ces trois pierres volumineuses et dures furent, comme on le voit, profondément perforées à plusieurs reprises; mais, après de nombreuses séances de lithotritie, je reculai devant les difficultés que j'avais à vaincre, et je proposai la taille. Cette proposition n'ayant pas été acceptée, je continuai la manœuvres de lithotritie, et les malades succombèrent. Une de ces trois pierres fut seulement retirée par la taille, pratiquée *in extremis;* les deux autres furent extraites après la mort (1).

Ici, bien plus que dans les cas précédents, on aperçoit des dépôts terreux très-abondants dans les perforations et sur les surfaces des fragments. On a de la peine à distinguer la couleur et la structure de ces débris.

Ces faits attestent la puissance du trilabe. Mais ils furent pour moi un avertissement du danger qu'il y a à appliquer la lithotritie aux cas de pierres dont la destruction exige un long traitement.

L'action du trilabe est complexe; il faut, pour s'en rendre compte, connaître le mécanisme de l'instrument. Il agit en perforant, en excavant la pierre; la pression seule, ou combinée avec cet évidement, amène la fragmentation. Les petits calculs sont brisés par le rapprochement des trois bran-

---

(1) La pierre n° 10 est celle du malade Cornn. Les détails de l'opération ont été consignés dans mon ouvrage sur la lithotritie, p. 116, Paris, 1827, in-8. C'est la première opération pratiquée par moi, pour une grosse pierre, sur le vivant. Celle-là a une longueur de 51 millimètres, et 42 millimètres de large. Elle m'avait paru moins volumineuse entre les branches du trilabe. C'est sur la partie centrale que porta la tête du perforateur. Pour les commentaires auxquels donna eu ce fait, voir 3° et 4° lettres sur la lithotritie.

ches, en poussant avec force la tête du lithotriteur contre le calcul solidement retenu par les crochets du trilabe. Pour les grosses pierres, quand elles sont fixées, on commence par les excaver; cette sorte d'évidement diminue la force de cohésion, et l'écrasement devient facile.

Le produit des perforations est de la poudre d'autant plus fine que la pierre est plus dure. Lorsque celle-ci est friable, la poudre est grossière, et il y a beaucoup d'éclats; mais ces éclats ne se produisent qu'après des perforations multipliées.

Les instruments courbes agissent toujours sur la pierre de la même manière. Qu'on agisse par la pression ou par la percussion, c'est toujours une force qui tend à disjoindre les éléments de la pierre. On obtient des éclats ou des débris qui varient d'après la forme et la disposition des branches du forceps et d'après la manière dont elles s'appliquent sur le calcul.

On voit que ces débris sont trop gros pour pouvoir passer par l'urèthre. Il faut donc, après avoir attaqué la pierre par la perforation et la pression combinées, procéder à l'écrasement des débris, et compléter ainsi l'opération.

Deuxième série. — Pierres attaquées dans la vessie au moyen du forceps fenêtré et du lithoclaste.

N° 11. — Calcul retiré après la mort, dur, cassant, morcelé avec le lithoclaste, par la simple pression de la main. On voit à côté le plus gros des éclats qui furent détachés dans cette tentative. La couche grise qui recouvre le calcul et le fragment s'est formée pendant les six semaines écoulées depuis la tentative de broiement jusqu'à la mort.

N° 12. — Fragment d'un pierre dure, à noyau distinct. Couleur particulière. Structure lamellée, très-serrée. Après plusieurs séances de lithotritie, un fragment du calcul s'engagea dans l'urèthre. Je fus obligé de pratiquer la boutonnière et de dilater le col de la vessie. Cette pierre n'est pas sans analogie avec la précédente.

N° 13. — Grosse pierre très-dure et cassante, sphéroïde, aplatie, à structure lamellée, morcelée à l'aide d'un fort lithoclaste à écrou brisé. A la suite de la première séance, des contractions énergiques se manifestèrent. A la contractilité persistante de la vessie s'ajouta un catarrhe, et le malade fut taillé. On remarquera sur la cassure de la pierre une couche grise et granuleuse, résultat de la phlegmasie vésicale.

N° 14. — Quatre éclats de grosses pierres attaquées au moyen d'un gros forceps. Après deux séances, les douleurs augmentèrent, et je fus obligé de tailler le malade. Huit pierres furent extraites, dont quatre entières et celles qu'on a sous les yeux, remarquables par leur structure. On peut voir sur chacune d'elles les effets de la pression. Quand il y a plusieurs pierres dans la vessie, on est exposé à essayer la lithotritie dans des cas où elle ne convient pas.

N°⁵ 15, 16, 17. — La première de ces pierres est remarquable par sa structure. Le noyau, très-dur, est isolé par une espèce de capsule grise qui le sépare de l'écorce lamellée, très-dure. La suivante est granulée et poreuse, friable. La dernière est d'une structure composée, avec prédominance des granules. Soumises à l'action des instruments, ces pierres furent fortement entamées; mais les accidents qui survinrent empêchèrent de continuer le traitement par la lithotritie. Il fallut recourir à la taille dans deux cas sans succès. L'autre pierre fut extraite après la mort.

A la suite de ces calculs numérotés, on a placé des éclats qui diffèrent entre eux par la forme, le volume, la consistance, la composition. Ces débris montrent de quelle manière agit le forceps fenêtré, par pression ou par percussion.

CARTONS N°s 21, 22, 23.

RÉSULTATS MATÉRIÉLS DE LA LITHOTRITIE (FRAGMENTS ET DÉBRIS).

Les quatre cartons qui suivent présentent une collection choisie de débris pierreux, rendus spontanément par les malades, après l'application des instruments lithotriteurs.

Les échantillons, au nombre de 116, représentent à peu près toutes les variétés ordinaires sous le rapport de la configuration, du volume et de la couleur.

Quant à celle-ci, c'est le jaune qui prédomine, mais avec des teintes variées (1). Il est d'autant plus net, que l'acide urique s'éloigne moins de l'état de pureté, et que la structure du calcul est plus régulière. La régularité de structure est généralement en rapport avec l'homogénéité de composition. Les concrétions d'acide urique pur, quel que soit leur volume, diffèrent par la teinte des premiers grains. On peut en juger par ces deux petits tas de sable fin, d'une teinte presque rouge brique. Je les ai placés ici comme termes de comparaison.

En comparant les teintes respectives des tas distribués sur ces derniers cartons, on reconnaîtra, qu'à l'exception d'un très-petit nombre de cas, la teinte des concrétions d'acide urique et de ses composés s'affaiblit et s'altère à mesure que le calcul augmente de volume.

(1) La couleur du calcul dépend de la nature de ce dernier ; la couleur jaune des calculs de cystine est caractéristique.

Du reste, ce sont les éclats les plus volumineux qui représentent le plus fidèlement la véritable teinte de la pierre. A mesure qu'on réduit les fragments, les teintes varient.

Quant à la forme des débris pierreux, elle ne varie pas moins que leur couleur; ces variétés de formes tiennent à des causes diverses.

Remarquons, en premier lieu, que quand la pierre est en même temps dure et cassante, le morcellement ou le broiement produit beaucoup moins de poudre que d'éclats. Ceux-ci présentent une cassure régulière, à angles tranchants.

Les calculs lamellés, à structure très-serrée, non cassants, attaqués par le trilabe, produisent, au contraire, plus de poudre fine que d'éclats. La poudre est plus grossière quand on se sert du lithoclaste.

Les calculs granulés, à structure poreuse ou spongieuse, donnent plus de poudre que d'éclats, quelle que soit d'ailleurs la composition de la pierre. Il en est ainsi de toutes les pierres à texture lâche, dont la plupart se désagrégent facilement.

La forme des débris varie aussi suivant les instruments dont on se sert pour opérer. Avec le trilabe, on obtient principalement de la poudre fine. Avec le lithoclaste à mors plats et larges, agissant par pression, la poudre est grossière et les débris sont réguliers.

Quand on se sert du forceps fenêtré et qu'on emploie le procédé de la percussion, les éclats sont aplatis, irréguliers, à bords tranchants.

Il n'est pas indifférent de noter la quantité de débris réunis dans chaque tas. Cette quantité a, en effet, une importance pratique. Remarquons ici que chacun de ces tas ne renferme pas intégralement tous les éclats et les débris rendus par les opérés. Il ne faudrait donc pas juger d'après ces débris du volume réel de la pierre ou des pierres broyées.

Outre que la plupart des malades tiennent à conserver, comme un souvenir de leurs souffrances et de leur délivrance, une partie des débris expulsés avec les urines pendant le traitement, la poudre fine et les détritus ne sont pas le plus souvent recueillis. Or, nous avons dit que ces débris fins peuvent être très-considérables, suivant la nature de la pierre et l'action des instruments. Ainsi, les tas les plus gros ne contiennent pas, à beaucoup près, toute la substance de la pierre.

Faisons maintenant quelques remarques pratiques sur ces débris pierreux qui peuvent rendre compte de certaines particularités du traitement.

En général, le nombre des séances de lithotritie varie entre cinq et six, pour les cas ordinaires. Ces séances ne durent pas plus de cinq minutes. La masse que représente à peu près chacun des tas de cette collection peut donner une idée de la puissance des instruments et de leur action sur les concrétions urinaires dans un temps déterminé.

Il va sans dire qu'on retrouve dans les éclats et les débris pierreux les variétés de composition et de structure qui distinguent les calculs de chaque série ; de sorte que ces débris offrent aussi de l'intérêt à l'observateur qui étudie les caractères divers des concrétions urinaires.

Une autre remarque qui intéresse à la fois le praticien et le physiologiste, c'est que le canal de l'urèthre, dans les cas les plus ordinaires, est assez dilatable pour livrer passage à des éclats volumineux et d'une configuration irrégulière. Ajoutons que, le plus souvent, ces éclats sont rendus sans difficulté et sans beaucoup de douleur.

DÉBRIS PIERREUX (calculs de la 2e classe).

Ces deux cartons présentent un certain nombre de débris de pierres calcaires ou de phosphate ammoniaco-magnésien, rendus avec les urines à la suite de la lithotritie, ou retirés par la taille.

La couleur gris-cendré, blanche ou brunâtre, de ces débris ne diffère pas notamment de ce qu'on observe dans les graviers de la même classe.

On distinguera aisément les graviers qui figurent dans quelques tas à côté des éclats, à leur surface lisse, polie, sans arêtes.

Les éclats de calculs de la première classe sont plus anguleux et recouverts d'une couche de matière grise ou brune. Du reste, ces pièces présentent aussi des modes de structure, analogues à ceux qui ont été précédemment indiqués.

Calculs morcelés dans la vessie par des procédés mécaniques. — Les planches de cette série présentent une collection : 1° de débris pierreux rendus par l'urèthre, après la lithotritie ; 2° de calculs extraits par la taille ou retirés de la vessie, après la mort, et qui portent la trace des instruments dont ils ont subi l'action :

1° Débris et fragments de calculs morcelés dans la vessie et rendus avec l'urine ou extraits par l'urèthre.

Il s'agit, ici, des cas de lithotritie. On connaît les résultats de cette opération. Je me borne à présenter plusieurs échantillons de débris, qui donnent une idée exacte de l'action des instruments lithotriteurs sur la pierre.

Les débris et fragments, compris dans les neuf premiers numéros, sont formés d'acide urique, les uns de structure granulée et friables ; les autres lamellés, durs, cassants.

Les débris qui viennent à la suite diffèrent par leur nature et leur structure ; quelques-uns sont très-denses ; d'autres, au contraire, très-faciles à morceler. Les fragments des numéros 4, 5, 6 et 9 sont remarquables par la masse et par le volume ; des éclats de plusieurs d'entre eux du numéro 5 ont été rendus par une femme.

On n'a qu'à comparer ces éclats des graviers sortis spontanément par l'urèthre, pour se convaincre de la fausseté des idées reçues sur la capacité et la dilatabilité du canal de l'urèthre. Il est bon de savoir jusqu'où peut aller cette faculté de dilatation, dans les cas où la vessie expulse naturellement les graviers, pour se guider dans la pratique de la lithotritie, en tenant compte, bien entendu, de la configuration des fragments.

Presque tous les calculeux qui sont opérés par la lithotritie rendent leur pierre en poudre grossière ; en général, les gros débris ou les fragments volumineux qui s'y trouvent mêlés ne présentent que des angles peu saillants. Cette disposition tient aux instruments qu'on emploie pour briser la pierre. L'effet ordinaire du lithoclaste à mors plats et larges, et surtout du trilabe, est de réduire le calcul en une poudre à gros grains. Point de difficulté, par conséquent, pour le passage à travers l'urèthre. Quand l'opération a été faite selon les règles et avec de bons instruments, il est rare que des éclats s'arrêtent dans l'urèthre.

Mais cela ne manque pas d'arriver, lorsqu'on se sert d'instruments tels que le percuteur, le forceps fenêtré et autres analogues, qui agissent sur le calcul par des bords presque tranchants qui l'écornent ou l'écaillent. C'est dans ces cas, trop fréquents malheureusement, qu'on observe des fragments aigus, aplatis, triangulaires, à arêtes saillantes et presque tranchantes. On peut en voir ici quelques échantillons.

CARTON Nº 24

ÉCLATS DE GROSSES PIERRES MORCELÉES DANS LA VESSIE
APRÈS LA TAILLE.

Sur le dernier de ces cinq cartons, j'ai réuni des débris et des éclats provenant des grosses pierres qui n'ont pu être extraites, à cause de leur volume, qu'après avoir été fragmentées dans la vessie, à l'aide de l'appareil supplémentaire dont je me sers quelquefois dans l'opération de la taille. J'ai parlé ailleurs du morcellement des grosses pierres vésicales dans la cystotomie. Je ne donnerai ici que les résultats qu'on obtient par ce nouveau procédé opératoire.

Nº 1. — Pierre moyenne extraite de la vessie d'un enfant. Elle a été écornée seulement par la tenette-forceps. Ce cas est le premier où j'ai fait usage de l'appareil combiné.

Nº 2. — Grosse pierre plate, très-dure. La perforation a agi dans le sens de la longueur. La pierre, très-bien placée entre les mors de la tenette, a éclaté en deux parties inégales.

Nº 3. — Grosse pierre à structure lamellée, cassante. Après avoir résisté longtemps à une forte pression, elle fut attaquée par le foret, dont on aperçoit la trace sur le gros fragment. Le morcellement s'est opéré avec facilité.

Nº 4. — Grosse pierre oblongue, aplatie, à structure mixte. Mal placée d'abord dans la tenette, elle se déroba par deux fois ; elle fut attaquée une troisième fois par le foret. L'écartement des anneaux de la tenette frappa les assistants ; on pouvait à peine placer la griffe. La perforation préalable dura sept minutes. Le foret à éclatement fut substitué au foret simple ; à mesure que celui-ci pénétrait, on entendait le bruit de craquement : enfin, la pierre éclata. Les premiers fragments furent retirés sans peine ; le plus gros fut saisi avec une tenette ordinaire, et extrait non sans difficulté.

Nᵒˢ 5 et 6. — Débris de deux énormes pierres, d'une consistance moyenne, d'une composition analogue, qui remplissaient la vessie. La perforation a porté sur le centre ; la masse a éclaté dans tous les sens. Le morcellement se fit sans difficulté, mais la manœuvre fut longue. L'un des deux malades succomba quelques jours après l'opération. On voit parfaitement les traces du foret sur deux des fragments.

Au double point de vue de la manœuvre et de l'action des nouveaux instruments sur les pierres dures et volumineuses, ces premiers cas offrent beaucoup d'intérêt. Ils présentent une démonstration frappante de l'utilité de ce procédé opératoire. L'extraction des fragments volumineux prolonge l'opération et provoque des souffrances. J'ai compris la nécessité de morceler ces fragments et l'utilité d'employer la tenette-forceps pour l'extraction des débris. Le meilleur moyen, en cas de difficulté, est l'application de cet appareil qui morcelle les fragments trop volumineux. Lorsque la pierre est plate, il est difficile de la bien placer entre les mors de la tenette, et plus difficile encore de maintenir le perforateur dans la direction du centre. Dans ce cas, on pratique une perforation préalable. (Voir, parmi les cas rares, les fragments d'une grosse pierre que j'ai retirée de la vessie d'un général russe.)

Nᵒ 7. — Fragments d'une pierre murale fort dure et mamelonnée à sa surface. La perforation n'a pas présenté plus de difficulté que l'éclatement. L'éclatement au moyen du foret conique est toujours facile. Il n'y a que la première perforation à l'aide de l'archet, quand la pierre est dure, qui soit longue et fatigante pour l'opérateur.

N°s 8, 9 et 10. — Débris partiels de grosses pierres morcelées dans la vessie par le foret à éclatement, sans perforation préalable. Le premier contact des instruments semblait indiquer qu'elles étaient friables. Je fis de vains efforts pour les écraser avec la tenette. Le foret conique n'avait pas pénétré d'un centimètre, qu'elles se brisèrent; et la pression de la tenette suffit pour réduire les éclats en débris. Les pierres dont la croûte seule est résistante ne sont pas rares.

N° 11. — Cas analogues. Ces débris proviennent de la pierre d'un malade opéré à l'hôpital Necker, le 19 avril 1864. La pression d'une grosse tenette à crochet restant sans effet, j'appliquai le foret conique. Dès qu'il eut pénétré à la profondeur d'un centimètre, la pierre éclata. Les éclats furent brisés par la simple pression.

N° 12. — Le tiers à peu près des débris d'une énorme pierre que je morcelai à l'hôpital Necker en 1863. Même manœuvre et même résultat que dans le cas précédent.

N°s 13 et 14. — Deux grosses pierres, qui diffèrent par la composition et par la structure. Elles ont cédé à une seule perforation.

On remarquera la structure de ces pièces à l'intérieur. Elle est intéressante au point de vue de l'action de l'instrument. Lorsqu'on divise une pierre avec le coin et le marteau, les instruments agissent de dehors en dedans. Ici, au contraire, l'action véritable se produit en sens inverse, elle est centrifuge. C'est ce qu'on peut voir plus nettement sur les fragments de calculs lamellés.

CARTON N° 25

CALCULS FAUX. CORPS ÉTRANGERS RETIRÉS DE LA VESSIE.

J'ai passé en revue, dans le *Traité de l'affection calcu-leuse* (1), la plupart des corps étrangers qui peuvent pénétrer dans la vessie, soit par les voies naturelles, soit autrement. Aux faits nombreux qu'on trouve dans les auteurs, je pourrais ajouter les faits qu'il m'a été donné d'observer dans ma pratique. Aiguilles à coudre et à tricoter, poinçons, épingles, balles, corps métalliques filiformes, tiges de fer, tubes de verre, étuis à aiguilles, fragments d'os, bougies et sondes, morceaux de bois, cordons, lanières de cuir, épis de graminées, fétus de paille, tiges de plantes, tentes et bourdonnets de charpie, tuyaux de pipe, noyaux de fruits, poils et plumes : tels sont les corps étrangers qu'on trouve le plus souvent dans la vessie venant du dehors, et qui, indépendamment des désordres graves qu'ils occasionnent le plus souvent, peuvent provoquer la formation d'un calcul urinaire.

Je me suis borné à recueillir sur ce dernier carton quelques-uns de ces objets qui peuvent sans doute pénétrer dans la vessie par accident, mais qui témoignent le plus souvent d'une aberration du sens génésique.

La plupart de ces corps étrangers qui séjournent quelque temps dans la vessie ne tardent pas à se recouvrir de matiè-

(1) Chap. III, art. II; *Noyaux venus du dehors*, p. 78-113.

res solides, déposées par les urines ; ce sont des noyaux artificiels, qui n'excluent point l'emploi de la lithotritie, pourvu que les instruments lithotriteurs puissent les briser ou les morceler sans trop d'efforts.

J'ai opéré un grand nombre de malades dont les calculs avaient pour noyaux des objets venus du dehors. Les débris du noyau se retrouvent dans la masse des détritus du calcul : ces détritus, dans la plupart des cas, sont formés de phosphates terreux.

Si le noyau de la pierre est une épingle, une aiguille, un cure-oreille, une tige métallique ou tout autre corps analogue, il faut commencer par broyer le calcul et procéder ensuite à l'extraction du corps étranger par les procédés que j'ai exposés ailleurs (1).

Les calculs qui se forment autour d'un corps venu du dehors ont une structure particulière. La matière calculeuse est ordinairement un dépôt calcaire informe et peu consistant, assez semblable à celui qu'on observe à l'extrémité des sondes flexibles qui ont séjourné longtemps dans la vessie (2).

Ces calculs à noyau artificiel déroutent un peu nos idées sur la configuration et la structure des concrétions urinaires. C'est ainsi que les corps allongés, tels qu'épingles, aiguilles, tiges de fer, tubes de verre, servant de noyau à des pierres vésicales, même volumineuses, ont leurs extrémités rarement recouvertes : bien plus, quelques-uns de ces corps sont extraits sans qu'on y remarque la moindre trace d'incrustation. Ce fait contraste avec ce qu'on observe, par exemple, dans les cas de pierre longue mamelonnée, où les dépôts de l'urine se font sur les points les plus excentriques.

(1) Voir *Traité de la lithotritie*, p. 233-255, et le *Parallèle*, p. 281 et suiv.

(2) Voir aux cas rares deux pierres, dont l'une a pour noyau une lanière de cuir, et l'autre, les débris d'un kyste ovarique.

Ces pointes ou mamelons aigus des grosses pierres pénètrent quelquefois dans les parois vésicales, dans la prostate ; on en a vu même qui faisaient saillie au dehors ; tandis qu'on voit de grosses pierres formées autour d'aiguilles, d'épingles dont les pointes dépassent la masse calculeuse, sans occasionner d'accidents. Et ce ne sont pas seulement les corps polis, métalliques qui offrent cette particularité ; on a vu des morceaux de bois autour desquels s'étaient formées des pierres volumineuses, et dont les extrémités n'étaient pas recouvertes.

Pour les fragments d'os qui se trouvent au centre de quelques calculs, si l'on peut quelquefois en reconnaître la provenance et en suivre en quelque sorte la marche, on ne sait pas dans d'autres cas comment ils sont parvenus dans le réservoir de l'urine, tant ces fragments sont déformés (1).

Parmi les corps étrangers introduits dans la vessie, il ne faut pas oublier les cailloux : j'en ai réuni quelques-uns sur ce carton ; ils appartenaient tous à des femmes, et l'on voit qu'ils ont été rendus ou qu'ils ont été extraits à peu près tels qu'ils avaient été introduits. Une femme me remit un jour des calculs qu'elle avait rendus, et qui renfermaient du pyroxène. M. Boussingault parle d'un calcul expulsé par une femme de Bogota, et qui contenait de l'oxyde de fer, de l'alumine, de la silice et de la chaux. M. Frommberg a donné l'analyse d'un petit calcul de carbonate calcaire, dont un grain de quartz formait le noyau. On voit combien les calculs urinaires diffèrent des cailloux, rien que par l'aspect. Les calculs, quoi qu'on ait dit, ne résistent jamais à la pression des instruments ; la dureté des concrétions urinaires n'est donc pas un obstacle insurmontable dans la lithotritie. Il n'en est pas de même des pierres introduites dans la vessie :

(1) Voir *Traité de l'affect. calcul.*, p. 92.

on connaît l'exemple de cette femme dont la vessie contenait des cailloux siliceux qui résistèrent aux plus fortes pressions.

Ces pièces présentent plus d'intérêt qu'on ne croirait à première vue ; elles contribueront à déraciner bien des préjugés et à renverser des théories erronées.

Sous le rapport du diamètre, de la dilatabilité et de la direction de l'urèthre, les applications de la lithotritie ont introduit, dans la science, des opinions qui ne sont pas encore admises, bien qu'elles reposent sur des bases solides.

Quant au diamètre du canal, il est évident qu'on ne croit pas à la possibilité d'expulser librement des fragments tels que ceux que je présente ici.

CATALOGUE

DES

INSTRUMENTS A MON USAGE

POUR LES OPÉRATIONS DE LA LITHOTRITIE ET DE LA CYSTOTOMIE (1)

Après avoir étudié les concrétions urinaires qui forment cette collection, l'observateur verra sans doute avec intérêt les instruments dont je me sers pour opérer. Je les ai réunis dans des compartiments particuliers (2).

On s'est fait de mes instruments une idée si inexacte, que j'ai cru devoir les exposer, afin qu'à l'exemple de Scarpa, on se rendît compte des résultats que j'obtiens. (*Traité de la lithotr.*, p. 437.) Avec ces instruments sous les yeux, on comprendra facilement leur mécanisme et leur action sur la pierre. La démonstration par les pièces est évidente.

(1) En traitant du choix des moyens dans un chapitre du *Guide pratique*, je n'ai pas abordé les questions de détails relatifs à la construction des instruments lithotriteurs, parce que ces détails seront mieux compris ici, où l'on a tous les objets eux-mêmes, et qu'on peut parler tout à la fois aux yeux et à l'intelligence. C'est ce qui explique les développements minutieux dans lesquels je suis entré.

(2) La plupart des services de chirurgie reçoivent de l'administration des hôpitaux les instruments indispensables pour les opérations. L'administration m'a offert des instruments pour es besoins du service spécial de l'hôpital Necker Je l'ai remerciée de son offre obligeante, et j'ai pensé qu'il serait plus utile de placer dans ce service la collection complète de mes moyens opératoires, pour servir aux démonstrations cliniques.

INSTRUMENTS DROITS

Le Trilabe. — Cet instrument, qui est le premier, dans l'ordre chronologique, a été employé exclusivement durant la deuxième période de la lithotritie, de 1824 à 1836. Je parle du trilabe qui réunit les conditions désirables et qui a été appliqué avec succès à un grand nombre de malades. Quant aux autres instruments du même nom, après en avoir dit merveille, on a renoncé à s'en servir; mais l'opinion a été égarée, et les plus habiles sont encore sujets à confondre des moyens opératoires qu'il importe de distinguer (1).

Pour plus de clarté, j'exposerai successivement toutes les pièces dont se compose l'instrument, puis l'instrument tout entier, monté et fonctionnant.

PREMIER COMPARTIMENT

— On voit ici toutes les pièces qui s'agencent pour former le trilable. Les principales sont :

a. — Une gaîne ou un tube avec un renflement à languette, une rondelle, une vis de pression et une boîte à cuir.

b. — Un autre tube en acier qui s'introduit dans le précédent, divisé dans le sens de sa longueur, en trois parties égales qui se détachent en quelque sorte de la tige. Ce sont les branches élastiques, recourbées en dedans; chacune d'elles se termine par un crochet.

Quand on emploie le trilabe, la pierre se trouve fixée

---

(1) **Voir** *Traité de la lithotr.*, p. 392, les *Lettres*, le *Parallèle*, et dans le *Guide pratique*, le chapitre : *Choix des moyens.*

entre les branches de l'instrument, assez solidement pour
ne pas se dérober pendant la perforation et l'écrasement.
Aucun appareil n'égale le trilabe pour remplir l'indication
essentielle, qui est de saisir la pierre et de la fixer solidement.

L'écrasement, avec ou sans perforation préalable, se
pratique par l'action simultanée des branches, que l'on
rapproche en faisant glisser sur elles la gaîne. Le perforateur agit de concert avec elles; et dans ce cas l'écrasement et la perforation se combinent.

Le perforateur est une tige d'acier glissant dans le second tube, et dont l'extrémité, qu'on aperçoit entre les
branches de la pince, est disposée pour la perforation.

A l'autre bout du porte-pince, on voit une rondelle et
une boîte à cuir.

La poulie, le tour-en-l'air et l'archet complètent l'appareil.

L'instrument monté. — La tige creuse terminée par
les branches de la pince est introduite dans la gaîne. On
place la rondelle, on introduit la tige du lithotriteur, et
l'on adapte la poulie.

Lorsque l'instrument est ouvert, on voit les trois branches de la tige d'acier hors de la gaîne et écartées. Au
milieu des branches de la pince, apparaît le perforateur à
tête, dont la tige glisse aisément dans le tube porte-lames.

A l'extrémité opposée du trilabe, est l'armature : deux
rondelles avec leur boîte à cuir, la poulie et la vis de
pression.

Quand l'instrument est fermé, les branches de la pince
ne rentrent pas entièrement dans la gaîne extérieure :
elles se placent dans les entailles du lithotriteur. Les

crochets qui les terminent chevauchent les uns sur les autres.

La deuxième rondelle, qui est rapprochée de la première, lorsque le trilabe est ouvert, comme on le voit sur les instruments chargés, s'en éloigne et touche presque la poulie.

Manœuvre. — L'instrument étant introduit, on desserre la vis de pression, puis on pousse la deuxième rondelle ; et les trois branches de la pince sortent de la gaîne en s'écartant. On sent la pierre, et on la saisit aisément.

Les petits calculs se placent comme d'eux-mêmes entre les branches de l'instrument médiocrement écartées et portant sur le fond de la vessie. On s'assure, au moyen du foret, que le calcul se trouve entre les branches. Il suffit de rapprocher celles-ci en faisant glisser la gaîne, sans les déplacer, pour que le calcul se trouve pris.

Quand le calcul est petit, il entre dans l'instrument par les intervalles qui séparent les branches de la pince, ou par l'ouverture qui résulte de leur écartement.

Quand le calcul est volumineux, on le fait entrer dans l'instrument largement ouvert près du col de la vessie, en poussant les branches contre lui, d'avant en arrière. La pierre n'est pas toujours parfaitement embrassée par la pince ; mais les crochets des trois branches la retiennent si bien qu'elle ne saurait se dérober, à moins qu'elle n'ait un volume extraordinaire, une configuration défavorable, ou qu'elle n'ait été mal saisie. C'est ici le lieu d'appeler l'attention de l'observateur sur le mouvement des branches et sur l'action des crochets qui servent à fixer la pierre.

Pour faciliter la démonstration, je place ici divers instruments de la même espèce portant chacun une pierre d'un volume proportionné à sa puissance.

N° 1. — Les crochets de la pince s'appliquent fortement à la surface de la grosse pierre qui est entre les branches. Elle n'est pas cependant fixée solidement, et elle se déroberait, si l'on exerçait une forte pression pour la perforer. C'est dans ces cas que l'emploi du trilabe devient à peu près impossible.

Dans les cas suivants, il n'y a plus la même disproportion entre le volume de la pierre et la puissance de l'instrument. On voit comment les griffes du trilabe s'appliquent sur le calcul entier ou fragmenté, de manière à le retenir solidement.

Avec quelque force qu'on agisse pour briser la pierre, on n'a point à craindre la déformation ou la fracture de l'appareil. On peut en toute confiance briser et perforer au besoin les calculs placés entre les branches.

Remarquons que dans l'écrasement de la pierre par l'action combinée de la tête du foret et de la pince trilabe, l'effort porte plus particulièrement sur la portion recourbée de l'instrument, qui offre en cet endroit une grande résistance. L'action produite tend à redresser les branches et non à les écarter.

Ce n'est pas dans les traités élémentaires de chirurgie que l'on trouvera l'explication de cette action combinée de la tête du foret et des crochets du trilabe.

En résumé : tube extérieur servant de gaîne à une pince à trois branches armées de crochets ; perforateur à tête glissant dans le porte-lames ; poulie, rondelles, archet. Telles sont les principales pièces d'un trilabe.

Quand l'instrument est construit de manière à réunir les conditions de ceux qu'on a sous les yeux, on saisit aisément la pierre et on la fixe en l'isolant. Si elle est petite, on l'écrase par la pression ; si elle est dure et volumineuse, la perforation préalable facilite l'écrasement.

Pour remplir la première indication, on appuie la paume

de la main sur la poulie, on pousse le lithotriteur contre la pierre, retenue par les crochets, et celle-ci est brisée.

Si elle résiste, on exécute un mouvement de rotation, comme pour égruger du sel dans un mortier, et elle se désagrége.

Les instruments chargés qu'on a sous les yeux et les pierres attaquées dans la vessie par le trilabe (Carton 20), rendent parfaitement compte de l'action de l'instrument et des divers temps de la manœuvre.

Le chirurgien connaît le diamètre de la pierre saisie par l'instrument, soit d'après l'écartement des branches, soit d'après la profondeur à laquelle pénètre la tête du perforateur. Les mesures sont indiquées par une échelle graduée que l'on aperçoit à l'extérieur de l'appareil.

On comprend l'action des rondelles servant de poignée, de la vis de pression, des boîtes à cuir, de la poulie et de la gaine.

Le tour-en-l'air et l'archet sont des accessoires qui s'adaptent à tous les trilabes. Qn ne s'en sert pas lorsqu'on emploie des trilabes d'un petit calibre pour extraire les petits calculs et les petits éclats de pierre.

DEUXIÈME COMPARTIMENT

On peut considérer comme des pièces de rechange les trilabes divers que j'ai réunis avec leurs forets dans ce compartiment.

Ces instruments ont été construits, comme tous les autres, selon les règles de la méthode opératoire. On peut donc s'en servir dans la pratique. On les voit ici démontés pour la facilité de la démonstration et la plus claire intelligence de la manœuvre. Ces pièces feront mieux comprendre le mécanisme et l'action des instruments tout armés, montés et chargés du premier compartiment.

Les pinces à deux branches et à gaîne sont d'un emploi fréquent et commode, tant pour la vessie que pour l'urèthre.

a. — Pinces à deux branches, droites et courbes, pour l'urèthre.

Toutes ces pinces sont munies d'un stylet central à tête, dont l'utilité a échappé, paraît-il, à beaucoup d'opérateurs. Il sert à constater la présence du calcul, d'un fragment de calcul ou de tout autre corps étranger qui s'engage entre les branches de l'instrument, et à le repousser s'il ne peut être extrait.

Dans nombre de cas, la tête du stylet fait l'office d'un coin. En tirant dessus, on écarte les branches de la pince. Le stylet peut être remplacé par un petit lithotriteur.

b. **Pinces à deux branches pour la vessie.** — Ces pinces, droites ou courbes, diffèrent des précédentes par leur extrémité libre et par la disposition des branches.

Les unes sont plates, les autres creusées en cuiller. Celles-ci servent à ramasser les petits débris pierreux qui sont restés dans la vessie ; celles-là servent à saisir des calculs ou des fragments pierreux arrêtés au col de la vessie.

Les formes de ces instruments varient selon les besoins de la pratique (1).

Les branches de ces pinces s'appliquent d'autant mieux sur la pierre ou sur l'objet à saisir, que l'extrémité libre est tournée en dedans. Il n'en est pas ainsi des pinces dont les deux branches écartées représentent exactement un V : elles

____

(1) Voir le *Traité de la lithotritie.*

ne retiennent pas la pierre ; celle-ci se dérobe quand on les rapproche (1).

Pour la vessie, on emploie rarement aujourd'hui les pinces à deux branches. Cependant j'ai conservé et je dépose ici divers modèles qui m'ont été utiles.

Dans beaucoup de cas, au lieu d'un stylet à tête lisse, j'ai employé un petit lithotriteur, afin d'écraser plus facilement le corps placé entre les branches de l'instrument lorsqu'il est trop volumineux.

Dans ces mêmes circonstances, j'ai employé, au lieu du bilabe, un trilabe ou une pince à trois branches plates et minces, faiblement recourbées, avec lesquelles on saisit plus promptement les petits calculs.

La manœuvre est facile et sûre. Il me souvient que dans une opération de ce genre, un chirurgien anglais fut si enthousiasmé du résultat, qu'il alla sur-le-champ chez le fabricant commander un instrument semblable à celui dont je m'étais servi.

Dans plusieurs de ces extractions, j'ai employé un procédé plus utile en apparence qu'en réalité. Il consiste à introduire préalablement un gros tube dans l'urèthre, jusqu'à la vessie, de façon à retirer les débris sans fatiguer le canal. Mais cette manœuvre spécieuse en théorie est confuse, et j'y ai renoncé. Du reste, ce procédé ne serait applicable que dans les cas de paralysie de la vessie.

Remarquons que l'écoulement de l'urine ou du liquide de l'injection, pendant l'extraction des débris pierreux, avec une pince à deux branches, est sans inconvénient.

Ces instruments sont dépourvus de boîtes à cuir.

(1) Voir *Parallèle,* pl. I, fig. 15, 16 et 20, représentant les instruments d'Astley Cooper et de Daniel Episcope.

TROISIÈME COMPARTIMENT

J'ai exposé ailleurs les motifs qui m'empêchèrent de faire connaître mes instruments lithotriteurs, avant d'en avoir fait publiquement l'application sur l'homme vivant.

On pense bien que les instruments que j'exhibai pour la première fois, le 13 janvier 1824, n'étaient pas sortis spontanément de ma trousse, au moment même de l'opération. Bien des essais avaient précédé cette première application. J'avais consacré six années consécutives aux travaux préliminaires, c'est-à-dire à l'invention et au perfectionnement des moyens applicables au traitement des calculeux par la nouvelle méthode. Cette période expérimentale de la lithotritie était indispensable (1). A partir de 1824, toutes mes recherches furent dirigées vers les applications de la nouvelle méthode. Dès cette époque, mes instruments suffisaient aux besoins de la pratique; ils avaient atteint un haut degré de perfection. J'ai cependant tenu compte des changements introduits ou proposés par mes confrères; je les ai même expérimentés (2).

Mes premières pinces étaient à quatre branches. Je renonçai de bonne heure à m'en servir. Mais, lorsqu'on eut réussi, en 1827 et 1828, à persuader à quelques chirurgiens que les pinces à quatre ou à un plus grand nombre de branches méritaient la préférence, je repris mon quadrilabe pour expérimenter de nouveau; je le comparai avec ceux que l'on proposait, et qui différaient en quelques points, et mes expériences me conduisirent à abandonner ces instruments. J'en

(1) *Voir* mon premier ouvrage et mes *Lettres sur la lithotritie*. — Rapport de Percy, présenté à l'Académie des sciences en 1824, et *Traité de la lithotritie*, p. 392 et suiv. (1847).

(2) *Voir* dans l'ouvrage cité, l'*Histoire de la lithotritie*, p. 404.

dirai autant des pinces à branches mobiles et indépendantes.

J'ai exposé ici quelques modèles de ces instruments sans importance, que j'ai fait connaître d'ailleurs en temps opportun (1). Je m'appliquai avec plus de soin à l'examen des forets nouveaux, dits à développement, sur lesquels on fondait de grandes espérances. Ils devaient servir à perforer la pierre, à l'évider, à l'excaver, à la réduire à une véritable coque. Avec ces préliminaires, l'écrasement n'était qu'un jeu, suivant les auteurs.

On crut un moment avoir atteint le but. La déclaration en fut faite à l'Académie, et l'auteur de ce perfectionnement reçut une forte récompense. Je n'en continuai pas moins mes expériences qui me prouvèrent, en définitive, qu'on s'était trop hâté de donner comme certain un résultat illusoire.

J'ai publié les détails de ces expériences. On voit ici divers modèles d'instruments dont je m'étais servi, et qui furent abandonnés comme tous les autres. Je revins aux forets simples, à tête plus ou moins excentrique, dont l'emploi est consacré par l'expérience.

Les modèles de forets courbes et simples que je présente ici résument toutes les variétés auxquelles j'ai eu recours dans ma pratique.

L'emploi des perforateurs les plus excentriques me conduisit à donner une courbure à la partie du trilabe qui ne rentre pas dans la gaîne. J'ai conservé trois modèles de ces trilabes courbes, que j'ai dû abandonner, malgré l'avantage qu'ils m'offraient d'attaquer la pierre sur une large surface. Lorsque la pierre n'est pas arrondie, l'extrémité du foret, dans son mouvement de rotation, heurte contre les branches. C'est le même inconvénient qui a rendu inutile l'ins-

(1) *Voir* la 2ᵉ *Lettre sur la lithotritie* et la planche; *Traité de la lithotritie,* p. 6, fig. 1.

trument appelé *mandrin à virgule*, sur lequel l'on avait fondé de si grandes espérances (1).

L'observateur remarquera les perforateurs excentriques, dont la surface dentée présente une pointe oblique, qui dirige l'action rotatoire de l'instrument, de manière à agrandir plus sûrement le diamètre de la perforation.

J'ai conservé le modèle d'un stylet à pointes de diamant, dont je proposais l'emploi dans le cas où une balle de fer se serait présentée à l'explorateur dans la vessie.

N° 6. — Modèle d'un instrument fabriqué en 1822, et appelé *brise-pierre*. Il est à deux branches très-fortes, agissant sur la pierre par pression et par glissement, au moyen d'une crémaillère et d'une combinaison mécanique, qui immobilise l'une des branches (2). Je renonçai à cet instrument à cause de la difficulté que j'avais à saisir la pierre. On l'a reproduit plusieurs fois sans plus de succès.

Les pierres placées entre les branches des instruments lithotriteurs à deux ou trois branches mettent, pour ainsi dire sous les yeux, les détails de la manœuvre opératoire. On voit, par exemple, en faisant tourner au devant de la pierre le lithotriteur à tête excentrique, comment le trou produit par la perforation est trois fois plus large que le diamètre du perforateur.

La position des crochets du trilabe sur la pierre, bien ou mal placée entre les branches de la pince, fait comprendre l'utilité de cette disposition de l'instrument. Il faut qu'un opérateur soit bien maladroit, pour ne pas saisir la pierre avec un instrument ainsi construit.

Saisir la pierre est la condition essentielle, et le trilabe la remplit parfaitement. C'est un instrument de précision. Les

(1) *Voir* 3e lettre, p. 102-107.

(2) Voir *Traité de la lithotritie*, p. 401.

doctrines erronées, dont quelques chirurgiens persistent à prendre la défense, ne résisteront pas à ces preuves démonstratives.

QUATRIÈME COMPARTIMENT

INSTRUMENTS DROITS (*suite*).

N° 1. — On peut considérer comme des pièces de rechange les trilabes divers que j'ai réunis, avec leurs forets, dans ce compartiment.

Ces instruments ont été construits, ainsi que tous les autres, selon les règles de la méthode opératoire. On peut donc s'en servir dans la pratique. Ces pièces sont particulièrement utiles pour la démonstration de la manœuvre, et je les ai placées ici, parce qu'elles nous dispensent de toucher aux instruments tout armés, montés ou chargés du premier compartiment.

On remarquera les pinces à deux branches, à gaîne, qui sont d'un emploi fréquent et commode, tant pour la vessie que pour l'urèthre.

A. **Pinces à deux branches pour l'urèthre**, droites et courbes. — Toutes ces pinces, droites ou courbes, sont munies d'un stylet central à tête, dont l'utilité a échappé, paraît-il, à beaucoup de chirurgiens. Il sert à constater la présence du calcul, d'un fragment de calcul, ou de tout autre corps étranger qui se trouve dans l'instrument, entre ses branches, et à le chasser, s'il ne peut être extrait, soit par son volume et sa configuration, soit par la conformation de la partie où il se trouve engagé.

Dans beaucoup de cas, la tête du stylet fait l'office d'un coin. En tirant dessus, on écarte les branches de la pince.

Du reste, on peut remplacer le stylet par un petit lithotriteur.

INSTRUMENTS COURBES

Les instruments lithotriteurs courbes sont les plus répandus dans la pratique, et ils passent pour être mieux connus que les précédents.

Dans les traités de chirurgie et dans les leçons cliniques, on présente ces instruments de telle sorte qu'on pourrait croire qu'ils ont tous reçu les derniers perfectionnements. Ce qu'il y a de certain, c'est que ces instruments sont défectueux et qu'ils peuvent devenir dangereux dans l'application. Ne voit-on pas tous les jours des tentatives de lithotritie avorter entre les mains des chirurgiens les plus habiles? N'est-ce pas à la suite de ces mécomptes et des plus graves accidents, que beaucoup de chirurgiens ont renoncé à la lithotritie ?

Il est donc opportun de traiter de ces instruments et d'en placer les principaux modèles sous les yeux des observateurs, qui sauront ainsi à quoi s'en tenir (1).

Les instruments courbes étaient connus, mais on ne s'en est occupé sérieusement qu'à partir de 1832, époque où M. Heurteloup les exhuma sous la dénomination de *percuteur courbe à marteau*.

Les modèles qu'on a sous les yeux présentent les principaux changements qu'a subis cet appareil. Dans les notes explicatives qui accompagnent ces pièces diverses, j'ai dû me borner aux points qui intéressent plus directement la pratique.

(1) *Voir* le choix des moyens, et dans le compartiment n° 2, les lithoclastes et les forceps dont je me sers habituellement.

Je me suis sérieusement occupé des instruments courbes, et en suivant une voie différente de celle qu'ont suivie
les autres chirurgiens, j'ai été amené, en 1836, à faire construire le lithoclaste à mors plats et larges et à écrou brisé,
dont je me sers depuis cette époque. Étudions rapidement
la construction de cet instrument.

Le lithoclaste. — Le lithoclaste présente, comme le trilabe, un corps et deux extrémités. Le corps droit a, dans les
deux instruments, 7 millimètres de diamètre.

A l'extrémité qui pénètre dans la vessie, on remarque une
courbure dont le degré doit être déterminé avec précision.
Elle est trop faible dans le percuteur primitif; trop prononcée et trop brusque dans certains lithoclastes *coudés*, instruments dangereux.

Cette courbure doit être telle, que l'instrument pénètre
aisément dans la vessie sans froisser les parois de l'urèthre,
et qu'on puisse fixer solidement la pierre et chasser les débris
de calcul accumulés entre les branches.

Il doit être difficile de déterminer la courbure de l'extrémité vésicale et de régler la disposition de cette partie de
l'instrument, si l'on en juge par les vices de construction
de la plupart des appareils que le commerce livre aux chirurgiens.

La longueur de la partie courbe, dans mes lithoclastes, est
en moyenne de 22 millimètres ; jamais elle n'est au-dessous
de 15 millimètres ni au-dessus de 30.

L'épaisseur des branches rapprochées est de 4 millimètres
vers la pointe. La largeur de la branche postérieure est de
9 millimètres. L'épaisseur et la largeur des branches doivent
être en rapport avec les indications qu'on se propose de
remplir.

S'agit-il d'attaquer une pierre dure et volumineuse, les

branches seront proportionnellement plus longues et plus épaisses que larges. Elles seront à la fois plus courtes, plus larges et plus plates, quand il s'agira de saisir et d'évaser des calculs d'un petit volume ou de gros fragments.

J'ai employé, dans ces cas exceptionnels, des lithoclastes dont la tige avait 7 à 8 millimètres de diamètre, et les branches 30 millimètres de longueur. Ces instruments sont d'une grande résistance, mais difficiles à manier.

Avant tout, l'opérateur se préoccupera du rapport des branches entre elles, lorsqu'on les rapproche, soit pour écraser le calcul, soit pour chasser les débris accumulés entre les mors, soit encore pour retirer l'instrument.

Rappelons que la branche postérieure est plus longue et plus large que l'autre. Lisse et unie, elle présente à sa face interne un rebord peu saillant, surtout vers l'extrémité, plus prononcé vers le talon de la branche, où il est contourné en dedans, de manière à se perdre dans la tige droite de l'instrument.

Ce rebord ajoute à la solidité de l'instrument, en même temps qu'il empêche les petits calculs de glisser et de s'échapper au moment où ils sont saisis. Lorsqu'on rapproche les deux branches, l'antérieure s'applique contre la surface encadrée de la postérieure ; elle s'y loge en quelque sorte. La branche antérieure est la plus épaisse et la moins large. Sa face interne est plate et garnie de petites aspérités disposées de façon à chasser en avant les débris pierreux de l'instrument.

La face externe de la branche antérieure est lisse et légèrement arrondie. Les bords des deux branches sont unis et ils ne se touchent pas lorsqu'on ferme l'instrument. Entre le rebord de la branche postérieure et le contour de la branche antérieure, il y a un intervalle. Cette disposition essentielle empêche la vessie d'être pincée, et l'instrument se dégorge facilement, grâce à l'issue qui livre passage aux débris pierreux.

Ces dispositions, d'une utilité pratique, ne se trouvent que dans les instruments construits sous ma direction.

On a pu confondre, à première vue, la branche postérieure de mon lithoclaste, à cause du rebord qui l'entoure aux trois quarts, avec le brise-pierre à cüiller, instrument dont l'usage n'est que trop répandu ; mais un examen attentif fait découvrir des différences capitales. La surface entourée d'un rebord est plate dans mon lithoclaste, et concave dans les autres. Les détritus pierreux qui glissent dans mon lithoclaste se tassent, au contraire, dans l'instrument à cuvette. Or, comme les bords des branches se touchent, dès qu'on les rapproche, l'instrument s'engorge, et il devient très-difficile de le retirer (1).

A l'extrémité externe de l'instrument se trouvent réunis les engins mécaniques qui fonctionnent pour morceler la pierre.

Dans les instruments construits en France, l'extrémité externe présente un grand nombre de parties inutiles, depuis surtout qu'on a renoncé au procédé de la percussion.

Les fabricants, fidèles à la routine, n'ont tenu compte de cette circonstance, et ils n'ont pas changé de système (2). On voit toujours sur leurs lithoclastes un renflement de la tige extérieure que surmonte une partie carrée; puis, une rondelle servant de poignée et présentant, d'un côté, deux gros boutons, de l'autre, la boîte à écrou brisé avec deux autres boutons plus petits. On voit ensuite, en remontant,

---

(1) Ces minutieux détails intéressent le fabricant ; mais ils ne seront pas inutiles au praticien, embarrassé de choisir entre des instruments qu'il ne connaît point et qu'il importe de distinguer les uns des autres par leurs dispositions les plus essentielles.

(2) *Voir* les instruments déposés dans ma collection.

deux bandes servant de prolongement à la branche antérieure,
recouvrant en partie la branche taraudée, mais séparées par
un intervalle suffisant pour donner prise aux deux moitiés
de l'écrou. Viennent ensuite deux autres rondelles plus petites, faisant corps, et séparées par une gorge. Plus loin est
la rondelle sur laquelle l'opérateur appuie la paume de sa
main pour écraser la pierre et pour faire fonctionner l'écrou
lorsque l'instrument est armé.

Il y aurait tout avantage à supprimer une partie de ces accessoires. L'instrument en deviendrait plus léger, sans rien
perdre de sa précision ni de sa puissance. Il paraît qu'on n'est
pas près de renoncer à ces superfluités.

Dans le mécanisme du lithoclaste, c'est l'écrou brisé qui
constitue le moteur essentiel. Il peut être placé à découvert
ou dans une boîte adaptée à la première rondelle. Les deux
parties de l'écrou s'écartent et se rapprochent à volonté.
Dans ce dernier cas, l'écrou, s'appliquant sur le taraud, est
prêt à fonctionner; dans le premier, il reste muet, et les
branches du lithoclaste agissent comme s'il n'existait point.
Ce mécanisme est visible dans les écrous qui sont à découvert. On a souvent, dans la pratique, l'occasion de constater
les avantages de l'écrou brisé.

Rappelons ici que le rayon de la dernière rondelle doit être
proportionné à la résistance des branches et à la puissance
musculaire de l'opérateur. Si cette puissance est considérable, la rondelle sera plus petite, toutes choses égales d'ailleurs.
Si le pas de vis est très-serré, la rondelle devra aussi être
plus petite. Dans tous les cas, l'opérateur commence par
mettre l'instrument à l'épreuve avant de s'en servir; il aura
soin que l'essai ne laisse rien à désirer.

Par-dessus cette large rondelle, il y en a une autre plus
petite, à surface lisse et légèrement bombée, sur laquelle
l'opérateur appuie fortement la paume de sa main droite,

lorsque l'écrasement peut s'effectuer sans le secours de l'écrou (1).

Lithoclaste à pignon. — L'extrémité externe de cet instrument est plus simple. A la suite de la partie carrée, est une rondelle servant de poignée; plus loin, une douille destinée à recevoir le pignon; et à l'intérieur de cette douille, à la face supérieure de la branche mâle, apparaissent les dents de la crémaillère qui s'engrènent avec celles du pignon. Plus haut, on voit une petite rondelle; et tout à fait à l'extrémité, une autre grande rondelle à surface convexe. C'est la poignée de l'instrument (2).

Forceps fenêtré. — Ce forceps, dont je présente ici deux modèles (n⁰ˢ 1 et 6), diffère du précédent par la disposition

---

(1) Depuis quelque temps on a adopté en Angleterre, pour faire fonctionner l'écrou et en rapprocher les deux moitiés, un moyen que j'ai décrit et représenté, p. 29 de mon *Traité pratique de la lithotritie*, et qui fut longuement expérimenté en France, en 1836 et 1837. — Je tiens de M. Weiss, le célèbre fabricant anglais, un lithoclaste auquel ce système est appliqué. Je me sers dans ma pratique d'instruments dont l'écrou est renfermé dans une boîte. — Dans l'ouvrage récent de M. Thompson (*Practical lithotomy and lithotrity*, London, 1863, in-8°), on trouve l'indication de quelques autres moyens employés en Angleterre pour briser la pierre par la pression.

(2) Ce moteur, que j'ai employé dès 1821 dans mes expériences préliminaires, a été ensuite adapté à un brise-pierre droit à deux branches, dont je me servais dans mes premières opérations. J'appliquai, en 1836, le même appareil au trilabe, afin de rendre mobile une des branches de la pince, et je le combinai bientôt après avec deux crémaillères, dans un gros brise-pierre que je fis fabriquer pour casser la pierre, à la suite de la taille. (*Voir* pl. III et V de mon ouvrage sur la lithotritie, 1827, in-8°, et l'édition de 1847, partie historique.)

Depuis 1836, j'ai souvent employé le pignon avec le *forceps lithotriteur*, dans les cas de grosses pierres. J'avais cru que la pression était plus forte avec le pignon qu'avec l'écrou brisé. En réalité, il n'y a point de différence. Je ne parle ici que du pignon, tel qu'il est usité en France. La forme adoptée par quelques chirurgiens anglais ne permet peut-être pas de mesurer la force de la pression avec toute la prudence requise (*Voir* mon *Traité de la lithotritie* et l'ouvrage cité de M. Thompson). — Voilà donc quarante ans que je m'occupe de cet instrument.

de son extrémité vésicale, qui est plus longue et plus aplatie sur les côtés, et non d'avant en arrière ; et dans la rainure de la branche postérieure, dans laquelle se loge la branche mâle lorsqu'on ferme l'instrument, Les bords de la branche femelle et la surface de la branche mâle sont garnis de dents dont on a exagéré l'utilité, car elles peuvent nuire pendant la manœuvre.

Cet instrument dont j'ai donné plusieurs figures dans mon *Traité de la lithotritie* (1), ne doit être employé en général que pour saisir et morceler les grosses pierres friables. Après le morcellement, à la deuxième ou à la troisième séance, on a recours au lithoclaste, préférable à tous égards, par la facilité de la manœuvre, et très-propre à saisir les débris pierreux et les petits calculs. Il réduit la pierre en poudre grossière, au lieu de produire des éclats aplatis, irréguliers, qui s'arrêtent dans l'urèthre (2).

Quand on emploie exclusivement le forceps, on n'est jamais sûr de n'avoir pas laissé des fragments dans la vessie.

Je me suis servi du forceps fenêtré comme d'un sécateur, pour morceler un morceau de bois dans la vessie, en disposant sa branche mâle comme on le voit dans la figure 17 du *Traité de la lithotritie*, p. 244.

Lithoclastes explorateurs. — Deux instruments explorateurs complètent ma trousse.

Le premier, un peu plus gros que la sonde ordinaire, se compose, comme le lithoclaste, de deux tiges qui glissent très-facilement l'une dans l'autre. Il présente, à son extrémité vésicale, deux mors plats et larges, assez minces. Je

(1) Art. II, p. 17 et suiv.
(2) *Voir* dans l'Introduction du *Guide pratique, la Lithotritie à l'Hôtel-Dieu.*

m'en sers pour les explorations préalables et finales. Il n'y a point de moteur à l'extrémité externe.

Par la disposition de ses mors, cet instrument est propre à saisir les corps les plus ténus; en même temps que ses branches offrent assez de résistance, pour qu'un corps trop volumineux puisse être écrasé, soit par la simple pression, soit au moyen d'un compresseur artificiel. Je ne saurais trop recommander aux praticiens l'emploi de ce précieux instrument.

Le second explorateur est plus gros; sa partie courbe est plus longue et creuse. La tige intérieure est perforée dans toute sa longueur, pour l'écoulement de l'urine; de sorte qu'il est possible de faire une ou deux injections, sans retirer l'instrument. La branche femelle, plus recourbée à son extrémité, présente une cuvette, dans laquelle tombent les débris pierreux les plus ténus, qu'on va ramasser dans la partie la plus déclive de la vessie, lorsque ce viscère a perdu sa contractilité. Ces débris, tassés dans la cuvette, sont extraits avec l'instrument.

Il est rare que ces débris soient en quantité suffisante pour engorger l'appareil; et d'ailleurs, ils ne sont pas tassés, de sorte qu'il suffit pour les chasser, d'un tuyau introduit dans le tuyau central, par un procédé analogue à celui de Francis Lestrange. Nous faisons ce rapprochement, parce que cette manière de dégorger l'instrument a été proposée en France, dans ces dernières années, comme une invention utile; et l'auteur a même reçu une récompense.

Tels sont, en abrégé, les moyens dont je me sers et dont je ne crains pas de conseiller l'emploi, avec la confiance que peut donner une longue pratique de la lithotritie.

Quant aux dispositions particulières des instruments, suivant les circonstances, on trouvera les renseignements nécessaires dans les articles spéciaux du *Guide pratique* qui traitent des applications de la méthode aux cas divers.

SIXIÈME COMPARTIMENT

Instruments pour la cystotomie. — Depuis 1826, je me suis beaucoup occupé de l'opération de la taille au point de vue pratique (1). J'y ai apporté quelques modifications utiles. J'indiquerai ici les principales améliorations introduites dans l'appareil instrumental et sanctionnées par l'expérience.

Ce qui m'a déterminé à placer ces instruments dans la collection, c'est leur nombre considérable. On est embarrassé de choisir ; on trouve à peine deux chirurgiens qui pratiquent la cystotomie exactement de la même manière. C'est là une observation qu'on peut faire en suivant les services chirurgicaux des hôpitaux de Paris, de Londres, de Berlin, de Vienne et de Saint-Pétersbourg.

Il ne faut pas se dissimuler que cette variété de procédés opératoires est un obstacle au véritable progrès. En effet, chaque opérateur présentant son procédé comme le meilleur, le jeune chirurgien se trouve bien empêché, quand il s'agit de faire un choix. Son attention s'est dispersée au lieu de se concentrer sur une méthode uniforme, dont les applications seules devraient varier dans des limites prévues, selon les cas et l'habileté de l'opérateur. Au point de vue didactique, cette richesse apparente n'est que pauvreté.

PRINCIPAUX INSTRUMENTS DONT JE ME SERS POUR PRATIQUER
LA TAILLE.

1° Cathéters. — Dans la cystotomie périnéale, le cathé-

1) Voir *Parallèle, Traité de l'affection calcul.,* mon premier *Traité de la*

ter cannelé est un instrument essentiel et d'un emploi usuel. Toutefois, on ne paraît pas s'être préoccupé des deux particularités importantes qu'il présente, la courbure et la cannelure. On a sous les yeux des pièces qui présentent des différences assez notables pour qu'il soit aisé d'établir entre elles une comparaison décisive.

C'est le modèle n° 1 qui me semble mériter la préférence. La convexité est creusée d'une large gouttière, qu'il est facile de sentir avec le doigt et de retrouver sûrement après avoir divisé les tissus superficiels du périnée. La courbure est disposée de telle sorte, qu'elle fait une saillie notable à l'endroit où le canal doit être ouvert. J'ai placé ici trois modèles de dimensions différentes, mais offrant les mêmes dispositions.

Les trois pièces placées à côté sont d'anciens cathéters à longue courbure, à rainure anguleuse, moins large et moins profonde que la cannelure des cathéters du premier groupe. Ces cathéters imparfaits sont encore employés par quelques chirurgiens; mais ils n'offrent pas les mêmes garanties que les autres.

2° Lithotome à lame cachée. — Cet instrument est d'un usage moins général que le précédent. Il se recommande par la simplicité de son mécanisme et la précision de ses effets. Avec ce lithotome, l'opérateur divise avec autant de sûreté que de promptitude, le col vésical et les tissus profonds du périnée. Il n'est pas étonnant qu'il soit préféré à tous les autres lithotomes, particulièrement en France.

Le lithotome est à une ou à deux lames, suivant le procédé qu'on se propose d'appliquer. Les deux lithotomes à lame simple, que je place ici comme modèles, sont d'une

lithotritie (1827), un Mémoire lu à l'Académie de médecine en 1826, et un autre Mémoire lu à l'Académie des sciences en 1831.

grande solidité, et agissent avec une très-grande précision.

Le lithotome à deux lames, dont la figure se trouve déjà dans les anciens auteurs de chirurgie, est de construction moderne.

Il ne réunit pas toutes les conditions voulues.

Le premier modèle fut construit par Lesueur, sous la direction de Dupuytren. Il est en tout semblable à celui dont se servait ce chirurgien célèbre.

En opérant avec ce lithotome, je reconnus qu'on pouvait supprimer utilement sa courbure. Cette modification étant faite, j'obtins un instrument droit, simple, solide, dont la tige se termine par un bec légèrement tourné en haut. Les lames s'écartent latéralement et d'une étendue déterminée. Pour la précision et la régularité de la manœuvre, il est préférable au précédent.

Avant de commencer l'incision, au moyen de l'instrument ouvert au col de la vessie, je déprime le col vésical et l'angle antérieur du trigone, vers le rectum; de sorte que les branches se trouvent en présence de la portion la plus large de la prostate. Ces rapports entre l'instrument et les tissus à inciser doivent fixer l'attention des chirurgiens.

Le lithotome double a été ensuite modifié par M. Charrière, qui en fait un instrument joli et élégant. Mais, en s'embellissant, ce lithotome a perdu de sa solidité. Les branches, par suite de leur faiblesse et de leur agencement, ploient, et l'incision n'a presque jamais la largeur indiquée par l'échelle, surtout lorsque la prostate est dure. Il arrive même que les branches se fracturent, ce dont j'ai fait l'expérience.

On remarquera que les lames des lithotomes que j'emploie ne coupent que dans la moitié supérieure. Cette disposition met les tissus divisés par le bistouri à l'abri de nouvelles incisions.

Tenettes. — Il y a une grande variété de tenettes, qui répondent à des indications différentes. J'ai réuni, ici, les principaux modèles des tenettes dont on se sert le plus communément.

J'ai modifié en 1836 la courbure des branches ; l'extrémité libre de l'une est inclinée vers celle de l'autre. Ces branches, moins creuses que dans les tenettes anciennes, s'appliquent plus exactement sur la pierre et la fixent plus solidement.

Les petites tenettes sont comme des pinces à deux branches, placées à côté des premières. Elles sont particulièrement utiles pour extraire des fragments arrêtés dans le trajet de la plaie.

Du reste, les différences qu'on remarque en comparant ces instruments portent essentiellement sur la partie qui doit saisir et fixer la pierre. Les tenettes varient quant à la disposition et à la conformation des mors, suivant le volume de la pierre et les modifications qu'elle a subies sous l'action des instruments.

C'est par un nouveau changement que la tenette est devenue l'instrument principal d'une méthode opératoire, qui consiste à morceler dans la vessie, après la taille, les pierres trop volumineuses pour passer par la plaie.

Le gorgeret et le bouton complètent l'appareil instrumental de la cystotomie périnéale.

Pour la cystotomie sus-pubienne, il y a la sonde à dard, l'aponévrotome, le gorgeret suspenseur de la vessie. Ces trois instruments ont reçu, de nos jours, des perfectionnements utiles, que j'ai eu déjà l'occasion de faire connaître en 1836. Je m'abstiens ici de toute explication.

Je me sers d'une sonde à dard plus grosse et plus courbe que l'ordinaire. L'ouverture du bec est plus rapprochée de la concavité ; de telle sorte que le dard, en sortant, laisse derrière lui une saillie arrondie, sur laquelle s'appliquent les doigts de l'opérateur, au moment où il ponctionne la vessie.

J'ai ajouté à l'extrémité extérieure une boîte à cuir, afin d'empêcher la vessie de se vider pendant la manœuvre.

Je place à côté trois sondes plus petites, fabriquées d'après le même principe, mais dont l'extrémité vésicale ne soutient pas aussi bien la vessie lorsqu'on la ponctionne. Avec ce mécanisme, les doigts de l'opérateur peuvent même être blessés par la pointe du dard.

Le bistouri aponévrotomique est préférable à l'espèce de trocart qu'il a remplacé dans cette opération.

Le gorgeret suspenseur à large gouttière, dont l'extrémité libre est recourbée de manière à former un crochet, est essentiellement utile, et bien préférable à celui dont on se servait autrefois et dont on voit le modèle à côté.

Le levier est employé utilement dans certains cas de grosses pierres difficiles à saisir.

SEPTIÈME COMPARTIMENT

APPAREIL INSTRUMENTAL POUR LE MORCELLEMENT DES GROSSES PIERRES DANS L'OPÉRATION DE LA TAILLE.

Dans ce compartiment, j'ai réuni les instruments qui forment l'appareil pour la préhension et le morcellement de la pierre dans l'opération de la taille.

N° 1. — Tenette forceps pour saisir la pierre et l'extraire, s'il y a lieu. La vis d'union des deux branches est surmontée d'une douille avec son prolongement. Cet accessoire ne gêne aucunement la manœuvre.

N° 2. — Tenette munie de l'instrument qui opère le morcellement de la pierre. La partie essentielle de cet appareil est le perforateur qui, glissant dans la douille adaptée à la tenette, se porte dans la vessie, au centre de la pierre retenue entre les deux mors. Une griffe simple, placée au devant de la douille, fixe les deux branches au moyen d'une vis de pression correspondant à la portion cannelée, et reçoit dans une douille, placée à sa face postérieure, un support fixé par une vis de pression ; la forme de ce support est telle que l'archet peut fonctionner librement.

La griffe se termine par un écrou brisé, dans lequel s'engage la tige du foret. La poulie, le cuivrot et la vis de pression qui maintient l'extrémité supérieure du foret dans le support, complètent l'appareil. La disposition de la pierre, maintenue entre les mors de la tenette et la direction du foret, montrent assez comment fonctionne l'appareil pour produire la perforation et le morcellement.

N° 3. — C'est le même appareil, avec plus de puissance. Ici, la douille n'a point de prolongement. La griffe est double ; on remarque sur le côté droit une douille destinée à recevoir un pignon, pour faire avancer la griffe sur la crémaillère. Deux vis de pression. La douille existe à la face postérieure de la griffe, pour recevoir le support. La partie supérieure de la tige qui s'engage dans l'écrou brisé est taraudée. Le cuivrot et la manivelle complètent l'instrument. Le foret est conique et à vis. Cet instrument a été ainsi monté et chargé pour faciliter la démonstration. Il est inutile de faire observer combien l'application de l'instrument offre de difficultés lorsque la pierre, comme c'est ici le cas, par sa forme, son volume et le poli de sa surface, échappe à la tenette et au foret.

TABLE DES MATIÈRES

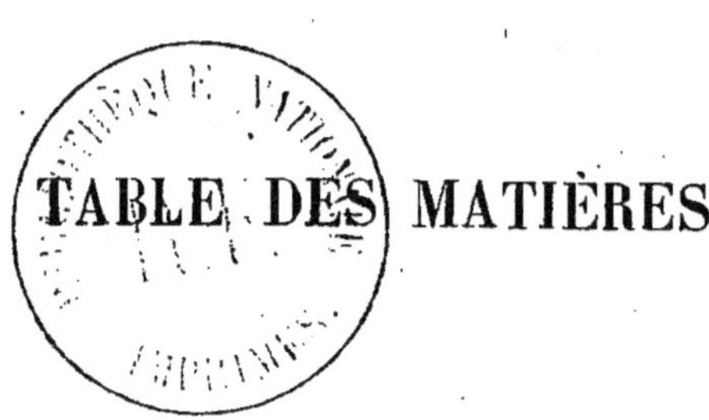

(1) ᴇʀʀᴀᴛᴜᴍ. — Dans le texte du Catalogue, page 131, au lieu : de *Septième section,* lisez : *Huitième section.*